Ferri临床诊疗指南
——心血管系统疾病诊疗速查手册

Ferri's Clinical Advisor
Manual of Diagnosis and Therapy in Cardiovascular System Diseases

原　　著　Fred F. Ferri

丛书主审　王福生

丛书主译　张　骅　徐国纲

分册主译　孙思庆　刘娅妮

　　　　　张　骅　孔小轶

北京大学医学出版社

Ferri LINCHUANG ZHENLIAO ZHINAN——XINXUEGUAN XITONG JIBING ZHENLIAO SUCHA SHOUCE

图书在版编目（CIP）数据

Ferri 临床诊疗指南．心血管系统疾病诊疗速查手册 /（美）弗雷德·费里（Fred F. Ferri）原著；孙思庆等主译．—北京：北京大学医学出版社，2021.8

书名原文：Ferri's Clinical Advisor 2021

ISBN 978-7-5659-2463-7

Ⅰ. ① F…　Ⅱ. ①弗… ②孙…　Ⅲ. ①心脏血管疾病－诊疗　Ⅳ. ① R

中国版本图书馆 CIP 数据核字（2021）第 139689 号

北京市版权局著作权合同登记号：图字：01-2021-1812

Elsevier (Singapore) Pte Ltd.
3 Killiney Road, #08-01 Winsland House I, Singapore 239519
Tel: (65) 6349-0200; Fax: (65) 6733-1817

FERRI'S CLINICAL ADVISOR 2021

ISBN-13: 978-0-323-71333-7

This translation of FERRI'S CLINICAL ADVISOR 2021 by Fred F. Ferri was undertaken by Peking University Medical Press and is published by arrangement with Elsevier (Singapore) Pte Ltd.
FERRI'S CLINICAL ADVISOR 2021 by Fred F. Ferri 由北京大学医学出版社进行翻译，并根据北京大学医学出版社与爱思唯尔（新加坡）私人有限公司的协议约定出版。

《Ferri 临床诊疗指南——心血管系统疾病诊疗速查手册》（孙思庆　刘娅妮　张　骅　孔小轶　主译）
ISBN: 978-7-5659-2463-7

Ferri 临床诊疗指南——心血管系统疾病诊疗速查手册

主　　译： 孙思庆　刘娅妮　张　骅　孔小轶
出版发行： 北京大学医学出版社
地　　址：（100191）北京市海淀区学院路 38 号　北京大学医学部院内
电　　话： 发行部 010-82802230；图书邮购 010-82802495
网　　址： http://www.pumpress.com.cn
E-mail： booksale@bjmu.edu.cn
印　　刷： 北京信彩瑞禾印刷厂
经　　销： 新华书店
责任编辑： 高　瑾　　**责任校对：** 靳新强　　**责任印制：** 李　啸
开　　本： 889 mm×1194 mm　1/32　　**印张：** 23.5　　**字数：** 760 千字
版　　次： 2021 年 8 月第 1 版　2021 年 8 月第 1 次印刷
书　　号： ISBN 978-7-5659-2463-7
定　　价： 115.00 元

译者名单

主　译　孙思庆　刘娅妮　张　骅　孔小轶

副主译　杨小艳　张　路　张小芳

译　者　（按姓名汉语拼音排序）

白亚虎　东阿县人民医院
毕研新　东阿县人民医院
陈俊文　湖北医药学院附属襄阳市第一人民医院
楚亚南　东阿县人民医院
付茂亮　东阿县人民医院
高玉芝　浙江大学附属第一医院
耿希华　东阿县人民医院
何　芳　湖北文理学院附属医院，襄阳市中心医院
胡晶晶　重庆医科大学附属第二医院
姜艳艳　东阿县人民医院
孔小轶　暨南大学
李玲玲　聊城市传染病医院
李新慧　山东省第一医科大学附属滨州市人民医院
李云雷　浙江省乐清市人民医院
刘晨晨　聊城市传染病医院
刘　岗　苏州工业园区星海医院
刘凯雄　福建医科大学附属第一医院
刘明明　东阿县人民医院
刘娅妮　华中科技大学同济医学院附属同济医院
刘紫微　东阿县人民医院
卢萌萌　东阿县人民医院
孟凡吉　哈尔滨医科大学附属第四医院
潘　峰　聊城市传染病医院
庞加磊　南京脑科医院胸科院区
秦亚录　成都市郫都区中医医院
阮志强　杭州市妇产科医院
盛　艳　湖北医药学院附属襄阳市第一人民医院

舒孟良　山东省第一医科大学附属滨州市人民医院
苏　俊　浙江大学医学院附属杭州市第一人民医院
孙思庆　南京中医药大学附属南京医院/南京市第二医院
童　瑾　重庆医科大学附属第二医院
王　楠　郑州大学第二附属医院
王　伟　重庆大学附属肿瘤医院
王　哲　东阿县人民医院
吴鹭龄　福建省福州肺科医院
谢丽媛　中国医学科学院药物研究所
徐　鹏　湖北医药学院附属襄阳市第一人民医院
杨高怡　浙江大学医学院附属杭州市胸科医院
杨礼腾　深圳大学第三附属医院
杨小艳　石河子大学医学院第一附属医院
尹元刚　临邑县人民医院
余　婷　湖北文理学院附属医院，襄阳市中心医院
袁灿灿　湖北省中西医结合医院
张　策　东阿县人民医院
张　骅　北京市和平里医院
张　路　四川友谊医院
张丕芝　东阿县人民医院
张　锐　华北理工大学
张小芳　成都市温江区人民医院
张岩岩　东阿县人民医院
张　颖　杭州市第七人民医院
张宇琳　重庆大学附属肿瘤医院
张自艳　湖北文理学院附属医院，襄阳市中心医院
赵　华　东阿县人民医院
钟　鸣　上海复旦大学中山医院
周岳廷　武汉亚洲心脏病医院
朱　旖　南京医科大学附属老年医院
祝　杰　重庆大学附属肿瘤医院

原著者名单

Allison Dillon
Thomas H. Dohlman
Stephen Dolter
David J. Domenichini
Kathleen Doo
James H. Dove
Andrew P. Duker
Shashank Dwivedi
Evlyn Eickhoff
Christine Eisenhower
Amani A. Elghafri
Pamela Ellsworth
Alan Epstein
Patricio Sebastian Espinosa
Danyelle Evans
Mark D. Faber
Matthew J. Fagan
Ronan Farrell
Timothy W. Farrell
Kevin Fay
Mariam Fayek
Jason D. Ferreira
Fred F. Ferri
Heather Ferri
Barry Fine
Staci A. Fischer
Tamara G. Fong
Yaneve Fonge
Michelle Forcier
Frank G. Fort
Glenn G. Fort
Justin F. Fraser
Gregory L. Fricchione
Michael Friedman
Daniel R. Frisch
Anthony Gallo
Mostafa Ghanim
Irene M. Ghobrial
Katarzyna Gilek-Seibert
Richard Gillerman
Andrew Gillis-Smith
Dimitri Gitelmaker
Alla Goldburt
Danielle Goldfarb
Jesse Goldman
Corey Goldsmith
Maheswara Satya Gangadhara Rao Golla
Caroline Golski
Helen B. Gomez
Avi D. Goodman
Paul Gordon
John A. Gray
Simon Gringut
Lauren Grocott
Stephen L. Grupke
Juan Guerra
Patan Gultawatvichai
David Guo
Priya Sarin Gupta
Nawaz K. A. Hack
Moti Haim
Sajeev Handa
M. Owais Hanif
Nikolas Harbord
Sonali Harchandani
Erica Hardy
Colin J. Harrington
Taylor Harrison
Brian Hawkins
Don Hayes
Shruti Hegde
Rachel Wright Heinle
Dwayne R. Heitmiller
Jyothsna I. Herek
Margaret R. Hines
Ashley Hodges
Pamela E. Hoffman
R. Scott Hoffman
Dawn Hogan
N. Wilson Holland
Siri M. Holton
Anne L. Hume
Zilla Hussain
Donny V. Huynh
Terri Q. Huynh
Sarah Hyder
Dina A. Ibrahim
Caitlin Ingraham
Nicholas J. Inman
Louis Insalaco
Ashley A. Jacobson
Koyal Jain

Vanita D. Jain
Fariha Jamal
Sehrish Jamot
Robert H. Janigian
Noelle Marie Javier
Michael Johl
Christina M. Johnson
Michael P. Johnson
Angad Jolly
Rebecca Jonas
Kimberly Jones
Shyam Joshi
Siddharth Kapoor
Vanji Karthikeyan
Joseph S. Kass
Emily R. Katz
Ali Kazim
Sudad Kazzaz
Sachin Kedar
A. Basit Khan
Bilal Shahzad Khan
Rizwan Khan
Sarthak Khare
Hussain R. Khawaja
Byung Kim
Robert M. Kirchner
Robert Kohn
Erna Milunka Kojic
Aravind Rao Kokkirala
Yuval Konstantino
Nelson Kopyt
Lindsay R. Kosinski
Katherine Kostroun
Ioannis Koulouridis
Timothy R. Kreider
Prashanth Krishnamohan
Mohit Kukreja
Lalathaksha Kumbar
David I. Kurss
Sebastian G. Kurz
Michael Kutschke
Peter LaCamera
Ann S. LaCasce
Ashley Lakin
Jayanth Lakshmikanth
Uyen T. Lam
Jhenette Lauder
Nykia Leach
David A. Leavitt
Kachiu C. Lee
Nicholas J. Lemme
Beth Leopold
Jian Li
Suqing Li
Donita Dillon Lightner
Stanley Linder
Kito Lord
Elizabeth A. Lowenhaupt
Curtis Lee Lowery III
David J. Lucier Jr.
Michelle C. Maciag
Susanna R. Magee
Marta Majczak
Shefali Majmudar
Gretchen Makai
Pieusha Malhotra
Eishita Manjrekar
Abigail K. Mansfield
Stephen E. Marcaccio
Lauren J. Maskin
Robert Matera
Kelly L. Matson
Maitreyi Mazumdar
Nadine Mbuyi
Russell J. McCulloh
Christopher McDonald
Barbara McGuirk
Jorge Mercado
Scott J. Merrill
Jennifer B. Merriman
Rory Merritt
Brittany N. Mertz
Robin Metcalfe-Klaw
Gaetane Michaud
Taro Minami
Hassan M. Minhas
Jared D. Minkel
Farhan A. Mirza
Hetal D. Mistry
Jacob Modest
Marc Monachese
Eveline Mordehai
Theresa A. Morgan
Aleem I. Mughal
Marjan Mujib
Shiva Kumar R. Mukkamalla
Vivek Murthy
Omar Nadeem
Catherine E. Najem
Hussain Mohammad H. Naseri

Uzma Nasir
Adrienne B. Neithardt
Peter Nguyen
Samantha Ni
Melissa Nothnagle
James E. Novak
Chloe Mander Nunneley
Emily E. Nuss
Gail M. O' Brien
Ryan M. O' Donnell
Adam J. Olszewski
Lindsay M. Orchowski
Sebastian Orman
Brett D. Owens
Paolo G. Pace
Argyro Papafilippaki
Lisa Pappas-Taffer
Marco Pares
Anshul Parulkar
Birju B. Patel
Devan D. Patel
Nima R. Patel
Pranav M. Patel
Saagar N. Patel
Shivani K. Patel
Shyam A. Patel
Brett Patrick
Grace Rebecca Paul
E. Scott Paxton
Mark Perazella
Lily Pham
Long Pham
Katharine A. Phillips
Christopher Pickett
Justin Pinkston
Wendy A. Plante
Kevin V. Plumley
Michael Pohlen
Sharon S. Hartman Polensek
Kittika Poonsombudlert
Donn Posner
Rohini Prashar
Amanda Pressman
Adam J. Prince
Imrana Qawi
Reema Qureshi
Nora Rader
Jeremy E. Raducha
Samaan Rafeq
Neha Rana
Gina Ranieri
Bharti Rathore
Ritesh Rathore
Neha P. Raukar
John L. Reagan
Bharathi V. Reddy
Chakravarthy Reddy
Snigdha T. Reddy
Anthony M. Reginato
Michael S. Reich
James P. Reichart
Daniel Brian Carlin Reid
Victor I. Reus
Candice Reyes
Harlan G. Rich
Rocco J. Richards
Nathan Riddell
Giulia Righi
Alvaro M. Rivera
Nicole A. Roberts
Todd F. Roberts
Gregory Rachu
Emily Rosenfeld
Julie L. Roth
Steven Rougas
Breton Roussel
Amity Rubeor
Kelly Ruhstaller
Javeryah Safi
Emily Saks
Milagros Samaniego-Picota
Radhika Sampat
Hemant K. Satpathy
Ruby K. Satpathy
Syeda M. Sayeed
Daphne Scaramangas-Plumley
Aaron Schaffner
Paul J. Scheel
Bradley Schlussel
Heiko Schmitt
Anthony Sciscione
Christina D. Scully
Peter J. Sell
Steven M. Sepe
Hesham Shaban
Ankur Shah
Kalpit N. Shah
Shivani Shah
Esseim Sharma
Yuvraj Sharma

Lydia Sharp
Charles Fox Sherrod IV
Jessica E. Shill
Philip A. Shlossman
Asha Shrestha
Jordan Shull
Khawja A. Siddiqui
Lisa Sieczkowski
Mark Sigman
James Simon
Harinder P. Singh
Divya Singhal
Lauren Sittard
Irina A. Skylar-Scott
John Sladky
Brett Slingsby
Jeanette G. Smith
Jonathan H. Smith
Matthew J. Smith
U. Shivraj Sohur
Vivek Soi
Rebecca Soinski
Maria E. Soler
Sandeep Soman
Akshay Sood
C. John Sperati
Johannes Steiner
Ella Stern
Philip Stockwell
Padmaja Sudhakar
Jaspreet S. Suri
Elizabeth Sushereba
Arun Swaminathan
Joseph Sweeney
Wajih A. Syed
Maher Tabba
Dominick Tammaro
Alan Taylor
Tahir Tellioglu
Edward J. Testa
Jigisha P. Thakkar
Anthony G. Thomas
Andrew P. Thome
Erin Tibbetts
Alexandra Meyer Tien
David Robbins Tien
Helen Toma
Iris L. Tong
Brett L. Tooley
Steven P. Treon
Thomas M. Triplett
Hiresh D. Trivedi
Vrinda Trivedi
Margaret Tryforos
Hisashi Tsukada
Joseph R. Tucci
Sara Moradi Tuchayi
Melissa H. Tukey
Junior Uduman
Sean H. Uiterwyk
Nicole J. Ullrich
Leo Ungar
Bryant Uy
Babak Vakili
Emily Van Kirk
Jennifer E. Vaughan
Emil Stefan Vutescu
Brent T. Wagner
J. Richard Walker III
Ray Walther
Connie Wang
Danielle Wang
Jozal Waroich
Emma H. Weiss
Mary-Beth Welesko
Adrienne Werth
Matthew J. White
Paul White
Estelle H. Whitney
Matthew P. Wicklund
Jeffrey P. Wincze
John P. Wincze
Marlene Fishman Wolpert
Tzu-Ching (Teddy) Wu
John Wylie
Nicole B. Yang
Jerry Yee
Gemini Yesodharan
Agustin G. Yip
John Q. Young
Matthew H. H. Young
Reem Yusufani
Caroline Zahm
Evan Zeitler
Talia Zenlea
Mark Zimmerman
Aline N. Zouk

Ferri's Clinical Advisor 2021 一书的主编 Fred F. Ferri 博士是美国布朗大学（Brown University）阿尔伯特医学院的社区卫生临床医学教授，也是众多医学院的客座教授。在过去的 25 年里，他一直是美国最畅销的医学作家，著有 30 多部医学著作，许多著作被翻译成多种语言，在国际上享有盛誉。此外，他在布朗大学曾获得多项杰出的学术荣誉，包括布朗大学卓越教学奖和迪恩教学奖。由于 Fred F. Ferri 博士对患者的奉献精神，获得了美国医学会颁发的医生认可奖和美国老年医学会颁发的老年医学认可奖。

Ferri's Clinical Advisor 2021 一书详细描述了 988 种医学障碍和疾病，涉及呼吸、感染、心血管、消化、肾病、免疫与风湿、血液、肿瘤、内分泌与代谢、妇产科、骨科、神经、精神、急诊等 10 余个学科，涵盖的医学主题总数超过了 1200 个，包括数以千计的插图、流程图、表格，足以称为医学百科全书，具有很强的可读性、适用性和实用性。

张骅和徐国纲作为丛书主译携手国内数十家大学附属医院、教学医院团队，在翻译过程中查遗补漏、学术纠错、规范用语、润色文字，努力做到信、达、雅。

"独立之精神，自由之思想"是中国现代集历史学家、古典文学研究家、语言学家、诗人于一身的陈寅恪先生的信仰，亦是他一生的追求，这也应成为我们每一位医者的信仰。

寰视宇内，唯有书香。我想，当我们的大学培育出像本书众多审译者一样的具有"独立之精神，自由之思想"信仰之人渐多时，其国家乃具有向前发展之希望。

在中文版 Ferri 临床诊疗指南系列丛书即将出版之际，我愿本书能为广大医学界同仁的临床诊疗工作带来极大裨益和提升。

王福生

中国科学院院士

解放军总医院第五医学中心感染病诊疗与研究中心主任

国家感染性疾病临床医学研究中心主任

2021 年 2 月

中文版丛书前言

由美国布朗大学阿尔伯特医学院 Fred F. Ferri 教授主编的 *Ferri's Clinical Advisor 2021* 一书详细描述了 988 种医学障碍和疾病，涉及呼吸、感染、心血管、消化、肾病、免疫与风湿、血液、肿瘤、内分泌与代谢、妇产科、骨科、神经、精神、急诊等 10 余个学科，涵盖的医学主题总数超过了 1200 个，包括数以千计的插图、流程图、表格，具有很强的可读性、适用性和实用性。由于其为广而博的医学专著，且受限于篇幅，故书中对一些疾病知识点以高度总结的形式展示，同时也给读者留下了自我拓展的空间，并且在每一章后都有推荐阅读以飨读者。

本书的审译者来自国内数十家大学附属医院、教学医院。翻译之初我们统一规范了翻译的整体基本要求、版式规范要求、内容规范要求，并制订了英文图书审校四大原则（查遗补漏、学术纠错、规范用语、润色文字），努力做到信、达、雅。诸位同道在临床、科研工作之余，耐心、细致地完成了翻译、审校工作，但在翻译中，由于英语和汉语表达方式的差异，瑕疵在所难免，恳请各位读者不吝赐教，以便审译者不断改进与提高。希望本书的中文版能够帮助到每一位渴望提高医疗质量、造福患者的临床医生。

感谢北京大学医学出版社、爱思唯尔（Elsevier）出版集团及原作者 Fred F. Ferri 教授对我们的信任，授予我们翻译的机会，以及翻译过程中给予我们的持续帮助。

感谢翻译团队每一位成员的努力付出，也感谢我们的家人给予我们的理解与支持。

张　骅　徐国纲

2021 年 1 月

译者序

俗话说："闻道有先后，术业有专攻。"要想在某一行业取得不俗的成绩，必须具备"工匠精神"，精通本专业并且充满热爱地坚持着。只有这种坚持不懈才能有所作为。

医学翻译具有专业化的特点。任何医学文献决不是简单的单词和短句的堆积，而是按一定的规律与习惯组织起来的文章。所以必须把握足够的专业术语和专业背景知识。

医学翻译具有读者优先的特点。一篇高质量的医学翻译文章，还要具备非常好的可读性。医学翻译人员要具有化繁为简的能力，这就要求译者不仅要准确表达文章的主旨，还要具备相当的语言驾驭能力。既要准确把握医学知识的科学、严谨等特点，更要重视体现医学翻译的大众传播功能，不仅帮助医生学习借鉴国内外先进的医学知识，也帮助患者和家属及时了解先进的治疗方法，获得有效治疗。

一篇好的译文应忠实原文内容，能够准确完整地表达出来，不私自篡改内容，与事实相符。翻译出来的内容要通顺易懂，符合阅读人群的习惯。在翻译的过程中译者可以以读者的视角分析原文内容以及作者要传达的思想。然后，译者认真研究资料的特点和结构布局，力求在翻译中做到准确、严谨；最后，以翻译的方式再现作者的思想，展现给读者。

通过翻译出版国外优秀专业书籍，可以促进不同学术思想融合，推动学科全面发展。翻译是一门艺术，是语言艺术的再创造。无论我们对翻译有多少种定义和解释，从根本上讲，翻译所起的最为本质的作用之一，是其基于交际的心灵沟通。

由美国布朗大学沃伦·阿尔伯特医学院 Fred F. Ferri 教授主编的 *Ferri's Clinical Advisor 2021* 一书对于心血管系统诸多疾患做了系统的阐述，对于新的治疗手段也有较为全面的介绍。但鉴于东西方文化的差异，以及各国各地区疾病谱的不同，在实际工作中要根据我们国内心血管患者的实际情况制订个性化的治疗方案。

本分册的译者为国内数十家高校附属医院、教学医院的硕博团队，翻译工作按照翻译统一规范的整体基本要求、版式规范要求、内容规范要求，并按照英文图书审校四大原则认真完成译校工作。正是有了这些具备"工匠精神"审译者，以严谨科学的治学态度、精益求精的职业精神及对医学事业无限热爱的情怀圆满完成了此次翻译任务，做到了信、雅、达，为中国医学事业的发展做出了应有的贡献。庆贺《Ferri 临床诊疗指南——心血管系统疾病诊疗速查手册》中文版出版，是以为序。

谭锋

新疆石河子大学医学院第一附属医院心内科主任医师

2021 年 2 月

译者前言

Fred F. Ferri 教授主编的 *Ferri's Clinical Advisor 2021* 一书不断更新再版，其中与心血管相关的疾病内容甚是丰富。本分册从定义、疾病编码、流行病学、病因、病理、实验室检查、影像学检查、救治方案、处理流程、会诊转诊推荐、相关内容的获取等方面进行全面阐述，并与当今的医疗实践保持同步，包含贯穿始终的基于循证医学的重要更新，涵盖当前诊断和治疗的诸多方面。

本分册的审译者来自国内数十家大学附属医院、教学医院的心血管和胸痛中心救治团队，翻译审核工作按照统一翻译标准的整体要求、版式要求、内容要求，遵循英文图书审校四大原则：查遗补漏、纠错、规范用语、通顺润色文字，努力做到信、达、雅。

译著包含了原著各位作者的工作成果，在此谨向该书原作者致敬并表示真诚的感谢。

感谢整个翻译团队——我们每一位审译者，感谢大家的辛勤付出，感谢每一位审译者对于医学和知识的尊重，同时感谢我们的家人、朋友和同事对于翻译工作的支持理解和帮助。

译者团队
2021 年 1 月 28 日

原著前言

本丛书旨在为医生和相关卫生专业人员提供一个清晰而简明的参考。其便于使用的体例可使读者能快速有效地识别重要的临床信息，并提供患者管理的实用指导。

多年来，前几版的巨大成功和众多同行的热情评论均为本丛书带来了积极的变化。每一部分都比之前的版本有了很大的扩展，使本丛书项目涵盖的医学主题总数已超过 1200 个。最新版本又增加了数百个新插图、表格和框，以增强对临床重要事件的记忆。所有主题中均提供了便于加快索赔提交和医保报销的国际疾病分类标准编码 ICD-10CM 编码。

各系统诊疗速查手册详细描述了 988 种医学障碍和疾病（最新版本新增 25 个主题），突出显示关键信息，并附有临床图片以进一步说明特定的医疗状况，以及列出相关的 ICD-10CM 编码。大多数参考文献均为当前同行评议的期刊文章，而不是过时的教科书和陈旧的综述文章。

各系统诊疗速查手册中的主题采用以下结构化方法展示：

1. 基本信息（定义、同义词、ICD-10CM 编码、流行病学和人口统计学、体格检查和临床表现、病因学）
2. 诊断（鉴别诊断、评估、实验室检查、影像学检查）
3. 治疗（非药物治疗、急性期治疗 / 常规治疗、慢性期治疗 / 长期管理、预后 / 处理、转诊）
4. 重点和注意事项（专家点评及推荐阅读）

《Ferri 临床诊疗指南——临床常见疾病诊疗流程图》包括 150 多种用以指导和加速评估及治疗的临床流程图，2021 年版我们继续更新流程，以提高可读性。医生们普遍认为这部分内容在当今的管理式医疗环境中特别有价值。

《Ferri 临床诊疗指南——实验室检查速查手册》包括正常的实验室检查参考值和对常用实验室检查结果的解释。通过提供对异常结果的解释，促进了对医学疾病的诊断，并进一步增加了本丛书全面的“一站式”性质，最新版还增加了新的插图和表格。

我认为我们已经创造了一个与现有图书有显著差别的先进的信息系统。这些内容为读者提供了巨大的价值。我希望本丛书便于使用的形式、众多独特的功能及不断更新的特点能够使其成为对初级保健医生、医学生、住院医师、专科医师和相关卫生专业人员均有价值的医学参考书籍。

Fred F. Ferri, MD, FACP

临床教授

布朗大学沃伦·阿尔伯特医学院

美国罗得岛州

原著致谢

感谢我的儿子 Vito F. Ferri 博士和 Christopher A. Ferri 博士，以及我的儿媳 Heather A. Ferri 博士的帮助和大力支持，感谢我的妻子 Christina，感谢她在书稿撰写过程中的耐心支持。特别感谢所有为本书提供宝贵意见的读者，是他们的建议帮助本书得以成为医学领域的畅销书。

Fred F. Ferri, MD, FACP
临床教授
布朗大学沃伦 · 阿尔伯特医学院
美国罗得岛州

目 录

第1章　心力衰竭
Heart Failure

Reema Qureshi，Vrinda Trivedi，Aravind Rao Kokkirala

舒孟良　李新慧　译　张小芳　审校

基本信息

定义

心力衰竭（HF）是一种复杂的临床综合征，可由任何结构性或功能性心脏疾病引起，损害心室充血或排血的能力。心力衰竭的主要表现是呼吸困难、疲劳和液体潴留。HF的病理生理过程（图1-1）与神经内分泌系统的进行性激活有关，以弥补有效循环容量的减少（表1-1），导致全身容量过载和循环功能不全。这些事件最终发展为肺充血和外周水肿。特别是与肾素-血管紧张素-醛固酮系统（RAAS）相关；一旦被激活，它会导致容量增多（钠潴留）和心脏纤维化（通过血管紧张素Ⅱ介导）。另一个公认的机制是肾上腺素能系统刺激发生

扫本章二维码看彩图

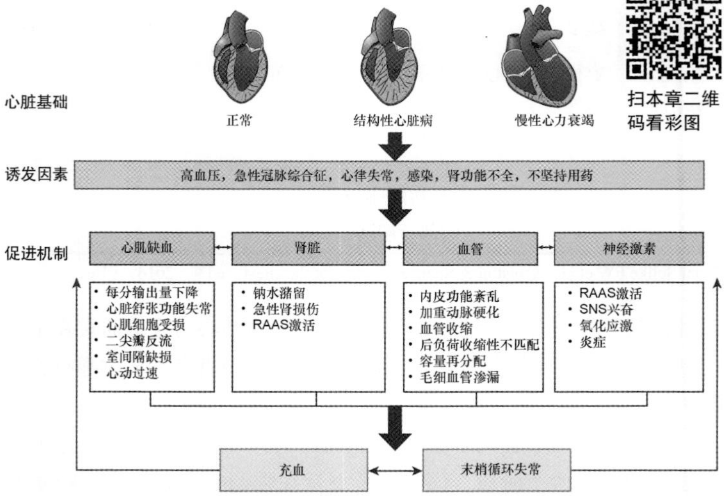

图1-1　（扫本章二维码看彩图）急性心力衰竭的病理生理学示意图。RASS，肾素-血管紧张素-醛固酮系统；SNS，交感神经系统。（From Zipes DP：Braunwald's heart disease，a textbook of cardiovascular medicine，ed 11，Philadelphia，2019，Elsevier.）

表 1-1　心力衰竭的代偿机制

代偿反应	促进因素	有利因素	不利因素	潜在的药物干预
肾素-血管紧张素系统激活	心输出量和血压降低、肾血流量减少、β 肾上腺素能活性增强	血管收缩和钠潴留维持重要器官的灌注	后负荷增加导致左心室功能恶化、左心室逆向重塑（细胞凋亡、心肌细胞肥大）	血管紧张素转化酶抑制剂、血管紧张素受体阻滞剂
肾上腺素能激活	心输出量和血压降低	通过心率和收缩力增加心输出量、血压升高	局部缺血加重，后负荷增加导致左心室功能恶化，左心室舒张末压（LVEDP）升高导致肺充血、左心室逆向重塑（细胞凋亡、心肌细胞肥大）	β 肾上腺素能阻滞剂
肾性钠和水潴留	抗利尿激素增多、去甲肾上腺素增多、血管紧张素 Ⅱ 增多、醛固酮增多、肾血流量减少	前负荷增加，每搏量和心排血量增加	肺部和全身充血、左心室逆向重塑	利尿剂、醛固酮抑制剂、血管紧张素转化酶抑制剂、血管紧张素受体阻滞剂、β 肾上腺素能阻滞剂
利钠肽分泌增加	容积扩张（心房伸展）	利尿 排钠 对肾素-血管紧张素系统和去甲肾上腺素的部分抑制	未知	利钠肽

From Sellke FW et al：Sabiston & Spencer surgery of the chest，ed 9，2016，Elsevier.

紊乱，是疾病进展的关键组成部分。术语充血性心力衰竭通常表示心力衰竭导致的容量超负荷状态。鉴于并非所有患者在评估时都有容量超负荷，充血性心力衰竭应与更广泛的术语心力衰竭区分开来。

分类：美国心脏病学会 / 美国心脏协会（ACC/AHA）描述了心力衰竭的以下四个阶段。该分期模型旨在强调心力衰竭是不断演变和进展的，以及高危患者心力衰竭的可预防性。

A 期：心力衰竭高危患者（如高血压、动脉粥样硬化疾病、糖尿病、代谢综合征、细胞毒素、家族史），但无结构性心脏病或心力衰竭症状。

B 期：患有结构性心脏病（如左心室功能障碍）但无心力衰竭症状的患者。

C 期：患有结构性心脏病的患者，以前或现在有心力衰竭的症状。

D 期：需要特殊干预的难治性心力衰竭患者。

除了上述美国心脏病学会 / 美国心脏协会所描述的这四个阶段，纽约心脏协会（NYHA）定义了四种心力衰竭功能分类，用于描述 C 期和 D 期心力衰竭的症状。功能分类旨在评估心力衰竭的症状，并可能随着治疗而波动。应该注意的是，目前的指南使用功能分类来帮助确定恰当的治疗。

Ⅰ：无症状或日常活动不受限。

Ⅱ：日常活动时出现症状（例如，两个街区或一段楼梯，速度比平时快）。

Ⅲ：低于日常活动时出现症状（例如，不到两个街区或一段楼梯）。

Ⅳ：休息时有症状。

表 1-2 比较了美国心脏病学会 / 美国心脏协会和 NYHA 分类。

表 1-3 描述了急性心力衰竭患者的简化分类和常见临床特征。

表 1-2　美国心脏病学会 / 美国心脏协会心力衰竭分期与纽约心脏协会（NYHA）心力衰竭功能分类的比较

ACC/AHA 分期		NYHA 功能分类	
A	患心力衰竭风险高，但没有结构性心脏病或心力衰竭症状	无	
B	结构性心脏病，但没有心力衰竭的迹象或症状	Ⅰ	不限制体力活动。普通的体力活动不会引起心力衰竭的症状
C	以前或现在有心力衰竭症状的结构性心脏病	Ⅰ	不限制体力活动。普通的体力活动不会引起心力衰竭的症状
		Ⅱ	身体活动的轻微限制。休息舒适，但普通的体力活动会导致心力衰竭的症状
		Ⅲ	身体活动的明显限制。休息舒适，但活动少于普通活动会导致心力衰竭症状
D	难治性心力衰竭需要专门的干预	Ⅳ	任何体力活动时都有心力衰竭的症状或休息时有心力衰竭的症状。

From Zipes DP：Braunwald's heart disease，a textbook of cardiovascular medicine，ed 11，Philadelphia，2019，Elsevier.

表 1-3　急性心力衰竭患者的简化分类和常见临床特征

临床分型	发作症状	诱发因素	症状和体征	临床评估	转归
失代偿性心力衰竭	通常是渐进的	依从性差、局部缺血、感染	外周水肿、端坐呼吸、用力时呼吸困难	收缩压：波动大； 胸片：尽管灌注压力升高，但通常是清晰的	再住院率变化大
急性高血压心力衰竭	通常很突然	高血压、房性心律失常、急性冠脉综合征	呼吸困难（通常很严重），呼吸急促，心动过速，常见啰音	收缩压：高（> 180/100 mmHg） 胸片：肺水肿、低氧血症常见	非常紧急，但患者通常对血管扩张剂、无创通气治疗反应迅速，出院后死亡率低
心源性休克	易变的	进展为晚期心力衰竭或严重心肌损伤（如大面积急性心肌梗死、急性心肌炎）	末端器官低灌注；少尿、精神失常、四肢冰冷	收缩压：低或正常低值，左心室功能通常严重抑制，右心室功能障碍，有实验室证据的（肾、肝）功能障碍	高住院死亡率，除非是可逆原因或机械支持、移植，否则预后不良

From Zipes DP：Braunwald’s heart disease，a textbook of cardiovascular medicine，ed 11，Philadelphia，2019，Elsevier.

术语：虽然心力衰竭传统上被分为收缩型和舒张型，但这取决于所使用的成像方式。多个研究观察到收缩功能指标的变化，射血分数相比其他指标更佳。心力衰竭现在分为射血分数降低的心力衰竭和射血分数保留的心力衰竭。其他常见的分类包括右心型与左心型、高输出量型与低输出量型。收缩型心力衰竭或射血分数降低的心力衰竭定义为左心室收缩能力受损，测量射血分数≤ 40% 并伴有心力衰竭临床症状或体征。相比之下，射血分数保留的心力衰竭为有心力衰竭的证据（临床），其 EF ≥ 50%，有或没有舒张功能障碍的证据。射血分数保留的心力衰竭还包括：①临界射血分数保留的心力衰竭：EF 为 41% ～ 49% 的患者；②改善的射血分数保留的心力衰竭：用于描述以前患有射血分数降低的心力衰竭且 EF 改善的患者。

右心衰竭是指有心力衰竭周围体征和症状，没有肺充血迹象，与左心衰竭相反（左心衰竭通常表现为肺充血和随后的右心衰竭体征和症状）。右心衰竭最常见的病因是左心衰竭。高排血量心力衰竭具有心力衰竭的体征和症状，但其核心特征是心排血量增加却无法满足外周组织异常高的代谢需求，并且是大多数系统性疾病（例如，系统性动静脉瘘、甲状腺功能亢进、贫血）的结果。术语急性失代偿性心力衰竭（ADHF）是指由多种原因引起的心力衰竭症状或体征的恶化。值得注意的是，心力衰竭并不等同于心肌病或左心室功能障碍。后面这些术语描述了心力衰竭的可能的结构或功能改变，而心力衰竭是一种以特定症状和体征为特征的临床综合征。

同义词

心力衰竭
充血性心力衰竭
心源性休克
心源性肺水肿

ICD-10CM 编码

I50.20　不明收缩期（充血性）心力衰竭
I50.21　急性收缩期（充血性）心力衰竭
I50.22　慢性收缩期（充血性）心力衰竭
I50.23　急性慢性收缩期（充血性）心力衰竭
I50.30　不明舒张期（充血性）心力衰竭

I50.31　急性舒张期（充血性）心力衰竭
I50.32　慢性舒张期（充血性）心力衰竭
I50.33　急性慢性舒张期（充血性）心力衰竭
I50.40　未指明的收缩期（充血性）和舒张期（充血性）心力衰竭
I50.41　急性收缩期（充血性）和舒张期（充血性）心力衰竭
I50.42　慢性收缩期（充血性）和舒张期（充血性）心力衰竭
I50.43　急性慢性收缩期（充血性）和舒张期（充血性）心力衰竭
I50.9　心力衰竭，未指明

流行病学和人口统计学

- 由于心力衰竭的定义和分类不同，所报告的心力衰竭人口统计学存在差异。白人女性发病率最低，黑人男性发病率最高。非裔美国人患心力衰竭的风险最高，黑人的 5 年死亡率高于白人
- 40 岁以上的美国人患心力衰竭的终身风险为 20%
  1. 在美国，心力衰竭的发病率在过去几十年中基本保持稳定，每年诊断出超过 650 000 例新的心力衰竭病例
  2. 随着时间的推移，心力衰竭在人群中的患病率有所增加。这主要是由于高血压、心脏瓣膜疾病和冠状动脉疾病的治疗有所改善，使患者能够在早期面临死亡威胁后存活下来，但后来却发展为心力衰竭
- 心力衰竭易患人群主要是老年人。大约 80% 的心力衰竭住院患者年龄超过 65 岁。心力衰竭是美国 65 岁以上患者最常见的住院诊断
- 心力衰竭的发病率随着年龄的增长而增加，从 65 ～ 69 岁的每 1000 人中约 20 例上升到 85 岁以上的每 1000 人中 80 例以上。在 75 岁之前，男性心力衰竭的发病率较高，但在 75 岁以后，男女发病率相同
- 在美国，2007 年有 110 万医院出院患者和 320 万住院 / 门诊患者与心力衰竭相关
- 患病率：美国有 510 万人，全球估计有 2300 万人。心力衰竭的患病率正在上升，尤其是在老年人中，特别是由于人口老龄化和其他疾病存活率的提高
- 2012 年，美国心力衰竭的估计（直接和间接）医疗成本超过

400 亿美元，其中一半以上用于住院治疗。心力衰竭相关住院的平均费用为每位患者 23 077 美元，当心力衰竭是次要诊断而不是主要诊断时，平均费用更高
- 射血分数降低的心力衰竭和射血分数保留的心力衰竭约各占心力衰竭人数的一半
- 在一项大规模人群研究的心力衰竭患者中，心力衰竭诊断后住院治疗很常见，83% 的患者至少住院一次，43% 的患者至少住院 4 次。超过一半的住院与非心血管原因有关

危险因素

几种情况与患心力衰竭的风险增加有关。如果这些被识别并得到适当的治疗，即使不能预防，也有可能延缓心力衰竭的发作。

- 高血压：高血压患者，特别是年龄较大的高血压患者和高血压时间较长的患者心力衰竭的发病率较高
- 糖尿病：糖尿病患者心力衰竭的发病率增加，与有无结构性心脏病无关
- 代谢综合征：适当治疗高血压、糖尿病和血脂异常可降低心力衰竭的发病率
- 动脉粥样硬化疾病：有动脉粥样硬化疾病的患者很可能发展成心力衰竭

体格检查和临床表现

在确定心力衰竭的诊断时，应优先考虑临床表现和查体结果。这些症状和体征取决于疾病的严重程度、诱因、共病情况以及心力衰竭症状主要是右心还是左心。评估心力衰竭时患者病史中的线索总结在表 1-4 中。

- 常见的临床表现有：
  1. 劳力性呼吸困难，可发展为静止时的呼吸困难，由肺血管充血增加引起
  2. 端坐呼吸，由卧位静脉回流增加和肺静脉压进一步升高引起
  3. 多种因素导致的阵发性夜间呼吸困难，包括卧位静脉回流增加、PaO_2 减少和睡眠期间心肌功能受肾上腺素能刺激减少
  4. 伴随冠状动脉疾病（CAD）的患者因心肌氧需求增加（继

表 1-4　利用病史评估心力衰竭患者

与心力衰竭相关的症状包括：
疲劳
休息时或运动时气短
呼吸困难
呼吸急促
咳嗽
运动耐力减弱
端坐呼吸
夜间阵发性呼吸困难
夜尿症
体重增加 / 减轻
水肿（四肢、阴囊或其他部位）
腹围增大或腹胀
腹痛（特别局限于右上象限）
食欲不振或早期饱腹感
陈-施（*Cheyne-Stokes*）呼吸（通常由家人而不是患者报告）
困倦或精神不振
有助于确定症状是否由心力衰竭引起的病史信息
既往有心力衰竭
心脏病史（如冠状动脉疾病、瓣膜或先天性疾病、既往心肌梗死）
心力衰竭的危险因素（如糖尿病、高血压、肥胖）
可能涉及心脏的系统性疾病（如淀粉样变性、结节病、遗传性神经肌肉疾病）
近期感染过病毒性疾病或有艾滋病病毒感染史或锥虫病
家族性心力衰竭史或心脏性猝死史
环境和（或）医疗过程中有心脏毒性物质暴露或滥用
患有可能间接影响心脏的非心脏疾病，包括高输出状态（如贫血、甲状腺功能亢进、动静脉瘘）

From Zipes DP：Braunwald's heart disease，a textbook of cardiovascular medicine，ed 11，Philadelphia，2019，Elsevier.

发于平卧位静脉回流增加，导致前负荷增加）而导致的夜间心绞痛

5. 由于心输出量受损导致从肺到大脑的循环时间延长而导致的陈-施（Cheyne-Stokes）呼吸（呼吸暂停和过度换气的交替阶段）
6. 心排血量低和外周组织灌注不足引起的疲劳、嗜睡和功能下降
7. 表 1-5 总结了失代偿性心力衰竭的常见症状和体征

表 1-5　失代偿性心力衰竭的常见症状和体征

症状	体征
主要与容量超负荷有关	
呼吸困难（劳力性、夜间阵发性呼吸困难、端坐呼吸或休息时）、咳嗽、喘息	啰音，胸腔积液
脚和腿不适	外周水肿（腿、骶骨）
腹部不适 / 腹胀；早期饱腹感或厌食症	腹水 / 腹围增大；右上象限疼痛或不适；肝大 / 脾大；巩膜黄染 体重增加 颈静脉压升高，腹部静脉回流 S3 增加，P2 加重
主要与低灌注有关	
疲劳	四肢冰冷
精神状态改变、白天嗜睡、精神错乱或注意力难以集中	脸色苍白，皮肤变黑，低血压
头晕、晕厥前或晕厥	脉压窄 比例脉压（PPP）低
急性心力衰竭的其他体征 / 症状	
抑郁 / 沮丧	直立性低血压（低血容量）
睡眠障碍	S4
心悸	收缩期 / 舒张期心脏杂音

From Zipes DP：Braunwald's heart disease，a textbook of cardiovascular medicine，ed 11，Philadelphia，2019，Elsevier.

- 体格检查（表 1-6）
  1. 细小的肺啰音、气喘、呼吸急促、缺氧（由于肺动脉高压升高）。在慢性和长期的高肺静脉压下可能没有啰音，因为它促使肺部的淋巴管引流增加
  2. 心动过速和脉压变小（由于交感神经张力增加）
  3. S3 奔马律、S2 反常分裂、颈静脉扩张、依赖组织的外周水肿、充血性肝大、腹水和肝颈静脉回流（由于容量超负荷）
  4. 周期性和外周性发绀、毛细血管再充盈减少、脉搏交替和四肢冰冷（由于心输出量减少）
- 欧洲急性心力衰竭综合征心脏病学会确定的六种常见临床表

表 1-6　心力衰竭的体征

心动过速
额外的搏动或不规则的节律
脉压小或细脉冲 *
交替脉 *
心动过速
冰冷和（或）四肢花斑 *
颈静脉压升高
单侧或双侧肺底部的浊音和呼吸音减弱
湿啰音、干啰音和（或）喘息
心尖搏动向左和（或）向下移位
抬举性心尖搏动
胸骨旁抬举
第三和（或）第四心音［可触知和（或）可闻及］
三尖瓣或二尖瓣反流性杂音
肝大（通常伴有右上象限不适）
腹水
骶前水肿
全身水肿 *
足部水肿
慢性静脉淤滞改变

* 提示更严重的疾病

From Zipes DP：Braunwald's heart disease，a textbook of cardiovascular medicine，ed 11，Philadelphia，2019，Elsevier.

现如下：

1. 以高血压（收缩压＞ 160 mmHg）为表现的阿尔茨海默病心力衰竭：高血压导致后负荷增加，导致肺血管充血
2. 慢性心力衰竭的加重或失代偿
3. 一过性肺水肿
4. 心源性休克
5. 急性冠脉综合征和急性失代偿性心力衰竭
6. 单纯右心衰竭

- 这些情况中的每一种都可能需要不同的治疗方法来有效地稳定和治疗患者

心力衰竭失代偿的急性诱因包括不限盐或不规律药物治疗（最常见的原因）、任何急性系统性疾病、感染、心律失常（如心房颤动）、缺血或梗死、难以控制的高血压、新药物［如负性肌力药物（包括钙通道阻滞剂）、抗心律失常药物］、非甾体抗炎药（NSAIDs）、肾

功能障碍、毒素（如乙醇和蒽环类药物）、手术或瓣膜手术失败。

病因学

左心室衰竭： 心力衰竭是发生在左心室收缩功能保留还是降低的情况下，这两个问题在治疗策略中起着重要作用。射血分数保留的心力衰竭患者的左心室主动舒张和被动收缩功能可能存在显著异常并可能存在瓣膜疾病。射血分数降低的心力衰竭表示泵功能不良。

- 左心室收缩功能异常：
  1. 冠心病（急性或慢性缺血、心肌梗死、左心室动脉瘤），是美国心肌病最常见的原因，占心力衰竭患者的 50% ～ 75%
  2. 后负荷增加或压力超负荷（严重高血压、主动脉狭窄）
  3. 前负荷增加或容量超负荷（二尖瓣反流、主动脉瓣反流）
  4. 心肌病：特发性、浸润性（非缺血性）
  5. 传染性（锥虫病、心肌炎）
  6. 浸润性（淀粉样变性、结节病、血色素沉着病）
  7. 毒素（乙醇、可卡因、蒽环类药物）
  8. 诱发心动过速（如心房颤动）
- 左心室收缩功能保留（表 1-7）：

表 1-7　射血分数保留的心力衰竭病理生理学机制 / 因素

心血管
左心室结构
同心重塑，左心室肥大
左心室功能
舒张功能障碍：异常舒张、回缩能力降低、充盈异常、扩张能力降低、舒张压升高
收缩功能障碍：中壁异常、长轴缩短、扭曲减少
血流动力学负荷
后负荷和前负荷增加
异质性
不同步
左心房结构和功能
左心房容积和硬度增加，左心房储存功能降低、管道功能受抑制和泵血功能活跃
局部缺血
心内膜下和微血管疾病、冠状动脉受损、肺和外周血流储备功能受损
心律和节律异常
变时功能不全、心房颤动、室上性心动过速

续表

血管功能障碍
动脉硬化、内皮功能障碍
心肌细胞
钙稳态异常（舒张期钙增加或钙再摄取率下降→松弛不完全或受损）
肌膜钙通道（Na^+/Ca^{2+}交换剂和钙泵）
肌质网 Ca^{2+} ATPase（SERCA）浓度和功能
调节 SERCA 活性的蛋白质类：磷酸化蛋白聚糖、钙调素、钙螯合剂浓度和磷酸化状态
肌质网钙释放通道
能量学异常（ATP 减少或 ADP 增加减缓肌动蛋白-肌球蛋白跨桥释放）
ADP/ATP 比值、ADP 和 Pi 浓度、磷酸肌酸穿梭功能
调节跨桥形成和钙敏感性的蛋白质异常
肌钙蛋白 C：钙结合
肌钙蛋白 I：磷酸化状态
细胞骨架蛋白异常
微管（密度增加）→舒张期僵硬度增加
肌亚型（↑非顺应性亚型和磷酸化状态）→舒张期僵硬度增加
细胞外基质
胶原结构，几何形状，含量，胶原Ⅰ/Ⅲ比例
胶原稳态，合成，合成后加工，翻译后交联，降解
基底膜蛋白生物活性
蛋白和肽：MMP/TIMP，SPARC，TGF-β
成纤维细胞结构，功能，表型
肌成纤维细胞转分化
心脏外因素
外力（右心室-左心室相互作用和心包约束）
外周肌肉和麦角反射（ergoreflex）功能障碍
肺动脉高压（继发于慢性肺静脉高压）
神经激素激活
基础疾病（肾功能障碍、贫血、慢性肺疾病）

ADP，腺苷二磷酸；ATP，腺苷三磷酸；MMP，基质金属蛋白酶；TIMP，基质金属蛋白酶抑制剂；SPARC，分泌蛋白，酸性，富含半胱氨酸（骨连接蛋白）；TGF，转化生长因子

From Mann DL et al：Braunwald's heart disease，ed 10，Philadelphia，2015，Elsevier.

1. 松弛受损（心肌缺血、糖尿病、代谢综合征）
2. 快速性心律失常（以舒张充盈时间缩短为特征）
3. 限制性心肌病（心肌僵硬，如嗜酸性粒细胞增多综合征、淀粉样变性、血色素沉着病）

4. 高心输出量（硫胺素缺乏、贫血、甲状腺毒症、动静脉畸形）
5. 后负荷增加（未控制的高血压、主动脉狭窄、梗阻性肥厚型心肌病）
6. 血容量过多（少尿性肾衰竭，医源性）

右心室衰竭：

- 左侧心力衰竭
- 慢性低氧性肺病
- 瓣膜性心脏病（二尖瓣狭窄或反流）
- 肺动脉栓塞
- 原发性肺动脉高压
- 导致全身低氧血症的从右向左分流（如大的卵圆孔未闭和法洛四联症）
- 导致容量超负荷的从左向右分流（如心房和心室间隔缺损）
- 细菌性心内膜炎（右侧）
- 右心室梗死

Dx 诊断

鉴别诊断

- 慢性阻塞性肺疾病、哮喘
- 肝硬化
- 肾病综合征
- 静脉功能不全
- 肺栓塞
- 急性呼吸窘迫综合征（成人呼吸窘迫综合征）
- 肺炎
- 海洛因过量

评估

- 表 1-8 总结了 ACC/AHA 心力衰竭的初始和系列评估指南
- 抽血化验（诊断潜在的可逆原因、识别共病和评估疾病严重程度）：
  1. 全血细胞计数 CBC（评估贫血、感染）、尿液分析、血尿素氮（BUN）、肌酐、电解质（低钠血症恶化是疾病严重程度的标志，与较高的死亡率相关）、肝酶（肝充血）、甲状腺

表 1-8 美国心脏病学会 / 美国心脏协会心力衰竭的初始和系列评估指南

推荐类别	征象：病史、体征和风险评分	证据等级
Ⅰ	应对出现心力衰竭的患者进行彻底的病史询问和查体，以确定可能导致或加速心力衰竭发展或进展的心脏和非心脏疾病或行为	C
	在特发性扩张型心肌病患者中，应获得三代家族史以帮助建立家族性扩张型心肌病的诊断	C
	应在每次患者就诊时评估容量状态和生命体征。这包括对体重的系列评估，以及对颈静脉压和外周水肿或端坐呼吸的评估	B
Ⅱa	经验证的多变量风险评分可用于评估门诊或住院心力衰竭患者的后续死亡风险	C
适应证：诊断试验和生物学标志物（见下文）		
Ⅰ	对出现心力衰竭的患者的初步实验室评估应包括全血细胞计数、尿液分析、血清电解质（包括钙和镁）、血尿素氮、血清肌酐、葡萄糖、空腹血脂、肝功能试验和促甲状腺激素	C
	必要时，系列监测应包括血清电解质和肾功能	C
	所有出现心力衰竭的患者应首先进行 12 导联心电图检查	C
	在患有呼吸困难的非卧床患者中，测定 BNP 或 NT-proBNP 有助于支持关于心力衰竭诊断的临床决策，特别是在临床不确定的背景下，测定 BNP 或 NT-proBNP 有助于确定慢性心力衰竭的预后或疾病严重程度	A
Ⅱa	对患有心力衰竭的特定患者进行血色素沉着病或艾滋病病毒筛查是合理的	C
	在临床怀疑患有心力衰竭的患者中，进行风湿性疾病、淀粉样变性或嗜铬细胞瘤的诊断检查是合理的	C
	BNP 或 NT-proBNP 指导的心力衰竭治疗，可在经过精心设计的心衰疾病管理计划中的临床血容量正常患者中实现 GDMT 的最佳剂量	B
Ⅱb	BNP 或 NT-proBNP 系列测量对降低心力衰竭患者住院率或死亡率的有效性尚不明确。对其他临床可用检测方法，如心肌损伤或“纤维化”的生物标志物，可考虑用于慢性心力衰竭患者的附加风险分层评估	B

续表

推荐类别	征象：病史、体征和风险评分	证据等级
适应证：无创心脏成像		
Ⅰ	疑似或新发心力衰竭患者，或出现急性失代偿性心力衰竭的患者，应进行胸片检查，以评估心脏大小和肺充血，并检测其他心、肺和其他可能导致或促进患者发生症状的疾病	C
	在对出现心力衰竭的患者进行初步评估时，应进行二维多普勒超声心动图检查，以评估心室功能、大小、壁厚、壁运动和瓣膜功能	C
	重复测量射血分数和测量结构重塑的严重程度有助于为临床显著变化的心力衰竭患者；经历临床事件或从临床事件中康复的患者；接受过可能对心脏功能有显著影响的治疗（包括 GDMT）的患者或者筛选器械治疗最佳人选提供信息	C
Ⅱa	无创成像检测心肌缺血和存活能力在已知冠心病且无心绞痛的新发心力衰竭患者中是合理的，除非患者不适合任何类型的血管重建	C
	当规划患有冠心病的心力衰竭患者的血管重建时，心肌存活能力评估在特定情况下是合理的	B
	当超声心动图不足以提供信息时，放射性核素心室造影或磁共振成像可用于评估 LVEF 和容量	C
	磁共振成像在评估心肌浸润过程或瘢痕负荷时是合理的	B
Ⅲ：不受益	在没有临床状态改变或治疗干预的情况下，不应进行左心室功能的常规重复评估	B
适应证：侵入性评估		
Ⅰ	应使用肺动脉导管进行有创血流动力学监测，以指导患有呼吸窘迫或有灌注受损临床证据的患者的治疗，这些患者的心内充盈压的充足性或过度性不能通过临床评估来确定	C
Ⅱa	有创血流动力学监测对仔细选择的急性心力衰竭患者有用，这些患者尽管对标准疗法进行了经验调整，但仍有持续症状，并且①其液体状态、灌注或全身或肺血管阻力不确定；②尽管进行了初步治疗，但其收缩压仍然较低，或与症状有关；	C

续表

推荐类别	征象：病史、体征和风险评分	证据等级
	③肾功能因治疗而恶化；④需要胃肠外血管活性药物；或⑤可能需要考虑机械循环支持或移植	
	当缺血可能导致心力衰竭时，冠状动脉造影对有指征进行血管重建的患者是合理的	C
	心内膜心肌活检在怀疑特定诊断会影响治疗的心力衰竭患者中很有用	C
Ⅲ：不受益	不建议对血压正常的急性失代偿性心力衰竭患者和对利尿剂和血管扩张剂有反应的充血患者常规使用有创血流动力学监测	B
Ⅳ：有害	心内膜心肌活检不应用于心力衰竭患者的常规评估	C

BNP，B 型利钠肽；NT-proBNP，N 末端 -B 型利钠肽前体；GDMT，指南指导的医学疗法

From Zipes DP：Braunwald's heart disease，a textbook of cardiovascular medicine，ed 11，Philadelphia，2019，Elsevier.

功能（尤其是在老年人或患有心房颤动或已知甲状腺疾病的患者中）

2. 图 1-2 说明了在心力衰竭中生物标志物的使用。B 型利钠肽（BNP）是一种由心室分泌的心脏神经激素，对左心室舒张末期压力升高产生反应。虽然无症状患者的敏感度较低，但在有症状的患者中，低 BNP 水平具有高达 90% 的阴性预测值。BNP 水平升高与疾病的严重程度相关，与发病率和死亡率密切相关。N 末端 - B 型利钠肽前体（NT-proBNP）是 BNP 的裂解残基。它的半衰期更长，并且被肾清除，使其容易受到肾功能改变的影响。低于 300 pg/ml 的水平具有 98% 的阴性预测值（与年龄无关）。有新的数据表明，对有心力衰竭风险的患者进行 BNP 筛查和早期风险因素修正干预可能会防止左心室功能障碍的发展（Ⅱa 类推荐）。利钠肽生物标志物对于呼吸困难患者的诊断和急性失代偿性心力衰竭和慢性心力衰竭患者的预后也很有价值（ⅠA 类推荐）。入院时测定利钠肽生物标志物的基线水平有助于确定急性失代偿性心力衰竭的预后，而出院前利钠肽水平有助于确定出院后的转归。目前没有足够的数据推荐以利钠肽生物标志物指导的治疗或系列测量，可减少住院或死亡。美国心

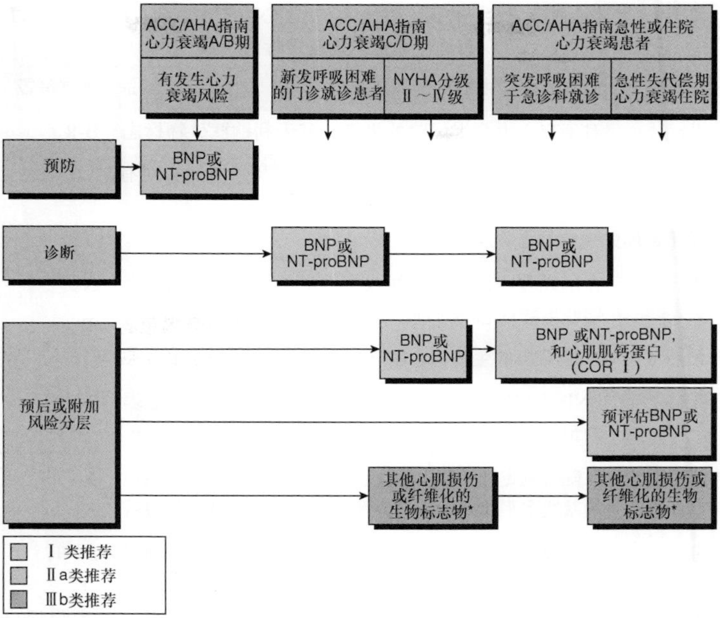

图 1-2　（扫本章二维码看彩图）在心力衰竭中使用生物标志物的适应证。 * 其他心肌损伤或纤维化的生物标志物包括可溶性 ST2 受体、Galectin-3 和高敏肌钙蛋白。ACC，美国心脏病学会；AHA，美国心脏协会；BNP，B 型利钠肽；COR，推荐类别；NT-proBNP，N 末端 -B 型利钠肽前体；NYHA，纽约心脏协 会。（Modified from Yancy CW et al：2017 ACC/AHA/HFSA focused update of the 2013 ACCF/AHA guideline for the management of heart failure：a report of the American College of Cardiology/American Heart Association Task Force on Clinical Practice Guidelines and the Heart Failure Society of America，J Am Coll Cardiol 2017；70［6］：776；in Zipes DP：Braunwald's heart disease，a textbook of cardiovascular medicine，ed 11，Philadelphia，2019，Elsevier.）

脏病学会 / 美国心脏协会 / 美国心力衰竭协会（HFSA）指南中关于心力衰竭生物标志物的使用总结见表 1-9

3. 如果缺血是诱发因素，心脏生物标志物可能升高。然而，轻微的升高是非常常见的，并且不总是由于冠状动脉阻塞性疾病引起。这些升高可能是由于心内膜下缺血（由于舒张末期压力增加导致灌注减少）和坏死，或炎症细胞因子或氧化应激引起的心肌细胞损伤。肾功能受损非常常见，生物标志物清除率降低会导致其升高。因此，这些升高应该在临床工作中进行分析。尽管如此，在急性失代偿性心

表 1-9 美国心脏病学会 / 美国心脏协会 / 美国心力衰竭协会（HFSA）心力衰竭生物标志物使用指南

推荐类别	预防心力衰竭的生物标志物	证据等级
Ⅱa	对于有心力衰竭风险的患者，基于利钠肽生物标志物的筛查可用于预防左心室功能障碍（收缩或舒张）或新发心力衰竭的发生	B-R
用于诊断的生物标志物		
Ⅰ	在出现呼吸困难（急性或慢性）的患者中，测定利钠肽生物标志物有助于支持心力衰竭的诊断或排除	A
预后或附加风险分层的生物标志物		
Ⅰ	BNP 或 NT-proBNP 的测定有助于确定慢性心力衰竭的预后或疾病严重程度	A
Ⅰ	入院时测定利钠肽生物标志物和（或）心肌肌钙蛋白的基线水平有助于确定急性失代偿性心力衰竭的预后	A
Ⅱa	心力衰竭住院期间，出院前利钠肽水平可用于确定出院后预后	B-NR
Ⅱb	在慢性心力衰竭患者中，其他临床可用的测试，如心肌损伤或纤维化的生物标志物，可考虑用于附加风险分层	B-NR

From Zipes DP：Braunwald's heart disease，a textbook of cardiovascular medicine，ed 11，Philadelphia，2019，Elsevier.

力衰竭（ADHF）患者中，心肌肌钙蛋白试验阳性（无论何种机制）与预后较差相关

4. 血脂异常和葡萄糖耐受不良是冠心病的危险因素
5. 如果怀疑血色素沉着病（特别是在北欧患者中），应考虑检查转铁蛋白饱和度和铁蛋白水平
6. 考虑对高危患者进行艾滋病病毒检测

- 心电图（ECG）
  1. 寻找先前心肌梗死，心室增大、肥大，心脏传导阻滞，心律失常的迹象和心包积液的证据
  2. 超过 25% 的心力衰竭患者存在某种形式的心室内传导异常，表现为 QRS 波持续时间延长。最常见的模式是左束支传导阻滞
- 胸部 X 线（图 1-3）

评估肺静脉充血、肺水肿、胸腔积液、心脏肥大、心室扩张和柯氏 B 线

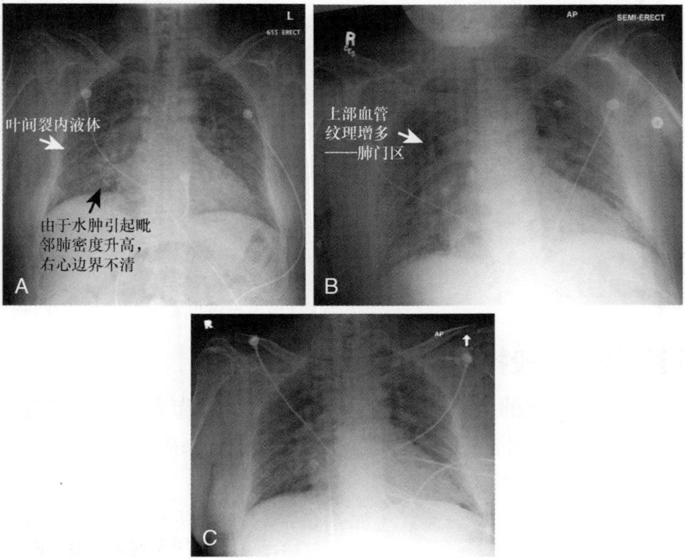

图 1-3　充血性心力衰竭。轻度左心室肥厚，充盈受限，射血分数＞ 55%，无心包积液。这位 63 岁的男性患有冠心病、慢性肾功能不全和舒张期心力衰竭（射血分数＞ 55%），多次出现呼吸困难（**A**、**B** 和 **C**，第一次到第三次临床表现）。这三张 X 线片均显示中度肺水肿的迹象。横膈和肋膈角清晰，提示无胸腔积液。右心边缘在三幅图像中都不清楚，因为这些位置的间质水肿。左心边缘的部分也模糊不清。上肺野外观朦胧，显示轻度水肿。在三张图像上都可以看到小裂隙中的液体。这些 X 线片的相似性是否意味着水肿不是患者呼吸困难的原因？答案是否，本患者只是在三种情况下都出现了肺水肿。（From Broder JS：Diagnostic imaging for the emergency physician，Philadelphia，2011，WB Saunders.）

- 超声心动图

  在心力衰竭患者中起着重要的诊断作用，除了评估瓣膜结构和功能外，还可用于评估收缩和舒张功能

- 运动耐力试验

  可能有助于评估伴随的缺血病因和评估代偿期患者的心功能

- 心导管插入术

  左心导管插入术可以帮助确定冠状动脉疾病是否为心力衰竭的原因。右心导管插入术可以帮助评估心内充盈压力、瓣膜面积的估计、心内分流的存在以及血流动力学特性的计算，例如心输出量、全身血管阻力和肺动脉楔压，以进一步

指导管理

- 心脏磁共振成像

　　为准确估计心功能的有用方法（比常规二维超声心动图变异性小）。磁共振成像在排除心包疾病、识别浸润性疾病和评估潜在缺血性心脏病所引起心力衰竭的生存能力方面也很有价值

Rx 治疗

非药物性一般措施

- 评估疾病的病因和严重程度。教育患者和家人该病的性质。评估家庭环境以及患者是否有社会支持来确保依从性，尤其是对痴呆症患者
- 识别并纠正诱发因素（如钠负荷增加、药物治疗依从性差、局部缺血、感染、贫血、甲状腺毒症）并进行生活方式改变（如戒烟戒酒、减肥、避免使用非甾体抗炎药）。贫血在心力衰竭患者中很常见。对于 NYHA Ⅱ、Ⅲ级症状和缺铁的患者，静脉补铁可能有助于改善功能状态和生活质量（Ⅱb 类推荐）。并未显示促红细胞生成剂（ESA）治疗收缩期心力衰竭和轻中度贫血患者的临床疗效，因此不推荐使用。表 1-10

表 1-10　美国心脏病学会 / 美国心脏协会心力衰竭高危患者治疗指南（A 期）

推荐类别	征象	证据等级
Ⅰ	应根据当代指南控制高血压和血脂异常，以降低心力衰竭的风险	A
Ⅰ	在风险增加的 A 期患者中，高血压患者的最佳血压应低于 130/80 mmHg	B-R
Ⅰ	应控制或避免其他可能促进或导致心力衰竭的情况，如肥胖、糖尿病、吸烟和已知的心脏毒性药物	C
Ⅱ	对于有心力衰竭风险的患者，进行基于利钠肽生物标志物的筛查，然后进行团队护理，包括心血管专家优化 GDMT，可用于预防左心室功能障碍（收缩或舒张）或新发心力衰竭的发展	B-R

GDMT，指南指导的医学疗法

From Zipes DP：Braunwald's heart disease，a textbook of cardiovascular medicine，ed 11，Philadelphia，2019，Elsevier.

描述了美国心脏病学会 / 美国心脏协会治疗心力衰竭高危患者的指南

- 查看药物清单，并停用可能导致心力衰竭的药物（如非甾体抗炎药、抗心律失常药物、钙通道阻滞剂、噻唑烷二酮类）
- 通常推荐心力衰竭患者饮食钠摄入少于 2 g/d，此项得到许多指南的认可
- 将低钠血症患者的液体摄入量限制在＜ 2 L/d
- 应向因心脏恶病质导致体重减轻和肌肉消耗的晚期心力衰竭患者提供热量补充。与健康久坐受试者相比，体重减轻可能反映了心力衰竭相关的总能量消耗较高导致的恶病质。心脏恶病质为更差预后的独立危险因素
- 对于合并阻塞性睡眠呼吸暂停的患者，在进行多导睡眠监测（Ⅱb 类推荐）后，持续气道正压通气（CPAP）可能是合理的
- 对于能够参与改善功能状态的Ⅰ～Ⅲ级心力衰竭患者，建议进行运动训练（或定期体育活动），其安全而有效（Ⅰ类推荐）。不幸的是，心脏康复是一种未得到充分利用的预防措施，尽管它已被证明能降低发病率和死亡率。心脏康复可用于临床稳定的心力衰竭患者，以改善功能状态、运动持续时间、健康相关的生活质量和死亡率（Ⅱa 类推荐）
- 接受肺炎球菌疫苗接种和年度流感疫苗接种
- 表 1-11 总结了美国心脏病学会 / 美国心脏协会无症状左心室收缩功能障碍治疗指南

表 1-11　美国心脏病学会 / 美国心脏协会无症状左心室收缩功能障碍治疗指南（B 期）

推荐类别	征象	证据等级
Ⅰ	对于所有近期或远期有心肌梗死或急性冠脉综合征病史且 EF 降低的患者，应使用 ACEI 来预防有症状的心力衰竭并降低死亡率。对于不能耐受 ACEI 的患者，除非有禁忌，ARB 是合适的	A
	对于所有近期或远期有心肌梗死或急性冠脉综合征病史且 EF 降低的患者，应使用有循证依据的 β 受体阻滞剂来降低死亡率。β 受体阻滞剂和 ACEI 应用于所有近期或远期心肌梗死史的患者，无论有无心力衰竭	B

续表

推荐类别	征象	证据等级
	在所有近期或远期有心肌梗死或急性冠脉综合征病史的患者中，他汀类药物应用于预防有症状的心力衰竭和心血管事件	A
	应根据高血压临床实践指南控制血压，以预防症状性心力衰竭	A
	ACEI 应用于所有心功能减退的患者，以预防有症状的心力衰竭	A
	所有 EF 降低的患者都应使用 β 受体阻滞剂来预防有症状的心力衰竭	C
Ⅱa	为了防止猝死，对于心肌梗死后至少 40 天、LVEF 为 30% 或更低、正在接受适当的药物治疗，并有合理的预期存活且功能状态良好超过 1 年的无症状缺血性心肌病患者，植入 ICD 是合理的	B
Ⅲ：有害	具有负性肌力作用的非二氢吡啶类钙通道阻滞剂可能对无症状的低 LVEF 和心肌梗死后无症状的心力衰竭患者有害	B

ACEI，血管紧张素转化酶抑制剂；ARB，血管紧张素受体阻滞剂；EF，射血分数；ICD，埋藏式心脏复律除颤器；LVEF，左心室射血分数

From Zipes DP：Braunwald's heart disease，a textbook of cardiovascular medicine，ed 11，Philadelphia，2019，Elsevier.

急性失代偿性心力衰竭的治疗

- 急性失代偿性心力衰竭治疗的四个阶段：
  第一阶段：初始稳定和管理（表 1-12）
  第二阶段：住院治疗（表 1-13）

表 1-12　美国心脏病学会 / 美国心脏协会症状性左心室收缩功能障碍治疗指南（C 期）

推荐类别	征象	证据等级
	非药物干预	
Ⅰ	心力衰竭患者应接受特定的教育，以促进心力衰竭的自我护理	B
	对于能够参与改善功能状态的心力衰竭患者，建议进行安全有效的运动训练（或定期体育活动）	A

续表

推荐类别	征象	证据等级
Ⅱa	心脏康复可用于临床稳定的心力衰竭患者，以改善功能状态、运动持续时间、心率变异性和死亡率	B
	钠限制对有症状的心力衰竭患者来说是合理的，以减少充血症状	C
	持续气道正压通气（CPAP）有利于增加心力衰竭和睡眠呼吸暂停患者的 LVEF 和改善功能状态	B
	药物干预	
Ⅰ	在适当的情况下，建议对 A 期和 B 期患者采取Ⅰ类推荐措施	A，B，C
	GDMT 应该是 HFrEF 药物治疗的主体	A
	利尿剂	
Ⅰ	除非禁忌，否则利尿剂推荐给有液体潴留证据的 HFrEF 患者，以改善症状	C
	血管紧张素转化酶抑制剂 / β 受体阻滞剂	
Ⅰ	除非禁忌，否则 ACEI 建议用于患有 HFrEF 和目前或以前具有症状的患者，以降低发病率和死亡率	A
	除非有禁忌，否则 ARB 建议用于目前或以前具有 ACEI 不耐受症状的 HFrEF 患者，以降低发病率和死亡率	A
Ⅱa	作为 ACEI 的替代物，ARB 用于 HFrEF 患者的一线治疗，以降低发病率和死亡率，尤其是那些已经服用 ACEI 用于其他适应证的患者，除非有禁忌	A
Ⅱb	对于已经接受 ACEI 和 β 受体阻滞剂治疗且醛固酮受体拮抗剂不适用或不耐受的持续性有症状的 HFrEF 患者，可考虑增加 ARB	A
Ⅲ：有害	常规联合应用 ACEI、ARB 和醛固酮受体拮抗剂	C
	β 受体阻滞剂	
Ⅰ	除非有禁忌，否则建议所有目前或以前具有 HFrEF 症状的患者使用三种 β 受体阻滞剂中的一种（即比索洛尔、卡维地洛和琥珀酸美托洛尔缓释剂）来降低发病率和死亡率	A
	醛固酮受体拮抗剂	
Ⅰ	除非禁忌，醛固酮受体拮抗剂（或盐皮质激素受体拮抗剂）推荐用于 NYHA Ⅱ～Ⅳ级和 LVEF ≤ 35% 的患者，以降低发病率和死亡率	A

续表

推荐类别	征象	证据等级
Ⅰ	除非有禁忌，否则建议使用醛固酮受体拮抗剂来降低出现心力衰竭症状或有糖尿病病史的 LVEF ≤ 40% 患者急性心肌梗死后的发病率和死亡率	B
Ⅲ：有害	当男性血清肌酐 > 2.5 mg/dl 或女性血清肌酐 > 2.0 mg/dl［或估计的肾小球滤过率 < 30 ml/（min · 1.73 m^2）］和（或）钾 > 5.0 mmol/L 时，醛固酮受体拮抗剂的不当使用可能是有害的，因为这会引起危及生命的高钾血症或肾功能不全	B
	肼屈嗪和硝酸异山梨酯	
Ⅰ	除非有禁忌，否则建议联合使用肼屈嗪和硝酸异山梨酯，以降低已接受 ACEI 和 β 受体阻滞剂最佳治疗的 NYHA Ⅲ～Ⅳ级 HFrEF 非裔美国人患者的发病率和死亡率	A
Ⅱa	除非有禁忌，肼屈嗪和硝酸异山梨酯的组合可用于降低因药物不耐受、低血压或肾功能不全而不能给予 ACEI 或 ARB 的当前或既往有症状 HFrEF 患者的发病率或死亡率	B
	地高辛	
Ⅱa	地高辛对 HFrEF 患者有益，除非有禁忌，可减少因心力衰竭住院	B
	抗凝	
Ⅰ	患有慢性心力衰竭并伴有永久性 / 持续性 / 阵发性心房颤动以及心源性卒中的额外危险因素（有高血压、糖尿病、既往卒中或短暂性脑缺血发作史，或年龄 ≥ 75 岁）的患者应接受慢性抗凝治疗	A
Ⅰ	永久性 / 持续性 / 阵发性心房颤动抗凝剂（华法林、达比加群、阿哌沙班或利伐沙班）的选择应根据风险因素、成本、耐受性、患者偏好、药物相互作用的可能性和其他临床特征进行个体化处理，包括患者服用华法林后处于国际标准化比值治疗范围内的时间	C
Ⅱa	慢性抗凝对于患有永久性 / 持续性 / 阵发性心房颤动，但没有心源性卒中额外风险因素的慢性心力衰竭患者是合理的	B

续表

推荐类别	征象	证据等级
Ⅲ：不受益	没有心房颤动、既往血栓栓塞事件或心源性栓塞源的慢性 HFrEF 患者不建议抗凝治疗	B
	他汀类	
Ⅲ：不受益	他汀类药物单独用于心力衰竭时，作为辅助治疗并无益处	A
	ω-3 脂肪酸	
Ⅱa	ω-3 PUFA 补充剂作为 NYHA Ⅱ～Ⅳ级症状和 HFrEF 或 HFpEF 患者的辅助治疗是合理的，除非禁忌，可降低死亡率和心血管住院率	B
	价值未经证实或可能造成伤害的药物	
Ⅲ：不受益	目前或以前有 HFrEF 症状的患者不建议使用营养补充剂治疗心力衰竭	B
	对于目前或以前有 HFrEF 症状的患者，不建议采用激素疗法而不纠正疾病本身	C
Ⅲ：有害	已知对当前或既往具有 HFrEF 症状的患者的临床状态产生不利影响的药物具有潜在的危害性，应尽可能避免或停用［例如，大多数抗心律失常药物、大多数钙通道阻滞药（氨氯地平除外）、NSAIDs 或噻唑烷二酮类］	B
	长期使用输注的正性肌力药物对 HFrEF 患者有潜在的危害，除非是对无法通过标准药物治疗稳定的终末期疾病患者的缓解（见对 D 期的建议）	C
	钙通道阻滞剂	
Ⅲ：不受益	钙通道阻滞剂不推荐用于 HFrEF 患者的常规治疗	A

ACEI，血管紧张素转化酶抑制剂；ARB，血管紧张素受体阻滞剂；GDMT，指南指导的医学疗法；HFpEF，射血分数保留的心力衰竭；HFrEF，射血分数降低的心力衰竭；LVEF，左心室射血分数；NYHA，纽约心脏协会；PUFA，多不饱和脂肪酸

From Mann DL et al：Braunwald's heart disease，ed 10，Philadelphia，2015，Elsevier.

表 1-13　美国心脏病学会 / 美国心脏协会对心力衰竭住院患者的建议

推荐类别	征象	证据等级 *
Ⅰ	彻底的病史和体格检查，以评估系统灌注的充分性、容量状态、诱发因素和（或）共病的作用，以及心力衰竭是否与保留的射血分数相关	C

续表

推荐类别	征象	证据等级 *
	如果心力衰竭的影响未知，使用 B 型利钠肽或 N 末端 -B 型利钠肽前体的浓度来评估呼吸困难程度	A
	急性冠脉综合征应通过心电图和心肌肌钙蛋白检测及时识别，并根据患者的整体状况和预后进行适当治疗	C
	应进行氧疗以缓解与低氧血症相关的症状	C
	改善与尿量减少和其他休克表现相关的快速失代偿和低灌注患者的全身灌注	C
	静脉应用袢利尿剂治疗严重液体超负荷。应滴定利尿剂剂量以缓解症状并减少细胞外液过量	B、C
	通过仔细测量液体摄入和排出，生命体征，体重以及全身灌注和充血症状来监测治疗效果	C
	当利尿不足以缓解充血时，加大利尿剂剂量	C
	临床证据显示低血压与低灌注和心脏充盈压升高有关的患者，应给予静脉注射正性肌力药或升压药，以维持全身灌注和维持终末器官功能	C
	如果临床评估不能确定充盈压，则采用有创血流动力学监测来指导呼吸窘迫或有灌注受损临床证据的患者的治疗	C
	在入院和出院时，应根据情况对药物进行核对和调整	C
	在没有血流动力学不稳定或禁忌证的情况下，采用已知可改善预后的口服疗法（ACEI 或 ARB 和 β 受体阻滞剂疗法）进行维持治疗	C
	出院前稳定的患者开始口服已知可改善预后的药物治疗（ACEI 或 ARB 和 β 受体阻滞剂疗法）	B
	在从静脉注射到口服利尿剂治疗的过渡期间，应仔细监测患者的仰卧位和直立位低血压、肾功能恶化和心力衰竭体征 / 症状	C
	强烈建议为患者及其护理人员提供全面的书面出院说明	C
	出院后护理系统（如有），应用于促进向有效门诊护理的过渡	B
Ⅱa	急性心力衰竭患者因闭塞性冠状动脉疾病而出现已知或疑似急性心肌缺血时，如果有全身灌注不足和血管重建的迹象和症状，紧急心导管插入术和血管重建可能会延长有意义的生存期	C

续表

推荐类别	征象	证据等级 *
	静脉注射硝酸甘油、硝普钠或奈西立肽，用于在无全身性低血压的情况下有严重液体超负荷症状的患者	C
	对于药物治疗无效的难治性充血患者进行超滤	B
Ⅱb	静脉注射正性肌力药物（多巴胺、多巴酚丁胺或米力农），用于有记录的严重收缩功能障碍、低血压和低心输出量证据（有或没有充血）的患者，以维持全身灌注和保持终末器官功能	C
Ⅲ	无器官灌注减少证据的急性失代偿性心力衰竭血压正常患者使用胃肠外营养	B
	对血压正常的急性失代偿性心力衰竭和对利尿剂和血管扩张剂有反应的充血患者常规使用有创血流动力学监测	B

* 关于证据等级的定义，请参见指南正文。ACEI，血管紧张素转化酶抑制剂；ARB，血管紧张素受体阻滞剂

From Zipes DP：Braunwald's heart disease，a textbook of cardiovascular medicine，ed 11，Philadelphia，2019，Elsevier.

第三阶段：早期出院计划和护理

第四阶段：早期出院后护理

- 第一阶段：初始稳定和管理
- 短期目标：血流动力学稳定、呼吸状态稳定、症状缓解、组织灌注优化以及识别更直接的危及生命的情况（如心律失常、瓣膜病变、心肌梗死、心脏压塞）。ADHF 的初始治疗取决于临床情况的确定
- 根据临床情况进行管理：
  1. 急性失代偿性心力衰竭相关高血压：目标是减少后负荷和降低全身高容量血症。治疗方式：利尿剂（袢利尿剂）和血管扩张剂（速效硝酸盐和吗啡，然后用血管紧张素转化酶抑制剂或血管紧张素受体阻滞剂治疗）
  2. 慢性心力衰竭的恶化或失代偿：目标是控制容量状态。治疗通过血管扩张剂和利尿剂来完成
  3. 急性肺水肿：目标是减少后负荷（急性血管扩张剂，如硝酸盐），稳定呼吸状态，利尿（袢利尿剂）。对心房颤动或快速心律失常患者可开始控制心率，因为这可以改善心脏

充盈和功能

4. 心源性休克：目标是血流动力学稳定。治疗包括正性肌力药＋血管加压药 ± 机械循环支持 ± 紧急血运重建（如果需要）
5. ACS 和 ADHF：目标是血流动力学稳定＋冠状动脉灌注的快速恢复。参见“急性冠脉综合征”一章
6. 孤立性右心室衰竭：目标是确定病因：①瓣膜病变，②肺动脉高压，和③继发于缺血的原发性右心室衰竭。治疗：取决于病因学，或是纠正性手术，或是肺动脉高压治疗（内皮素拮抗剂、钙通道阻滞剂、磷酸二酯酶抑制剂），或是冠状动脉再灌注治疗

急性药物治疗：

- 血管扩张剂（表 1-14）适用于大多数 ADHF 患者（禁忌证为心源性休克和严重的主动脉瓣狭窄）
    1. 硝酸甘油［每 3～5 min 舌下含服 0.4～0.8 mg，或从 0.2～0.4 μg/（kg · min）开始静脉输注，随后向上滴定］可在紧急情况下给药，直至出现相对低血压。由于有低血压的风险，使用磷酸二酯酶抑制剂如西地那非后禁用硝酸盐
    2. 硝普钠［0.1 ～ 0.2 μg/（kg · min）静脉输注］是一种有效的血管扩张剂，具有平衡静脉和小动脉的效应，通常需要用动脉导管进行血流动力学监测，并可能导致冠状动脉盗血和硫氰酸盐中毒（肾衰竭风险增加）
    3. 当静脉注射时，袢利尿剂可立即起到血管扩张作用，在利尿开始前可使临床症状缓解。由于肠道水肿和不可预测的吸收模式，口服制剂可能会变得不那么有效。因此，静脉注射制剂应在急性环境中使用。研究表明，使用追加剂量与连续静脉输注的结果没有差异。每日多次给予小剂量的短效袢利尿剂比单次给予大剂量的利尿剂更好，因为在最初的利尿后，肾可以迅速重吸收钠。然而，如果某一剂量不足以强制利尿，应增加剂量，而不是增加频率，直到达到单一有效剂量；根据需要可以增加常用剂量。因此，监测尿量、肾功能和电解质是关键。在袢利尿剂给药前 30 min 添加远端肾小管抑制剂（如美托拉宗）具有协同作用，并且通常会增强利尿作用，它会抑制远端部分的钠重吸收，导致循环中钠增加。主动脉狭窄患者应慎用利尿剂

表 1-14　用于治疗急性心力衰竭的静脉血管活性药物

静脉用药	初始剂量	有效剂量范围	注意
血管扩张药			
硝酸甘油酯	20 μg/min	40 ～ 400 μg/min	低血压，头痛 24 h 后持续使用的耐受性
硝酸异山梨酯	1 mg/h	2 ～ 10 mg/h	低血压，头痛 24 h 后持续使用的耐受性
硝普钠	0.3 μg/（kg · min）	0.3 ～ 5 μg/（kg · min） [常＜ 4 μg/（kg · min）]	活动期心肌缺血患者慎用 低血压；氰化物副作用（恶心、烦躁）；硫氰酸盐毒性；光敏性
奈西立肽	2 μg/kg 最快输注速度 0.010 ～ 0.030 μg/（kg · min）*	0.010 ～ 0.030 μg/（kg · min）†	上升：1 μg/kg 推注，然后以 0.005 μg/（kg · min）的速度增加输注速率，频率不超过每 3 h 一次，最高可达 0.03 μg/（kg · min） 低血压、头痛（少于有机硝酸盐）
强心剂			
多巴酚丁胺	1 ～ 2 μg/（kg · min）	2 ～ 20 μg/（kg · min）	用于正性肌力和血管扩张；低血压、心动过速、心律失常；死亡率?

续表

静脉用药	初始剂量	有效剂量范围	注意
多巴胺	1 ～ 2 μg/（kg · min） 4 ～ 5 μg/（kg · min）	2 ～ 4 μg/（kg · min） 5 ～ 20 μg/（kg · min）	用于正性肌力和血管扩张；低血压、心动过速、心律失常；死亡率? 用于肌力和血管收缩；心动过速，心律失常；死亡率?
米力农	10 ～ 20 min* 内 25 ～ 75 μg/kg 追加量，然后输注	0.10 ～ 0.75 μg/（kg · min）	用于正性肌力和血管收缩；心动过速、心律失常；死亡率?
依诺昔酮[‡]	0.25 ～ 0.75 mg/kg	1.25 ～ 7.5 μg/（kg · min）	用于血管扩张和收缩。低血压、心动过速、心律失常；肾脏排泄；死亡率?
左西孟旦[‡]	10 min 内 12 ～ 24 μg/kg 推注，然后输注	0.5 ～ 2.0 μg/（kg · min）	用于血管扩张和收缩。活性代谢物存在 84 h；低血压、心动过速、心律失常；死亡率?
肾上腺素		0.05 ～ 0.5 μg/（kg · min）	用于血管收缩和正性肌力；心动过速、心律失常、终末器官灌注不足；死亡率?
去甲肾上腺素		0.2 ～ 1.0 μg/（kg · min）	用于血管收缩和正性肌力；心动过速、心律失常、终末器官灌注不足；死亡率?

* 一些临床医生不使用追加剂量来降低低血压的风险。低血压患者不建议追加

[†] 在一些小型研究中，较低的剂量也是有效的

[‡] 并非所有国家都批准使用

From Zipes DP：Braunwald’s heart disease，a textbook of cardiovascular medicine，ed 11，Philadelphia，2019，Elsevier.

- 正性肌力药物用于心源性休克的临时血流动力学支持，但尚未显示能提高存活率。这些药物中的许多具有严重的相关不良事件，包括心肌坏死和恶性心律失常
  1. 多巴酚丁胺［起始剂量为 2.5 ～ 5 μg/（kg · min）］可用于变力支持，但与心肌耗氧量增加和心律失常有关，并可能因全身血管阻力降低而导致低血压
  2. 米力农［37.5 ～ 75 μg/kg 负荷剂量，然后是 0.375 ～ 0.75 μg/（kg · min）］可用作血管扩张剂和变力剂，但与需氧量增加和心律失常有关，并可因全身血管阻力降低而导致低血压
- 肾替代疗法或超滤（当肾功能严重受损时，可作为 ADHF 药物利尿的替代方法）
- 血管紧张素转化酶抑制剂或血管紧张素受体阻滞剂，如果是患者慢性用药方案的一部分，应在没有低血压、急性肾衰竭或高钾血症的情况下继续使用
- 如果 β 受体阻滞剂是患者慢性用药方案的一部分，在轻度心力衰竭患者中可以继续或减少剂量，但在低血压或需要正性肌力支持的患者中应停止使用。除非用于心率控制，否则在未接受长期 β 受体阻滞剂治疗的患者中，不应使用 β 受体阻滞剂
- 硫酸吗啡可引起静脉扩张，从而降低心脏前负荷。它可能用于减少患者的呼吸和焦虑，但最近的回顾性研究表明，接受吗啡的患者机械通气概率和住院死亡率增加
- 如果怀疑 ADHF 病伴有左心室肥厚，治疗通常旨在缓解症状和纠正任何潜在的诱因（如心动过速、高血压、缺血）。治疗通常包括利尿剂以减少肺充血，并注意不要过度排尿，因为这些患者需要升高舒张压以确保足够的脑灌注和心输出量。硝酸盐可能有助于缓解症状，但可能导致低血压。心房颤动时应控制心室率，舒张期充盈受损的患者对快速心房颤动耐受性差。可以谨慎使用负性肌力药物，如 β 受体阻滞剂和钙通道阻滞剂。表 1-15 总结了美国心脏病学会 / 美国心脏协会 / 美国心力衰竭学会（HSFA）指南对 C 期心力衰竭和左心室射血分数保留患者的治疗
- 奈西立肽（重组脑钠肽）不能降低发病率或死亡率（ASCEND-HF 试验）

表 1-15　美国心脏病学会 / 美国心脏协会 /HFSAC 期心力衰竭和左心室射血分数保留患者治疗指南

推荐类别	征象	证据等级
Ⅰ	收缩压和舒张压应根据公布的临床实践指南进行控制，以防止发病	B
	应使用利尿剂缓解因容量超负荷引起的症状	C
Ⅱa	冠状动脉血运重建在患有冠状动脉疾病的患者中是合理的，在这些患者中，症状（心绞痛）或可证明的心肌缺血被判断为对有症状的心力衰竭具有不利影响	C
	根据已发表的临床实践指南对心房颤动进行管理对于改善症状性心力衰竭是合理的	C
	高血压患者使用 β 受体阻滞剂、ACEI 和 ARB 是控制血压的合理方法	C
Ⅱb	在适当选择的 HFpEF 患者（EF ≥ 45%，1 年内 BNP 水平升高或心力衰竭入院，估计肾小球滤过率＞ 30 ml/min，肌酐＜ 2.5 mg/dl，钾＜ 5.0 mEq/L 患者）中，可考虑应用醛固酮受体拮抗剂以减少住院治疗	B-R
Ⅱb	ARB 的使用可以被认为可减少住院	B
Ⅲ：不受益	常规使用硝酸盐或磷酸二酯酶 -5 抑制剂来提高 HFpEF 患者的活力或生活质量是无效的	B-R
Ⅲ：不受益	不建议常规使用营养补充剂	C

ACC，美国心脏病学会；ACEI，血管紧张素转化酶抑制剂；AHA，美国心脏协会；ARB，血管紧张素受体阻滞剂；BNP，B 型利钠肽；HFSA，美国心力衰竭学会

From Zipes DP：Braunwald’s heart disease，a textbook of cardiovascular medicine，ed 11，Philadelphia，2019，Elsevier.

- 第二阶段：住院治疗

  这一阶段的治疗包括进一步利尿和稳定容量状态（表 1-16）。应通过每日容量状态和电解质监测避免导致患者血容量过负荷。当病情稳定后，患者还应改用口服利尿剂。住院期间，患者应使用稍后讨论的疗法优化其医疗和设备管理

- 第三阶段：早期出院计划和护理

  患者应改用口服利尿剂，并恰当地于门诊维持治疗。如果患者正在接受静脉正性肌力疗法，应在逐渐减少输液的同时调整口服方案。这些静脉注射正性肌力药物在出院前停药

表 1-16　急性心力衰竭容量管理的治疗方法

容量超负荷的程度	利尿剂	剂量（mg）	注意
中等	呋塞米（速尿）或	20 ~ 40，至多 2.5 倍常用剂量	有症状的患者最好静脉注射
	布美他尼或	0.5 ~ 1.0	根据临床反应滴定剂量
	托拉塞米	10 ~ 20	监测钠离子、钾离子、肌酐、血压
重度	呋塞米（速尿）或	40 ~ 160，或 2.5 倍常用剂量 5 ~ 40 mg/h 输注	静脉应用
	布美他尼或	1 ~ 4/0.5 ~ 2 mg/h 输注（最大 2 ~ 4 mg/h，限制在 2 ~ 4 h）	布美他尼和托拉塞米的口服生物利用度高于呋塞米，但静脉给药更适合急性心力衰竭
	托拉塞米	20 ~ 100/5 ~ 20 mg/h	
	血液滤过	200 ~ 500 ml/h	根据临床反应调整超滤率；监测低血压；考虑血细胞比容监测
对袢利尿剂无效	加用氢氯噻嗪或	25 ~ 50，每天 2 次	与袢利尿剂联合使用可能比单独使用非常高剂量的袢利尿剂更好
	美托拉宗或	2.5 ~ 10，每天 1 次	如果肌酐清除率 < 30 ml/min，美托拉宗更有效
	氯噻嗪或	250 ~ 500 IV 500 ~ 1000 PO	
	螺内酯	25 ~ 50，每天 1 次	如果患者没有肾衰竭且血清钾离子正常或低，虽然可能不是非常有效，螺内酯仍是最好的选择

续表

容量超负荷的程度	利尿剂	剂量（mg）	注意
在碱中毒的情况下	乙酰唑胺	0.5	静脉注射
对袢利尿剂和噻嗪类药物无效	增加多巴胺（肾血管扩张），或多巴酚丁胺或米力农（正性肌力药物）超滤，或如果合并肾衰竭行血液透析		

IV，静脉注射；PO，口服

From Zipes DP：Braunwald's heart disease，a textbook of cardiovascular medicine，ed 11，Philadelphia，2019，Elsevier.

后的长期生理效应可能掩盖了利尿方案的不足和对血管扩张剂剂量的不耐受性。这可能导致再入院，特别是米力农，因其半衰期长，其作用可因常见的共存肾功能受损而进一步延长。因此，建议接受正性肌力药物注射的患者在停用药物后至少再住院 48 h，并优化口服方案

- 第四阶段：出院后早期护理

  患者将需要重新评估和持续监测，以避免再次发生 ADHF。应强调遵守饮食限制和每日体重监测的重要性。药物调整后，如果需要，应安排早期随访和于门诊进行电解质监测

射血分数降低的心衰的长期治疗： 心力衰竭治疗的目标是临床改善，然后稳定、减缓甚至逆转心肌功能，并最终降低发病率（包括住院率）和死亡率的风险。

- 血管紧张素转化酶抑制剂（ACEI）：
  1. 降低发病率和死亡率
  2. 快速导致静脉和动脉血管扩张，从而减少前负荷和后负荷
  3. 长期受益的潜在机制是肾素–血管紧张素–醛固酮系统（RAAS）活化的减弱以及心肌重塑和纤维化的减少
  4. 用作无症状左心室功能障碍（LVEF ＜ 40%）和有症状收缩期心力衰竭（ACC/AHA A ～ D 期）的一线治疗
  5. 治疗应在低剂量下开始，以防止低血压，并在耐受的情况下迅速滴定至较高剂量
  6. 使用 ACEI 的禁忌证是肾功能不全（肌酐清除率＜ 30 ml/min）、双侧肾动脉狭窄、高钾血症、低血压或不良反应（如血管性水肿）
- 血管紧张素受体阻滞剂：
  1. 为血管紧张素 Ⅱ 受体的拮抗剂
  2. 在收缩期心力衰竭（LVEF ＜ 40%）患者中，临床试验没有显示出与血管紧张素转化酶抑制剂相比的任何优势
  3. 适用于对血管紧张素转化酶抑制剂不耐受的患者
  4. 一般不建议 ARB 和 ACEI 联合治疗
  5. 具有与血管紧张素转化酶抑制剂类似的禁忌证。常规联合使用 ACEI、ARB 和醛固酮受体拮抗剂对射血分数降低的心力衰竭患者可能有害
- 血管紧张素受体——脑啡肽酶抑制剂（ARNI）（缬沙坦 / 沙库巴曲）：

1. 脑啡肽酶是一种降解利钠肽、缓激肽、肾上腺髓质素和其他血管活性肽的酶
2. 在一项随机对照试验（PARADUM-HF）中，在耐受足够剂量 ACEI 或 ARB 的有症状的射血分数降低的心力衰竭患者中，比较了缬沙坦 / 沙库巴曲和依那普利，ARNI 使心血管死亡或心力衰竭住院的复合终点显著降低了 20%。此外，在另一项随机对照试验（PIONEER-HF）中，在因失代偿性心力衰竭住院的射血分数降低的心力衰竭患者中，开始使用缬沙坦 / 沙库巴曲更能降低 NT-proBNP 浓度。两组之间的不良反应率没有显著差异
3. 对于患有慢性射血分数降低的 NYHA Ⅱ、Ⅲ级心力衰竭且耐受血管紧张素转化酶抑制剂或血管紧张素受体阻滞剂的患者，建议用 ARNI 替代以进一步降低发病率和死亡率（Ⅰ类推荐）
4. ARNI 不应与血管紧张素转化酶抑制剂同时给药，或在最后一剂血管紧张素转化酶抑制剂后 36 h 内给药（Ⅲ：有害）
5. ARNI 不应用于有血管性水肿病史的患者（Ⅲ：有害）
6. 在射血分数保留的患者中，ARNI 并未显示出比 ARB 更好的疗效，在这一组患者中也没有应用指征

- β - 肾上腺素能阻滞剂（β 受体阻滞剂）：

1. 降低发病率和死亡率。比索洛尔（CIBIS Ⅱ试验）、琥珀酸美托洛尔（MERIT-HF 试验）和卡维地洛（哥白尼试验）研究观察到了这些益处
2. 这种益处被认为是通过阻断心力衰竭引起的神经激素刺激的交感效应而获得的
3. 被认为是有症状的收缩性心力衰竭（NYHA Ⅱ级以上和 LVEF ＜ 35%）患者的一线治疗
4. 只有卡维地洛、比索洛尔和琥珀酸美托洛尔（长效）被批准用于慢性心力衰竭的药物治疗；这些药物通常在诊断为血容量正常的患者中开始使用，剂量应根据耐受情况慢慢增加
5. 副作用包括心力衰竭恶化（由于负性肌力作用）、疲劳、头晕、心动过缓、低血压和支气管痉挛

- 醛固酮受体拮抗剂：

1. 降低发病率和死亡率
2. LVEF ≤ 35% 的 NYHA Ⅱ～Ⅳ级心力衰竭患者已接受血管紧张素转化酶抑制剂和 β 受体阻滞剂治疗，无明显肾功能

不全或高钾血症。NYHA Ⅱ级患者应具有心血管住院史或血浆利钠肽水平升高，方可考虑接受醛固酮受体拮抗剂治疗。男性肌酐应≤ 2.5 mg/dl，女性应≤ 2.0 mg/dl [或估计的肾小球滤过率＞ 30 ml/(min · 1.73 m^2)]，钾应＜ 5.0 mmol/L。它们也适用于心肌梗死后 EF ≤ 40%，有心力衰竭症状或患有糖尿病的患者

3. 螺内酯可能导致男性乳房发育症、溢乳和高钾血症（尤其是基线肾功能不全或 4 型肾小管酸中毒的患者）。它已经在 NYHA Ⅲ～Ⅳ级有症状的慢性心力衰竭患者中得到最好的研究（RALES 研究）
4. 依普利酮与较少的内分泌副作用有关，特别是在心肌梗死后左心室功能障碍（EPHESUS 试验）和仅出现Ⅱ级症状的慢性收缩期心力衰竭患者（EMPHASIS- 心力衰竭试验）中进行了研究
5. 当血清肌酐男性＞ 2.5 mg/dl 或女性＞ 2.0 mg/dl [或估计肾小球滤过率＜ 30 ml/（min · 1.73 m^2）] 和（或）钾＞ 5.0 mmol/L 时，由于危及生命的高钾血症或肾功能不全，不适当使用醛固酮受体拮抗剂可能是有害的

- 利尿剂
  1. 如前所述，它们用于维持血容量和改善症状
  2. 尽管关于利尿剂疗效的数据有限，但对一些小试验的荟萃分析发现它们与死亡率的降低以及心力衰竭住院治疗的减少有关
  3. 值得注意的是，生物利用度更高的袢利尿剂，如托拉塞米和布美他尼，可用于利尿剂抵抗的患者，但通常价格更高
- 硝酸异山梨酯和肼屈嗪的组合：
  1. 引起静脉（硝酸盐）和小动脉（肼屈嗪）血管舒张，导致前负荷和后负荷降低
  2. 除非有禁忌，否则建议将肼屈嗪和硝酸异山梨酯联合使用，用于降低已接受最佳 ACEI 和 β 受体阻滞剂治疗的 NYHA Ⅲ～Ⅳ级射血分数降低的心力衰竭非裔美国患者的发病率和死亡率
  3. 肼屈嗪和硝酸异山梨酯的组合可用于降低因药物不耐受、低血压或肾功能不全而不能给予 ACEI 或 ARB，当前或既往射血分数降低的心力衰竭患者的发病率或死亡率，除非

有禁忌

4. 硝酸盐的副作用包括低血压、头痛和耐药性、反射性心动过速和狼疮样综合征

- 地高辛：
  1. 正性肌力和负性节律药，通过抑制钠-钾跨膜交换泵和迷走神经刺激而发挥作用
  2. 通常用于伴发心房颤动的患者
  3. 已被证明可减少心力衰竭相关的住院治疗，但不会减少死亡率（DIG 试验）。然而，有证据表明，地高辛实际上可能对存活率有影响，这种影响随血清地高辛水平而变化；当浓度在 0.5 ～ 0.8 ng/ml 时，存活率有所提高（男性最常见），当浓度男性≥ 1.2 ng/ml、女性＞ 0.9 ng/ml 时，存活率显著下降
  4. 肾功能异常的患者必须谨慎使用，以避免地高辛中毒和危及生命的心律失常。避免低钾血症，因为钾与地高辛竞争 Na^+-K^+-ATP 酶泵的同一部位
- I_f 通道抑制剂（伊伐布雷定）：
  1. 伊伐布雷定是一种新的治疗药物，可选择性抑制窦房结中的 I_f 电流，从而减慢心率
  2. 伊伐布雷定可有利于减少以下有症状（NYHA Ⅱ～Ⅲ级）的稳定慢性心力衰竭患者（LVEF ≤ 35%）的住院治疗：正在接受指南指导下治疗，包括最大耐受剂量的 β 受体阻滞剂，以及静息时心率为 70 次 / 分或更高的窦性心律患者（Ⅱa 类推荐）
- 心脏再同步化治疗（CRT）：
  1. 改善经选择患者的发病率和死亡率
  2. 束支传导阻滞或其他心室内传导延迟（IVCD）的存在可导致心室不同步，这引起局部负荷差异并降低心室收缩的效率，从而进一步损害衰竭心室的收缩功能
  3. LVEF ≤ 35%，窦性心律，QRS 波持续时间为 150 ms 或更长的左束支传导阻滞，以及 NYHA Ⅱ、Ⅲ级或有时Ⅳ级的在指南指导下接受药物治疗患者可接受 CRT。在主要因慢性非心脏疾病而使功能状态和预期寿命受到限制的患者中，不适宜接受 CRT。预期寿命应该大于 1 年
  4. 在适当的患者中，除了最佳药物治疗之外，大量临床试验

表明，CRT 至少可以改善一个 NYHA 级的症状，改善 6 min 步行距离和生活质量，降低心力衰竭相关的住院率，降低全因死亡率和心血管死亡率

5. 表 1-17 总结了心脏再同步化治疗的美国心脏病学院基金会（ACCF）/ 美国心脏协会指南推荐

表 1-17　ACCF/AHA 心脏再同步治疗（CRT）指南

推荐类别	征象	证据等级
Ⅰ	CRT 适用于 LVEF 为 35% 或更低、窦性心律、QRS 波持续时间为 150 ms 或更长的 LBBB 以及 GDMT 的 NYHA Ⅱ、Ⅲ级或有时为Ⅳ级症状的患者	NYHA Ⅲ / Ⅰ类推荐时为 A NYHA Ⅱ类推荐时为 B
Ⅱa	CRT 可用于 LVEF 为 35% 或更低、窦性心律、QRS 波持续时间为 150 ms 或更长的非 LBBB 模式以及 GDMT 的 NYHA Ⅲ级，有时为Ⅳ级症状的患者	A
	CRT 可用于 LVEF 35% 或更低、窦性心律、QRS 波持续时间为 120 ～ 149 ms 的 LBBB 以及 GDMT 的 NYHA Ⅱ、Ⅲ级或有时为Ⅳ级症状的患者	B
	如果①患者需要心室起搏或符合 CRT 标准，并且②房室结消融术或药物心率控制允许使用 CRT 进行接近 100% 的心室起搏，CRT 在心房颤动且 GDMT 下 LVEF 为 35% 或更低的患者中是有用的	B
	在 GDMT 下患者的 LVEF 为 35% 或更低，并且正在放置新的或替换装置，预期需要显著的（＞ 40%）心室起搏，那么 CRT 对这些患者可能是有用的	C
Ⅱb	对于 LVEF 为 35% 或更低、窦性心律、QRS 波持续时间为 120 ～ 149 ms 的非 LBBB 模式，以及 GDMT 下 NYHA Ⅲ，有时为Ⅳ级患者，可考虑接受 CRT	B
	对于 LVEF 为 35% 或更低、窦性心律、QRS 波持续时间为 150 ms 或更长的非 LBBB 模式以及 GDMT 下 NYHA Ⅱ级症状的患者，可考虑进行 CRT	B

续表

推荐类别	征象	证据等级
	对于 LVEF 30% 或更低、缺血性病因性心力衰竭、窦性心律、QRS 波持续时间为 150 ms 或更长的 LBBB 以及 GDMT 下 NYHA Ⅰ级症状的患者，可考虑进行 CRT	C
Ⅲ：不受益	对于 QRS 波持续时间小于 150 ms 的 NYHA Ⅰ级或Ⅱ级症状和非 LBBB 模式患者，不建议进行 CRT	
	对于伴发疾病和（或）虚弱使得良好功能能力生存期在 1 年以内的患者，不需要进行 CRT	

ACCF，美国心脏病学院基金会；AHA，美国心脏协会；GDMT，指南指导的医学疗法；LBBB，左束支传导阻滞；LVEF，左心室射血分数；NYHA，纽约心脏协会

From Zipes DP：Braunwald's heart disease，a textbook of cardiovascular medicine，ed 11，Philadelphia，2019，Elsevier.

- 埋藏式心脏复律除颤器（ICDs）：
  1. 心脏性猝死（SCD）是缺血性和非缺血性心肌病心力衰竭患者的常见死亡原因。室性心动过速（VT）恶化为心室颤动（VF）是大多数 SCD 患者的罪魁祸首，而缓慢性心律失常同时发生的概率较低
  2. ICD 疗法被推荐用于 SCD 的一级预防，以降低非缺血性扩张型心肌病或缺血性心脏病患者的总死亡率，这些患者须处于心肌梗死后至少 40 天，LVEF ≤ 35%，在慢性指南指导下药物治疗 NYHA Ⅱ级或Ⅲ级症状，并且合理的预期有意义的生存期＞ 1 年
  3. 心力衰竭患者在突发心搏骤停后存活或在出现以下情况时出现持续性室性心动过速：LVEF ＜ 35% 的患者，有心律失常事件和 SCD 的高风险，并从 ICD 二级预防植入中具有降低死亡率获益，无论是否同时接受辅助治疗，如抗心律失常药物、射频消融术、手术或移植
  4. 表 1-18 总结了美国心脏病学院基金会 / 美国心脏协会埋藏式心脏复律除颤器适应证指南
- 在没有适应证（如心房颤动）的情况下，目前不建议心力衰竭患者常规使用抗凝剂。即使扩张型心肌病左心室血栓形成和随后血栓栓塞的风险增加，抗血栓（抗血小板或抗凝）治

表 1-18 ACCF/AHA 埋藏式心脏复律除颤器（ICD）适应证指南

推荐类别	征象	证据等级
Ⅰ	ICD 疗法被推荐用于心肌梗死后至少 40 天，LVEF 小于 35%，慢性 GDMT 下 NYHA Ⅱ级或Ⅲ级症状，预期寿命超过 1 年的选定 HFrEF 患者的 SCD 一级预防	A
Ⅰ	ICD 疗法被推荐用于心肌梗死后至少 40 天，LVEF 低于 30%，接受 GDMT 下 NYHA Ⅰ级症状，预期寿命超过 1 年的选定 HFrEF 患者的 SCD 一级预防	B
Ⅱa	为了预防 SCD，对无症状缺血性心肌病患者进行 ICD 治疗是合理的，这些患者应满足心肌梗死后至少 40 天，LVEF 为 30% 或更低，正在接受适当的药物治疗，并且有合理的功能状态良好的预期存活时间超过 1 年	B
Ⅱb	ICD 预防心肌梗死后至少 40 天，LVEF 低于 35%，在接受慢性最佳药物治疗下出现 NYHA Ⅱ级或Ⅲ级症状，并有合理的预期功能状态良好存活期 1 年以上的非缺血性心肌病患者的 SCD	B
	植入 ICD 对延长非 SCD 高风险患者的有意义生存期的益处尚不确定，这可以通过频繁住院、晚期虚弱、全身恶性肿瘤或严重肾功能不全等共病来预测	B

HFrEF，射血分数降低的心力衰竭；SCD，心脏性猝死；其他缩写见表 1-17

From Zipes DP：Braunwald’s heart disease，a textbook of cardiovascular medicine，ed 11，Philadelphia，2019，Elsevier.

疗作为一级预防以降低窦性心律收缩期心力衰竭患者血栓栓塞事件或死亡率的益处的数据仍存在矛盾（SOLVD、V-HeFT、SAVE、HELAS 和 WASH 试验）。对于既往有血栓栓塞事件的心力衰竭患者，考虑抗凝进行二级预防可能是合理的；然而，应仔细评估风险和获益

- 抗血小板药物推荐用于伴发冠心病的患者
- 在没有其他使用指征的情况下，仅用于诊断心力衰竭时，他汀类作为辅助治疗并无益处
- 钙通道阻滞剂不建议作为射血分数降低的心力衰竭患者的常规治疗
- 除非有禁忌，ω-3 多不饱和脂肪酸补充剂可作为 NYHA Ⅱ～Ⅳ级症状和射血分数降低的心力衰竭或射血分数保留的心力衰竭患者的辅助治疗，以降低死亡率和心血管住院率

- 患有心力衰竭和严重冠心病的患者应考虑经皮冠状动脉介入治疗或外科血运重建术
- 一般而言，建议使用以下药物：
  1. 应用袢利尿剂以缓解症状和减少容量状态
  2. ACEI 或 ARB 从低剂量开始，然后在 1 ～ 2 周内增加到中等剂量。在 ACEI 或 ARB 耐药的患者中，用 ARNI 替代
  3. 在患者稳定接受 ACEI 或 ARB 治疗后，使用 β 受体阻滞剂。开始低剂量，然后根据试验数据或最大耐受剂量上升到目标值，一旦达到目标值，ACEI 或 ARB 上调到目标剂量即可完成
- 在没有禁忌证的情况下，可在选定的患者中加入下列药物：
  1. 醛固酮受体拮抗剂可提高 LVEF ＜ 30% 的 NYHA Ⅱ级患者或 LVEF ＜ 35% 的 NYHA Ⅲ～Ⅳ级患者的生存率。注意肾功能应稳定，eGFR ≥ 30 ml/min，钾＜ 5 mmol/L
  2. 在 LVEF 降低的患者（尤其是非裔美国人）中联合使用肼屈嗪和硝酸盐
  3. 地高辛减少心力衰竭的住院治疗，并控制心房颤动时的心率，也可以帮助控制症状

射血分数保留的心力衰竭的长期治疗：

- 迄今为止，在这部分 HFpEF 患者中，相对缺乏检查有效慢性治疗策略的临床试验。目前的治疗主要是缓解症状。表 1-19 总结了美国心脏病学会 / 美国心脏协会终末期心力衰竭患者的治疗指南

表 1-19　美国心脏病学会 / 美国心脏协会终末期心力衰竭患者治疗指南（D 期）

推荐类别	征象	证据等级
	非药物干预	
Ⅱa	D 期限液（1.5 ～ 2 L/d）是合理的，尤其是低钠血症患者	B
	正性肌力药物	
Ⅰ	在最终治疗（如冠状动脉血运重建术、MCS、心脏移植）或急性突发问题解决之前，心源性休克患者应接受临时正性肌力药物支持，以维持全身灌注并保持终末器官功能	C
Ⅱa	对于 GDMT 难治性 D 期患者和符合条件并等待 MCS 或心脏移植装置治疗的患者，连续静脉注射正性肌力药物作为“桥接疗法”是合理的	B

续表

推荐类别	征象	证据等级
Ⅱb	短期、持续的静脉注射正性肌力药物对于那些出现有记录的严重收缩功能障碍的住院患者来说可能是合理的，这些患者表现为低血压和心输出量显著降低，以维持全身灌注和维持终末器官功能	B
	尽管有最佳的 GDMT 和装置治疗，但长期、连续的静脉注射正性肌力药物可被视为对选定的 D 期患者症状控制的姑息治疗，这些患者不符合 MCS 或心脏移植的条件	B
Ⅲ：有害	在没有特定适应证或出于姑息治疗以外原因的情况下，长期使用连续或间歇静脉注射正性肌力药物对心力衰竭患者有潜在危害	B
	在没有严重收缩功能障碍、低血压或灌注受损以及伴或不伴充血的心输出量显著降低证据的住院患者中，使用胃肠外正性肌力药物可能是有害的	B
	机械循环支持（MCS）	
Ⅱa	MCS 对精心选择的 D 期 HFrEF 患者有益，这些患者预计或计划进行明确的治疗（如心脏移植）或心脏恢复	B
	对于精心选择的患有急性、严重血流动力学损害的 HFrEF 患者，非持久性 MCS，包括经皮和体外心室辅助装置（VAD）的使用，作为“恢复期桥梁”或“决策期桥梁”过渡是合理的	B
	对于精心选择的 D 期 HFrEF 患者来说，持久以 MCS 延长生存期是合理的	B
	心脏移植术	
Ⅰ	心脏移植的评估适用于经过精心选择的 D 期心力衰竭患者，无论其是否接受 GDMT、器械和手术治疗	C

GDMT，指南指导的医学疗法；HFrEF，射血分数降低的心力衰竭；IV，静脉注射
From Zipes DP：Braunwald's heart disease，a textbook of cardiovascular medicine，ed 11，Philadelphia，2019，Elsevier.

- 治疗的中心是通过明智地使用利尿剂来缓解容量超负荷，通过冠状动脉血运重建术治疗缺血（表 1-20），控制心房颤动，控制心率和血压以防止急性失代偿，以及限制钠和液体摄入以防止容量超负荷
- 应使用利尿剂来缓解 HFpEF 患者因容量超负荷引起的症状
- 在 HFpEF 患者中使用 β 受体阻滞剂、ACEI 和 ARB 来控制

表 1-20 美国心脏病学会 / 美国心脏协会心力衰竭外科 / 经皮 / 经导管介入治疗指南

推荐类别	征象	证据等级
Ⅰ	经冠状动脉旁路移植术或经皮介入治疗的冠状动脉血运重建术适用于 GDMT 下的心绞痛（HFpEF 和 HFrEF）且具有合适的冠状动脉解剖［尤其适用于左主干狭窄（＞ 50%）或左主干同等疾病］患者	C
Ⅱa	当存活心肌存在于预期的血管重建区域时，冠状动脉旁路移植术用于轻度至中度左心室收缩功能障碍（EF 35% ～ 50%）和显著（≥ 70% 直径狭窄）多支冠状动脉粥样硬化或近端左前降支冠状动脉狭窄的患者以提高生存率是合理的	B
	冠状动脉旁路移植术或药物治疗用于改善严重左心室功能障碍（EF ＜ 35%）、心力衰竭和严重冠心病患者的发病率和心血管死亡率是合理的	B
	对于严重主动脉瓣狭窄和预计手术死亡率不超过 10% 的患者，外科主动脉瓣置换术是合理的	B
	对于被认为不能经手术处理的严重主动脉瓣狭窄患者，在仔细考虑适应证后，经导管主动脉瓣置换术是合理的	B
Ⅱb	冠状动脉旁路移植术可用于提高缺血性心脏病患者的生存率，这些患者具有严重的左心室收缩功能障碍（EF ＜ 35%）和合适的冠状动脉解剖条件，无论是否存在存活心肌	B
	经导管二尖瓣修复术或二尖瓣手术治疗功能性二尖瓣关闭不全的益处尚不确定，只能在仔细选择候选人并有 GDMT 背景后考虑	B
	对于特定适应证（包括顽固性心力衰竭和室性心律失常）的经过精心选择的 HFrEF 患者，可考虑手术逆转重塑或左心室动脉瘤切除术	B

EF，射血分数；GDMT，指南指导的医学疗法；HFpEF，射血分数保留的心力衰竭；HFrEF，射血分数降低的心力衰竭

From Mann DL et al：Braunwald's heart disease，ed 10，Philadelphia，2015，Elsevier.

高血压是合理的

- ARB 的使用被认为可能会减少 HFpEF 患者的住院次数
- 醛固酮拮抗剂可用于适当的 HFpEF 患者（EF ＞ 45%，过去一年中 BNP 升高或因心力衰竭入院，钾＜ 5.0 mmol/L，估计

肾小球滤过率＞ 30 ml/min，肌酐＜ 2.5 mg/dl），以减少住院治疗（Ⅱb 类推荐）

- 不建议常规使用硝酸盐或磷酸二酯酶 -5 抑制剂来提高 HFpEF 患者的活力或生活质量，因为没有益处
- 没有证据支持营养补充剂的常规使用，也不建议 HFpEF 患者使用
- 对于导致严重主动脉瓣狭窄、缩窄性心包炎和肥厚型心肌病（HCM）的手术选择（表 1-21）应在适宜患者中考虑

表 1-21　心力衰竭（HF）的外科治疗：指南建议

2016　ESC 急慢性心力衰竭诊断和治疗指南

慢性心力衰竭患者心肌血运重建的建议

- 尽管有抗心绞痛药物，但心绞痛持续存在时，建议进行心肌血运重建；推荐类别Ⅰ，证据等级 A
- 心脏小组应在仔细检查后在 CABG 和 PCI 之间进行选择
- CABG 适用于心绞痛并伴有明显的 LM 或 LM 相当狭窄的患者，以改善预后
- 对于 HFrEF、严重 CAD（LAD 或多支血管疾病）和 LVEF<35% 的患者，建议行 CABG

2014 年 ACC/AHA/AATS/PCNA/SCAI/STS 稳定型缺血性心脏病患者诊断和治疗指南的重点更新 *

- 对于糖尿病和复杂多支冠状动脉病变的患者，建议采用心脏团队方法进行血运重建；推荐类别Ⅰ，证据等级 C
- 在糖尿病和多支冠状动脉血管病变的患者中，CABG 通常优先于 PCI 以改善生存率，对于这些患者，血运重建可能提高生存率（涉及近端 LAD 的 3 支 CAD 或复杂 2 支 CAD）；推荐类别Ⅰ，证据等级 B

2014 年 AHA/ACC 心脏瓣膜疾病患者治疗指南 †

主动脉瓣狭窄伴左心室功能不全的手术适应证

- AVR 推荐用于严重 AS 和 LVEF<50% 的无症状患者；推荐类别Ⅰ，证据等级 B
- AVR 在低流速 / 低梯度的严重有症状的 AS 伴 LVEF 降低，低剂量多巴酚丁胺负荷试验显示主动脉血流速度≥ 4.0 m/s 或平均压力梯度≥ 40 mmHg，瓣膜面积 <1.0 cm^2 的患者中应用是合理的；推荐类别Ⅱa，证据等级 B
- 对于正在接受其他心脏手术的中度 AS 患者，AVR 是合理的；推荐类别Ⅱa，证据级别 C
- TAVR 推荐用于符合 AS AVR 适应证、手术风险高且 TAVR 后生存期 >12 个月的患者；推荐类别Ⅰ，证据等级 B
- 对于符合 AVR 指征且具有高手术风险的患者，TAVR 是手术 AVR 的合理替代方案；推荐类别Ⅱa，证据等级 B

续表

主动脉瓣关闭不全伴左心室功能障碍的手术适应证

- 对于有症状的重度 AR 患者，推荐使用 AVR；推荐类别Ⅰ，证据等级 B
- AVR 适用于严重 AR 和左心室收缩功能障碍的患者；推荐类别Ⅰ，证据等级 B

功能性二尖瓣关闭不全的二尖瓣手术适应证

- 对于正在接受 CABG 或 AVR 的慢性重度功能性 MR 患者行二尖瓣手术是合理的；推荐类别Ⅱa，证据等级 C
- 对于有严重症状（NYHA Ⅲ / Ⅳ级）的慢性重度功能性 MR 患者，可以考虑接受二尖瓣手术；推荐类别Ⅱb，证据等级 B
- 对于正在接受其他心脏手术的慢性中度功能性 MR 患者，可以考虑二尖瓣修补术；推荐类别Ⅱb，证据等级 C

ESC/EACTS 瓣膜性心脏病治疗指南（2012 版）‡

慢性继发性 MR 的二尖瓣手术适应证

- 重度 MR 患者接受 CABG 和 LVEF>30% 时应手术治疗；推荐类别Ⅰ，证据等级 C
- 中度 MR 接受 CABG 的患者应考虑手术治疗；推荐类别Ⅱa，证据等级 C
- 有严重 MR、LVEF<30%、选择血运重建，并有生存能力证据的患者，应考虑手术治疗；推荐类别Ⅱa，证据等级 C
- 重度 MR、LVEF>30% 的患者，尽管进行了最佳医疗治疗（如有适应证，包括 CRT），但仍有症状，并在没有血运重建指征的情况下，合并症较少，可以考虑手术；推荐类别Ⅱb，证据等级 C

* Fihn SD et al：2014 ACC/AHA/AATS/PCNA/SCAI/STS focused update of the guideline for the diagnosis and management of patients with stable ischemic heart disease：a report of the American College of Cardiology/American Heart Association Task Force on Practice Guidelines，and the American Association for Thoracic Surgery，Preventive Cardiovascular Nurses Association，Society for Cardiovascular Angiography and Interventions，and Society of Thoracic Surgeons，Circulation 2014；130：1749-67.

† Nishimura RA et al：2014 AHA/ACC guideline for the management of patients with valvular heart disease：J Thorac Cardiovasc Surg 2014；148：E1-E132.

‡ Vahanian A et al：Guidelines on the management of valvular heart disease（version 2012），Eur Heart J 2012；33：2451-96.

AATS，美国胸外科协会；ACC，美国心脏病学会；AHA，美国心脏协会；AR，主动脉瓣反流；AS，主动脉瓣狭窄；AVR，主动脉瓣置换术；CABG，冠状动脉旁路移植术；CAD，冠状动脉疾病；CRT，心脏再同步治疗；EACTS，欧洲心胸外科协会；ESC，欧洲心脏病学会；HFrEF，射血分数降低的心力衰竭；LAD，左前降支；LM，左主干；LV，左心室；LVEF，左心室射血分数；MR，二尖瓣反流；NYHA，纽约心脏协会；PCI，经皮冠状动脉介入治疗；PCNA，预防心血管护士协会；SCAI，心血管造影和干预学会；STS，胸外科学会；TAVR，经导管主动脉瓣置换术。

From Zipes DP：Braunwald's heart disease，a textbook of cardiovascular medicine，ed 11，Philadelphia，2019，Elsevier.

- 对于患有包括贫血、高血压和睡眠呼吸暂停在内的共病的患者，提出以下建议：
  1. NYHA Ⅱ、Ⅲ级心力衰竭和缺铁（铁蛋白＜ 100 ng/ml 或 100 ～ 300 ng/ml，转铁蛋白饱和度＜ 20%）患者静脉内补铁，以改善功能状态和生活质量（Ⅱb 类推荐）
  2. 对于患有 HFrEF 和高血压的患者，以及降低容量负荷后的 HFpEF 和持续性高血压的患者，建议采用药物疗法来达到收缩压＜ 130 mmHg（Ⅰ类推荐）
  3. 对于怀疑有睡眠呼吸障碍的 NYHA Ⅱ～Ⅳ级心力衰竭患者，应进行正式的睡眠评估。心力衰竭和阻塞性睡眠呼吸暂停患者应使用持续气道正压通气来改善睡眠质量和日间嗜睡（Ⅱb 类推荐）

处理

- 护理配合（表 1-22）对慢性心力衰竭患者至关重要
- 收缩期心力衰竭的年死亡率从症状轻微的稳定患者的 10% 到 NYHA Ⅳ级患者的 50% 不等（死亡率与某些恶性肿瘤相当）。西雅图心力衰竭模型提供了不同治疗前后 1 年、2 年和 3 年生存率的准确估计。该模型可用于评估左心室辅助装置植入或紧急移植的需求。该模型估算法可在 http：//depts.washington.edu/shfm/. 网站获得

表 1-22　慢性心力衰竭患者的护理配合

推荐类别	征象	证据等级
Ⅰ	应为每位慢性心力衰竭患者部署有效的护理协调系统，特别关注过度护理，以促进和确保旨在实现 GDMT 效应和防止住院的有效护理	B
	每个心力衰竭患者都应该有一个明确、详细和循证的护理计划，以确保实现 GDMT 目标，有效管理共病情况，及时与医疗保健团队跟进，进行适当的饮食管理和身体活动，并遵守心血管疾病的二级预防指南。该护理计划应定期更新，并随时提供给患者保健团队的所有成员	C
	姑息性和支持性护理对有症状的晚期心力衰竭患者有效，可提高生活质量	B

GDMT，指南指导的医学疗法

From Mann DL et al：Braunwald's heart disease，ed 10，Philadelphia，2015，Elsevier.

- 心脏移植的 5 年生存率为 70%，在选定的患者中是一种可行的选择。图 1-4 描述了用于评估潜在心脏移植受体的流程

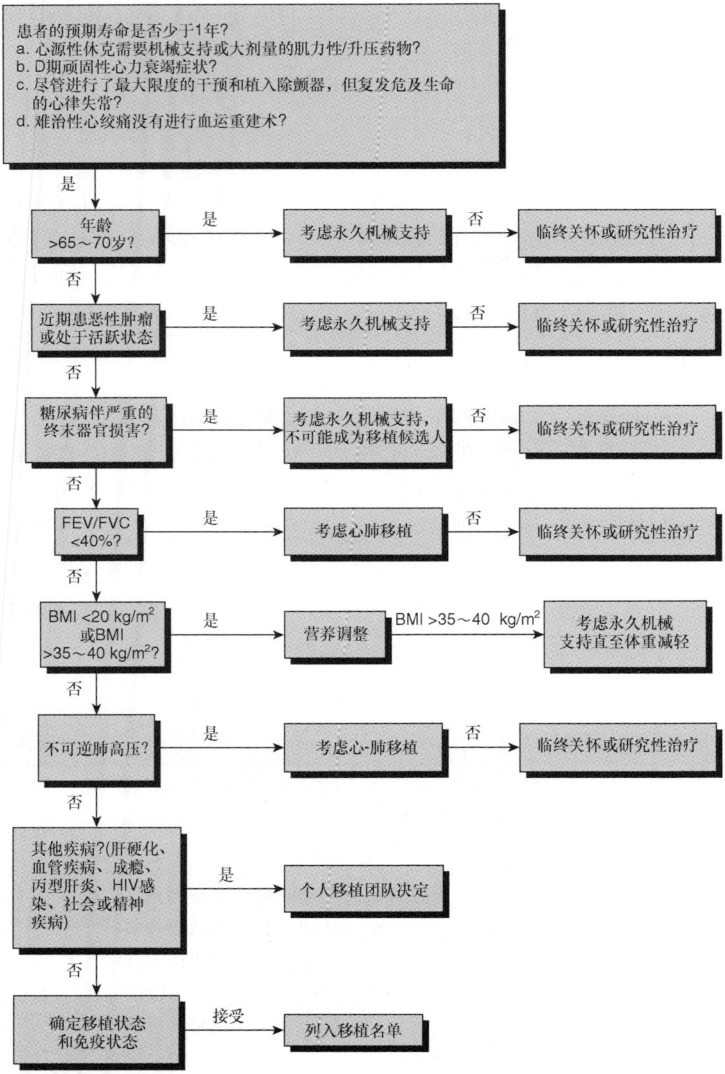

图 1-4　评估潜在心脏移植受者的流程。BMI，体重指数；FVC，用力肺活量；FEV，用力呼气量；HIV，人类免疫缺陷病毒。（From Zipes DP：Braunwald's heart disease，a textbook of cardiovascular medicine，ed 11，Philadelphia，2019，Elsevier.）

- 在终末期心力衰竭患者中使用左心室辅助装置（LVAD）可以带来临床意义上的生存益处，并改善不适合心脏移植患者的生活质量。左心室辅助装置有两种经批准的用途，特别是作为移植的桥梁和作为终末期治疗。LVAD 搏动血流装置有两大类，一类是连续的，另一类是间歇的流动装置。与药物治疗的对照组（REMATCH 试验）相比，作为终末期治疗的连续流装置可提高生存率

推荐阅读

Aurigemma GP et al: Diastolic heart failure, *N Engl J Med* 351:1097-1105, 2004.

Chen HH et al: Low-dose dopamine or low-dose nesiritide in acute heart failure with renal dysfunction, the Rose acute heart failure randomized trial, *JAMA* 310(23):2533-2543, 2013.

DiNicolantonio JJ et al: Retraction. Low sodium versus normal sodium diets in systolic heart failure: systematic review and meta-analysis, *Heart* 99(11):820, 2013.

Felker GM et al: Diuretic strategies in patients with acute decompensated heart failure, *N Engl J Med* 364:797-805, 2011.

Heart Failure Society of America et al: HFSA 2010 Comprehensive Heart Failure practice guideline, *J Card Fail* 16:e1-e194, 2010.

John R et al: Post-cardiac transplant survival after support with a continuous-flow left ventricular assist device: impact of duration of left ventricular assist device support and other variables, *J Thorac Cardiovasc Surg* 140(1):174-181, 2011.

McMurray JJ: Systolic heart failure, *N Engl J Med* 362(3):228-238, 2010.

McMurray JJ et al: Angiotensin-neprilysin inhibition versus enalapril in heart failure, *N Engl J Med* 371:993-1004, 2014.

Nativi JN et al: Changing outcomes in patients bridged to heart transplantation with continuous- versus pulsatile-flow ventricular assist devices: an analysis of the registry of the International Society for Heart and Lung Transplantation, *J Heart Lung Transplant* 30(8):854-861, 2011.

O'Connor CM et al: Effect of nesiritide in patients with acute decompensated heart failure, *N Engl J Med* 365:32, 2011.

Qaseem A et al: Treatment of anemia in patients with heart disease: a clinical practice guideline from the American College of Physicians, *Ann Int Med* 159:770-779, 2013.

Redfield MM: Heart failure with preserved ejection fraction, *N Engl J Med* 375:1868-1877, 2016.

Roger VL et al: Heart disease and stroke statistics—2012 update, a report from the American Heart Association, *Circulation* 125(1):188-197, 2012.

Ruschitzka F et al: Cardiac resynchronization therapy in heart failure with a narrow QRS complex, *N Engl J Med* 369:1395-1405, 2013.

Sandhu AT et al: Cost-effectiveness of sacubitril-valsartan in patients with heart failure with reduced ejection fraction, *Ann Intern Med* 165(10):681-689, 2016.

Swedberg K et al: Treatment of anemia with darbepoetin alfa in systolic heart failure, *N Engl J Med* 368:1210-1219, 2013.

Velazquez EJ et al: Angiotensin-neprilysin inhibition in acute decompensated

heart failure, *N Engl J Med* 380:539-548, 2019.
Yancy CW et al: 2013 ACCF/AHA guideline for the management of heart failure: a report of the American College of Cardiology Foundation/American Heart Association task force on practice guidelines, *J Am Coll Cardiol* 62(16):e147-e239, 2013.
Zannad F et al: Eplerenone in patients with systolic heart failure and mild symptoms, *N Engl J Med* 364:11-21, 2011.

第 2 章 肺源性心脏病
Cor Pulmonale

Shruti Hegde，Wajih A. Syed
赵华 译 刘娅妮 审校

基本信息

定义

肺源性心脏病（肺心病）是由于上下呼吸道、肺或肺血管系统疾病引起的肺动脉高压（PH）导致的右心室（RV）结构和功能的改变，是慢性肺部疾病导致的肺循环障碍的最终结果。急性肺心病是由急性肺栓塞（PE）或急性呼吸窘迫综合征（ARDS）引起的右心室后负荷急剧增加而导致右心室扩张，肌壁变薄的疾病，这可能会导致威胁生命的梗阻性休克或死亡，患者如果能够在发病初期存活，则可能会出现肺动脉高压（PH），右心室肥大和随后的右心衰竭。慢性肺心病是一种右心室（RV）扩张和室壁肌肥厚的疾病，其原因是长期存在的上、下呼吸道疾病引起的肺动脉高压，而不是左心疾病。

由左心原发性疾病和先天性心脏病引起的右心衰竭不在本病讨论之列。

同义词

急性肺心病
慢性肺心病

ICD-10CM 编码

I26.0 肺栓塞伴急性肺心病
I27.81 肺心病（慢性）
I26.01 脓毒性肺栓塞伴急性肺心病
I26.02 肺动脉栓塞伴急性肺心病
I26.09 其他肺栓塞伴急性肺心病
I26.90 不伴急性肺心病的脓毒性肺栓塞
I26.92 不伴急性肺心病的肺动脉栓塞
I26.99 不伴急性肺心病的其他肺栓塞

病因学

急性肺源性心脏病主要由大量肺栓塞和急性呼吸窘迫综合征引起。

慢性肺源性心脏病是影响肺微循环的多种疾病的最终结果。急性肺源性心脏病的幸存者也可能经历长期的慢性疾病。图 2-1 概述了肺心病的病理生理学。

导致肺源性心脏病的常见疾病：

- 慢性阻塞性肺病（主要原因）
- 间质性肺疾病（ILD）
- 慢性血栓栓塞性疾病
- 睡眠呼吸障碍
- 慢性高原病
- 相关结缔组织病，如硬皮病
- 其他因素：血吸虫病

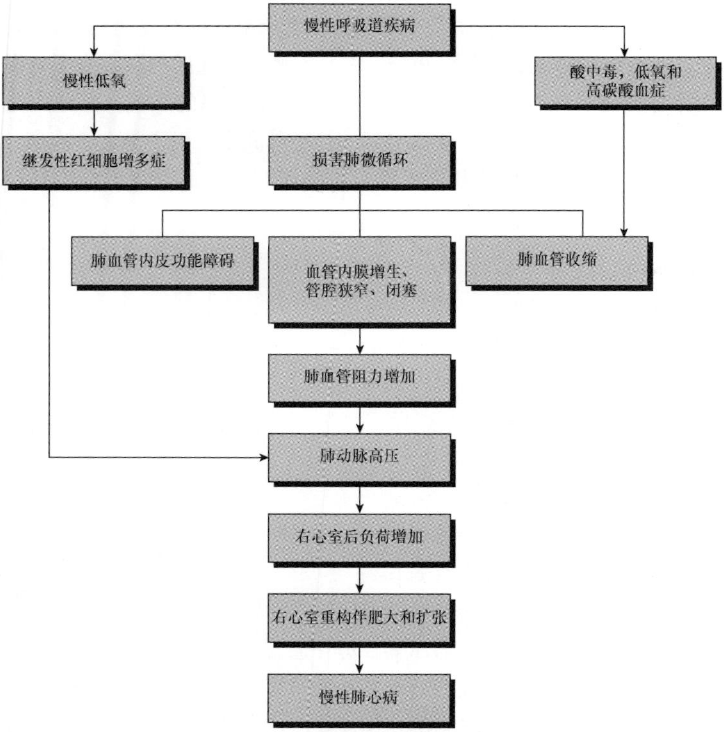

图 2-1　肺心病的病理生理学

体格检查和临床表现

肺心病没有特异性症状。通常症状取决于潜在的疾病过程。这些症状通常是右心衰竭的结果：

- 呼吸困难，疲劳，胸痛或劳累性晕厥（由于肺动脉高压、右心室缺血和心输出量受损）
- 右上腹痛和厌食（由于被动性肝淤血）
- 声音嘶哑（由于主肺动脉扩张而压迫左侧喉返神经导致，被称为 Ortner 综合征）
- 右心衰竭的症状：颈静脉怒张，外周水肿，肝淤血，腹水和右心室第三心音
- 三尖瓣关闭不全的征象：左胸骨缘的全收缩期杂音听得最清楚（吸气时增强），颈静脉搏动上显著的 V 波和搏动性肝肿大（严重的三尖瓣关闭不全）
- 肺动脉高压将增加 S2 心音的肺动脉瓣关闭部分的强度，这可能是窄分裂
- 罕见，咳嗽和咯血

Dx 诊断

评估

探查导致肺动脉高压的潜在肺部病变过程：

- 超声心动图在初步评估中应排除左心功能不全
- 超声心动图是必要的，并将急性肺心病定性为右心室扩张，以及收缩期结束时反常的室间隔运动，提示右心室收缩期和舒张期超负荷
- 由慢性阻塞性肺疾病（COPD）引起的肺心病患病率为 25% ～ 90%。检查应包括完整的肺功能检查（PFT）和胸部 CT
- 间质性肺疾病（肺异位性纤维化、结缔组织病、尘肺）占肺心病的 30% ～ 90%
- 在大多数慢性阻塞性肺疾病和间质性肺疾病病例中，肺动脉高压通常为轻度至中度，很少为重度
- 在没有实质性肺部疾病的情况下，应考虑阻塞性睡眠呼吸暂停（OSA），慢性血栓栓塞性疾病，肺动脉高压和肌肉骨骼疾病
- 多门控获得性右心室射血分数（MUGA RVEF）＜ 45% 视为

异常。然而，MUGA 扫描在很大程度上被心脏 MRI（CMR）取代，后者是判断右心室功能和大小的金标准

实验室检查

- 全血细胞计数可能显示慢性缺氧引起的红细胞增多
- 动脉血气分析证实低氧血症、酸中毒或高碳酸血症
- B 型利钠肽（BNP）可能因右心室扩张和（或）缺氧而升高
- 进行结缔组织病检查排除硬皮病、狼疮、类风湿关节炎
- 进行疑似血吸虫病病例的粪便卵和寄生虫检测
- 艾滋病病毒检测

影像学检查

- 胸部 X 线片可能显示潜在的肺部疾病和肺动脉高压的迹象（例如，肺动脉或右心房增大以及右心室扩张或周围血管“修剪”征）（图 2-2）
- ECG（图 2-3）可显示右心室肥大，V_1 导联的 R/S 比＞1，V_5、V_6 导联的 R/S 比＜1，右心房增大（肺动脉高压），电轴右偏或 S1Q3T3 的三联征提示右心室劳损
- 超声心动图检查右心室扩大和（或）肥大，并评估肺动脉收缩压。在急性肺心病中，可能会出现麦康奈尔（McConnell）

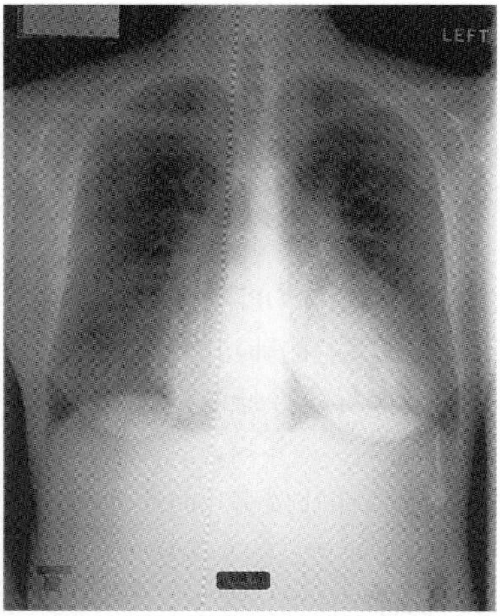

图 2-2　1 例严重先天性肺血管疾病患者的胸片显示主肺动脉、右心室和右心房扩大。（From Crawford MH，et al.［eds］：Cardiology，ed 2，St Louis，2004，Mosby.）

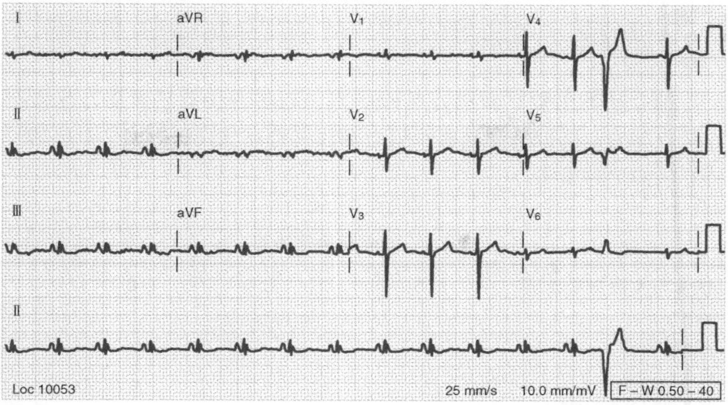

图 2-3　1 例慢性肺心病患者心电图有明显的"肺性 P 波"和其他特征。（From Mason RJ：Murray & Nadel's textbook of respiratory medicine，ed 5，Philadelphia，2010，Saunders.）

征，表现为右心室心尖部相对于游离壁中段的运动亢进。这是由于右心室后负荷突然增加导致区域壁应力所致

- 应该对所有患者进行 PFT，包括肺活量测定、肺容量和弥散能力的评估，以评估限制性、阻塞性或合并存在的限制性阻塞性肺疾病。可以看到弥散能力的严重降低与肺实质疾病不成比例
- 进行灌注闪烁扫描（VQ 扫描）以排除慢性血栓栓塞性肺动脉高压（CTEPH）
- 心脏 MRI 可以准确测量右心室的大小和功能
- 右心导管检查可测量肺动脉压力和肺血管阻力。它还可以确定对血管扩张药的反应。重要的是，右心导管检查可以评估肺毛细血管楔压，排除因左心疾病引起的肺静脉高压导致的右心衰竭
- 胸部高分辨率计算机断层扫描（HRCT）可用于各种肺实质疾病的诊断，也可用于肺动脉高压的诊断。肺动脉主干直径＞29 mm 可诊断肺动脉高压，其敏感度为 89%，特异度为 83%
- 附加检查：如果肺心病的根本原因不清楚或需排除其他病因，可进行若干附加检查。这些检查包括：

1. 夜间血氧饱和度测定用于检查夜间低氧血症
2. OSA 的多导睡眠监测
3. CT 血管造影以检查肺血栓栓塞
4. 6 min 步行测试以确定 WHO 功能等级
5. 结缔组织病筛查

Rx 治疗

肺心病的治疗针对潜在基础病因，同时逆转低氧血症，改善右心室收缩力，降低肺动脉血管阻力和改善肺动脉高压。表 2-1 总结了肺心病的治疗策略。

表 2-1　肺心病治疗策略

饮食与生活方式改变

戒烟
减肥
限钠
合适的运动训练
有组织的康复和呼吸训练计划
避免过度劳累
避免怀孕
避免前往高海拔地区

干预

治疗基础疾病
- 慢性阻塞性肺疾病（支气管扩张剂、皮质类固醇、抗生素、氧疗）
- 间质性肺疾病［免疫抑制、氧气、干扰素 γ（研究中）］
- 睡眠呼吸障碍和肺泡通气不足（CPAP、BiPAP、手术）
- 长期暴露于高海拔地区（返回海平面地区）
- 慢性血栓栓塞性疾病（抗凝、植入下腔静脉滤器、血栓内膜切除术）

补充氧气
肺血管扩张药
抗凝
利尿剂
洋地黄苷（长期治疗）
非糖苷类正性肌力药（在急性严重右心功能不全伴低灌注的失代偿期应用小剂量多巴酚丁胺或米力农）
肺减容术
肺移植
心肺移植（复杂先天性心脏病继发的肺动脉高压）
经皮叶片-球囊房间隔造口术（研究中）
- 严重的右心衰竭
- 反复晕厥

BiPAP，双水平气道正压通气；CPAP，持续气道正压通气
From Mason RJ：Murray & Nadel's textbook of respiratory medicine，ed 5，Philadelphia，2010，Saunders.

非药物治疗

- 补充氧气以纠正低氧血症是治疗与低氧血症相关的肺心病的重要处理。建议目标氧饱和度超过 90%。对于肺动脉高压患者，氧气被证明是改善死亡率的唯一方式
- OSA 患者使用持续气道正压通气
- 右心室衰竭导致的水肿可限制钠和液体摄入
- 进行低水平的有氧运动，避免可能会导致晕厥的剧烈运动或等距运动

急性肺心病

- 肺栓塞是引起急性肺心病的最常见原因（请参阅“肺栓塞”）。治疗方法是抗凝，血流动力学支持和考虑溶栓治疗。溶栓药物适合肺动脉高压导致血流动力学不稳定的患者。对于不能接受抗凝或溶栓治疗，或虽有溶栓和抗凝治疗而病情持续恶化的患者，导管血栓切除术或外科栓塞切除术是可考虑的抢救疗法
- 急性肺心病也可见于急性呼吸窘迫综合征（ARDS），与高碳酸血症 / 酸中毒、低氧性肺血管收缩和机械通气的影响有关。对于潮气量低的 ARDS，治疗主要是辅助性的。在等待肺功能从 ARDS 状态下恢复的同时，体外膜肺氧合（ECMO）也可能有助于维持血液氧合作用。静脉–动脉 ECMO 可提供血流动力学支持以及血液氧合
- 在肺心病患者中，急性肺部疾病或缺氧会增加肺动脉高压并恶化右心室功能。潜在的恶化情况应予以治疗
- 在治疗急性失代偿性右心衰竭时，注意液体平衡非常重要。应避免过度水合和过度利尿，并仔细监测摄入量和排出量、电解质和肌酐水平以及血流动力学状态
- 在失代偿的右心衰竭中，静脉内正性肌力药可用于支持右心收缩。多巴酚丁胺、米力农或肾上腺素均已用于临床研究，并取得了一定的成效
- 对于肺动脉高压导致的急性失代偿性右心衰竭，静脉使用前列腺素类药物是急性降低肺血管阻力的首选治疗方法。口服肺血管扩张剂也可以添加到静脉注射的前列腺素液中，但不应作为单一疗法一开始即用于治疗肺动脉高压（PAH）造成的进展期右心衰竭

慢性肺心病

- 肺心病的基础治疗是治疗导致低氧血症的根本原因。所有患者均需治疗原发性相关疾病，如 COPD、ILD 和 OSA。长期氧疗可减轻缺氧患者的临床右心衰竭，改善肺血流动力学
- 慢性阻塞性肺疾病（COPD）患者的氧疗适应证包括：
  1. 动脉血气静息 $PaO_2 \leqslant 55$ mmHg
  2. 静息 PaO_2 56 ～ 59 mmHg，临床上存在右心衰竭伴依赖性水肿，心电图上显示肺性 P 波
  3. 在活动时或夜间进行血氧饱和度测定时，血氧饱和度降至 $\leqslant 88\%$
  4. 右心室容量超负荷应使用袢利尿剂（如呋塞米）和保钾利尿剂（如螺内酯）治疗
- 持续吸氧疗法比单独夜间吸氧疗法具有更大的优势
- 如果出现液体超负荷，应使用利尿剂进行液体管理
- 已证明华法林抗凝治疗对特发性肺动脉高压和 CETPH 患者具有一定的益处，前提是长期抗凝治疗没有明显的禁忌证。在这些情况下使用新型口服抗凝剂（NOAC）的经验仍然有限，因此华法林仍然是抗凝的首选药物
- 地高辛虽然存在争议，但可以用作口服正性肌力药，以改善右心收缩力并控制房性心律失常
- 在右心导管检查确定肺动脉高压后，可选择性口服或使用胃肠外肺血管扩张剂，如口服钙通道阻滞剂（CCB）、前列腺素、磷酸二酯酶抑制剂和内皮素受体阻滞剂
- 如果建立了血管反应性，可使用钙通道阻滞剂降低肺血管阻力。如果没有血管反应性，则可以尝试使用前列腺素（例如依普舒坦醇或曲前列环素），磷酸二酯酶 -5 抑制剂（例如西地那非）或内皮素受体阻滞剂（例如波生坦和安布森坦）。这些药物在治疗特发性肺动脉高压、与结缔组织病相关的肺动脉高压和先天性心脏病引起的肺动脉高压方面是有益的。这些药物对实质破坏程度为轻度或轻度至中度的患者有效，肺心病显然与肺动脉本身的变化有关。但是，在严重实质损害患者中，应用这些药物需要特别小心，因为它们可能会导致通气-灌注不匹配。可溶性鸟苷酸环化酶刺激剂利奥西呱已被证实可以改善 CTEPH 和特发性 PH 患者的运动能力和 WHO

功能等级，可作为单一疗法或与内皮素受体拮抗剂或前列腺素类药物联合应用。在小型观察性研究中，利奥西呱的长期治疗已显示可减小右心室大小并改善右心室功能

- 肺动脉内膜切除术对于因近端肺动脉慢性血栓栓塞性肺动脉高压引起的肺心病的特殊病例可能是有效的。在进行手术之前，需要进行 3 个月的抗凝试验
- 尽管有肺血管扩张剂，房间隔造口术仍然是肺动脉高压持续失代偿性右心衰竭患者的抢救选择。这类患者应接受快速评估，以确定是否有可能进行移植
- 肺部疾病或肺血管疾病引起的肺心病应考虑肺移植或心肺移植
- 应鼓励所有患者戒烟，并接种流感疫苗和两剂肺炎球菌疫苗

预后

肺心病患者应定期评估其功能等级［例如，纽约心脏协会（NYHA）或世界卫生组织（WHO）功能分级］；功能分级越差表明预后越差。其他不良预后特征包括右心房高压、心输出量受损、BNP 水平升高、血压低以及 6 min 步行试验显示的运动耐受性差。

转诊

肺部疾病已发展为肺心病的患者应由呼吸科专家和专门治疗晚期肺动脉高压的三级医疗中心进行随访。

重点和注意事项

- 确定和治疗肺心病的原发病因是关键
- 预后和治疗与原发病因有关，而肺心病的存在仅仅是潜在疾病严重程度的标志
- 右心导管检查是确定诊断和确定治疗方法（包括对钙通道阻滞剂、前列腺素和内皮素受体阻滞剂的反应）的金标准

专家点评

在肺心病患者中，除了特发性肺动脉高压、与结缔组织病相关的肺动脉高压和与先天性心脏病相关的肺动脉高压外，选择性肺血管扩张剂改善右心室功能的研究越来越受到关注。然而，需要更多关于这些药物的安全性和有效性的数据，特别是在低氧性肺疾病的

治疗中。

在肺动脉高压和右心衰竭患者的治疗管理中，不仅仅要降低肺动脉压力，维持或改善右心功能的重要性变得越来越明显。

长期存活与改善肺动脉血流动力学（降低平均 PAP）有关。在氧疗的最初 6 个月内，血流动力学明显改善。连续氧疗法可通过每天超过 19 h 的疗法改善肺部血流动力学。

相关内容

肺栓塞（相关重点专题）

肺动脉高压（相关重点专题）

慢性阻塞性肺疾病（相关重点专题）

推荐阅读

Marra AM et al: Right ventricular size and function under riociguat in pulmonary arterial hypertension and chronic thromboembolic pulmonary hypertension (the RIVER study), *Respir Res*(19), Article number:258, 2018.

Bay C et al: "MOPETT" Investigators: moderate pulmonary embolism treated with thrombolysis (from the "MOPETT" Trial), *Am J Cardiol* 111(2):273-277, 2013.

Budev MM et al: Cor pulmonale, *Semin Respir Crit Care Med* 24(3):233-244, 2003.

Bush A et al: BTS guidelines for home oxygen use, *Thorax* 70(1):1-43, 2015.

Campo A et al: Outcomes of hospitalisation for right heart failure in pulmonary arterial hypertension, *Eur Respir J* 38(2):359-367, 2011.

Sanz J et al: Anatomy, function, and dysfunction of the right ventricle, *JACC (J Am Coll Cardiol)* 3(12):1463-1482, 2019.

Nocturnal Oxygen Therapy Trial Group: Continuous or nocturnal oxygen therapy in hypoxemic chronic obstructive lung disease: a clinical trial, *Ann Intern Med* 93(3):391-393, 1980.

Repessé X et al: Acute cor pulmonale in ARDS: rationale for protecting the right ventricle, *Chest* 147(1):259-265, 2015.

Sakao S: Chronic obstructive pulmonary disease and the early stage of cor pulmonale: a perspective in treatment with pulmonary arterial hypertension. *Respir Investig* 57:325-329, 2019.

Shah SJ: Pulmonary hypertension, *JAMA* 308(13):1366-1374, 2012.

第 3 章 心脏压塞
Cardiac Tamponade

Vrinda Trivedi，Aravind Rao Kokkirala
付茂亮 译 祝杰 张自艳 审校

基本信息

定义

心脏压塞是一种危及生命的疾病，心包腔内积液导致舒张期充盈和心输出量受损，同时心包腔压力升高也导致低血压。

ICD-10CM 编码

I31.4 心脏压塞

体格检查和临床表现

- 呼吸急促 / 呼吸困难
- 可能会出现胸痛
- 贝克三联征
  1. 绝对或相对低血压
  2. 颈静脉压升高（明显的 x 波下降和钝的 y 波下降）
  3. 心音遥远
- 心动过速（尿毒症或甲状腺功能减退患者除外）
- 奇脉（在窦性心律情况下，吸气时收缩压降低 10 mmHg 或以上）。框 3-1 总结了心脏压塞可能不存在奇脉的情况
- 炎性心包炎引起的心脏压塞患者中可能会听到心包摩擦音
- 心尖搏动减弱或消失
- 心输出量减少所致的低灌注体征（大汗、四肢冰凉、周围性发绀和感觉受抑）

病因学

- 急性（迅速积聚的心包积液导致心脏压塞）：不需要大量积液就能引起心脏压塞；这是液体的迅速积聚导致的临床心脏压塞，需要紧急降低心包腔压力。急性心脏压塞的原因包括：

框 3-1　心脏压塞可能不存在奇脉的情况

- 非限制性（大型）房间隔缺损
- 严重的主动脉瓣关闭不全
- 局限性积液
- 左心室肥厚和其他导致左心室舒张压升高的原因
- 低血容量引起的休克，或压塞导致严重循环衰竭
- 严重左心功能不全
- 低压填塞
- 房室肥大或其他原因导致房室充盈受损
- 正压通气
- 心律失常

From Parrillo JE, Dellinger RP: Critical care medicine, principles of diagnosis and management in the adult, ed 5, Philadelphia, 2019, Elsevier.

1. 穿透性胸部创伤
2. 主动脉夹层（多见于 A 型）
3. 梗死后心肌破裂和（或）出血性心包炎（心肌梗死后综合征）
4. 医源性（植入中心静脉导管和起搏器时的右心室穿孔、心内膜心肌活检、心脏消融、冠状动脉旁路手术后或经皮冠状动脉介入治疗后）

- 亚急性或慢性：发生于数天至数周，渗出量通常很大，原因包括：
  1. 恶性肿瘤（如肺癌、乳腺癌、淋巴瘤）
  2. 病毒性心包炎（例如柯萨奇病毒、人类免疫缺陷病毒、肠道病毒、单纯疱疹病毒 6 型、细小病毒等）
  3. 细菌性、真菌性或结核性心包炎
  4. 尿毒症
  5. 甲状腺功能减退 / 黏液水肿（罕见）
  6. 胶原血管疾病（如狼疮、类风湿关节炎、硬皮病）
  7. 辐射
  8. 心肌梗死后或心脏消融后炎症
  9. 特发性
- 当局限的或局部的血肿仅压迫某些心腔时，可形成局限性心脏压塞

Dx 诊断

心脏压塞是在床旁根据病史和体格检查做出的临床诊断。超声

心动图可以帮助确诊或排除。通过侵入性的心包腔内导管和右心导管术测量升高的心包腔内压，可以确诊心脏压塞。典型的表现是舒张期压力恒定，通常在 10 ～ 30 mmHg（舒张期肺动脉压＝右心室舒张压＝右心房压＝心包腔内压），液体引流后心包腔内压持续降低。此后，须通过具体的实验室检查来确定潜在的病因（参见“实验室检查”）。

鉴别诊断

其他可能导致颈静脉压升高、血压下降和奇脉的情况包括：

- 慢性阻塞性肺疾病和哮喘加重
- 缩窄性心包炎（表 3-1）
- 渗出性缩窄性心包炎
- 限制型心肌病
- 右心室梗死
- 肺栓塞
- 慢性双心室心力衰竭

表 3-1　心脏压塞和缩窄性心包炎的血流动力学改变

	心脏压塞	缩窄性心包炎
奇脉	通常存在	约 1/3 会存在
左右心灌注压相等	存在	存在
系统静脉波形态	无 y 波下降	明显的 y 波下降（M 或 W 形）
吸气时系统静脉压变化	下降（正常）	增加或没有变化（Kussmaul 征）
心室压力的“平方根”征象	无	存在

From Fuhrman BP et al：Pediatric critical care，ed 4，Philadelphia，2011，WB Saunders.

实验室检查

- 电解质、血尿素氮、肌酐、红细胞沉降率（血沉）、甲状腺功能测试、抗核抗体、类风湿因子、结核菌素试验、血培养、病毒滴度和心包液分析，包括细胞学和细菌培养
- 12 导联心电图可能出现的表现：
  1. 窦性心动过速
  2. 急性心包炎时 PR 段压低和（或）弥漫性 ST 段抬高
  3. 电交替（QRS 波群振幅的节律性交替）（图 3-1）

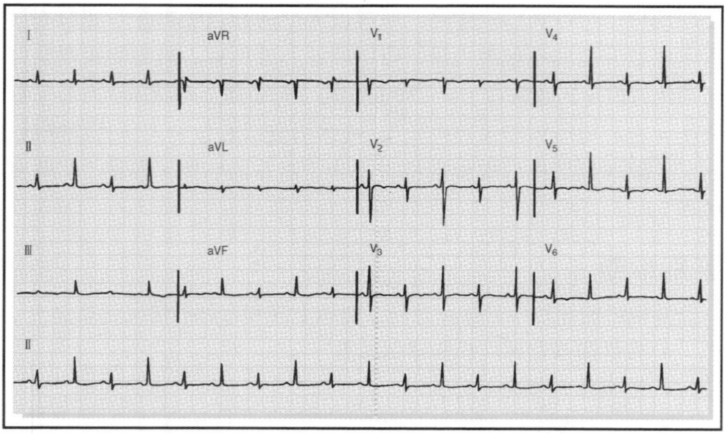

图 3-1　心包积液伴压塞引起的电交替（P-QRS-T）。这一发现，特别是在窦性心动过速和相对低电压的情况下，是一种高度特异但不敏感的心脏压塞标志。（From Bonow RO：Heart disease，ed 9，Philadelphia，2012，WB Saunders.）

4. QRS 波低电压可能是心包积液患者心脏压塞而不是积液的特异性表现（肢体导联 QRS 波＜ 0.5 mV，胸前导联 QRS 波＜ 1.0 mV）

影像学检查

- 胸片（心脏轮廓扩大，肺野清晰）（图 3-2）

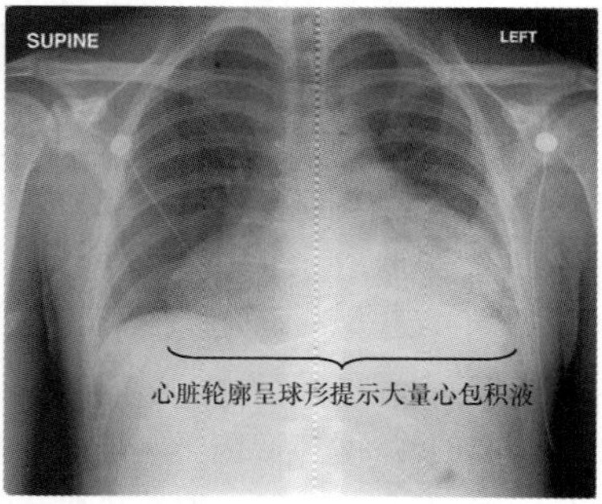

图 3-2　大量心包积液和心脏压塞。这位 23 岁的男性有感染性心内膜炎行主动脉瓣置换术的病史。他表现为胸痛和呼吸困难加重。胸部 X 线片显示心脏轮廓呈球形，提示有大量心包积液。虽然左侧肋膈角隐藏在心脏后面，无法评估，但肺野和右侧肋膈角显示清晰。因诉严重的肩胛间疼痛，该患者接受了胸部计算机断层扫描以评估他的主动脉（图 3-3）。（From Broder JS：Diagnostic imaging for the emergency physician，Philadelphia，2011，WB Saunders.）

- 胸部 CT（可能高估积液的大小）（图 3-3）
- 心脏磁共振成像（作为超声心动图的辅助工具）
- 超声心动图表现（图 3-4）：
  1. 心包积液
  2. 右心房内收缩超过收缩期的 1/3，对填塞的诊断敏感度为 94%，特异度为 100%
  3. 右心室舒张期塌陷（舒张期早期）是病理性的，且非常特殊
  4. 第一次吸气和呼气时二尖瓣和三尖瓣血流变化量分别＞ 25% 和＞ 50%
  5. 充血性下腔静脉（下腔静脉扩张，吸气时下腔静脉直径小于 50%）
  6. 左心房塌陷（高特异度）

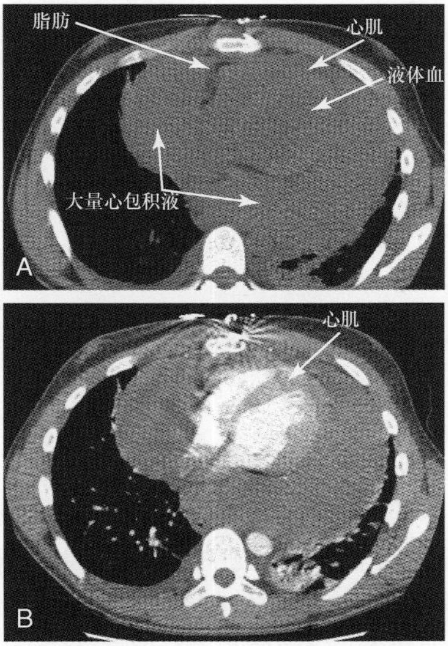

图 3-3　大量心包积液。与图 3-2 为同一患者。在静脉注射造影剂评估患者的主动脉前（**A**）、后（**B**）进行的胸部 CT 扫描，主动脉是正常的。然而，CT 证实外形正常的心脏周围有大量的心包积液。在没有造影剂对比的情况下，观察到心腔内血液的密度略低于心包积液，而心包积液的密度更接近于心肌。当注射造影剂时，心室完全填满，心肌增强，变得比周围心包积液更亮一些。心脏自身的轮廓是一条薄薄的脂肪条纹，在软组织窗上看起来几乎是黑色的。患者出现低血压，提示心脏压塞，行心包开窗术引流积液。于手术室中，积液被发现是凝固的血液。（From Broder JS：Diagnostic imaging for the emergency physician，Philadelphia，2011，WB Saunders.）

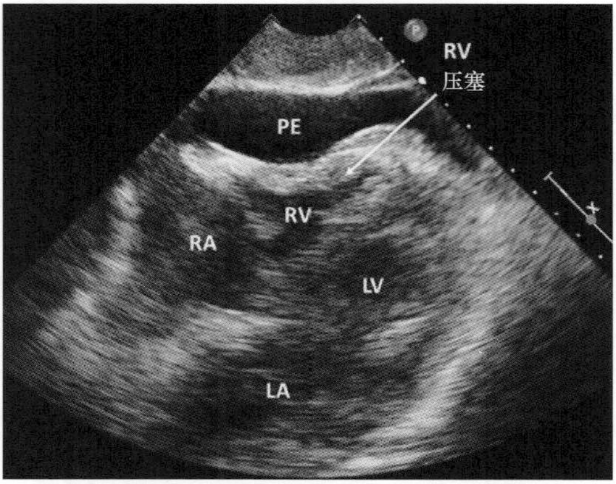

图 3-4　超声心动图示心脏压塞。回声显示大量心包积液压迫右心室。LA，左心房；LV，左心室；PE，心包积液；RA，右心房；RV，右心室。（From Parrillo JE，Dellinger RP：Critical care medicine，principles of diagnosis and management in the adult，ed 5，Philadelphia，2019，Elsevier.）

- 如前所述，心脏导管术将发现心脏内舒张期压恒定，右心压力升高和左心压力降低，并引起随后的奇脉（查体发现的病理生理学表现）

Rx 治疗

非药物治疗

- 对于心脏压塞应立即清除心包积液（图 3-5）
- 避免使用降低前负荷的药物（如硝酸盐、利尿剂）
- 对于无血流动力学损害（心脏压塞）的大量心包积液（＞ 20 mm），可通过仔细监测、静脉输液、潜在的病因治疗、临床随访和反复连续的超声心动图监测进行保守治疗

急性期治疗

- 积极的血管内容量扩张（生理盐水或血液）
- 紧急心包穿刺术或经剑突下心包窗外科心包切开术清除心包积液
- 如果有条件，心包穿刺术应在超声心动图和透视引导下进行
- 如果心包积液的病因是主动脉夹层，则心包穿刺术是绝对禁

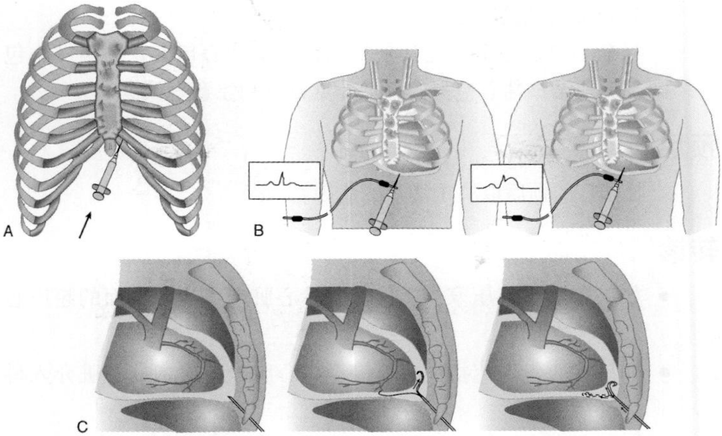

图 3-5　（扫二维码看彩图）经剑突下入路心包穿刺术图示。A. 采用剑突下入路；**B.** 心包针连接到心电图（ECG）导联并且向左推进剑突区外侧，朝向左肩。当针接触到心外膜时，心电图导联上可以看到 ST 段抬高。此时针应该稍微回缩，直到 ST 段抬高消失。**C.** 用心包穿刺针刺入心包腔后，通过针将导丝引入心包腔。拔掉穿刺针，再沿导丝在心包腔内植入引流导管（在心包腔前方或下方）。（From Parrillo JE，Dellinger RP：Critical care medicine，principles of diagnosis and management in the adult，ed 5，Philadelphia，2019，Elsevier.）

扫二维码看彩图

忌证，需要紧急手术治疗
- 如果上述措施不能立即实施，则给予正性肌力或血管升压药支持

长期管理

- 取决于病因。炎性心包炎导致积液的患者应进行延长至 3 个月的秋水仙碱抗炎治疗（非甾体抗炎药）
- 带引流管的心包穿刺术：可将导管留在心包内，以便持续引流 24 ～ 48 h。如果残留液体仍然存在，血流动力学受损，应考虑手术引流。在无明显残留液体（24 h 内引流量＜ 50 ml）的情况下可以拔除引流导管。术后定期的超声心动图监测（例如 24 h、7 天、30 天、3 个月、6 个月、12 个月）可根据具体病因和再蓄积情况决定
- 其他外科手术引流方式包括：

  1. 剑突下心包切开引流术
  2. 心包开窗术，将心包积液引流至左半胸

3. 局限性心包切除术
4. 全心包切除术，尤其是渗出性缩窄性心包炎、细菌性心包炎或结核性心包炎的患者（见重点和注意事项）

预后

心脏压塞的预后取决于潜在的病因。

转诊

- 如果怀疑心脏压塞，应进行急诊心脏科会诊和全面的超声心动图检查
- 如果有心包引流指征，还应考虑心胸外科手术或心脏介入科会诊

重点和注意事项

- 出现无脉性电活动型心搏骤停时，需常规考虑心脏压塞，可能需要床旁紧急行心包穿刺术
- 对奇脉的评估应始终在正常呼吸时进行，因为深吸气可能会导致假阳性结果
- 细菌性肺炎或脓胸合并心包积液的患者应考虑早期心包穿刺术，因为细菌性心包炎的发生率特别高，随之而来的心脏压塞和严重的慢性缩窄性心包炎是预后极差的并发症
- 如果心包积液的病因是由于主动脉夹层延伸至心包腔，则心包穿刺术是绝对禁忌证
- 如果心包积液积聚速度过快，只需 100 ml 的液体就可以导致急性心脏压塞；然而当积液缓慢增加时，在发生压塞之前则可以容纳多达 5 L 的液体
- 如果积液少、有组织和（或）呈分隔状，一般应避免针吸。急性心脏压塞合并使用抗凝剂的心脏手术（例如，经皮冠状动脉介入治疗）是一种例外，在这种情况下，积液通常很少，但心包腔压力上升非常快，会导致血流动力学受损

相关内容

心包炎（相关重点专题）

推荐阅读

Klein AL et al: American Society of Echocardiography clinical recommendations for multimodality cardiovascular imaging of patients with pericardial disease: endorsed by the Society for Cardiovascular Magnetic Resonance and Society of Cardiovascular Computed Tomography, *JASE* 26(9):965, 2013.

Weaver LK et al: False positive rate of carbon monoxide saturation by pulse oximetry of emergency department patients, *Respir Care* 58(2):232-240, 2013.

第 4 章　病态窦房结综合征
Sick Sinus Syndrome

Daniel R. Frisch

庞加磊　译　童瑾　胡晶晶　审校

基本信息

定义

窦房结功能障碍是一组以窦房结异常为特征的心律紊乱，窦房结无法对心率变化做出反应以满足生理需求。它包括①慢性的、不适当的心动过缓；②窦性停搏或骤停；③窦房结出口阻滞；④交替性窦性心动过缓与阵发性室上性快速心律失常（频发心房颤动），称为快慢综合征。当窦房结功能障碍与症状有关时，称为病态窦房结综合征（SSS）。

同义词

窦性间歇
窦性停搏
不适当的持续性窦性心动过缓
快慢综合征
窦房结出口阻滞
病态窦房结综合征
慢快综合征

ICD-10CM 编码

I49.5　病窦综合征

流行病学

- 儿童：与先天性和后天性心脏病有关，特别是在心脏手术后
- 成人：主要是一种继发于特发性退行性疾病的老年疾病。一项现代人口研究表明，白人种族、BMI 升高、QRS 波延长或右束支传导阻滞、N 末端 -B 型利钠肽前体升高、高血压或其他心血管疾病与病态窦房结综合征的发病率增加有关。随着人口老龄化，SSS 的发病率预计将显著增加

体格检查与临床表现

- 乏力，头晕，晕厥，晕厥先兆，心悸。其他表现包括劳力性呼吸困难和心绞痛恶化

  通常症状是渐进的；然而，突发症状并不少见（即晕厥）
- 体格检查可能正常，也可能显示出与潜在心脏疾病相关的异常（例如心律不规则、充血性心力衰竭表现、心脏杂音）

病因学

- 窦房结纤维化是主要病因，也可能影响房室结、希氏（His）束或其分支。过多用药也应考虑，获得准确的用药清单必不可少

  常见的致病药物包括 β 受体阻滞剂、非二氢吡啶类钙通道阻滞剂、地高辛和抗心律失常药物
- 其他病因包括急性冠脉综合征，窦房结动脉疾病，炎症性和浸润性疾病，如血色素沉着病、淀粉样变性、结节病、胶原血管疾病（SLE 和硬皮病），心外膜和心包疾病，心脏手术后的创伤，甲状腺功能减退，低温，缺氧，脓毒症，肌营养不良（例如肌营养不良症、弗里德里希共济失调），莱姆病等传染性疾病，颅内压升高

  55% ～ 60% 的人窦房结动脉来自右冠状动脉，40% 的人来自左回旋动脉

Dx 诊断

鉴别诊断

- 心动过缓：房室传导阻滞
- 心动过速：心房颤动或心房扑动，窦性心动过速
- 药物毒性
- 颈动脉窦晕厥
- 代谢异常（例如急性肾损伤中的高钾血症）

评估

- 心电图（图 4-1）
- 动态心律监测
- 24 h 动态心电图（Holter）通过记录将症状与检查发现相联系：
  1. 如果症状较少，可使用事件记录器或植入式循环记录器

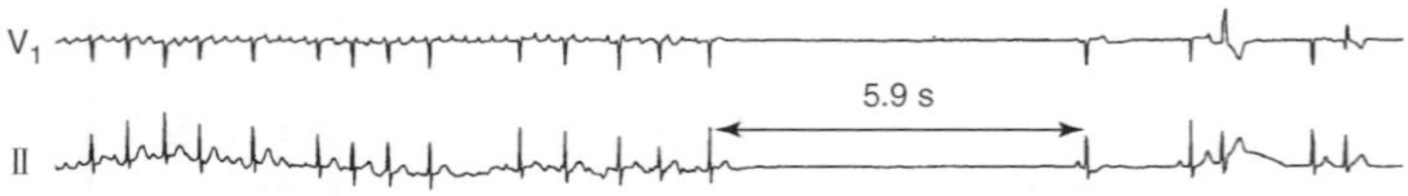

图 4-1　快-慢综合征。两个体表心电图导联提示心房颤动自发终止，随后在窦性心律恢复前心脏停搏 5.9 s。患者在此期间感到眩晕。（From Issa Z et al：Clinical arrhythmology and electrophysiology，ed 2，Philadelphia，2012，Saunders.）

2. 与 24 h 动态心电图相比，长期记录（至少 2 ～ 4 周）能更有效地建立诊断
3. 可进行运动负荷试验来评价心脏变时功能不全的严重程度
4. 变时功能不全一词被认为是指不能适当地提高心率以应对运动或日常生活活动

- 进行电生理检查，包括窦房结恢复时间和窦房传导时间

Rx 治疗

- 如果心动过缓是有症状的，并且没有确定可逆的病因，则植入永久起搏器是主要治疗。窦房结功能障碍植入永久性起搏器的适应证见表 4-1

表 4-1　窦房结功能障碍植入永久性起搏器的适应证

推荐类别	适应证
Ⅰ	• 窦房结功能障碍伴有记录的症状性心动过缓或产生症状的窦性停搏 • 症状性窦性心动过缓，是医源性的，由于必须长期使用某种类型和剂量的药物治疗，而没有可接受的替代药物 • 症状性变时功能不全
Ⅱa	• 窦房结功能障碍，自发发生或由于必要药物治疗的作用，明显的症状与心动过缓之间的明确关联尚未被记录到，心率小于 40 次 / 分 • 电生理检查发现或诱发窦性异常时的不明原因晕厥
Ⅱb	• 清醒时慢性心率小于 40 次 / 分的轻症患者
Ⅲ	• 无症状患者的窦房结功能障碍，包括那些长期药物治疗导致的窦性心动过缓（心率小于 40 次 / 分） • 窦房结功能障碍，其中提示心动过缓的症状被明确记录为与缓慢心率无关 • 与非必要药物治疗相关的症状性心动过缓

Adapted from ACC/AHA/HRS 2008 revised guidelines with 2012 update.

- 在快–慢综合征中，药物治疗是针对心动过速的，主要是在植入永久起搏器后使用房室结阻滞剂

推荐阅读

Brignole M et al: ESC guidelines on cardiac pacing and cardiac resynchronization therapy: the task force on cardiac pacing and resynchronization therapy of the European Society of Cardiology (ESC). Developed in collaboration with the European Heart Rhythm Association (EHRA), *Eur Heart J* 34(29):2281-2329, 2013, https://doi.org/10.1093/eurheartj/eht150.

Epstein AE et al: ACC/AHA/HRS 2008 guidelines for device-based therapy of cardiac rhythm abnormalities: executive summary, *Heart Rhythm* 5:934-955, 2008.

Jensen PN et al: Incidence of and risk factors for sick sinus syndrome in the general population, *J Am Coll Cardiol* 64(6):531-538, 2014.

Semelka M et al: Sick sinus syndrome: a review, *Am Fam Physician* 87(10):691-696, 2013.

第 5 章　颈动脉窦综合征
Carotid Sinus Syndrome

John Wylie

孟凡吉　译　王伟　张骅　审校

基本信息

定义

颈动脉窦高敏（又称颈动脉窦超敏，颈动脉窦过敏）引起的患者头晕目眩、头昏、晕厥前兆或晕厥被定义为颈动脉窦综合征（carotid sinus syndrome，CSS）。颈动脉窦高敏反应是对颈动脉刺激的过度反应，导致心动过缓、低血压或两者兼有。CSS 常被认为是神经心源性晕厥的一种变异型。2013 年欧洲心脏病学会（ESC）指南将 CSS 定义为患者在持续 10 s 的颈动脉窦按摩过程中，再现晕厥症状。CSS 有两种类型：心脏抑制型和血管减压型。

同义词

颈动脉窦性晕厥

CSS

颈动脉窦过敏

ICD-10CM 编码

G90.01　颈动脉窦性晕厥

R55　晕厥和虚脱

流行病学和人口统计学

- 颈动脉窦高敏占晕厥发作的 1%（图 5-1）
- 颈动脉窦高敏与动脉粥样硬化和糖尿病相关
- 发病率随年龄增加，平均发病年龄 61 ～ 74 岁。图 5-2 显示了颈动脉窦综合征患者的年龄分布
- 男性比女性更容易受到影响（2：1）
- CSS 很少发生在 50 岁以下的患者

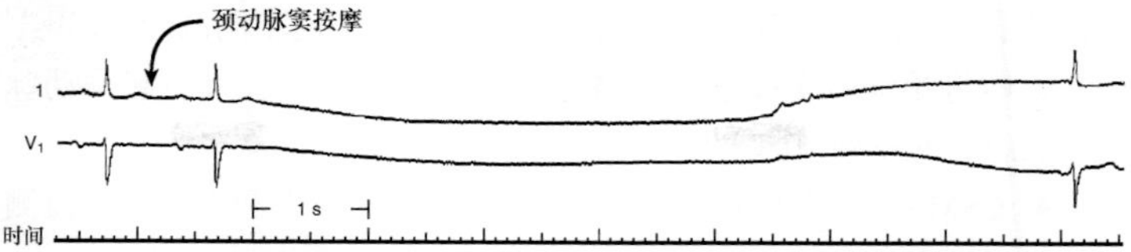

图 5-1　颈动脉窦高敏反应。在颈动脉窦受压时，两个体表心电图导联显示 PR 间期延长，随后是一个 7.5 s 的窦性停搏，以 P 波和可能的交界性逸搏结束。患者在此期间几乎晕厥。（From Issa ZF et al：Clinical arrhythmology and electrophysiology：a companion to Braunwald's heart disease，ed 2，Philadelphia，2012，Saunders.）

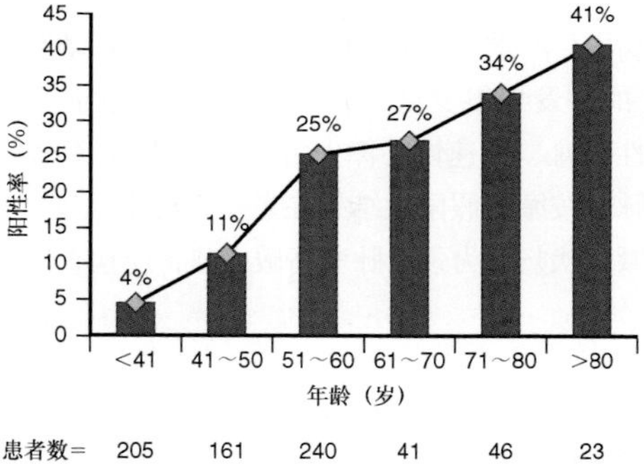

图 5-2　颈动脉窦综合征患者的年龄分布。（From Puggioni E et al：Results and complications of the carotid sinus massage performed according to the "method of symptoms," Am J Cardiol 89：599-601，2002.）

机制

- 颈动脉窦位于颈内动脉
- 颈动脉窦机械感受器和中脑的迷走神经核之间存在一个反射环
- 交感神经活性降低和副交感神经张力增高分别传出到心脏和血管系统，引起过度的心脏抑制和血管减压反应

体格检查和临床表现

- 常与颈部突然活动有关，特别是旋转、颈部触诊、剃须或紧领，但也可在无明显刺激的情况下发生
- 轻度症状表现为疲劳、头晕目眩、恶心、发热、面色苍白、出汗等症状
- 更严重的情况是没有前驱症状的突然意识丧失

在床边适当进行颈动脉窦按摩（carotid sinus massage，CSM）具

有诊断意义。欧洲心脏病学会推荐，对于晕厥病因不明的 40 岁以上患者，应将颈动脉窦按摩作为检查的一部分。此手法可引起颈动脉窦高敏患者的三种反应（见“诊断”）。

- CSM 应采用仰卧位和直立位，于持续的心率和无创血压监测下进行
- CSM 应在左右两侧操作，但每一次只能在一侧颈动脉上操作
- 在环状软骨的水平上对颈动脉用力向后按压，抵向椎骨的棘突，持续 10 ～ 30 s。如果没有效果，请在另一侧重复
- CSM 的禁忌证包括存在颈动脉挫伤，已证实颈动脉狭窄＞70%，3 个月内的卒中或短暂性脑缺血发作病史，6 个月内的心肌梗死病史，严重室性心律失常病史或既往颈动脉内膜切除术史
- CSM 的并发症很少见（0.1% ～ 1%），包括一过性视力障碍、一过性轻瘫、快速性心律失常或缓慢性心律失常
- 颈动脉窦按摩的假阳性结果在老年人群中比较常见。因此，在将晕厥症状归因为颈动脉窦高敏之前，应检查晕厥的其他病因

病因学

- 特发性
- 头颈部肿瘤（如甲状腺肿瘤）
- 重度淋巴结肿大
- 颈动脉体瘤
- 既往颈部手术史

Dx 诊断

- CSS 的确诊诊断为患者有晕厥病史，CSM 证实有颈动脉窦高敏且无其他晕厥病因
- CSM 可诱发诊断颈动脉窦高敏反应的三种类型：
  1. 心脏抑制型：CSM 出现①心脏停搏≥ 3 s 而无症状；或②心率下降 30% ～ 40% 或心脏停搏长达 2 s 时重现症状。阿托品滴注后再次进行 CSM 时，症状无复发
  2. 血管减压型：CSM 出现①在收缩压降低 50 mmHg 的情况下没有症状或在收缩压降低 30 mmHg 的情况下有神经系统症状；②无心脏停搏的迹象；或③滴注阿托品后再次出现神经系统症状
  3. 混合型：CSM 下两种类型均出现

鉴别诊断

晕厥的所有原因。

评估

- 评估结构性心脏病和其他类型心律失常
- 排除晕厥或晕厥先兆的其他原因：详细的病史、体格检查（包括直立位的生命体征）、心电图
- 血管迷走性晕厥的评估，可能包括直立倾斜试验

Rx 治疗

非药物治疗

安慰和教育很重要。避免因衣领太紧、剃须或快速转头而对颈部施加压力。

急性期治疗

根据颈动脉窦高敏的类型和症状，治疗方法也会有所不同（见“慢性期治疗”）。

慢性期治疗

治疗分为三类：内科、外科（颈动脉窦去神经）和心脏起搏。

- 外科治疗基本上已经被放弃，除非肿瘤或肿块压迫导致 CSS
- 对于心脏抑制型或血管减压型的偶发且轻度症状的颈动脉窦高敏患者，一般不需要治疗
- 反复发作、CSM 诱发心室停搏超过 6 s 并伴有晕厥的患者，为心脏起搏适应证，推荐采用双腔起搏，因为有证据表明单腔起搏会加重晕厥的复发。对于没有或仅有轻微症状的颈动脉窦高敏患者，不建议永久性起搏

对 CSM 反应为血管减压型的症状性患者：

- 没有任何药物治疗被证明是有效的
- 对于血管扩张剂等会使症状恶化的药物，在可行的情况下应停止或减少使用
- 允许高血压
- 增加液体（≥ 2 L）和盐（> 6 g/d）的摄入量
- 拟交感神经药：米多君，根据血压和治疗反应，一次剂量从

2.5 mg 滴定到 10 mg，一日 3 次（主要副作用为老年男性尿潴留）
- 选择性 5- 羟色胺再摄取抑制剂
- 氟氢可的松
- 有弹性的及膝或过膝长袜
- 颈动脉窦去神经

对 CSM 反应为混合型的有症状 CSS 患者：
- 采取永久性双腔起搏器和用于治疗血管减压反应的药物的联合治疗

预后

- 高达 50% 的患者有复发症状
- 与一般人群相比，特发性 CSS 患者的死亡率没有增加

转诊

如果考虑放置起搏器，推荐转诊至心内科相关领域专家处。

重点和注意事项

最常见的 CSS 类型是心脏抑制型，其次是混合型和血管减压型。
- 2009 年 ESC 晕厥更新和 2006 年 AHA/ACCF 关于晕厥的共识文件中的驾驶限制，是基于患者是轻度晕厥还是重度晕厥进行分层
- 轻度颈动脉窦综合征定义为不频发的轻度症状（无晕厥），有明确的诱因（通常是站立）、预警征兆且不常发生。对于轻度颈动脉窦综合征的患者，私人驾驶或商业驾驶不建议限制
- 严重的颈动脉窦综合征以无先兆的晕厥为特征，可发生在任何姿势、无诱因且频繁发生。对于严重颈动脉窦综合征的患者，禁止任何驾驶行为。如果症状得到控制，根据治疗方式可在 1 ～ 6 个月后开车

专家点评

预后取决于潜在的病因。

相关内容

晕厥（患者信息）

直立性低血压（相关重点专题）

晕厥（相关重点专题）

第 6 章　心房扑动
Atrial Flutter

Daniel R. Frisch

刘明明　张岩岩　译　张宇琳　张骅　审校

基本信息

定义

典型的心房扑动（房扑）这一术语通常指在右心房三尖瓣环周围循环的心房大折返性房性心动过速（房速）。三尖瓣环和下腔静脉之间的峡部为该典型房扑折返环的关键部位，所以，这种心律失常最确切的名字是腔静脉峡部（CTI）依赖性心房扑动或 CTI 房扑。由于其解剖学和生理学的稳定性，导致的结果是有规律的心房去极化，通常的频率是 250 ～ 350 次 / 分。通常，在这个频率内不依赖 CTI 的大折返性房性心律失常称为非典型心房扑动。由于折返环的稳定性，通过房室结的传导冲动是可以按一定的传导比例预测的。例如，当扑动频率为 300 次 / 分时，按 2∶1 传导，心室率为 150 次 / 分。如按 3∶1 传导，心室率为 100 次 / 分。按 4∶1 传导，心室率为 75 次 / 分。按 5∶1 传导，心室率为 60 次 / 分。如果有规律的心房冲动以可变的比例通过房室结传导，结果可能是导致宽大畸形的 QRS 波。表 6-1 总结了不同类型的心房扑动在心电图中的区分特征。

ICD-10CM 编码

I48.3　典型心房扑动

I48.4　非典型心房扑动

I48.92　未明确病因的心房扑动

流行病学和人口统计学

- 心房扑动是继心房颤动后的第二大房性快速性心律失常，在美国每年估计有 20 万新发病例
- 心房扑动常见于充血性心力衰竭、慢性阻塞性肺疾病（COPD）或心脏外科手术后 1 周内

表 6-1 不同类型心电图的特征及鉴别

类型	折返环路	心电图	V_1/V_6 导联
典型逆时针方向	依赖于峡部的三尖瓣环	扑动波，Ⅱ、Ⅲ、aVF 导联波形向下	V_1 向上 V_6 向下
典型顺时针方向	依赖于峡部的三尖瓣环	相反扑动波，Ⅱ、Ⅲ、aVF 导联波形向上并有切迹	V_1 宽大向下常有切迹 V_6 向上
下环折返	CTI	与典型逆时针方向形似（除Ⅱ、Ⅲ、aVF 导联终末正向偏转轻度遗失）	与典型逆时针方向形似
上环折返	上腔静脉和上界嵴	与典型顺时针方向形似	与典型顺时针方向形似
右心房游离壁性房扑	右心房外侧或心房后瘢痕周围（由之前心房手术所致或自发出现）	可变	V_1 向下或双向，末端负偏转
房间隔性房扑	房间隔，常见于手术后	不定	V_1 通常双向或等电位
二尖瓣环性房扑	二尖瓣环周围通常是 PV 间期的慢阻区，经常发生在左心房手术或消融中	可变，Ⅰ、Ⅲ、aVF 向上并低振幅	V_1 通常向上（偶尔等电位）且通常宽大
房颤消融/迷宫性扑动	可变，环路涉及左心房的消融或瘢痕	不定	不定

CTI，三尖瓣峡部。

From Zipes DP：Braunwald's heart disease，a textbook of cardiovascular medicine，ed 11，Philadelphia，2019，Elsevier.

- 心房扑动的发生率随年龄的增加而升高（年龄小于 50 岁人群，发生率为 5/100 000；年龄大于 80 岁人群，发生率为 587/100 000）。男女比例为 2.5∶1
- 服用抗心律失常药治疗心房颤动的患者可能会转变为心房扑动
- 心房扑动常见于器质性心脏病患者，儿童和青年不常见
- 超过 50% 的心房扑动患者在 3 年内会发展为心房颤动，超过 80% 的患者在 5 年内发展为心房颤动。这在考虑心房扑动治疗以及远期抗凝治疗中非常重要

分类

过去，威尔斯分类将心房扑动分为Ⅰ型和Ⅱ型。然而，人们认识到Ⅰ型或Ⅱ型心动过速可能是由折返回路或快速局灶性房性心动过速引起，且这种分类目前很少被使用。由于治疗方法（射频消融）的选择应用，根据是否依赖 CTI 为基础对心房扑动的分类更有用。Ⅰ型 CTI 依赖性心房扑动，又称普通性心房扑动或典型心房扑动，心房率为 240 ～ 350 次 / 分。折返环环绕右心房，穿过位于下腔静脉和三尖瓣之间的下心房中的纤维组织体 CTI。当观察三尖瓣环时，CTI 颤动可以沿任一方向（逆时针方向或顺时针方向）围绕三尖瓣环旋转。

- 逆时针心房扑动是较常见的类型（占 75%）。波形在体表心电图上表现为锯齿状扑动波，Ⅱ、Ⅲ和 aVF 导联上表现为向下的波形；V_1 导联表现为向上的波形；V_6 导联表现为向下的波形（图 6-1）
- 顺时针心房扑动不常见（占 25%）。折返回路向相反方向循环；因此，扑动波在Ⅱ、Ⅲ和 aVF 导联为直立的波形；V_1 导联为倒置的波形；V_6 导联为直立的波形（图 6-2）

非典型心房扑动是指没有 CTI 依赖性，发生在既往心脏手术、先天性心脏病或射频消融（特别是针对心房颤动的射频消融）或可能是特发性的患者。其心电图特征是下壁导联（Ⅱ、Ⅲ和 aVF）与 V_1 导联不一致。左心房的扑动回路在所有胸导联中常表现为直立的

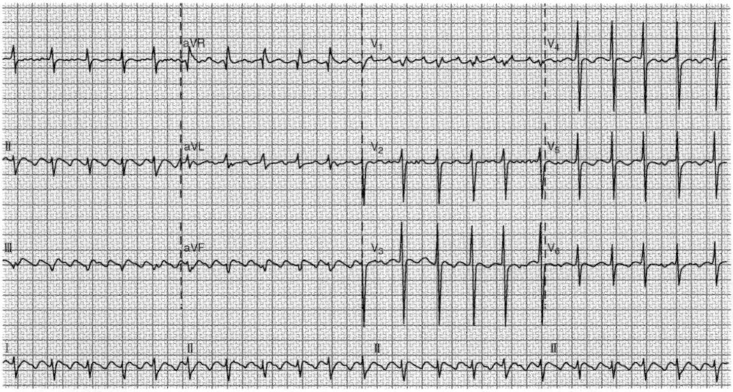

图 6-1　逆时针心房扑动，房室 2∶1 传导。注意Ⅱ、Ⅲ和 aVF 导联的负向颤动波，V_1 导联为正，V_6 导联为负。在下壁导联 QRS 波上方和 V_1 导联 QRS 波末端可以看到第二个颤动波

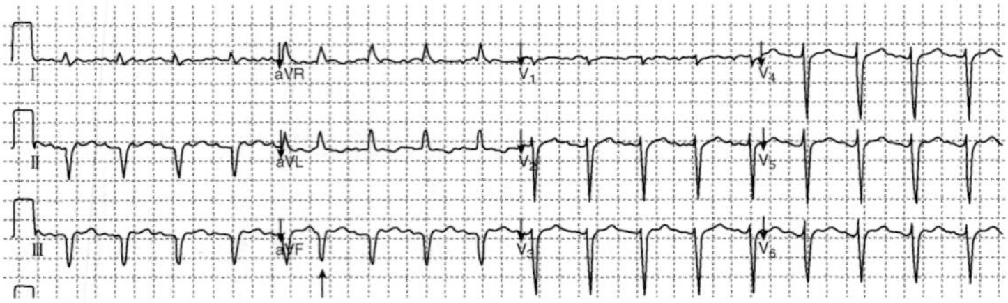

图 6-2 顺时针心房扑动，房室传导以 2：1 为主。请注意Ⅱ、Ⅲ和 aVF 导联的正向颤动波，V_1 导联为负向颤动波，V_6 导联为正向颤动波。由于大约 200 次 / 分的缓慢颤动速率，整体心室率比图 6-1 中要慢。一次心搏为 1：1 传导（箭头）

扑动波。

体格检查和临床表现

- 心悸
- 头晕，眩晕，晕厥，或晕厥前状态
- 咽峡炎
- 充血性心力衰竭
- 心内血栓形成

病因学

- 与年龄相关的退行性改变
- 风湿性心脏病
- 先天性心脏病
- 左心室功能不全或充血性心力衰竭
- 急性心肌梗死（极少）
- 甲状腺功能亢进（甲亢）
- 肺栓塞
- 二尖瓣疾病
- 心脏外科手术
- 慢性阻塞性肺疾病
- 肥胖
- 心包炎
- 肺动脉高压
- 心房颤动患者应用抗心律失常药物后

Dx 诊断

鉴别诊断

- 心房颤动
- 房性心动过速
- 室上性心动过速：
  1. 房室结折返
  2. 顺时针折返性心动过速（使用隐蔽的旁路）
  3. 交界性异位心动过速
  4. Wolff-Parkinson-White 综合征
- 窦性心动过速

评估

- 心电图
- 实验室检查
- CHA_2DS_2-VASc 评分

实验室检查

- 甲状腺功能检查
- 血清电解质，包括肾功能和肝功能检查（预期抗心律失常药物的使用）

影像学检查

- 心电图：
  1. P 波缺失
  2. 规则的、“锯齿状”或“F”（扑动）波形，在Ⅱ、Ⅲ和 aVF 导联中没有等电位线（最常见于逆时针典型的 CTI 房扑）
  3. 心房扑动中很少有 1∶1 房室传导（除非存在预激）。而房室传导通常以 2∶1（图 6-1）、3∶1 或 4∶1 的方式下传，相应的心室率分别为 150 次 / 分、100 次 / 分或 75 次 / 分（假设心房率为 300 次 / 分）。存在高迷走张力或房室传导阻滞，则心房扑动时心室率可能较慢
- 超声心动图（用于新诊断）评估心脏的结构（心室大小、厚度和功能；心房大小和瓣膜功能）
- 经食管超声心动图：考虑对于合并有结构性心脏病或心功能

不全的患者，在缺乏充分抗凝治疗的情况下，确定是否存在心内血栓

- 动态心电图或心电事件记录仪：用以评估阵发性心房扑动或心率监测以及确定是否为非特异性症状相关性心律失常，或用以确定触发事件
- 电生理研究：用于精确诊断、定位通路和消融

Rx 治疗

非药物治疗

- 迷走神经刺激（例如，Valsalva 动作或颈动脉窦按摩）可能会瞬间减慢心室率（通过增加房室传导），并可能使扑动波更显著。腺苷可能同样有助于诊断，可以在缺乏心室活动的情况下揭示心房节律。影响房室传导的动作不太可能终止心房扑动
- 直流电复律是用于急症与血流动力学不稳定或合并严重症状如心绞痛、充血性心力衰竭或低血压时心房扑动的治疗方法。可使电复律成功的能量可能低至 25 J，通常 100 J 一般都可以成功，这可能是一个合理的初始冲击强度。如果电击导致心房颤动，则在更高能量水平下进行第二次电击以恢复正常窦性心律。在心脏复律之前，强烈建议对有意识的患者进行镇静。应根据患者的情况，抗凝至少 1 个月或更长时间（CHA_2DS_2-VASc 评分；表 6-2）

表 6-2　CHA_2DS_2-VASc 评分

风险因素	积分
CHF/LV 功能障碍	1
高血压	1
年龄≥ 75 岁	2
糖尿病	1
卒中 /TIA/ 栓塞	2
血管疾病	1
年龄 64 ～ 74 岁	1
性别（女性）	1
最高得分	9

CHF，充血性心力衰竭；LV，左心室；TIA，短暂性脑缺血发作

- 心房超速起搏也可能终止心房扑动。这种方法在最近接受过心脏手术仍存留临时心房起搏导线的患者，以及有植入起搏器或带有心房导线的除颤器的患者中尤为适用
- 射频消融对阻断慢性或反复心房扑动是非常有效的，通常被认为是反复发作心房扑动患者的一线治疗方法，也可用于首次发作的心房扑动患者。充足证据证明，这种治疗方法可以提高患者生活和健康质量。然而，尽管成功地消融了心房扑动，但发生心房颤动的远期风险仍然存在

急性期治疗

- 治疗选择要基于临床情况。图 6-3 描述了心房扑动的急性期治疗方法。表 6-3 总结了各种心房扑动的治疗方法
- 对于血流动力学不稳定的患者，直接给予心脏电复律
- 对于血流动力学稳定的患者，宜采用传导速率控制或心率控制策略
- 钙通道阻滞剂、β 受体阻滞剂和洋地黄（二线治疗）等房室传导阻滞剂均可用于传导速率控制，通过这些药物治疗心房扑动可能会自发地使心律转换为正常的窦性心律
- 一般情况下，心房扑动比心房颤动控制心率更困难

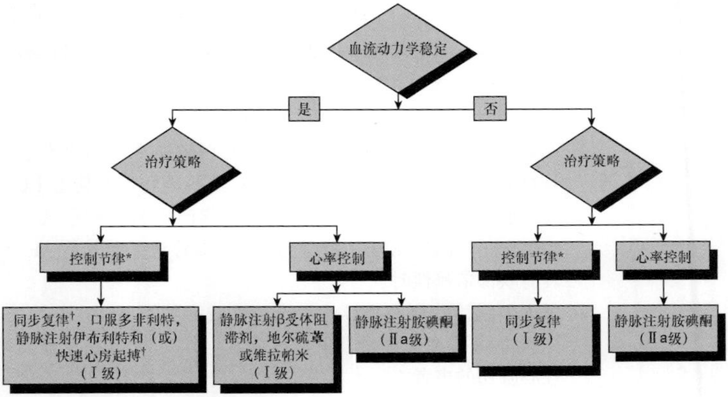

图 6-3　心房扑动的急性期治疗。 * 必须按照标准流程进行抗凝治疗。† 对于自发中断或复发的节律，同步复律或快速心房起搏是不合适的。（Reproduced with permission from Page RL et al：2015 ACC/AHA/HRS Guideline for the management of adult patients with supraventricular tachycardia，JACC 67（13）：e27-e115，2016. In Olshansky B et al：Arrhythmia essentials，ed 2，Philadelphia，2017，Elsevier.）

表 6-3 房扑的治疗

对耐受性差的 AFL 或持续快速心室率的紧急治疗	• 如果是长期的发作（即＞ 48 ～ 72 h），则使用肝素抗凝治疗，随后使用治疗性华法林或 NOAC，因为心脏电复律可能与血栓栓塞风险相关。心脏电复律的抗凝指南与 AF 相同，长时间发作可能提示需要进行经食管超声心动图。腺苷和颈动脉按摩可用于帮助诊断伪装为窦性心律的 AFL • **一线治疗：**麻醉下进行直流电复律（DCC），必要时抗凝。需考虑发作时长 • **二线治疗：**在尝试 DCC 之前，可尝试伊布利特或普鲁卡因胺进行复律使用。如果 AFL 持续时间＜ 48 h，伊布利特可能有 70% 的有效性，尽管通常无法确定。普鲁卡因胺可能有助于维持窦性心律 • **候补治疗：**快速心房起搏（食管、心外膜或心内膜起搏，取决于情况）。起搏终止时，按照比扑动速率快 10% ～ 20% 的速率起搏 10 ～ 15 s。如果无效，以 10 次 / 分的更快速度进行短阵快速起搏，每次持续 10 ～ 15 s，直至转变为 AF 或窦性心律。添加普鲁卡因胺可能有助于提高终止起搏的疗效；但是，如果房室结阻断剂不能充分控制心室反应，则可加快房室传导（见下文慢性预防）；20% ～ 30% 将起搏至 AF，10% ～ 20% 对起搏无反应，具体取决于手术患者的选择。当发生 AF 时，通常持续时间较短，并在 24 h 内自发终止。如果持续，可在伴或不伴抗心律失常药物的情况下尝试 DCC。快速 AFL（心房率＞ 350 次 / 分）和 AF/AFL 通常不能被终止。然而，任何形态扑动波的较慢 AFL（速率＜ 350 次 / 分）通常可被终止 • 单独口服负荷药物终止 AFL 很少有用 • 如果反复发作，使用 Ⅰ C 或 Ⅲ 类抗心律失常药物直至达到稳定状态，然后尝试心脏复律。这些药物（尤其是 Ⅰ C 类药物）可稳定扑动回路。它还可能产生另一种形式的 AFL——“Ⅰ C” AFL。消融仍然是一线疗法，尤其是 AFL 具有峡部依赖性时 • 考虑消融治疗所有持续性、难治性或症状性 AFL。然而，尽管进行了 AFL 消融，但仍可能发生 AF，尤其是有器质性心脏病的患者 • 当心室率控制无法实现且 AFL 无法消融时，或者如果存在症状、难治性和（或）如果伴有心动过速诱导的心肌病时，可以考虑房室结消融，尽管不作为首选。当患者有多种形式的不可消融 AFL 或 AF 时，可考虑此种选择，特别是那些有非峡部依赖性 AFL 的患者

续表

慢性预防	• 如果存在无心力衰竭的器质性心脏病：可应用索他洛尔（在医院开始）、多非利特、胺碘酮 • 如果器质性心脏病伴心力衰竭：则应用胺碘酮、多非利特 • 如果无器质性心脏病：则选择普罗帕酮、氟卡尼、索他洛尔、多非利特或胺碘酮这些药物，但普罗帕酮或氟卡尼可能需要伴随使用房室结阻断药物，以防止 1∶1 传导 • 如果使用Ⅰ类或Ⅲ类药物，首先使用房室结阻断药物控制心室率。另外，ⅠA 类药物的迷走神经阻滞作用可增强房室结传导，ⅠA 和ⅠC 类药物均可导致 1∶1 房室传导的 AFL • 单纯用药物治疗 AFL 通常效果不佳 • 早期考虑射频导管消融治疗，射频导管消融已成为一线治疗
有严重症状的无反应患者	• 若为Ⅰ型 AFL，采取右心房峡部射频消融 • 非典型 AFL 消融难度更大，取决于折返回路的位置。成功率低于典型 AFL。在有先天性心脏病、瓣膜疾病或既往手术区域有明显瘢痕时，手术更加困难 • 对于非典型、不可消融 AFL，可进行心室率控制、抗心律失常药物或房室结消融（不作为首选） • 如果进行了房室结消融和起搏，并且 AFL 是间歇性的，模式切换功能应编程为“ON”
心肌梗死	• 如果血流动力学不耐受或持续难治性心肌缺血，进行紧急心脏复律。由于快速心室率，AFL 可能增加心肌氧耗，引起进一步缺血、舒张功能障碍、肺淤血和水肿 • 如果复发，静脉注射胺碘酮或普鲁卡因胺 • 如果复发且耐受性差，考虑暂时性抗心动过速起搏
术前	• 对于心脏手术，如果已达到充分的抗凝，则将 AFL 转换为正常窦性心律，或确保心室反应得到良好控制 • 如果手术是选择性的，且 AFL 是慢性的，可考虑抗心律失常药物或导管消融。但是，择期手术前，长期（＞ 48 h）的 AFL 转变后应继续抗凝治疗至少 3 周 • 对于无法使用抗凝治疗的紧急手术，考虑心室率控制而不是电复律 • 对于短期（＜ 48 h）的 AFL，可进行 DCC（DCC 前可考虑使用肝素，并就风险进行外科咨询）
术后	• 所有患者中 10% ～ 20% 的 AFL 发生在心脏手术后；通常伴随 AF 发生。发病高峰在 2 ～ 3 天，多见于老年患者。其他类型手术后很少发生。AFL 可自行消退；但是，其可延长住院时间，加重心力衰竭，减缓恢复过程，并引起并发症

续表

	• 如无心力衰竭或支气管痉挛性疾病且心脏射血分数良好（> 40%），则 β 受体阻滞剂可用来控制心室率。地尔硫䓬作为二线药物通常是有效的，但在心脏射血分数较差的患者中应慎用。地高辛控制心率的效果较差，但可以考虑使用，尤其是在收缩功能较差的患者中 • 静脉注射胺碘酮可能对持续性和耐受性差的 AFL 有用；胺碘酮或其他抗心律失常药物可能对复发有帮助 • DCC 或心房起搏终止（如果存在心房起搏电极）通常是成功的，尤其是在 AFL 发作后早期使用时 • 如可能，停用正性肌力药物

AF，心房颤动；AFL，心房扑动

From Olshansky B et al：Arrhythmia essentials，ed 2，Philadelphia，2017，Elsevier.

- 单纯心房扑动复律后的复发率很难确定，因为大多数已发表的数据是将心房扑动与心房颤动相结合的。这个数据提供的复发率也是很高的，几乎达到 50%
- 静脉注射伊布利特是一种用于收缩功能和 QT 间期正常患者的心房扑动的一线药物心脏复律治疗。成功率约为 60%，比普鲁卡因胺、索他洛尔或胺碘酮更有效

慢性期治疗

- 对于心房扑动患者，几乎没有结果可以对心率和节律的控制维持选择作为参考。心房扑动的心率控制可能是困难的，并且消融成功率超过 90%。虽然消融术能更持久地避免心房扑动复发，但在心房扑动心脏复律后，有几种药物可以帮助维持窦性心律，如多非他利、胺碘酮、氟卡尼、普罗帕酮或索他洛尔。抗心律失常治疗方式的选择，在一定程度上，也要看是否合并器质性心脏疾病
- 择期门诊患者复律或消融可以选择①术前立即进行经食管超声心动图（TEE）检查，以评估左心房和左心耳是否有血栓，或②在复律前有至少 3 周抗凝治疗记录的方式确认无血栓后进行。在心脏复律后应进行至少 4 周的抗凝治疗，是否延长抗凝时间，取决于患者 CHA_2DS_2-VASc 评分风险

预后

超过 85% 的患者在复律后转为有规律的窦性心律。消融成功率

超过 90%。

转诊

将考虑进行心房扑动节律控制的患者转诊给心电生理专家，特别是进行射频消融的患者。

重点和注意事项

专家点评

- 体表心电图是识别心房扑动和区分心房扑动与心房颤动的最佳工具
- 典型心房扑动的消融是非常有效、直接和相对安全的。对于反复发作的患者，甚至是第一次发作的患者，都应该考虑
- 心房扑动患者有很高风险后续发展为心房颤动
- 所有 CHA_2DS_2-VASc 得分 ≥ 2 分患者均应考虑抗凝治疗。在 CHA_2DS_2-VASc 得分为 0 患者中，一般不推荐抗凝。CHA_2DS_2-VASc 得分为 1 的患者，小剂量阿司匹林或口服抗凝剂（华法林、达比加坦、利伐沙班、阿哌沙班或依多沙班）是合适的选择
- 虽然心房扑动的抗凝推荐与心房颤动时相同，但研究表明，心房扑动患者卒中的绝对风险低于心房颤动

相关内容

心房颤动（患者信息）

心房颤动（相关重点专题）

推荐阅读

AHA/ACC/HRS 2014 AHA/ACC/HRS Guideline for the management of patients with atrial fibrillation: 2016 2014 AHA/ACC/HRS Guideline for the management of patients with atrial fibrillation: a report of the American College of Cardiology/American Heart Association Task Force on Practice Guidelines and the Heart Rhythm Society, *J Am Coll Cardiol* 36:2242-2246, 2016.

第 7 章　心房颤动

Atrial Fibrillation

Tania B. Babar

秦亚录　译　王伟　审校

基本信息

定义

心房颤动（atrial fibrillation，AF，简称房颤）是一种室上性快速性心律失常，其特点是紊乱、快速心房激动和心房不协调收缩。当结构和（或）电生理异常使心房组织改变，进而促进冲动形成和（或）传导异常，就会发生房颤。心室率取决于房室结（AV）的传导特性，其可受迷走神经 / 交感神经张力、药物或房室结病变的影响。

过去人们使用了多种分类方法来描述房颤。美国心脏病学会（ACC）/ 美国心脏协会（AHA）指导委员会采用当前的分类方法（分为三大类）如下：

- 阵发性房颤：一次以上的房颤发作，发作 7 日内可自行或经干预终止
- 持续性房颤：房颤发作持续 7 日以上
  1. 早期持续性房颤：持续时间超过 7 日但少于 3 个月的房颤
  2. 长期持续性房颤：持续时间超过 1 年的房颤，可能是因为心脏复律失败或者未尝试复律
- 永久性房颤：患者和医生共同决定停止追求窦性心律
- 除了上述房颤分类（主要依据发作持续时间和终止来定义）之外，ACC/AHA/ 欧洲心脏病学会（ESC）指南还根据患者的其他特征描述了其他的房颤分类：
  1. 孤立性房颤（LAF）：通常指没有心肺疾病、糖尿病或高血压的临床或超声心动图证据的年轻患者的房颤
  2. 非瓣膜性房颤：指没有中重度二尖瓣狭窄或存在机械性心脏瓣膜的房颤
  3. 继发性房颤：发生在原发疾病可导致房颤的情况下：如急性心肌梗死、心脏手术、心包炎、心肌炎、甲状腺功能亢

进、肺栓塞、肺炎或其他急性疾病。单独列出是因为考虑到这些病因一旦去除，房颤复发的可能性较小

4. 无症状性房颤：无症状房颤诊断依靠心电图或长条心电图

同义词

AF

阵发性心房颤动（PAF）

AFib

ICD-10CM 编码

I48.0　阵发性心房颤动

I48.1　持续性心房颤动

I48.2　慢性心房颤动

I48.91　非特定的心房颤动

流行病学和人口统计学

- 房颤的患病率随着年龄的增长而增加，从 65 岁以下的 2% 增加到 65 岁以上的 9%
- 在美国超过 300 万人患有房颤。房颤在婴儿和儿童中并不常见，如果存在，总是与结构性心脏病有关
- 在所有年龄组中，男性房颤的发病率明显高于女性（1.1% *vs.* 0.8%）。房颤在白人中比黑人中更常见，可能与黑人对该病的认识不足有关
- 血栓栓塞引起的卒中是房颤最常见和最严重的并发症。非风湿性房颤患者的缺血性卒中年平均发生率为 5%，约为无房颤患者的 2 ～ 7 倍。卒中的风险不仅仅是由房颤引起的；无论房颤患者当时节律如何，均会发现其内皮细胞变化和炎症标志物升高可能导致血栓形成。据估计，50 ～ 59 岁群体的房颤卒中归因危险度为 1.5%，而 80 ～ 89 岁群体约为 36%
- 表 7-1 总结了血栓栓塞的风险积分

体格检查和临床表现

临床表现多样：

- 心悸、头晕或头晕目眩
- 疲劳、乏力或活动耐量下降

表 7-1 房颤血栓栓塞风险评分

CHA_2DS_2-VASc 评分危险因素	积分
充血性心力衰竭	1
高血压	1
年龄≥ 75 岁	2
糖尿病	1
卒中 / 短暂性脑缺血发作 / 血栓栓塞病史	2
血管疾病	1
年龄 65 ～ 75 岁	1
女性	1

欧洲心脏病学会（ESC）、美国心脏协会（AHA）和美国心脏病学会（ACC）指南均推荐使用 CHA_2DS_2-VASc 评分来评估房颤患者卒中的风险。ESC 指南推荐≥ 1 个危险因素的患者接受有效的预防卒中治疗。对于年龄＜ 65 岁的房颤患者（不分性别）和孤立性房颤患者，不推荐抗凝治疗，因为卒中风险非常低。AHA/ACC 指南建议对 CHA_2DS_2-VASc ≥ 2 分的患者进行口服抗凝治疗；对于非瓣膜性房颤且 CHA_2DS_2-VASc 评分为 1 分的患者，不进行抗血栓治疗或考虑给予口服抗凝药或阿司匹林治疗。CHA_2DS_2-VASc：充血性心力衰竭、高血压、年龄、糖尿病、卒中 / 短暂性脑缺血发作和血管疾病。

From Ronco C et al：Critical care nephrology，ed 3，Philadelphia，2019，Elsevier.

- 心绞痛
- 呼吸困难
- 部分患者没有症状
- 心脏听诊显示心律不规则
- 血栓栓塞症状，如卒中

病因学

- 房颤最常见的变化是心房肌质量减少和心房纤维化
- 纤颤被认为是由多个游走子波引起的，通常起源于肺静脉。目前已经提出了折返机制和局灶激动机制（图 7-1）
- 血管原因：高血压心脏病
- 心脏瓣膜疾病
- 肺部原因：肺栓塞、慢性阻塞性肺疾病、阻塞性睡眠呼吸暂停、一氧化碳中毒
- 结构性心脏病：肥厚型心脏病、充血性心力衰竭、冠状动脉疾病、心肌梗死、先天性心脏病（尤其是导致心房扩大的疾病，如房间隔缺损）

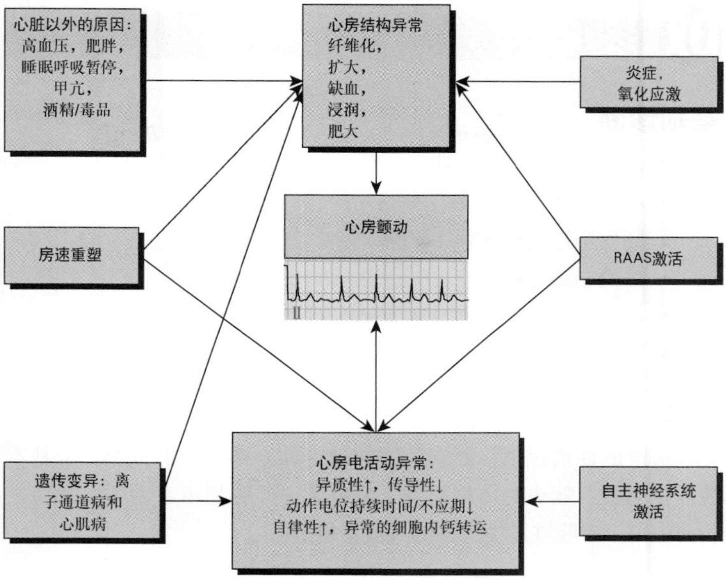

图 7-1　心房颤动的机制。RAAS：肾素-血管紧张素-醛固酮系统。（From Parrillo JE，Dellinger RP：Critical care medicine，principles of diagnosis and management in the adult，ed 5，Philadelphia，2019，Elsevier.）

- 心包炎和心肌炎
- 心律失常：房性心动过速和心房扑动与房颤有关，WPW 综合征也是如此
- 内分泌：甲状腺毒症、甲状腺功能亢进或亚临床甲状腺功能亢进症、嗜铬细胞瘤、肥胖
- 手术：心脏和非心脏手术
- 电解质：低钾血症、低镁血症
- 机体应激：发热、贫血、缺氧、败血症、感染（如肺炎）
- 药物 / 毒素：洋地黄、腺苷、茶碱、苯丙胺类、可卡因、抗组胺药、酒精滥用和（或）戒断、咖啡因、甾体抗炎药（SAIDs）、非甾体抗炎药（NSAIDs）
- 在年轻男性和慢跑者中，剧烈运动的频率与发生房颤的风险正相关
- 卟啉症与自主神经功能障碍和房颤风险增加有关
- 代谢综合征、维生素 D 摄入过多或烟酸摄入过多的患者发生房颤的风险较高

Dx 诊断

鉴别诊断

- 多源性房性心动过速
- 心房扑动
- 频发房性期前收缩（早搏）
- 房性心动过速
- 房室结折返性心动过速（AVNRT）
- WPW 综合征

评估

房颤的评估包括诊断、病因的确定和心律失常的分类。最基本的评估包括：病史和体格检查、心电图、经胸超声心动图以及特定病例中用于排除继发性房颤的实验室检查。

实验室检查

- 促甲状腺激素，游离 T4
- 血清电解质
- 毒性筛选
- 全血细胞计数（寻找贫血、感染）
- 肾和肝功能检测
- D- 二聚体 / 胸部 CT 扫描以进行肺栓塞筛查流程（如果患者存在需要进行肺栓塞检查的危险因素）

影像学检查

- 心电图（图 7-2）
- P 波消失
- 等电位线处的颤动波或 F 波，其振幅、形态和间期都不同（图 7-3）
- 心室律不规则
- 超声心动图排除结构性心脏病（评估心室大小、厚度和功能、心房大小、心包疾病和瓣膜功能）
- 胸片检查（如果怀疑肺部疾病或充血性心力衰竭）
- 经食管超声心动图（TEE）：有助于评估左心房血栓（尤其是左心耳）以指导心脏复律或消融（如果发现血栓，应延迟复律）

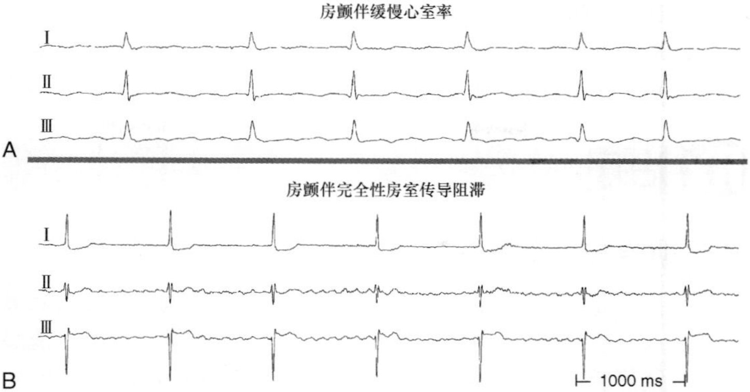

图 7-2　心房颤动伴缓慢心室率。A. 心室节律不规则，表明是心房搏动传导的结果。**B.** 心室节律规则，完全性房室传导阻滞与规则的交界性逸搏心律共存。（From Issa Z et al：Clinical arrhythmology and electrophysiology，ed 2，Philadelphia，2012，Saunders Elsevier.）

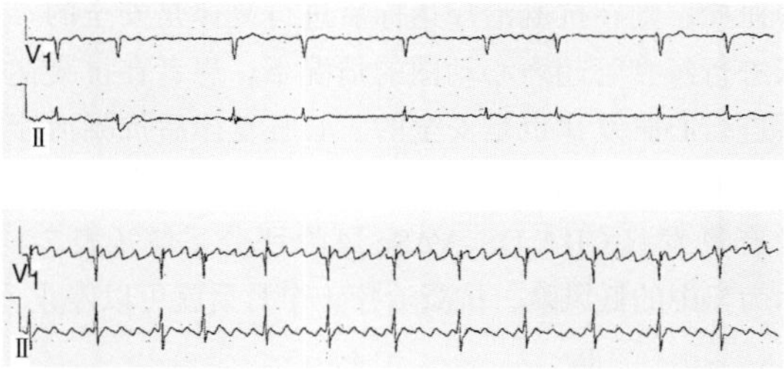

图 7-3　心房颤动的 F 波（上图）与心房扑动的扑动波（下图）的比较。注意 F 波在速率、形状和振幅上是可变的，而扑动波在速率和形态的各个方面都是不变的。显示的是 V_1 和Ⅱ导联。（From Zipes DP：Braunwald's heart disease，a textbook of cardiovascular medicine，ed 11，Philadelphia，2019，Elsevier.）

- CT 和 MRI：对于 D- 二聚体阳性的患者，可能需要胸部 CT 血管造影来排除肺栓塞。如果计划进行房颤消融治疗，三维成像技术（CT 扫描或 MRI）有助于评估心房解剖
- 6 min 步行试验或运动试验：6 min 步行或运动试验有助于评估心率控制得是否充分。运动试验还可以在使用ⅠC 类抗心律失常药物治疗之前排除心肌缺血，并可用于重现运动诱发的房颤
- 睡眠监测（如果怀疑睡眠呼吸暂停）
- 动态心电图或心电事件记录仪：对房颤的诊断有疑问或用于

评估房颤负荷时

- 电生理学检查：当房颤是继发于室上性心动过速（如房室结折返性心动过速或 WPW 综合征）时

Rx 治疗

急性期治疗：新发房颤

- 如果房颤患者血流动力学不稳定（低血压、充血性心力衰竭或心绞痛），立即使用快速短效镇静剂（如咪达唑仑）清醒镇静后进行同步电复律。表 7-2 总结了 ACC/AHA 对房颤复律的推荐。房颤持续时间＜ 48 h 的患者发生与心脏复律相关的临床血栓栓塞的可能性较低。房颤持续时间＞ 2 日的患者，如果在心脏复律前未进行数周的抗凝治疗，则发生临床血栓栓塞的风险为 5% ～ 7%。如果经食管超声心动图显示没有心房血栓，则在抗凝治疗达标后进行复律是安全的。或者，在未进行经食管超声心动图的情况下，患者在抗凝达标 1 个月后进行心脏复律也是安全的。心脏复律后抗凝治疗应至少持续 1 个月，以减少不良血栓栓塞事件的发生。如果患者房颤没有复发且 CHA_2DS_2-VASc 风险评分系统（表 7-1）结果显示为卒中的低风险，抗凝治疗 1 个月后就可以停止

表 7-2　ACC/AHA 对房颤心脏复律的推荐

推荐类别	推荐内容	证据等级
药物复律		
Ⅰ（推荐）	对于房颤的药物复律，推荐使用氟卡尼、多非利特、普罗帕酮或伊布利特	A
Ⅱa（使用是合理的）	胺碘酮是房颤药物复律的合理选择	A
	对于没有窦房结或房室结功能障碍、束支传导阻滞、QT 间期延长、Brugada 综合征或者结构性心脏病的患者，如在医院内证明是口服单剂量普罗帕酮或氟卡尼（“口袋药”）安全的，可在院外用于终止持续性房颤。在开始抗心律失常药物治疗前，应给予 β 受体阻滞剂或非二氢吡啶类钙通道阻滞剂，以防止发生心房扑动时快速的房室传导	C

续表

推荐类别	推荐内容	证据等级
	对于不需要立即转复窦性心律的阵发性或持续性房颤患者，门诊使用胺碘酮是有益的	C
Ⅱb（可以考虑使用）	奎尼丁或普鲁卡因胺可考虑用于房颤的药物复律，但这些药物的有效性尚不明确	C
Ⅲ（不推荐）	地高辛和索他洛尔用于房颤的药物复律可能是有害的，不推荐使用	A
	奎尼丁、普鲁卡因胺、丙吡胺和多非利特不应在院外启动房颤转复	B
直流电复律		
Ⅰ（推荐）	对于伴有持续性心肌缺血、症状性低血压、心绞痛或心力衰竭的快速心室率的房颤患者，药物治疗不能及时终止时，推荐立即同步直流电复律	C
	对于房颤伴预激的患者出现非常快的心动过速或血流动力学不稳定时，推荐立即进行直流电复律	B
	血流动力学稳定的房颤患者，对症状不可耐受时，推荐进行心脏复律。如复律后早期房颤复发，可尝试在服用抗心律失常药物后再次直流电复律	C
Ⅱa（使用是合理的）	直流电复律用于恢复窦性心律，作为房颤患者长期治疗策略中的一部分是有益的	B
	对于症状性或复发性房颤患者进行偶尔重复心脏复律治疗时，应合理地考虑患者偏好	C
Ⅲ（不推荐）	预先使用抗心律失常药物的多次复律患者，两次房颤之间的窦性心律时间较短，不推荐频繁重复直流电复律	C
	洋地黄中毒或低钾血症患者禁止电复律	C
药物增强心脏直流电复律的作用		
Ⅱa（使用是合理的）	用胺碘酮、氟卡尼、伊布利特、普罗帕酮或索他洛尔预处理对于提高直流电复律成功率及预防房颤复发是有益的	B
	对于成功复律后复发的房颤患者，使用抗心律失常药物后重复电复律是有益的	C

续表

推荐类别	推荐内容	证据等级
Ⅱb（可以考虑使用）	对于持续性房颤患者，可考虑使用 β 受体阻滞剂、丙吡胺、地尔硫䓬、多非利特、普鲁卡因胺或维拉帕米，尽管这些药物对提高直流电复律的成功率或预防房颤早期复发的疗效尚不确定	C
	无心脏病患者，可考虑在院外服用抗心律失常药物以提高房颤复律成功率	C
	对于某些心脏病患者，一旦证实抗心律失常药物的安全性，可考虑院外服用抗心律失常药物以提高房颤复律的成功率	C
心房颤动复律术后血栓栓塞的预防		
Ⅰ（推荐）	对于持续时间≥ 48 h 或不明确的患者，无论何种方法（电复律或药物复律）恢复窦性心律，至少在复律前 3 周和复律后 4 周推荐抗凝治疗（INR 2.0 ～ 3.0）	B
	对于持续时间≥ 48 h，因血流动力学不稳定而需要立即复律的房颤患者，应同时使用肝素（除非有禁忌），首次弹丸式静脉注射后持续输注，调整剂量使活化部分凝血活酶时间延长至参考值的 1.5 ～ 2 倍。此后，对于接受心脏复律的患者，复律后应至少持续 4 周的口服抗凝药治疗（INR 2.0 ～ 3.0）。关于这个适应证，支持皮下注射低分子量肝素的数据有限	C
	对于持续时间＜ 48 h 伴有血流动力学不稳定（心绞痛、心肌梗死、休克或肺水肿）的房颤患者，应立即进行复律，不得延误，及早开始抗凝治疗	C
Ⅱa（使用是合理的）	发作时间＜ 48 h 的房颤患者，根据患者的血栓栓塞风险决定转复前后是否需要抗凝	C
	作为替代房颤复律前的抗凝治疗，进行经食管超声心动图检查了解左心房及左心耳内有无血栓是合理的	B
	a. 对于没有血栓的患者，在使用普通肝素抗凝后立即进行复律是合理的［如：首次弹丸式静脉注射后持续输注，调整剂量使活化部分凝血活酶时间延长至参考值的 1.5 ～ 2 倍。直到口服维生素 K 拮抗剂（如华法林）使 INR ≥ 2.0］	B

续表

推荐类别	推荐内容	证据等级
	此后，对于接受心脏复律的患者，复律后应至少持续 4 周的口服抗凝药治疗（INR 2.0 ～ 3.0）	B
	关于这个适应证，支持皮下注射低分子肝素的数据有限	C
	b. 对于经食管超声心动图检查发现血栓的患者，至少在复律前 3 周和复律后 4 周口服抗凝药治疗（INR 2.0 ～ 3.0）是合理的。即使复律成功后更长时间的抗凝也是恰当的，因为仍然有血栓栓塞的风险	C
	对于转复的房扑患者，根据房颤患者的推荐进行抗凝是获益的	C

ACC，美国心脏病学会；AHA，美国心脏协会；INR，国际标准化比值
From Zipes DP：Braunwald's heart disease，a textbook of cardiovascular medicine，ed 11，Philadelphia，2019，Elsevier.

- 如果房颤患者血流动力学稳定，通常最初采取心室率控制的策略。表 7-3 总结了 ACC/AHA 对房颤心室率控制的药物推荐

表 7-3　ACC/AHA 对房颤心室率控制的药物推荐

推荐类级	推荐内容	证据等级
Ⅰ（推荐）	对于持续性或永久性房颤患者，推荐监测静息心率并使用药物控制心室率（大多数情况下使用 β 受体阻滞剂或非二氢吡啶类钙通道阻滞剂）	B
	对于不伴预激的急性期房颤患者，推荐静脉使用 β 受体阻滞剂（艾司洛尔、美托洛尔或普萘洛尔）或非二氢吡啶类钙通道阻滞剂（维拉帕米、地尔硫䓬）来减慢心室率，低血压或心力衰竭患者应谨慎	B
	对于心力衰竭合并无旁路的房颤患者，推荐静脉注射地高辛或胺碘酮控制心率	B
	对于活动时出现房颤相关症状的患者，应进行运动时心室率控制评价，按需要调整药物治疗以维持心室率在生理范围内	C

续表

推荐类级	推荐内容	证据等级
	口服地高辛能有效控制房颤患者静息心率，适用于合并心力衰竭或左心室功能不全和久坐不动的患者	C
Ⅱa（使用是合理的）	地高辛联合 β 受体阻滞剂或非二氢吡啶类钙通道阻滞剂控制房颤患者静息和活动时心率是合理的。药物的选择应因人而异并调整剂量，以避免心动过缓	B
	对于药物治疗不佳或有副作用的患者，通过消融房室结或旁路控制心室率是合理的	B
	对于其他方法无效或有禁忌证的患者，静脉使用胺碘酮控制房颤心室率是有益的	C
	对于房颤合并旁路不需要电复律的患者，静脉注射普鲁卡因胺或伊布利特是合理的选择	C
Ⅱb（可以考虑使用）	当房颤患者的静息和运动时心室率不能通过 β 受体阻滞剂、非二氢吡啶类钙通道阻滞剂或地高辛单独或合用来充分控制时，可以口服胺碘酮来控制心率	C
	对于血流动力学稳定的房颤伴旁路传导患者，可考虑静脉注射普鲁卡因胺、丙吡胺、伊布利特或胺碘酮	B
	对于不能用药物控制心室率或怀疑心动过速型心肌病的房颤患者，可考虑采用导管消融房室结来控制心率	C
Ⅲ（不推荐）	对于射血分数＞40% 的无症状持续性房颤患者，严格的心室率控制（静息心率＜80 次 / 分或步行 6 min 心率＜110 次 / 分）与宽松的心室率控制（静息心率＜110 次 / 分）相比无明显获益，尽管未控制的心动过速会导致可逆的左心室功能不全	B
	对于阵发性房颤患者，地高辛不能作为控制心室率的唯一药物	B
	对于以前未经药物治疗控制心室率的房颤患者，不应尝试导管消融房室结	C

续表

推荐类级	推荐内容	证据等级
	对于合并失代偿性心力衰竭的房颤患者，静脉注射非二氢吡啶类钙通道阻滞剂可能使血流动力学障碍进一步恶化，因此不推荐使用	C
	对于合并预激综合征的房颤患者，静脉注射洋地黄糖苷类或非二氢吡啶类钙通道阻滞剂可能会增加心室率，因此不推荐使用	C

ACC，美国心脏病学会；AHA，美国心脏协会

From Zipes DP：Braunwald's heart disease，a textbook of cardiovascular medicine，ed 11，Philadelphia，2019，Elsevier.

- 房颤心室率控制的治疗方案包括：
  1. 地尔硫䓬静脉注射 0.25 mg/kg（最大剂量 25 mg）持续 2 min，如果心室率未减慢到 100 次 / 分以下，可以在 15 min 后第二次给药 0.35 mg/kg（最大剂量 25 mg）。然后以 10 mg/h（5 ～ 15 mg/h）静脉滴注，使静息心率＜ 100 次 / 分。通常静脉给药后 3 min 内起效，10 min 内达到峰效应最常见。心室率减慢后，可改为口服地尔硫䓬 60 ～ 90 mg，每 4 ～ 6 h。大剂量钙通道阻滞剂会加重心力衰竭，因此有心力衰竭或射血分数降低症状的患者应慎用。
  2. 维拉帕米静脉注射 2.5 ～ 5 mg，如果心室率仍未减慢到 100 次 / 分以下，则在 10 min 后静脉注射 5 ～ 10 mg。当心室率减慢后，可改为口服维拉帕米 80 ～ 120 mg，每 6 ～ 8 h。使用该药物时应主要关注低血压和心力衰竭，而且不应用于慢性心力衰竭患者
  3. 艾司洛尔和美托洛尔是可用于静脉注射的 β 受体阻滞剂。大剂量的 β 受体阻滞剂会对心力衰竭患者有负性肌力作用，应谨慎使用。
  4. 地高辛不是一种强效的房室结阻滞剂并且具有潜在的毒性，因此不能用于心室反应的急性控制，但可以与 β 受体阻滞剂和钙通道阻滞剂联合使用。对低血压或心力衰竭患者地高辛可作为 β 受体阻滞剂的一个有用的辅助治疗，这并不少见。使用时，0.5 mg 负荷剂量静脉（缓慢）注射，然后在 6 h 后静脉注射 0.25 mg。6 ～ 8 h 后可能需要第三次剂量；每日剂量 0.125 ～ 0.25 mg（肾功能不全和老年患者的

剂量酌情减少），具体取决于心率和地高辛毒性的体征或症状。地高辛毒性表现为胃肠道和视觉不适、房性心律失常、心脏传导阻滞和室性心动过速

5. 胺碘酮获得 ACC/AHA/ESC 的Ⅱa 类推荐，用于对其他药物不耐受或无反应患者的心率控制，如不能耐受地尔硫䓬或美托洛尔的心力衰竭患者。对于未接受抗凝治疗的患者应谨慎使用，因为胺碘酮可使心脏复律，从而产生血栓栓塞风险

- 对于 WPW 综合征合并房颤患者，应避免使用房室结阻滞剂（尤其是钙通道阻滞剂和地高辛），因为阻断房室结后，房颤波可完全经旁路传导，从而导致心室颤动。如果发生这种情况需要立即除颤。如果怀疑合并 WPW 综合征，可使用普鲁卡因胺、氟卡尼或胺碘酮代替
- 急性情况下，药物复律（如伊布利特、多非利特）比电复律更少用。药物复律的主要缺点是有发生室性心动过速和其他严重心律失常的风险，特别是由于 QT 间期急剧延长所致
- 表 7-4 总结了 ACC/AHA 对房颤患者维持窦性心律的推荐

表 7-4 ACC/AHA 对房颤患者维持窦性心律的推荐

推荐类别	推荐内容	证据等级
Ⅰ（推荐）	开始抗心律失常药物治疗前，推荐治疗房颤的诱因或可逆性原因	C
	对于抗心律失常药物治疗失败的症状性阵发性房颤患者，且左心房正常或轻度扩张及左心室功能正常或轻度降低，由经验的术者进行导管消融术是有益的	A
Ⅱa（使用是合理的）	对于维持窦性心律和预防心动过速型心肌病的房颤患者，药物治疗是有益的	C
	对于不频繁的及耐受性好的复发性房颤患者，抗心律失常药物治疗是合理的	C
	对于抗心律失常药物耐受性良好且无心脏病的房颤患者，门诊开始抗心律失常药物治疗是合理的	C
	基于阵发性房颤患者药物治疗时处于窦性心律，对于无结构性心脏病的孤立性房颤患者，在门诊开始服用普罗帕酮或氟卡尼是有益的	B

续表

推荐类别	推荐内容	证据等级
	如果基线未校正 QT 间期＜ 460 ms、血清电解质值正常且不存在与Ⅲ类药物相关的致心律失常的危险因素，索他洛尔用于窦性心律伴无或轻微心脏病、易发生阵发性房颤患者是获益的	C
	导管消融术治疗有症状的持续性房颤是合理的	A
Ⅱb（可以考虑使用）	对于有症状的阵发性房颤伴左心房显著扩张或显著左心室功能不全的患者，导管消融术可能是合理的	A
Ⅲ	对于应用某种药物有明确致心律失常风险的房颤患者，不推荐使用该药抗心律失常来维持窦性心律	A
	对于进展期的窦房结疾病或房室结功能障碍的患者，除非植入了心脏起搏器且功能正常，否则不建议使用药物治疗来维持窦性心律	C

ACC，美国心脏病学会；AHA，美国心脏协会

From Zipes DP：Braunwald's heart disease，a textbook of cardiovascular medicine，ed 11，Philadelphia，2019，Elsevier.

慢性期治疗

- 疑似过度饮酒的患者戒酒
- 治疗潜在疾病或原因（如有）
- 治疗可改变的危险因素（如阻塞性睡眠呼吸暂停、高血压和肥胖）已被证明可以降低患者的房颤负荷
- AFFIRM 和 RACE 试验表明，无论是采取心室率控制还是节律控制策略，在心血管复合终点（死亡、充血性心力衰竭、出血、药物副作用或血栓栓塞）方面均无差异。只要根据患者卒中风险维持适当的抗凝治疗，两种方法有相似的结果
- 对于无症状的房颤患者，用钙通道阻滞剂、β 受体阻滞剂或地高辛的心室率控制策略是合理的选择。RACE-2 试验表明，宽松心室率控制策略（静息靶心率＜ 110 次 / 分）不劣于严格的心室率控制策略（静息靶心率＜ 80 次 / 分，运动靶心率＜ 110 次 / 分）。然而，最新的 ACC/AHA 指南推荐靶心率＜ 80 次 / 分，而不是＜ 110 次 / 分
- 对于有症状的、年轻的或心室率难以控制的房颤患者，应尝

试用抗心律失常药物维持窦性节律。抗心律失常药物包括胺碘酮、决奈达隆（仅阵发性房颤且无心力衰竭）、多非利特、氟卡尼、普罗帕酮（禁忌证为结构性心脏病）或索他洛尔。决定采用哪种策略最好是咨询心脏病专家。对于持续性或永久性房颤患者，应避免使用决奈达隆，因为会使心血管结局恶化，尤其是伴有症状的心力衰竭患者（参见图 7-4，指导维持窦性心律的治疗推荐流程图）

非药物疗法

- 房颤导管消融术：已成为药物难治性或药物不耐受的有症状患者的一种常见治疗手段。大多数阵发性房颤（PAF）患者在有经验的中心行环肺静脉消融术，可长期维持窦性心律。已有中心报道阵发性房颤患者成功率为 70% ～ 85%，但高达 50% 的患者可能需要多次消融才能获得成功。对实施该手术的医院国际上进行的最大规模调查中，并发症发生率为 4.5%。持续性房颤的成功率要低得多，在许多中心长期成功率为 40% ～ 50%，这类患者通常需要不止一次手术。隔离肺静脉最常用的技术是射频消融术和冷冻球囊消融术，两者在

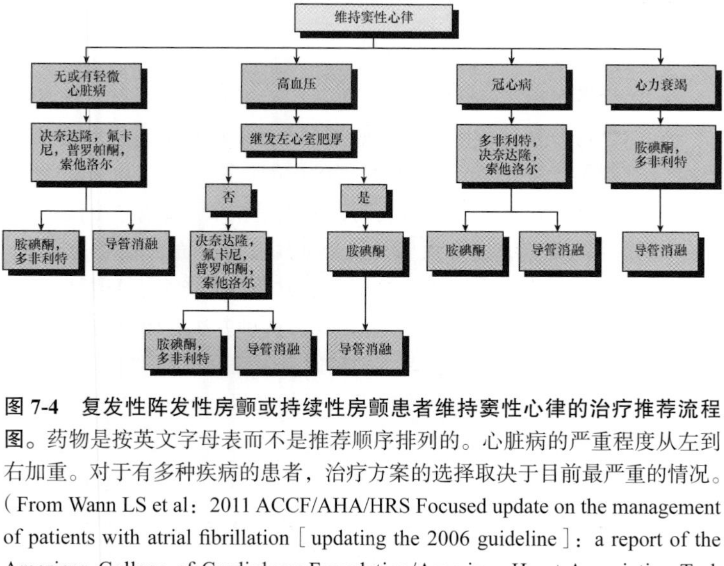

图 7-4　复发性阵发性房颤或持续性房颤患者维持窦性心律的治疗推荐流程图。药物是按英文字母表而不是推荐顺序排列的。心脏病的严重程度从左到右加重。对于有多种疾病的患者，治疗方案的选择取决于目前最严重的情况。（From Wann LS et al：2011 ACCF/AHA/HRS Focused update on the management of patients with atrial fibrillation［updating the 2006 guideline］：a report of the American College of Cardiology Foundation/American Heart Association Task Force on Practice Guidelines，J Am Coll Cardiol 57［2］：223-242，2011.）

阵发性房颤患者中成功率相似

- 肺静脉隔离越来越多地被用于治疗房颤合并心力衰竭的患者。对于心力衰竭合并药物难治性房颤患者，试验表明肺静脉隔离术优于双心室起搏＋房室结消融术
- 对于尽管使用药物和心脏复律仍难以控制心室率和节律的患者，通常将房室结消融并植入永久性起搏器作为最后的治疗手段
- 迷宫Ⅲ型手术，其改良造成大折返环（被认为是房颤形成的基础）的电传导屏障，在某些医疗中心取得了良好的效果（70% ～ 95% 的患者在没有长期抗心律失常药物的情况下仍然保持窦性心律）。阵发性房颤成功率比持续性或永久性房颤成功率更高。外科消融术常用于主动脉瓣或二尖瓣手术的患者。2017 年 ACC/AHA 指南中单独的外科手术被列为Ⅱb 级推荐。一些中心采用小切口开胸或电视胸腔镜类似于“小迷宫”的手术方法进行肺静脉隔离术。另一种手术方法是心包镜手术，可以进行广泛的后壁消融术，与导管消融术相结合时称为“杂交”手术，对持续性房颤患者已显示出良好效果
- 认识到消融治疗后不能停服抗凝药是很重要的。即使在消融后，房颤患者也面临血栓栓塞事件增加的风险，大多数电生理学家建议卒中风险评分高的患者终身抗凝治疗。由于消融的成功率越来越高，2017 年 ACC/AHA 房颤消融指南中，导管治疗被认为是对药物不耐受或药物难以控制的阵发性房颤患者的一线治疗，持续性房颤患者的Ⅱa 类适应证；对于长期持续性房颤患者，它仍然是Ⅱb 类适应证

卒中预防

- 决定是否进行长期抗凝治疗的依据是：患者发生心源性栓塞风险与出血风险的比较。表 7-5 总结了 ACC/AHA 对预防房颤血栓栓塞的推荐。在非瓣膜性房颤中，CHA_2DS_2-VASc 取代了 $CHADS_2$ 评分系统［C ＝充血性心力衰竭；H ＝高血压；A ＝年龄（＞ 75 岁为 2 分）；D ＝糖尿病；S ＝卒中、短暂性脑缺血发作或血栓栓塞疾病（2 分）；V ＝血管疾病；A ＝年龄 65 ～ 74 岁；Sc ＝性别，女性得 1 分］。CHA_2DS_2-VASc 评分为 0 的患者被认为是低风险，1 ～ 2 分为中风险，大于 2 分为高风险。根据指南，评分为 0 分的患者不需要抗凝治疗。

评分为 1 分的患者可由医生决定使用阿司匹林或口服抗凝剂（华法林或新型口服抗凝剂）进行治疗。对于所有 CHA_2DS_2-VASc 评分≥ 2 分的男性和 CHA_2DS_2-VASc 评分≥ 3 分的女性，推荐使用华法林或新型口服抗凝剂抗凝。在新的 2019 年 AHA/ACC/ 美国心律学会（HRS）对 2014 年 AHA/ACC/HRS 指南的重点更新中，对于适合直接口服抗凝药（DOAC）的房颤患者推荐使用 DOAC 而不是华法林

表 7-5　ACC/AHA 对预防房颤血栓栓塞的推荐

推荐类别	推荐内容	证据等级
Ⅰ（推荐）	推荐所有房颤患者进行抗栓治疗以预防血栓栓塞，除外孤立型房颤或有抗栓禁忌证	A
	抗血栓药的选择应基于卒中和出血的绝对风险以及特定患者的相对风险与获益	A
	对于无机械性心脏瓣膜的卒中高危者，除非有禁忌证，推荐长期口服维生素 K 拮抗剂抗凝治疗，调整剂量使国际标准化比值（INR）达到 2.0 ～ 3.0。房颤患者与卒中相关的最高风险因素包括：血栓栓塞病史（卒中、短暂性脑缺血发作或全身性栓塞）和风湿性二尖瓣狭窄	A
	对于危险因素≥ 1 个的卒中中危者，推荐使用维生素 K 拮抗剂抗凝治疗。这些危险因素包括年龄≥ 75 岁、高血压、心力衰竭、左心室收缩功能受损（射血分数≤ 35% 或缩短分数＜ 25%）和糖尿病	A
	INR 监测：治疗开始时至少每周 1 次，抗凝稳定时每月 1 次	A
	对于不合并人工心脏瓣膜或严重的瓣膜疾病、肌酐清除率＜ 15 ml/min 或晚期肝衰竭的房颤患者，达比加群替代华法林治疗是有益的	B
	对于卒中低风险或有口服抗凝药禁忌证的患者，推荐阿司匹林（81 ～ 325 mg/d）替代维生素 K 拮抗剂	A
	对于机械性瓣膜的房颤患者，抗凝的目标强度应基于人工瓣膜的类型，保持 INR 至少为 2.5	B
	对于心房扑动患者，推荐和房颤一样进行抗血栓治疗	C

续表

推荐类别	推荐内容	证据等级
Ⅱa（使用是合理的）	对于合并已经证实的危险因素之一的非瓣膜性房颤患者，基于出血并发症的风险评估、安全地维持调整后的长期抗凝的能力以及患者偏好，选择阿司匹林或维生素 K 拮抗剂进行血栓栓塞的一级预防都是合理的。已经证实的危险因素包括：年龄≥ 75 岁（尤其是女性）、高血压、心力衰竭、左心室功能受损、糖尿病	A
	对于合并一个或多个可能危险因素的非瓣膜性房颤患者，基于出血并发症的风险、维持调整后的长期抗凝治疗的能力以及患者的偏好，选择使用阿司匹林或维生素 K 拮抗剂进行预防血栓栓塞的抗栓治疗都是合理的。可能的危险因素包括：年龄 65 ～ 74 岁、女性或冠心病	B
	无论房颤的类型（阵发性、持续性或永久性），按照同样标准选择抗栓治疗是合理的	B
	对于没有机械性心脏瓣膜的房颤患者，进行有出血风险的手术或诊断性操作，抗凝中断 1 周而不用肝素替代是合理的	C
	定期重新评估抗凝治疗的必要性是合理的	C
Ⅱb（可以考虑使用）	对于 75 岁以上出血风险增加但无口服抗凝治疗明确禁忌证的患者，以及有中度血栓栓塞危险但不能安全地耐受 INR 2.0 ～ 3.0 的标准强度抗凝治疗的患者，可考虑降低 INR 目标值到 2.0（范围 1.6 ～ 2.5）以预防缺血性卒中和全身性栓塞	C
	对于外科手术需要中断口服抗凝治疗超过 1 周的高危房颤患者，可使用普通肝素或皮下注射低分子量肝素，尽管疗效尚不确定	C
	对于经皮冠状动脉介入或血管重建术后的房颤患者，抗凝治疗的同时可给予小剂量阿司匹林（＜ 100 mg/d）和（或）氯吡格雷（75 mg/d），以防止心肌缺血事件，但该策略尚没有全面的评估，而且可能导致出血风险增加	C
	对于接受经皮冠状动脉介入治疗的患者，可中断抗凝以防止外周动脉穿刺处出血，术后应尽快恢复维生素 K 拮抗剂治疗，并调整剂量使 INR 达	C

续表

推荐类别	推荐内容	证据等级
	到治疗范围内。阿司匹林可在停药期暂时服用，但维持方案应包括联合使用氯吡格雷（75 mg/d）加华法林（INR 目标 2.0 ～ 3.0）。植入裸金属支架后氯吡格雷至少使用 1 个月，西罗莫司洗脱支架至少 3 个月，紫杉醇洗脱支架至少 6 个月，特定的患者 12 个月或更长时间，随后华法林可以继续作为单一治疗用来降低冠状动脉事件发生率。当华法林与氯吡格雷或低剂量阿司匹林合用时，必须谨慎调节剂量、强度	
	对于 60 岁以下且无心脏病或血栓栓塞危险因素（孤立性房颤）的房颤患者，未经治疗血栓栓塞的风险也较低，而阿司匹林对卒中的一级预防相对出血风险的有效性尚未确定	C
	对于低强度抗凝治疗（INR 2.0 ～ 3.0）期间发生缺血性卒中或全身性栓塞的房颤患者，提高抗凝强度至最大目标 INR 为 3.0 ～ 3.5 而不是增加抗血小板药是合理的	C
	对于不能耐受或拒绝口服抗凝药的患者。可考虑给予氯吡格雷加阿司匹林	B
Ⅲ（不推荐）	对于 60 岁以下且无心脏病（孤立性房颤）或血栓栓塞危险因素的患者，不推荐用维生素 K 拮抗剂长期抗凝进行卒中的一级预防	C

ACC，美国心脏病学院；AHA，美国心脏协会

From Zipes DP：Braunwald's heart disease，a textbook of cardiovascular medicine，ed 11，Philadelphia，2019，Elsevier.

- 目前越来越多的证据表明阿司匹林可能不能保护房颤患者免受卒中，而且其最近已经从大部分 ACC/AHA 和欧洲房颤指南中被删除。有抗凝适应证的服用华法林的患者 INR 目标为 2 ～ 3，而且应密切监测以避免卒中与出血风险。肥厚型心肌病或甲状腺毒症合并房颤的患者有卒中的高风险，无论其 CHA_2DS_2-VASc 评分高低，都应抗凝治疗
- DOAC 包括几种Ⅹa 因子抑制剂（表 7-6）和一种直接凝血酶抑制剂

  1. 达比加群是一种直接凝血酶抑制剂，用于降低非瓣膜性房

表 7-6　直接口服抗凝药的特性比较

	达比加群	利伐沙班	阿哌沙班	艾多沙班
作用靶点	Ⅱa	Xa	Xa	Xa
活性药物	否	是	是	是
起效时间（h）	0.5 ～ 2	2 ～ 4	3 ～ 4	1 ～ 3
半衰期（h）	12 ～ 17	5 ～ 13	～ 12	9 ～ 11
肾脏排泄率（%）	80	33	27	50
拮抗剂	依达赛珠单抗 5 g 静脉注射	Andexanet α 或凝血酶原复合物	Andexanet α 或凝血酶原复合物	Andexanet α 或凝血酶原复合物

From Hoffman R et al：Hematology，basic principles and practice，ed 7，Philadelphia，2018，Elsevier.

颤患者卒中和全身性栓塞的风险。18 113 例 $CHADS_2$ 评分平均为 2.1 分的患者参与的 RE-LY 试验显示，在预防血栓栓塞方面，达比加群 110 mg 2 次 / 日不劣于华法林，150 mg 2 次 / 日优于华法林。而且两种剂量的出血风险与华法林相似。依达赛珠单抗已被批准作为达比加群的逆转剂，其起效迅速，而且完全逆转作用在大多数患者中至少维持 24 h

2. Xa 因子抑制剂（阿哌沙班、利伐沙班、艾多沙班）同样能有效降低房颤患者的卒中和全身性栓塞。ARISTOTLE（阿哌沙班减少房颤患者的脑卒中和其他血栓栓塞事件）试验的高风险患者（$CHADS_2$ 评分平均为 2.1）使用阿哌沙班，ROCKET AF（房颤患者中对比一日 1 次口服 Xa 直接抑制剂和 VKA 对脑卒中和栓塞的预防作用）试验中 $CHADS_2$ 评分 3.5 分的患者使用利伐沙班，ENGAGE-AF（房颤患者使用新一代 Xa 因子抗凝有效性）试验中 $CHADS_2$ 评分至少为 2 分的患者使用艾多沙班，这些试验结果表明，这些抗凝药与华法林相比，降低了卒中、全身性栓塞和严重出血的风险。利伐沙班预防血栓栓塞的疗效不劣于华法林。阿哌沙班与华法林相比在减少卒中、出血事件和总体死亡方面获益更高。艾多沙班预防卒中和全身性栓塞不劣于华法林，并且出血和心血管死亡率更低，但对于肾功能中度受损的患者受益有限。利伐沙班和艾多沙班每天给药一次，阿

哌沙班每天给药两次。Xa 因子逆转剂——依达赛珠单抗，已获得 FDA 批准用于逆转这些药物的抗凝作用

- 无论房颤是阵发性、持续性还是永久性，都应进行抗凝治疗
- 对于出血风险高（表 7-7）的患者，华法林或其他抗凝药为禁忌证，左心耳封堵术是一种选择。左心耳封堵有几种方法，包括 Laria（腔外结扎左心耳）和 Atriclip（经心外膜的封堵左心耳），但仍未被证实能够预防房颤卒中。Watchman 封堵器是一种左心耳封堵器，是唯一被 FDA 批准用于预防卒中的封堵器，特别适用于需要抗凝治疗但有适当理由寻求替代方案的房颤患者。左心耳结扎手术的患者仍然有抗凝的适应证，因此项技术缺乏临床试验证明可以降低卒中风险，而且技术不一致

表 7-7　出血危险评分

HAS-BLEED 危险因素	分数
高血压	1
肝功能异常	1
肾功能异常	1
卒中	1
出血	1
INR 值易波动	1
老年（年龄＞ 65 岁）	1
药物	1
饮酒	1

对于具有抗凝适应证的房颤患者，HAS-BLEED 是最有效的出血评分。当 HAS-BLEED 评分≥ 3 分时，应谨慎并定期复查，并努力纠正潜在可逆的出血危险因素。

INR，国际标准化比值

From Ronco C et al：Critical care nephrology，ed 3，Philadelphia，2019，Elsevier.

- 房颤抗凝患者围术期的桥接：目前的指南建议低风险（$CHADS_2$ 评分为 0 ～ 2 分）患者在围术期继续使用华法林，只有血栓栓塞高风险（$CHADS_2$ 评分为 5 ～ 6 分）患者才使用桥接抗凝。最近的因择期侵入性操作或手术而需要中断华法林治疗患者中的桥接抗凝（BRIDGE）研究，发现对于因手术相关而要求中断华法林的患者，围术期不桥接抗凝的结

果不劣于使用低分子量肝素桥接，而且降低大出血的风险。基于这项研究，无桥接策略适用于低风险和小手术的房颤患者，但对于进行大手术的高风险患者答案仍有待商榷

预后

- 房颤相关的死亡风险增高 1.5 ～ 1.9 倍，增高的原因是房颤与血栓栓塞事件密切相关
- 房颤也与发生心肌梗死的风险增高独立相关，尤其是在女性和黑人中
- 房颤的进展可预测心力衰竭，并与纽约心脏协会（NYHA）心力衰竭分级更差相关。房颤还可能加重依赖心房心输出量患者的心力衰竭
- 急性心肌梗死患者，房颤与窦性心律相比，增加了 40% 死亡率
- 表 7-8 总结了 ACC/AHA 对房颤合并特殊情况患者的治疗推荐

表 7-8　ACC/AHA 对特定房颤患者的治疗推荐

推荐类别	推荐内容	证据等级
术后心房颤动		
Ⅰ（推荐）	对于进行心脏手术的患者，除非禁忌，推荐口服 β 受体阻滞剂预防术后房颤	A
	对于术后发生房颤的患者，推荐使用房室结阻滞剂来控制心室率	B
Ⅱa（使用是合理的）	术前使用胺碘酮可降低心脏手术患者的房颤发生率，并可作为术后房颤高危患者的预防用药	A
	对于术后发生房颤的患者，使用伊布利特药物复律或直流电复律恢复窦性心律是合理的。非手术患者同样适用	B
	对于复发或难治性术后房颤患者，服用抗心律失常药物维持窦性心律是合理的。其他发生房颤的患者也适用	B
	术后房颤患者应用抗栓药物是合理的，同时也为非手术患者推荐	B
Ⅱb（可以考虑使用）	对于心脏手术后有发生房颤风险的患者，可考虑预防性服用索他洛尔	B

续表

推荐类别	推荐内容	证据等级
急性心肌梗死		
Ⅰ（推荐）	对于急性心肌梗死合并房颤的患者，合并严重的血流动力学障碍，或难治性缺血，或药物治疗难以达到合适的心室率时，推荐使用直流电复律	C
	静脉注射胺碘酮可以减慢房颤的快速心室率，而且可改善急性左心室功能	C
	对于急性心肌梗死不合并临床左心室功能不全、支气管痉挛或房室传导阻滞的患者，推荐静脉注射 β 受体阻滞剂和非二氢吡啶类钙通道阻滞剂来减慢房颤的快速心室率	C
	对于房颤合并急性心肌梗死患者，除非存在抗凝禁忌证，推荐使用普通肝素连续静脉注射或间断皮下注射至足量，延长活化部分凝血活酶时间至正常值的 1.5 ～ 2 倍	C
Ⅱa（使用是合理的）	对于急性心肌梗死合并房颤相关的重度左心室功能不全和心力衰竭的患者，静脉注射洋地黄是合理的	C
Ⅲ（不推荐）	对于急性心肌梗死的房颤患者，不推荐使用ⅠC类抗心律失常药物	C
预激综合征合并房颤		
Ⅰ（推荐）	对于房颤合并 WPW 综合征并有症状的患者，尤其是因快速心率而晕厥或旁路不应期短的患者，推荐使用导管消融旁路	B
	对于前传旁路不应期短的患者，房颤发作时伴有快速心室率致血流动力学不稳定，推荐立即进行直流电复律以预防心室颤动	B
	对于 WPW 合并房颤发作，心电图有宽 QRS 波群（间期≥ 120 ms）或有快速的心室率，而无血流动力学障碍，推荐静脉注射普鲁卡因胺或伊布利特恢复窦性心律	C
Ⅱa（使用是合理的）	对于房颤伴旁路传导的患者心室率非常快时，静脉注射氟卡尼或直流电复律是合理的	B

续表

推荐类别	推荐内容	证据等级
Ⅱb（可以考虑使用）	对于房颤伴旁路传导的患者血流动力学稳定时，静脉注射奎尼丁、普鲁卡因胺、丙吡胺、伊布利特或胺碘酮可能是合理的	B
Ⅲ（不推荐）	对于 WPW 综合征患者房颤期间出现心室预激波，不推荐静脉注射洋地黄糖苷类或非二氢吡啶类钙通道阻滞剂	B
甲状腺功能亢进		
Ⅰ（推荐）	对于甲状腺毒症合并房颤患者，除非有禁忌证，推荐使用 β 受体阻滞剂控制心室率	B
	对于甲状腺毒症合并房颤患者，不能使用 β 受体阻滞剂的情况下，推荐使用非二氢吡啶类钙通道阻滞剂（地尔硫䓬或维拉帕米）来控制心室率	B
	对于伴有甲状腺毒症的房颤患者，推荐口服抗凝剂（INR，2.0 ～ 3.0）以预防血栓栓塞。同样推荐于房颤伴有其他卒中危险因素的患者	C
	一旦甲状腺功能恢复正常，抗血栓预防的推荐与没有甲状腺功能亢进的患者相同	C
妊娠期房颤		
Ⅰ（推荐）	对于房颤孕妇，推荐地高辛、β 受体阻滞剂或非二氢吡啶类钙通道阻滞剂控制心室率	C
	对于房颤导致血流动力学不稳定的孕妇，推荐使用直流电复律	C
	对于所有房颤患者，推荐整个妊娠期间进行预防血栓栓塞［孤立性房颤和（或）血栓栓塞风险低的患者除外］。治疗（抗凝药或阿司匹林）应根据所处妊娠阶段选择	C
Ⅱb（可以考虑使用）	对于房颤合并血栓栓塞危险因素的患者，可考虑在妊娠早期和妊娠最后一个月使用肝素。普通肝素可通过持续静脉注射至剂量足以延长活化部分凝血活酶时间至参考值的 1.5 ～ 2 倍，或间断皮下注射 10 000 ～ 20 000 IU 每 12 h，调整以延长间隔（注射后 6 h）使活化部分凝血活酶时间为参考值的 1.5 倍	B

续表

推荐类别	推荐内容	证据等级
	尽管资料有限，对于房颤合并血栓栓塞危险因素的患者，可考虑在妊娠早期和妊娠最后一个月使用低分子量肝素	C
	对于房颤血栓栓塞风险高的患者，妊娠中期可考虑口服抗凝药	C
	对于血流动力学稳定的房颤孕妇，可考虑使用奎尼丁或普鲁卡因胺进行药物复律	C
肥厚型心肌病（HCM）合并房颤		
Ⅰ（推荐）	对于合并房颤的 HCM 患者和其他血栓栓塞高危的患者，推荐口服抗凝剂（INR 2.0 ～ 3.0）	B
Ⅱa（使用是合理的）	预防 HCM 患者房颤复发，抗心律失常药物可能是有用的。在这种情况下，目前的数据不足以推荐某一种药而非另一种药，但是①丙吡胺联合 β 受体阻滞剂或非二氢吡啶类钙通道阻滞剂或②单独使用胺碘酮通常是优先选择	C
肺疾病合并房颤		
Ⅰ（推荐）	对于急性肺疾病或慢性肺疾病恶化期间发生房颤的患者，推荐纠正低氧血症和酸中毒作为主要治疗措施	C
	对于阻塞性肺疾病发生房颤的患者，推荐使用非二氢吡啶类钙通道阻滞剂（地尔硫䓬或维拉帕米）控制心室率	C
	对于肺疾病患者因房颤导致血流动力学不稳定的，应尝试直流电复律	C
Ⅲ（不推荐）	对于支气管痉挛性肺病发生房颤的患者，不推荐使用茶碱和 β 肾上腺素能激动剂	C
	对于阻塞性肺疾病发生房颤的患者，不推荐使用 β 受体阻滞剂、索他洛尔、普罗帕酮和腺苷	C

ACC，美国心脏病学会；AHA，美国心脏协会；INR，国际标准化比值

From Zipes DP：Braunwald's heart disease，a textbook of cardiovascular medicine，ed 11，Philadelphia，2019，Elsevier.

转归

心脏复律后维持窦性心律的相关因素包括：

- 左心房内径＜ 60 mm
- 无二尖瓣病变
- 房颤持续时间短

转诊

考虑抗心律失常治疗或导管消融 / 外科干预的患者转诊到心电生理专家处就诊。

重点和注意事项

专家点评

在美国，因房颤而应抗凝治疗的患者大约一半进行了抗凝治疗，这造成了卒中的巨大负担。引发抗凝治疗的确切房颤负荷目前还不清楚，但是最近的起搏器试验表明，每 6 min 就有显著的卒中风险。新一类抗凝药的逆转剂现已上市：依达赛珠单抗逆转达比加群；Andexanet α 逆转阿哌沙班和利伐沙班（待 FDA 批准）。

美国医师学会和美国家庭医生学会为新发房颤的管理提供以下建议：

- 对于大多数无症状的慢性房颤患者，建议采用长期抗凝加心室率控制策略。在降低发病率和死亡率方面，心律控制并没有显示出优于心室率控制加长期抗凝，甚至在某些亚组中劣于心室率控制。当基于其他特殊考虑如患者症状、运动耐受性和偏好时，节律控制是合适的
- 房颤患者应接受长期抗凝治疗，除非是如前所述的卒中低风险或有特定禁忌证
- 对于合并房颤患者，推荐使用控制运动和静息心率有效的以下药物：阿替洛尔、美托洛尔、地尔硫䓬和维拉帕米（按英文字母顺序排列）。地高辛仅对控制静息心率有效，因此，仅作为房颤心率控制的二线药物
- 对于决定进行急性期心脏复律以获得窦性心律的房颤患者，选择直流电复律或药物复律对于其他方面健康的患者都是合适的
- 对于决定进行心脏复律的患者以下两种策略都是合适的：短

期抗凝后行经食管超声心动图检查，进行早期心脏复律（无心内血栓的情况下）及复律后抗凝；预抗凝后延期心脏复律及复律后抗凝

- 在之前未接受抗心律失常药物治疗的阵发性房颤患者中，与接受抗心律失常药物治疗相比，消融治疗 2 年内的复发性房性快速性心律失常的发生率更低。然而，这两组患者实际上均频繁复发
- 在合并心房颤动的患者（在接受血细胞比容治疗的房颤患者中），接受达比加群和 P2Y12 拮抗剂（氯吡格雷或替格瑞洛）双联治疗的患者出血风险低于接受华法林、P2Y12 拮抗剂和阿司匹林三联治疗的患者。对于血栓栓塞事件的风险，双联疗法已被证明不劣于三联疗法[①]
- 对于稳定性冠心病合并房颤患者，利伐沙班单药治疗在疗效和安全性方面均不亚于利伐沙班联合单一抗血小板药物的联合疗法[②]
- 对于近期出现症状性房颤的急诊患者，等待观察组在 4 周后恢复窦性心律方面并不劣于早期心脏复律组[③]

推荐阅读

Adam SS et al: Comparative effectiveness of warfarin and new oral anticoagulants for the management of atrial fibrillation and venous thromboembolism, *Ann Intern Med* 157:796-807, 2012.

Badheka AO et al: Influence of obesity on outcomes in atrial fibrillation: yet another obesity paradox, *Am J Med* 123:646-651, 2010.

Calkins H et al: HRS/EHRA/ECAS Expert Consensus Statement on catheter and surgical ablation of atrial fibrillation: recommendations for personnel, policy, procedures and follow-up. A report of the Heart Rhythm Society (HRS) Task Force on catheter and surgical ablation of atrial fibrillation, *Heart Rhythm* 4(6):816-861, 2007. 2007 Epub, Apr 30.

Calkins H et al: HRS/EHRA/ECAS/APHRS/SOLAECE Expert Consensus Statement on catheter and surgical ablation of atrial fibrillation, *Heart Rhythm*, 2017. Accepted manuscript.

Camm AJ et al: European Heart Rhythm Association; European Association for

---

① Cannon CP et al：Dual antithrombotic therapy with dabigatran after PCV in atrial fibrillation，N Engl J Med 377：1513-1524，2017.

② Yasuda S et al：Antithrombotic therapy for atrial fibrillation with stable coronary disease，N Engl J Med 381：1103-1113，2019.

③ Pluymaekers N et al：Early or delayed cardioversion in recent-onset atrial fibrillation，N Engl J Med 380：1499-1508，2019.

Cardio-Thoracic Surgery. Guidelines for the management of atrial fibrillation: the Task Force for the Management of Atrial Fibrillation of the European Society of Cardiology (ESC), *Eur Heart J* 31:2369-2429, 2010.

Camm AJ et al: Focused update of the ESC Guidelines for the Management of Atrial Fibrillation, *Eur Heart J* 33:2719-2747, 2012.

Connolly SJ et al: Dabigatran versus warfarin in patients with atrial fibrillation, *N Engl J Med* 361:1139-1151, 2009.

Connolly SJ et al: Dronedarone in high-risk permanent atrial fibrillation, *N Engl J Med* 365:2268-2276, 2011.

Connolly SJ et al: Andexanet alfa for acute major bleeding associated with factor Xa inhibitors, *N Engl J Med* 375:1131-1141, 2016.

De Caterina RD et al: Long-term use of anti-inflammatory drugs and risk of atrial fibrillation, *Arch Intern Med* 170(16):1450-1455, 2010.

Dhoble A et al: Relation of porphyria to atrial fibrillation, *Am J Cardiol* 104:373-376, 2009.

Douketis JD et al: BRIDGE Investigators. Perioperative bridging anticoagulation in patients with atrial fibrillation, *N Engl J Med* 373:823-833, 2015.

Eagle KA et al: Management of atrial fibrillation: translating clinical trial data into clinical practice, *Am J Med* 124:4-14, 2011.

Freeman JV et al: Cost-effectiveness of dabigatran compared with warfarin for stroke prevention in atrial fibrillation, *Ann Intern Med* 154:1-11, 2011.

Giugliano RP et al: Edoxaban versus warfarin in patients with atrial fibrillation, *N Engl J Med* 369:2093-2104, 2013.

Granger CB et al: for the ARISTOTLE Committees and Investigators. Apixaban versus warfarin in patients with atrial fibrillation, *N Engl J Med* 365: 981-992, 2011.

Gutierrez C, Blanchard DG: Atrial fibrillation: diagnosis and treatment, *Am Fam Physician* 83(1):61-68, 2011.

January CT et al: 2014 AHA/ACC/HRS Guideline for the management of patients with atrial fibrillation: a report of the American College of Cardiology/American Heart Association Task Force on Practice Guidelines and the heart rhythm society, *J Am Coll Cardiol* 64(21): 2246-2280, 2014, https://doi.org/10.1016/j.jacc.2014.03.021.

January CT et al: 2019 AHA/ACC/HRS focused update of the 2014 guideline for the management of patients with atrial fibrillation, *J Am Coll Cardiol*, 2019 https://doi.org/10.1016/j.jacc.2019.01.011.

Kuck KH et al: Cryoballoon or radiofrequency ablation for paroxysmal atrial fibrillation, *N Engl J Med* 374:2235-2245, 2016.

Lip GY, Halperin J: Improving stroke risk stratification in atrial fibrillation, *Am J Med* 123:484-488, 2010.

Lip GY, Tse H: Management of atrial fibrillation, *Lancet* 370:604, 2007.

Lip GY, Lane DA: Stroke prevention in atrial fibrillation: a systematic review, *JAMA* 313(19):1950-1962, 2015.

Lowenstern A: Interventions for preventing thromboembolic events in patients with atrial fibrillation: a systematic review, *Ann Intern Med* 169(11):774-787, 2018.

Morillo CA et al: Radiofrequency ablation vs antiarrhythmic drugs as first-line treatment of paroxysmal atrial fibrillation (RAAFT-2): a randomized trial, *JAMA* 311:692-700, 2014.

Patel MR et al: Rivaroxaban versus warfarin in nonvalvular atrial fibrillation, *N Engl J Med* 365:883-891, 2011.

Ruff CT et al: North American Thrombosis Forum, AF action initiative consensus document, *Am J Med* 129:s1-s29, 2016.

Siegal DM et al: Andexanet alfa for the reversal of factor Xa inhibitor activity, *N Engl J Med* 373:2413-2424, 2015.

Turagam MK: Catheter ablation of atrial fibrillation in patients with heart failure: a meta-analysis of randomized controlled trials, *Ann Intern Med* 170(1): 41-50, 2019.

Uchino K et al: Dabigatran association with higher risk of acute coronary events: meta-analysis of noninferiority randomized controlled trials, *Arch Intern Med* 172(5):397-402, 2012.

Van Diepen S et al: Mortality and readmission of patients with heart failure, atrial fibrillation, or coronary artery disease undergoing noncardiac surgery: an analysis of 38047 patients, *Circulation* 124:289-296, 2011.

Van Gelder IC et al: Lenient versus strict rate control in patients with atrial fibrillation, *N Engl J Med* 362:1363-1373, 2010.

第8章　多源性房性心动过速
Multifocal Atrial Tachycardia

John Wylie

张路　译　祝杰　审校

基本信息

定义

多源性房性心动过速（multifocal atrial tachycardia，MAT）是一种室上性快速性心律失常（频率大于100次/分），P波至少有3种或3种以上不同形态，P-P、P-R、R-R间期不规则。MAT通过离散的P波去极化和P波之间的等电位线区别于房颤。

同义词

MAT

紊乱性房性心律

慢性房性心动过速

反复多源性阵发性房性心动过速

多源性异位房性心动过速

术语游走节律点用于与心率正常或缓慢（＜100次/分）相关的类似心律失常

ICD-10CM 编码

I47.1　室上性心动过速

流行病学和人口统计学

估计住院患者的患病率为0.05%～0.32%。平均年龄是70岁。通常与基础肺病伴右心房电机械延迟相关。大约55%的MAT患者存在慢性阻塞性肺疾病（chronic obstructive pulmonary disease，COPD）。本病也可见于心脏瓣膜疾病、肺动脉高压、低镁血症患者。

体格检查和临床表现

症状：

- 心悸

- 头晕目眩
- 晕厥
- 基础肺部疾病的症状
- 与基础肺部疾病相关的体格检查结果

病因

- 确切机制未知
- 可能由右心房扩张引起，如基础肺部疾病引起的肺动脉高压
- 因基础肺部疾病（COPD、缺氧、肺栓塞、肺炎）、心脏病、高碳酸血症、酸中毒、电解质紊乱而加重

Dx 诊断

鉴别诊断

- 心房颤动（高达 55% 的 MAT 患者会发展为房颤）
- 房扑伴差异性房室传导
- 窦性心动过速
- 阵发性房性心动过速
- 窦性心动过速伴房性或室性期前收缩

检查

- 心电图（图 8-1）

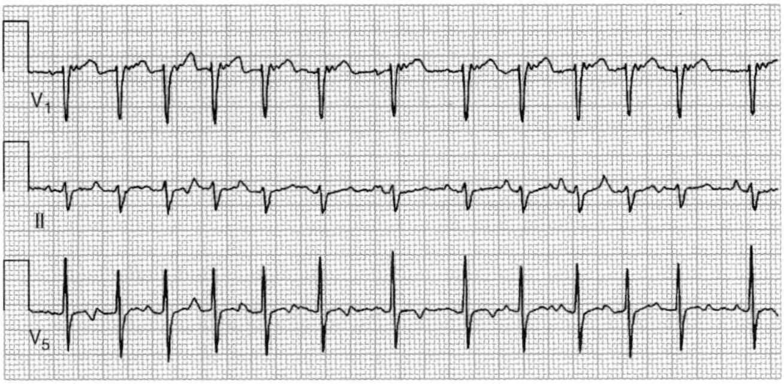

图 8-1　多源性房性心动过速。此三个导联的节律条（V_1、Ⅱ、V_5 导联）呈不规则的窄 QRS 波群节律。然而，与房颤（AF）不同，每个 QRS 波群前面都有离散的 P 波。至少有三种不同的 P 波形态和 PR 间期，符合 MAT。（From Olshansky B et al：Arrhythmia essentials，ed 2，Philadelphia，2017，Elsevier.）

- 胸部 X 线片
- 肺功能检测
- 电解质
- 动脉血气

Rx 治疗

- 如果可能的话，纠正和（或）改善基础肺部或代谢功能障碍
- 避免使用茶碱、异丙肾上腺素等药物
- 电解质补充至正常水平，尤其是镁和钾
- 静脉输注镁有时对镁水平正常的患者可能也有帮助
- 钙通道阻滞剂：维拉帕米可能起效快且有效时间长，通常用作左心室功能保留患者的一线治疗
- β 受体阻滞剂通常禁用于阻塞性肺疾病或急性心力衰竭
- 如果心律失常没有症状，可以不予治疗
- 直流电复律无效
- 抗心律失常药物或导管消融术无显著作用
- 不需要抗凝，尽管最近的一些研究将动态监测到的频发心房异位节律与卒中风险相关联
- 在一些无法耐受药物治疗的有症状患者或药物治疗抵抗的难治性 MAT 极端病例中，已经进行了房室结消融和起搏器植入
- 表 8-1 总结了多源性房性心动过速的治疗

表 8-1　多源性房性心动过速的治疗

急性期治疗，稳定性和不稳定性	• 治疗基础疾病。COPD 加重期的积极治疗通常可以治疗本心律失常，但 MAT 可在基础疾病管理有效后持续数小时至数天。MAT 的治疗本身不会影响医学疾病的病程或预后。避免使用地高辛，因为不太可能发生房室传导阻滞和心室率减慢。DCC 对终止节律无效 • 复律对 MAT 没有益处。然而，AF 可能与 MAT 混淆；如果诊断不确定，患者血流动力学不稳定，在选定的病例中可以考虑复律。血流动力学不稳定通常由基础疾病导致，而不是由节律或快速心率本身导致 • 在能耐受的范围内，尽可能降低拟交感神经药和甲基黄嘌呤的剂量 • 将 K^+和 Mg^{2+}维持在正常范围内 • 控制心室率的药物（有效性数据不确定）：首选钙通道

续表

	阻滞剂（IV 或口服地尔硫䓬）。维拉帕米可导致 COPD 患者发生严重低血压，但可能是有效的。大多数患者因儿茶酚胺过量而难以控制心室率。由于并发支气管痉挛性肺病，很少给予 β 受体阻滞剂 • 静脉推注硫酸镁 2～4 g 可终止发作并有助于控制心室率，但成功率有限且不可预测 • 地高辛可能使 MAT 恶化，并且不太可能控制心室反应 • 可以考虑使用胺碘酮控制心室率和抑制心律失常，但没有数据支持其使用
慢性期预防	• 可选方案包括用于控制心室率的钙通道阻滞剂（例如口服地尔硫䓬）或可能预防复发的胺碘酮。没有积极治疗基础疾病的药物治疗通常是徒劳的 • 治疗肺部疾病；尽可能维持 K^+ > 4.0 和 Mg^{2+} > 2.0
MI	• 心率快和无效的心房收缩（PR 间期 < 0.14 s）可加重缺血和 CHF。通常需要控制心率。钙通道阻滞剂（如地尔硫䓬）是一线治疗，除非可以耐受 β 受体阻滞剂

AF，房颤；CHF，充血性心力衰竭；COPD，慢性阻塞性肺疾病；DCC，直流电复律；IV，静脉；MAT，多源性房性心动过速；MI，心肌梗死

From Olshansky B et al：Arrhythmia essentials，ed 2，Philadelphia，2017，Elsevier.

推荐阅读

Link MS: Evaluation and initial treatment of supraventricular tachycardia, *N Engl J Med* 367:1438-1448, 2012.

Page RL et al: ACC/AHA/HRS guideline for the management of adult patients with supraventricular tachycardia, *J Am Coll Cardiol*, 2015.

第 9 章　房室分离
Atrioventricular Dissociation

Aleem I. Mughal

杨小艳　译　祝杰　审校

基本信息

定义

房室分离的定义是心房和心室之间缺乏联系或心房和心室的功能各自独立。这个简单的定义将提醒我们，房室分离是一个总称，而不是一种诊断。房室分离可能发生在心动过缓（图 9-1 和图 9-2）、完全性心脏传导阻滞（图 9-3）以及心动过速（室性心动过速、房性心律伴加速性交界性心律或房室结折返性心动过速）等背景中。

同义词

三度房室传导阻滞

CHB

完全性房室传导阻滞

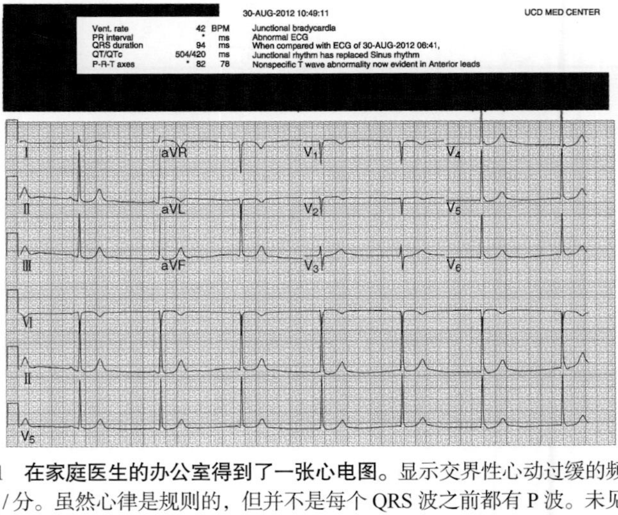

图 9-1　在家庭医生的办公室得到了一张心电图。显示交界性心动过缓的频率为 42 次 / 分。虽然心律是规则的，但并不是每个 QRS 波之前都有 P 波。未见与缺血相符合的急性 ST 段或 T 波改变。（From Singh GD et al：Food for thought：atrioventricular dissociation，Am J Med 126（12）：1050-1053，2013.）

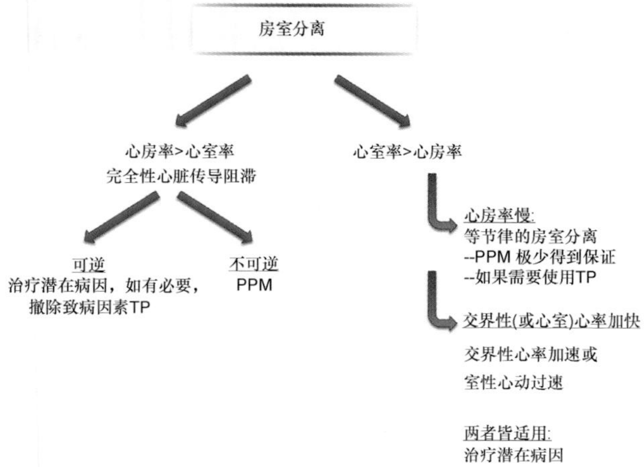

图 9-2　此流程图显示了完全性心脏传导阻滞引起的房室分离与心室率大于心房率的房室分离之间的关系。PPM，永久起搏；TP，临时起搏。（From Singh GD et al：Food for thought：atrioventricular dissociation，Am J Med 126（12）：1050-1053，2013.）

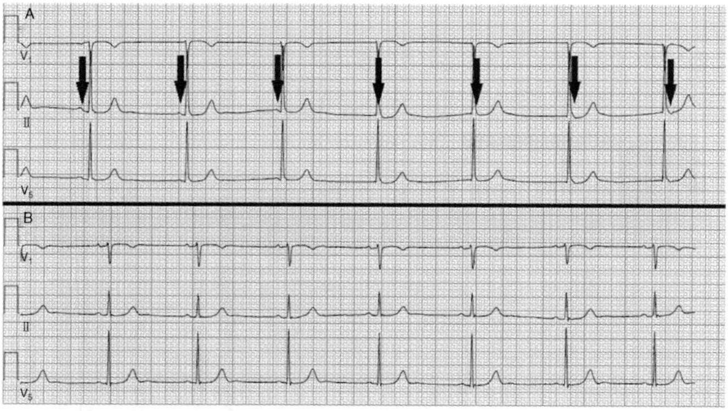

图 9-3　**A.** 在最初的节律带中（如图 9-1 所示）实心黑色箭头表示由窦房结启动的心房复合波。注意到每一次搏动，窦性冲动逐渐靠近 QRS 波群，然后在 QRS 波群内变得模糊，在最后 3 个 QRS 波群的 R 波下行支中开始出现。交界性起搏的频率为 42 次 / 分，略快于 41 次 / 分的心房频率。**B.** 另一次心电图检查是在患者消化不良治疗后进行的。节律条显示窦性心动过缓，心率为 45 次 / 分。（From Singh GD et al：Food for thought：atrioventricular dissociation，Am J Med 126（12）：1050-1053，2013.）

ICD-10CM 编码

144.2　完全性房室传导阻滞

流行病学和人口统计学

患病率是以房室分离为特征的诊断的总和。

体格检查和临床表现

查体结果可能是正常的，除非心律失常导致血流动力学障碍。如果右心房与关闭的三尖瓣在心室收缩时收缩，颈静脉可能会出现 Cannon A 波。患者可能出现以下临床表现：

- 头晕，心悸
- 晕厥或黑矇（由心输出量减少引起）
- 疲劳，运动耐力受损
- 精神状态改变
- 充血性心力衰竭
- 心绞痛
- 有些患者可能没有症状

病因学

- 窦房结慢放电率
- 来自心室的不适当的快速起搏
- 医源性：麻醉剂、正性肌力药物、心室起搏、慢径射频消融、地高辛毒性
- 窦房结疾病、缺血、高钾血症、迷走神经过度活跃
- 完全性心脏传导阻滞：进行性希-浦系统纤维化、药物治疗、Lyme 病

Dx 诊断

鉴别诊断

- 鉴别诊断应针对包括房室分离的疾病
- 注意：房室分离时，心房率不需要快于心室率，就像完全性心脏传导阻滞的定义一样
  1. 等节律性房室分离：心房率和心室率相同但分离
  2. 干扰分离：心房率和心室率相似，但有时会发生房室传导

评估

- 常规实验室检查、心脏生物标志物和心脏影像学等检查应根据临床情况而定
  1. 实验室检查：特别注意电解质异常（钾）和地高辛水平
  2. 完全性心脏传导阻滞的病例需检测 Lyme 抗体滴度，特别是在美国东北部

Rx 治疗

急性期治疗

- 早期治疗应侧重于患者的血流动力学稳定性和症状
- 心动过缓节律：
  1. 如有必要（如出现症状或血流动力学受损），临时起搏器是最可靠的治疗方法
  2. 保留房室结阻滞剂
  3. 变时性药物：在准备临时起搏器时，阿托品、多巴胺、多巴酚丁胺或异丙肾上腺素可作为二线药物
- 心动过速（室性心动过速）：
  1. 在血流动力学受损的情况下，复律是一线治疗
  2. 静脉注射抗心律失常药物：胺碘酮或利多卡因抑制心律失常
  3. 治疗室性心动过速潜在的病因：心脏缺血应行冠状动脉造影检查，以及电生理（EP）检查和消融

转诊

所有房室分离的患者都应转诊至心电生理专家处进行心律的诊断评估。

! 重点和注意事项

专家点评

- 房室分离只是一个总称，为多种诊断，包括心动过缓和心动过速等
- 关于病因、治疗和处理的具体考虑，应针对导致房室分离的基础心脏节律

第 10 章　交界性心律
Junctional Rhythm

John Wylie

张锐　译　刘娅妮　审校

基本信息

定义

交界性心律是起源于希氏束或房室（atrioventricular，AV）结的异常心律。该诊断包括基于速率的三个不同疾病：

1. 交界性逸搏心律，心率为 40 ～ 60 次 / 分
2. 加速性交界区心律，心率为 60 ～ 100 次 / 分
3. 交界性异位心动过速（junctional ectopic tachycardia，JET），心率＞ 100 次 / 分

同义词

交界性逸搏心律
加速性交界区心律
交界性异位心动过速（JET）
结性心律失常
异位性心律失常
交界性早搏

ICD-10CM 编码

I49.2　交界性早搏

流行病学和人口统计学

发病率：由于迷走神经张力较高，交界性节律更常见于儿童（10 ～ 13 岁男孩中有 13%，7 ～ 10 岁儿童中有 45%，19% 的婴儿在睡眠期间有交界性节律）[①]。出于类似的原因，耐力运动员交界性心律的发生率为 20%。

---

① Drago F et al：Neonatal and pediatric arrhythmias：clinical and electrocardiographic aspects，Card Electrophysiol Clin 10（2）：397-412，2018.

患病率：交界性心动过速是室上性心动过速的罕见原因。它在儿童人群中少见，成人中更少见。相反，交界性心律很常见，尽管患病率尚不明确。

遗传学：没有已知的遗传成分。

危险因素：传导系统疾病、心脏传导阻滞、洋地黄中毒、心脏手术、心内膜炎。

体格检查和临床表现

重要病史

- 既往晕厥、先兆晕厥、头晕病史
- 药物（尤其是地高辛）的摄入量，摄入时间。消化时间尤其重要，因为理想情况下血清地高辛水平应在摄入至少 6 h 后测定，以确保准确性。获取完整的用药史，以确定最近是否进行了添加或剂量更改

症状

- 头晕
- 晕厥
- 心悸
- 洋地黄中毒相关症状：胃肠道症状如厌食、恶心、呕吐和腹痛。神经系统表现，如嗜睡、疲乏、谵妄、意识模糊、无力。视力变化：色觉改变、复视、畏光、视力下降

体格检查

- 生命体征
- 寻找低灌注和终末期器官功能障碍的证据
- 颈静脉搏动检查时的巨大 A 波

病因学

交界性心动过速可作为原发性心律失常（通常见于儿童-交界性异位心动过速），或继发于洋地黄中毒或儿茶酚胺中毒，或在希氏束损伤（如瓣膜手术后、脓肿、结节病、心肌炎、缺血等）的情况下发生。

Dx 诊断

鉴别诊断

- 房室结折返性心动过速（atrioventricular nodal reentrant tachycardia,

AVNRT）
- 房室折返性心动过速（atrioventricular reentrant tachycardia，AVRT）
- 加速性室性自主心律——在交界性心律伴异常传导的情况下发生
- 图 10-1 展示了起源于房室结的心律失常

评估

- 生命体征
- 12 导联 ECG（图 10-2 和图 10-3）。节律几乎完全规则，QRS 波群通常较窄，与窦性心律时所见的波群相似。可见 QRS 至 P 波间期极短的逆行 P 波
- 心脏手术、发热、药物摄入史

实验室检查

- 血清地高辛浓度
- 血清钾浓度
- 肌酐和血尿素氮（BUN），用于评估肾功能
- 肌钙蛋白

影像学检查

超声心动图

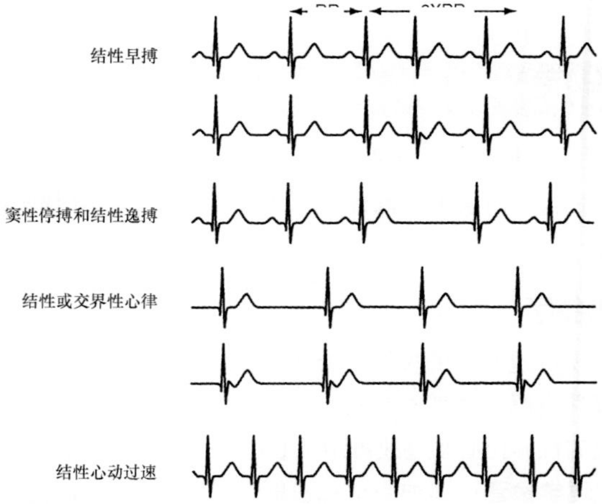

图 10-1　起源于房室结的心律失常。（From Park MK：Park's pediatric cardiology for practitioners，ed 6，Philadelphia，2014，Elsevier.）

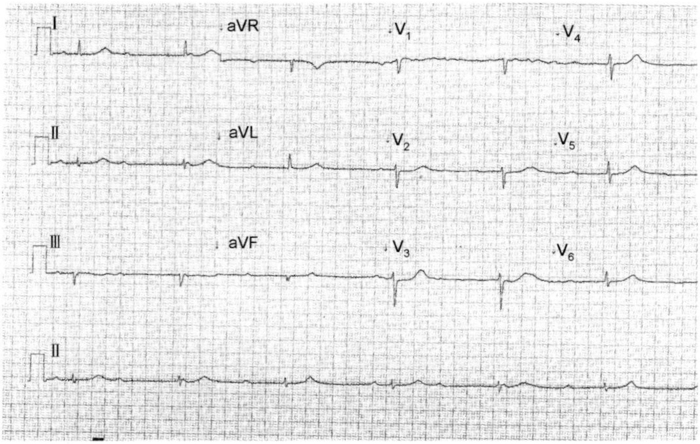

图 10-2　交界性心律和完全性心脏传导阻滞患者的心电图。注意窄 QRS 波群和分离的 P 波

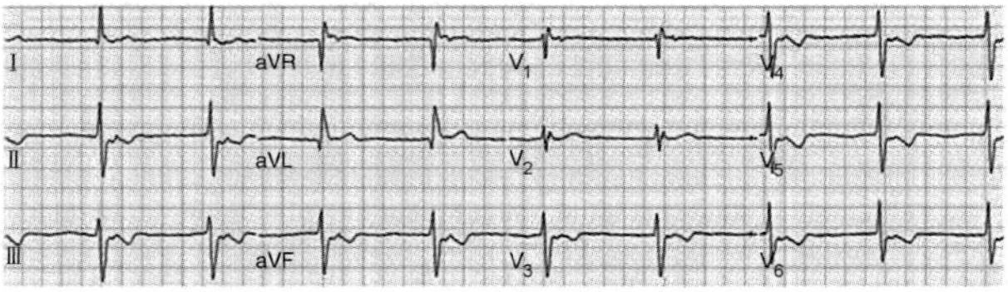

图 10-3　交界性心律伴下壁导联负向逆行 P 波。（From Parrillo JE，Dellinger RP：Critical care medicine：principles of diagnosis and management in the adult，ed 4，Philadelphia，2014，Elsevier.）

Rx 治疗

交界性心动过速可能是严重基础疾病的标志，如洋地黄中毒、心脏手术后、心内膜炎、低钾血症或心肌缺血。应寻找基础疾病并相应纠正。

非药物治疗

- 在无可逆原因的窦性停搏或完全性心脏阻滞的情况下出现交界性逸搏，需要植入永久性起搏器
- 交界性异位心动过速可用抗心律失常药或射频消融治疗

电生理学检查：这种心动过速的起源在希氏束或房室结内，可通过心腔内电活动的记录明确诊断。在窦房结功能障碍或房室结传

导阻滞的情况下，交界性心律最常表现为逸搏心律，可通过电生理学（electrophysiology，EP）检查诊断。这些逸搏心律通常具有与窦性心律相同的 QRS 波形态。在这种情况下，QRS 波群之前没有 P 波。P 波可以与 QRS 波同时出现；更常见的是，它们是逆行的。当交界性心律频率快于 100 次 / 分时，称为交界性心动过速。

急性期治疗

治疗非阵发性交界性心动过速的主要方法是纠正潜在的异常。当交界性心动过速是洋地黄毒性的唯一临床表现时，停药通常即足够。然而，如果观察到室性心律失常或高度心脏传导阻滞，可能需要使用洋地黄结合制剂治疗。

补充和替代药物

不适用（N/A）。

处理

如果有症状，接受心脏遥测。

考虑接受心电生理学团队评估。

转诊

转诊至心脏病学专家处。

重点和注意事项

专家点评

- 房室分离患者常可见交界性心律，这可导致心房收缩对抗关闭的房室瓣，产生巨大 A 波。该波会引起颈部和腹部的搏动、头痛、咳嗽、下颌疼痛和可能的低血压
- 房颤患者出现完全规则的心律通常提示交界性心律伴完全性心脏传导阻滞

预防

无（N/A）

相关内容

地高辛过量（相关重点专题）

病态窦房结综合征（相关重点专题）

完全性心脏传导阻滞（相关重点专题）

二度心脏传导阻滞（相关重点专题）

推荐阅读

2015 ACC/AHA/HRS guideline for the management of adult patients with supraventricular tachycardia, 2016 2015 ACC/AHA/HRS guideline for the management of adult patients with supraventricular tachycardia: a report of the American College of Cardiology/American Heart Association Task Force on Clinical Practice Guidelines and the Heart Rhythm Society, *J Amer Col Card* 13:e27-e115, 2016.

第 11 章　体位性直立性心动过速综合征（POTS）
Postural Orthostatic Tachycardia Syndrome（POTS）

Esseim Sharma，Aravind Rao Kokkirala

杨小艳　译　王伟　审校

基本信息

定义

体位性直立性心动过速综合征（postural orthostatic tachycardia syndrome，POTS）是一种未被充分认识的自主神经障碍，是一种直立不耐受，在体位改变时心率出现过度增加（站立时或倾斜台试验的 10 min 内，心率相对基线增加＞ 30 次 / 分或心率增至 120 次 / 分），而没有直立性低血压。症状在站立时出现，卧位缓解。直立不耐受是慢性的，至少持续 3 ～ 6 个月。简单的活动、脱水甚至进食都可能会加重症状，因此，POTS 可能会导致功能性残疾。

同义词

直立性心动过速
直立不耐受
POTS
体位性心动过速综合征
慢性直立不耐受
神经循环衰弱

ICD-10CM 编码

149.8　未指明的自主神经系统紊乱

流行病学和人口统计学

发病率： 未知

患病率： 最常见的直立不耐受——估计是直立性低血压的 5 ～ 10

倍；美国有 300 万患者（25% 的人因功能性残疾而无法工作）

好发性别和年龄：男女比例为 1∶5。平均年龄为 30 岁（最常见于 15 ～ 50 岁）

遗传学：POTS 是一组异质性疾病，并非单一基因突变导致的综合征。在一例家族性 POTS 中发现了去甲肾上腺素转运体的基因突变，导致突触间隙的去甲肾上腺素清除率下降，引起交感神经过度兴奋。此外，编码 β-2 肾上腺素受体和一氧化氮合酶的基因存在多态性，可能在部分患者中起到一定作用。

危险因素：

- 女性
- 家族史
- 既往病毒感染或全身性疾病（高达 50% 的病例）
- 去适应作用和长时间卧床休息
- 药物（如血管扩张药、利尿剂、抗抑郁药、抗焦虑药）
- 低血容量易患状态
- 自身免疫性疾病（如多发性硬化症、肥大细胞激活综合征）
- 交感过度激活状态（如脓毒症、创伤、手术）
- 潜在的自主神经病变，如糖尿病晚期
- 慢性疲劳综合征（40% 患有 POTS）
- 二尖瓣脱垂
- 关节过度活动疾病（如 Ehlers-Danlos 综合征）

体格检查和临床表现

症状因人而异，可能与直立位（脑灌注不足）或自主神经功能障碍有关。在某些患者中症状表现为非直立位的全身性不适。常见症状包括：

- 心悸，尤其是站立时
- 焦虑、抑郁或记忆力障碍
- 颤抖
- 头晕、头晕目眩、视物模糊、晕厥前期和晕厥
- 不耐受运动和高温，经常感到寒冷
- 恶心、腹痛和肠易激综合征
- 累及斜方肌上部的“衣架样”头痛
- 周期性（如月经周期中随着血管内容量的变化而恶化）
- 慢性疲劳和日间嗜睡

体格检查是提高临床怀疑 POTS 程度的关键。重要的体格检查包括直立位血流动力学改变和脉压降低，脉压和心率随着心动周期都有明显的变化。Flack 征是指持续站立或 Valsalva 动作时难以触及桡动脉搏动。可能会有静脉隆起，伴有持续站立时肢端发绀和足部肿胀。

- 10% 的自主神经紊乱的 POTS 可能进展为阵发性房颤
- 最近的研究表明，自主神经功能紊乱、POTS 和关节活动过度综合征之间存在联系

病因学

异质性病因，在不同类型的 POTS 中相互重叠：

- 低血容量性 POTS：外周和内脏静脉池的有效血管内容量减少，直立位时加重。研究表明，POTS 患者的血浆容量和红细胞计数减少。这些患者尽管存在低血容量，但他们的肾素和醛固酮水平没有增加，这表明肾参与了 POTS 的病理生理
- 神经源性或自主神经失调性的 POTS：下肢和肾的交感神经去神经支配，站立时外周血管收缩功能受损，导致直立位静脉淤血和相对血容量减少
- 高肾上腺素能性或 β- 超敏性 POTS：直立位时血浆去甲肾上腺素水平高（≥ 600 pg/ml）；突出的症状是交感神经过度激活。患者可能有明显的直立性高血压。潜在的遗传性疾病可能是一个病因
- 去适应性 POTS：由于腿部“肌肉泵”无力导致下肢静脉血液淤积；伴有焦虑、运动不耐受和疲劳的纤维肌痛型症状
- 免疫相关性 POTS：通常与肥大细胞激活综合征（MCAS）有关，但也可见于其他自身免疫性疾病。患者诉心动过速伴潮红发作。高血压合并直立性心动过速较常见

Dx 诊断

鉴别诊断

- 直立性低血压
- 不适当窦性心动过速综合征
- 脱水或贫血
- 药物副作用
- 其他类型的自主神经病变

- 其他类型的中枢性自主神经障碍
- 去适应作用
- 焦虑和惊恐发作
- 血管迷走性晕厥
- 结构性心脏异常（心力衰竭、心脏瓣膜疾病、先天性心脏病）

评估

- 全面的自主神经功能检查以评估自主神经病变
- 立位时生命体征
- 12 导联心电图
- 晕厥患者进行动态心电图监测以排除恶性的快速性心律失常
- 直立倾斜试验具有诊断性（图 11-1）。临床高度怀疑，但站立 10 min 后心率仍未达到诊断标准的患者应考虑使用。为了提高诊断的灵敏度，应在早上进行检测。直立倾斜试验时的发现包括：
  1. 10 min 内心率相对基线增加≥ 30 次 / 分或增加到至少 120 次 / 分
  2. 没有直立性低血压
  3. 直立不耐受症状（见上文）
  4. 在特定的患者中，直立倾斜试验时分别测量仰卧位、直立

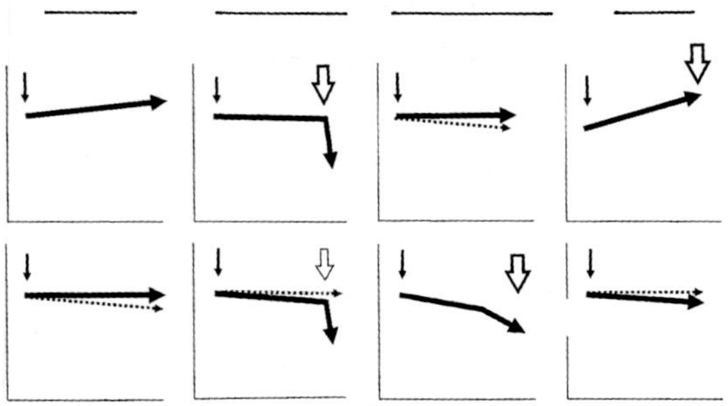

图 11-1　直立倾斜试验中观察到的心率（HR）和血压（BP）的变化示意图。细箭头标志着直立位应激开始，大的空心箭头表示出现症状时心率和血压的变化。正常人心率略有增加，血压无变化或略有下降。血管迷走性晕厥患者，症状出现时心率和血压均急剧下降。直立性低血压的特征是直立 10 min 内出现症状伴有血压下降 10 ～ 15 mmHg。充分水化的情况下可能不会出现直立性低血压。POTS 患者直立 10 min 内出现症状，心率增加超过 30 次 / 分（或心率至少达到 120 次 / 分）。（Park MK：Park’s pediatric cardiology for practitioners，ed 6，Philadelphia，2014，WB Saunders.）

15 min 后的血浆儿茶酚胺水平。在 50% 患者中发现直立位时去甲肾上腺素水平≥ 600 pg/ml，这意味着高肾上腺素能反应

实验室检查

- 铁元素检测和全血细胞计数（评估贫血）
- 促甲状腺激素评估甲状腺疾病
- 24 h 尿钠测定：＜ 100 mEq/L 提示低血容量状态
- 部分患者测量血浆和尿儿茶酚胺以排除嗜铬细胞瘤

影像学检查

经胸超声心动图排除任何潜在的结构性心脏病。

Rx 治疗

对患者进行 POTS 的病理生理学以及加重和缓解因素的教育，可以帮助患者更好地处理病情。停止使用可能导致 POTS 的药物。非药物和药物的联合治疗对 40% ～ 90% 的患者有效（表 11-1）。首选非药物治疗，顽固性症状的患者采取药物治疗。此外，对与之相关的潜在疾病进行适当的治疗，可以提高生活质量。

框 11-1　POTS 的药物治疗

Ⅰ β 受体阻滞剂
- 阿替洛尔 1 ～ 2 mg/（kg · d）
- 美托洛尔 1 ～ 2 mg/（kg · d）
- 普萘洛尔 0.5 ～ 4 mg/（kg · d）
- 纳多洛尔

Ⅱ α - 肾上腺素能激动剂
- 米多君 2.5 ～ 10 mg 3 次 / 日
- 伪麻黄碱 60 mg 2 次 / 日
- 哌甲酯 5 ～ 10 mg 3 次 / 日

Ⅲ 盐皮质激素类
- 氟氢可的松 0.1 ～ 0.3 mg/d

Ⅳ 溴吡斯的明 30 mg 2 次 / 日

Ⅴ 选择性 5- 羟色胺受体再摄取抑制剂
- 氟西汀 10 ～ 20 mg/d
- 舍曲林 25 ～ 50 mg/d

From Swaiman KF et al：Swaiman's pediatric neurology，principles and practice，ed 6，Philadelphia，2017，Elsevier.

非药物治疗

治疗的基石是增加血管张力和有效的血容量，防止静脉淤血。应采取分级治疗的方法，从增加水和盐的摄入、运动和穿压力袜开始。

- 应避免加重的因素如：酒精摄入、过量咖啡因、脱水和高温天气等
- 减少外周静脉容量，增加总的外周阻力的一些措施：如收缩腰部以下的肌肉 30 s，穿戴束腹带或护腿长筒袜
- 连续饮用两杯 8 盎司（约 455 ml）的水可导致交感神经介导的升压反应持续 1 ～ 2 h
- 特别是低血容量性 POTS 患者，通常随着增加液体（2 ～ 3 L/d）和钠（10 ～ 20 g 盐）的摄入量而改善。高肾上腺素能性 POTS 患者应避免这种情况
- 所有的患者（尤其是去适应性 POTS）都可以受益于运动训练项目（强化下肢的有氧运动）。患者应该进行每次 20 ～ 30 min 的有氧运动，每周 3 次。仰卧位运动特别有益，如划船和卧式自行车运动。超过 70% 的 POTS 患者通过规律的仰卧位运动可以改善症状，达到缓解的程度
- 房室结消融和起搏器植入用于对其他治疗无效的复发性晕厥

急性期治疗

- 扩容：1 ～ 3 h 内补充 1 L 的生理盐水
- 停止恶化的因素

慢性期治疗

合理药物治疗取决于 POTS 亚型，对一种亚型有益的治疗方案可能会导致其他亚型恶化。

- 容量扩张剂：如氟氢可的松、去氨加压素（DDAVP），可用于低血容量性和神经源性 POTS
- β 受体阻滞剂：如普萘洛尔和阿替洛尔，可用于神经源性（考虑为非对抗性 α- 受体介导的血管收缩）和高肾上腺素能性（阻断心脏的 β1 受体）POTS。可能会因为降低心输出量而加重低血容量性 POTS 患者的症状
- 伊伐布雷定：可以降低心率，但不影响血压，在一项研究中，60% 的患者症状得到改善。对高肾上腺素能性 POTS 患者尤其有用

- 选择性 5- 羟色胺受体再摄取抑制剂：用于神经源性和高肾上腺素能性 POTS 患者（减少中枢 5- 羟色胺的产生）
- 血管收缩药：如米多君，可能对神经源性 POTS 患者有帮助。屈昔多巴只用于难治性病例
- 中枢交感神经药物：如可乐定和甲基多巴，治疗高肾上腺素能性 POTS 患者
- 促红细胞生成素：用于难治性神经源或低血容量性 POTS 患者（增加对血管紧张素Ⅱ的敏感性）
- 溴吡斯的明：可以减少心动过速，可能是一种有效的药物
- 免疫调节剂：如静脉内注射免疫球蛋白（IVIG）和利妥昔单抗（rituximab），正用来研究治疗免疫功能异常的 POTS 患者，但到目前为止还只是处于纯粹的临床试验阶段

处理

通常可以在门诊治疗。

转诊

转至心脏病学相关领域专家，有时还需要电生理学专家处。

重点和注意事项

专家点评

对于这种综合征仍然知之甚少，目前的治疗方法可能无效。由于其使人虚弱的本质、发病年龄小及反复出现症状，经常使患者感到气馁，可能需要心理支持。

预防

除了前面提到的方法外，没有其他治疗方法。

相关内容

直立（体位）性低血压（相关重点专题）

推荐阅读

Arnold AC et al: Low-dose propranolol and exercise capacity in postural tachycardia syndrome: a randomized study, *Neurology* 80:1927, 2013.
Benarroch EE: Postural tachycardia syndrome: a heterogeneous and multifactorial disorder, *Mayo Clin Proc* 87(12):1214-1225, 2012.

Kimpinski K et al: A prospective, 1 year follow-up study of postural tachycardia syndrome, *Mayo Clin Proc* 87(8):746-752, 2012.

Lei LY et al: Evaluating and managing postural tachycardia syndrome, *Clev Clin J Med* 86;333-344, 2019.

Noyes AM et al: A tale of two syndromes: Lyme disease preceding postural orthostatic tachycardia syndrome, *Ann Noninvasive Electrocardiol* 20(1):82-86, 2015.

Ojha A et al: Comorbidities in pediatric patients with postural tachycardia syndrome, *J Pediatr* 158:20, 2011.

Sheldon RS et al: 2015 Heart Rhythm Society expert consensus statement on the diagnosis and treatment of postural tachycardia syndrome, inappropriate sinus tachycardia, and vasovagal syncope, *Heart Rhythm* 12(6):e41-e63, 2015.

Thanavaro JL et al: Postural orthostatic tachycardia syndrome: diagnosis and treatment, *Heart Lung* 40(6):554-560, 2011.

Zadourian A et al: Postural orthostatic tachycardia syndrome: prevalence, pathophysiology, and management, *Drugs* 78(10):983-994, 2018.

第 12 章　Brugada 综合征
Brugada Syndrome

John Wylie

张岩岩　刘明明　译　王伟　审校

基本信息

定义

Brugada 综合征（Brugada syndrome，BRS）是一种涉及心肌钠通道的遗传性疾病，其特征为典型的心电图异常。患者心电图上有 Brugada 模式且有心悸、晕厥或猝死等症状则被认为有 Brugada 综合征。在没有结构性心脏病的情况下，BRS 易导致继发于多形性室性心动过速（polymorphic ventricular tachycardia，PVT）或心室颤动（ventricular fibrillation，VF）的心脏性猝死（sudden cardiac death，SCD）。

同义词

Brugada 综合征

突发性夜间猝死综合征

ICD-10CM 编码

I49.9　心律失常，未特指

I47.2　室性心动过速

流行病学和人口统计学

发病率： 欧洲为（1 ～ 5）/10 000，东南亚为 12/10 000。

患病率： 占 SCD 的 4%，占心脏结构正常 SCD 的 20%。虽然在每类人群中都有发现，但在亚洲和东南亚国家中患病率更高；在某些东南亚国家如老挝和泰国，可能是年轻男性最常见的自然死亡形式。

好发性别和年龄： 更常见于男性（58% ～ 80% 的患者）。平均发病年龄 45 岁。

遗传学： 该疾病为一种外显率不定的常染色体显性遗传病（表 12-1）。

表 12-1 Brugada 综合征的分子学基础

疾病	基因	蛋白质	离子电流	功能	遗传
1 型 BRS	*SCN5A*	Nav1.5	I_{Na} α 亚基	丢失	常染色体显性
2 型 BRS	*GPD1L*	G3PD1L	I_{Na} α 亚基相互作用蛋白	丢失	常染色体显性
3 型 BRS	*CACNA1C*	Cav1.2	I_{CaL} α 亚基	丢失	常染色体显性
4 型 BRS	*CACNB2B*	Cav β_2	I_{CaL} β 亚基	丢失	常染色体显性
5 型 BRS	*SCN1B*	Nav β_1/β_{1b}	I_{Na} β 亚基	丢失	常染色体显性
6 型 BRS	*KCNE3*	MiRP2	I_{Ks}/I_{to} β 亚基	扩增	常染色体显性
7 型 BRS	*SCN3B*	Nav β_3	I_{Na} α 亚基	丢失	常染色体显性

From Issa ZF et al: Clinical arrhythmology and electrophysiology: a companion to Braunwald's heart disease, ed 2, Philadelphia, 2012, Saunders.

- *SCN5A*——编码心肌钠通道 α 亚基的基因，约占 BRS 病例的 20% ～ 30%
- *SCN10a*——编码心肌钠通道 Nav1.8 亚基的基因，在 17% 的 BRS 患者中发现了这种基因，使其成为第二最常见的突变
- 只有 50% 的患者发现了已知的基因异常，因此基因检测的影响是有限的。如果可行，在识别无症状携带者时有用
- 在所有基因型中，根本异常为钠或钙离子内流减少或者是钾离子外流增加

危险因素：一级亲属猝死或诊断 BRS。

体格检查和临床表现

- 体格检查通常无异常发现
- 典型的心电图表现是不典型的右束支传导阻滞（RBBB）及胸前导联（V_1、V_2）ST 段持续性穹窿样抬高（下斜形下降）和 T 波倒置
- 通常是偶然发现典型的 Brugada 模式心电图而诊断
- 心悸
- 夜间濒死呼吸
- 晕厥
- 心搏骤停（sudden cardiac arrest，SCA）或心脏性猝死继发于快速多形性室性心动过速，常在夜间恶化为心室颤动

- Brugada 心电图模式（图 12-1），1 型是最常见和最具特征的（图 12-2）
- 1 型心电图模式定义为 ST 段抬高≥ 2 mm，且呈下斜形下降并与倒置的 T 波相连。这种改变可能是一过性的或是被激发出的（钠通道阻滞剂、迷走神经刺激法、增加 α- 肾上腺素能张力、β 受体阻滞剂、三环或四环类抗抑郁药、发热、低钾血症、高钾血症、高钙血症以及酒精和可卡因中毒）
- 2 型心电图模式（图 12-3）不能诊断 BRS，但可能具有提示性，需进一步检查。该模式为“鞍背样”ST-T 波形伴直立或双向 T 波。2 型（以前称为 2 型和 3 型）可以使用上面提到的激发药物转变为 1 型模式。表 12-2 描述了用于发现 Brugada 心电图模式的药物

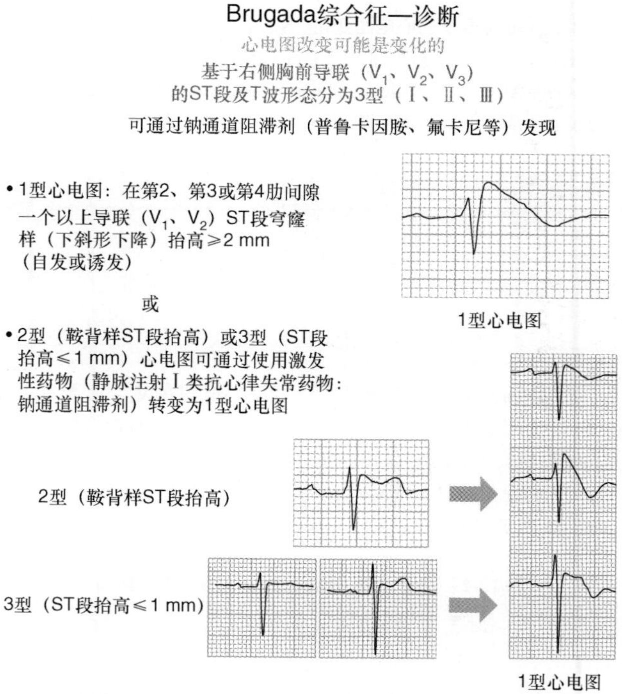

图 12-1　Brugada 心电图模式。1 型心电图模式支持诊断 Brugada 综合征。对于 2 型或 3 型心电图模式，使用钠通道阻滞剂，如果转变为 1 型心电图模式，可以考虑诊断 Brugada 综合征。（From Olshansky B et al：Arrhythmia essentials，ed 2，Philadelphia，2017，Elsevier.）

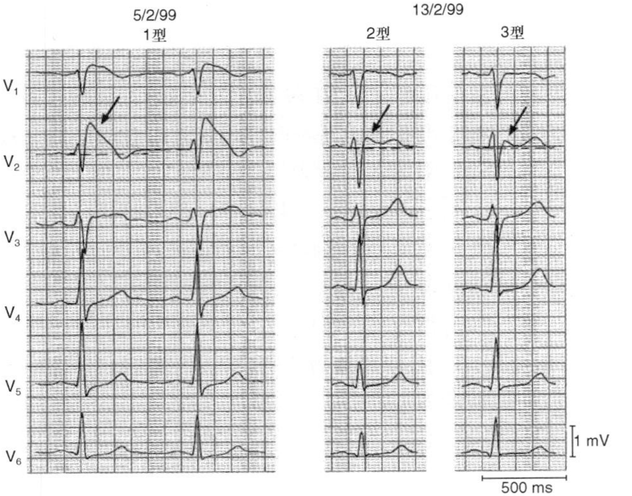

图 12-2　Brugada 综合征的心电图变化。 ST 段抬高发生在胸前导联（V_1、V_2）。1 型（穹窿样）心电图伴有 ST 段抬高 1 mm 对预后影响最大。（From Strickberger SA et al：AHA/ACCF scientific statement on the evaluation of syncope，J Am Coll Cardiol 47：473-484，2006.）

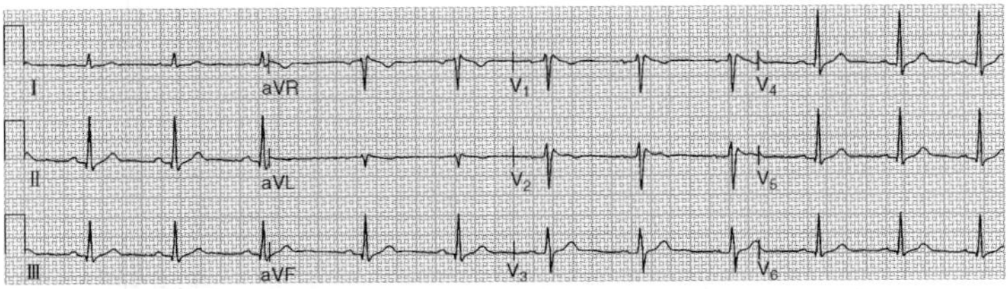

图 12-3　2 型 Brugada 心电图模式。 12 导联心电图在 V_1、V_2 导联上显示 2 型 Brugada 心电图模式。1 型心电图模式支持诊断 Brugada 综合征。对于 2 型或 3 型心电图模式（见图 12-1），使用钠通道阻滞剂，如果转变为 1 型心电图模式，可以考虑诊断 Brugada 综合征。（From Olshansky B et al：Arrhythmia essentials，ed 2，Philadelphia，2017，Elsevier.）

表 12-2　用于发现 Brugada 心电图模式的药物

药物	剂量
阿义马林	1 mg/kg，静脉给药，持续 5 min
氟卡尼	2 mg/kg，静脉给药，持续 10 min，最大剂量 150 mg；或 400 mg 口服
普鲁卡因胺	10 mg/kg，静脉给药，持续 10 min
吡西卡尼	1 mg/kg，静脉给药，持续 10 min

病因学

外显率不一的常染色体显性遗传。

Dx 诊断

通过 1 型心电图和症状进行诊断。

- 在一个或多个右胸导联（V_1、V_2）中有 1 型心电图特征的 ST 段抬高≥ 2 mm，自发性或药物激发的
- 2 型心电图在钠通道阻滞剂（普鲁卡因胺、氟卡尼、阿义马林）激发后转变为 1 型心电图（图 12-2）

鉴别诊断

许多疾病可导致体表心电图上 BRS 样异常，包括以下几种：

- 不典型的 RBBB
- 早期复极
- 急性心包炎
- 急性心肌梗死或缺血
- 肺栓塞
- 各种中枢和自主神经系统异常
- 迪谢内肌营养不良（进行性假肥大性肌营养不良）
- 电解质异常，如高钾血症和高钙血症
- 致心律失常性右心室心肌病
- 漏斗胸

评估

- 临床病史：特别强调晕厥、心悸、夜间濒死呼吸及家族史
- 超声心动图：排除结构性心脏病。尽管通常没有明显的结构性心脏病，但最近有一些报告显示右心室（RV）和左心室（LV）存在轻度异常
- MRI：特别是排除致心律失常性右心室心肌病（ARVC）
- 电生理检查：关于心律失常的诱导在预测个体未来临床事件中的价值，目前尚无共识。然而，电生理检查期间如发现 HV（His 束–心室）传导间期＞ 60 ms 和心室有效不应期（VERP）＜ 200 ms 有助于支持诊断。重复的试验未能显示出电生理检查的预测能力，并且仍作为Ⅱb 类推荐。最近的一项荟萃分

析表明，它可能有一定的实用性，但它在危险分层中的应用仍然存在争议

- 实验室检查没有帮助。基因检测可能有助于预后和家族评估，但对于诊断不是必需的
- 一级亲属应做心电图并评估症状
- 以下是无症状患者的高风险因素：
  1. 自发性 1 型心电图基线特征
  2. 心电图上存在碎裂 QRS 波
  3. 电生理检查右心室有效不应期（RVERP）< 200 ms
  4. 男性
  5. 自发性心房颤动

请注意，猝死家族史在 Brugada 综合征中不被认为是高风险因素。

Rx 治疗

非药物治疗

- 预防 Brugada 综合征心脏性猝死的唯一有效策略是植入埋藏式心脏复律除颤器（ICD）。目前尚无一级预防的 I 类推荐，因为，即使在高危患者中临床事件也非常罕见。图 12-4 描述了关于 ICD 临床决策的共识建议
- ICD 明确适应证（ I 类）：SCD 幸存者或持续性室性心动过速（PVT）的患者（二级预防）
- ICD 可能有益（ Ⅱa 类）：有 1 型心电图模式（自发性或 I C 类药物试验后）和相关晕厥病史的患者
- ICD 可考虑（ Ⅱb 类）：如果电生理检查期间诱发心室颤动（VF），但目前仍存在争议
- 自发性 1 型心电图但无晕厥、电生理检查可诱发 VF 或药物诱发性 1 型心电图模式的无症状患者被认为是 SCD 的低危人群，ICD 不是这些患者的适应证
- 右心室心外膜导管射频消融术可治疗复发性室性心律失常患者，并可消除 Brugada 心电图模式表型。在一些小规模研究中，导管射频消融术有极低的心律失常复发率。这已成为 ICD 多次电击患者的一种公认的治疗方法，需要转诊到专门

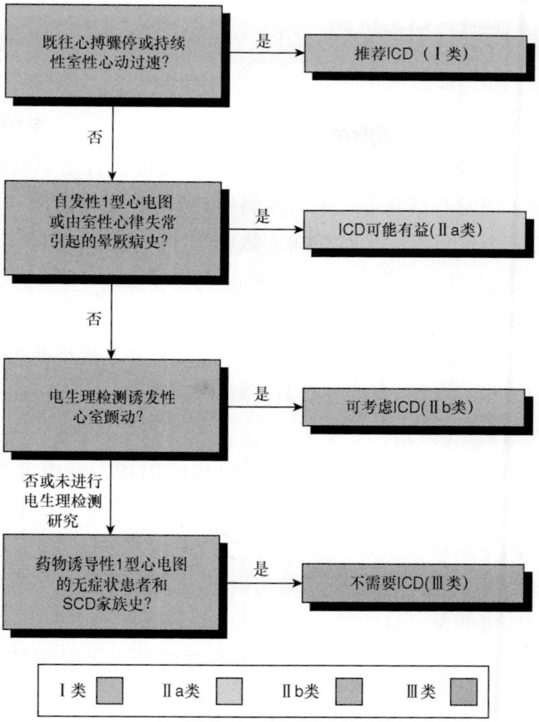

图 12-4 （扫二维码看彩图）**Brugada 综合征患者 ICDs 的共识建议**（From Priori SG et al：HRS/EHRA/APHRS expert consensus statement on the diagnosis and management of patients with inherited primary arrhythmia syndromes，Heart Rhythm 10：1932-1963，2013.）

扫二维码看彩图

的医疗中心进行

急性期治疗

- 异丙肾上腺素（Ⅱa 类）可用于电风暴
- 奎尼丁可阻断右心室心外膜的 I_{to} 和 I_{Kr} 电流，用于有多次适当 ICD 电击史的患者，同样适用于电风暴以及室上性心动过速的患者。对于拒绝 ICD 植入或有 ICD 植入禁忌证的患者是有益的

转诊

如果怀疑 BRS，强烈建议咨询心脏电生理专家。

重点和注意事项

专家点评

- 临床表现如晕厥和心脏性猝死，在儿科患者是罕见的，但发热可诱发心搏骤停。平均发病年龄为 40 ～ 45 岁
- 心脏事件可以发生在夜间、休息以及饱餐后
- 应建议 BRS 患者避免所有可能诱发 1 型心电图模式和（或）已知的可触发室性心律失常的药物，并避免不必要的药物使用（尚未确定对这些患者有潜在危险且并不保证使用安全的药物）。有关这一事项的最新资料，请访问 www.brugadadrugs.org 找到完整的列表
- 发热可诱发 1 型 BRS 心电图模式的出现，并可能触发 BRS 患者 PVT/VF 的发作。发热患者，进行密切的心电图监测与降低体温是适当的
- BRS 患者的心电图在正常与高度异常之间变换，典型心电图改变可能是一过性的
- 出现晕厥、癫痫发作或夜间濒死呼吸的患者必须及时接受医学评估
- 强烈建议在一级亲属中进行 BRS 的家庭筛查
- 虽然没有严格禁止参加运动，但竞技训练可以导致迷走神经张力增高，进而增高临床事件风险。因此，不建议参加竞技体育或职业体育活动
- 一旦通过心电图模式初步诊断，所有患者都必须由电生理学家定期随访

预防

识别 BRS 患者、进行危险分层以及对家庭成员进行适当筛查对于预防 SCD 至关重要，BRS 患者发热时应使用解热药积极治疗，并避免使用诱发 1 型心电图模式的相关药物。

患者和家庭教育

应通知直系亲属并对其进行 BRS 筛查。

推荐阅读

Berne P, Brugada J: Brugada syndrome, *Circ J* 76:1563-1571, 2012.

Epstein AE et al: ACC/AHA/HRS 2008 Guidelines for device-based therapy of cardiac rhythm abnormalities: a report of the American College of Cardiology/American Heart Association Task Force on Practice Guidelines (writing committee to revise the ACC/AHA/NASPE 2002 guideline update for implantation of cardiac pacemakers and antiarrhythmia devices): developed in collaboration with the American Association for Thoracic Surgery and Society of Thoracic Surgeons, *Circulation* 117:e350, 2008.

Luna AB et al: Current electrocardiographic criteria for diagnosis of Brugada pattern: a consensus report, *J Electrocardiol* 45:433-442, 2012.

Priori SG et al: HRS/EHRA/APHRS expert consensus statement on the diagnosis and management of patients with inherited primary arrhythmia syndromes, *Heart Rhythm* 10:1932-1963, 2013.

Sroubek J et al: Programmed ventricular stimulation for risk stratification in the Brugada syndrome: a pooled analysis, *Circulation* 133:622-630, 2016.

Zipes DP et al: ACC/AHA/ESC 2006 Guidelines for management of patients with ventricular arrhythmias and the prevention of sudden cardiac death—executive summary. A report of the American College of Cardiology/American Heart Association Task Force and the European Society of Cardiology Committee for Practice Guidelines (writing committee to develop guidelines for management of patients with ventricular arrhythmias and the prevention of sudden cardiac death), *J Am Coll Cardiol* 48:1064, 2006.

Intraventricular Conduction Delay（IVCD）

John Wylie，Ioannis Koulouridis

李玲玲　译　刘娅妮　审校

基本信息

定义

室内传导延迟（intraventricular conduction delay，IVCD）的定义为：成人 QRS 波＞ 110 ms，8 ～ 16 岁儿童＞ 90 ms，8 岁以下儿童＞ 80 ms，且不符合右束支传导阻滞（right bundle branch block，RBBB）、左束支传导阻滞（left bundle branch block，LBBB）或半分支传导阻滞（图 13-1）的诊断标准。这是一种常见的临床异常，与希-浦（His-Purkinje）系统不同程度的传导障碍有关。可同时伴有局部心肌的异常激活。它可能是由解剖异常和心脏组织的生理特性引起的。它可能发生在心室之间（室间）、浦肯野纤维或心室肌（室内），或心肌层之间（壁内）。顶叶阻滞（parietal block）发生于终末浦肯野系统，与 V_4 ～ V_6 导联相比，V_1 ～ V_3 导联出现 QRS 波延长。这种特殊类型的 IVCD 与右心室心律失常性发育不良有关。它被认为发生在浦肯野心肌门（purkinje myocardial gates）后，是由于细胞

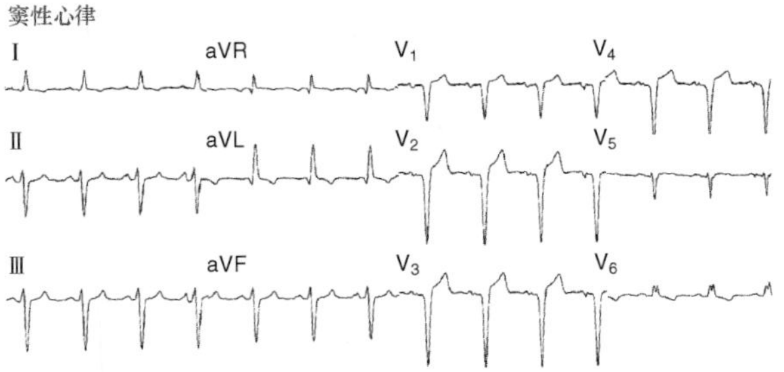

图 13-1　窦性心律基线正常，心室内传导延迟类似于左束支传导阻滞（left bundle branch block，LBBB）。（From Issa ZF：Clinical arrhythmology and electrophysiology：a companion to Braunwald's heart disease，ed 2，Philadelphia，2012，Saunders.）

间传导减弱所致。

同义词

心室内传导延迟
非特异性 / 不明确的心室内传导障碍
心室内传导延迟 / 缺损 / 阻滞
离散 QRS 波群
长 / 宽 QRS 波

ICD-10CM 编码

I45.4　非特异性心室内阻滞
I45.8　其他特定的传导障碍
I45.9　传导障碍，不明

流行病学

- IVCD 在普通人群中的患病率随着年龄的增长而增加
- 一项芬兰社会保障研究对 10 899 名基线心电图受试者进行了研究，结果显示 IVCD 患病率占总人口的 0.6%。在没有心脏病或束支传导阻滞证据的 QRS 波时限≥ 110 ms 的受试者中，45.6% 的人全因死亡风险增加，相对风险为 1.75
- 在各种研究中，IVCD 在心力衰竭（heart failure，HF）患者中的普遍患病率为 30%，范围为 14% ～ 47%
- 在军事飞行员中报告的患病率与右束支传导阻滞相似，为 0.2%

病因学

IVCD 通常是由传导系统的一个或多个水平延迟引起的心室异常激活的结果。

局部心肌激活异常可同时存在，进而改变心室兴奋模式。

IVCD 患者并不是同质的，而是反映了潜在的病因，如扩张型心肌病、高血压性心肌病、缺血性心肌病或其他疾病。因此，根据 IVCD 对患者进行分组没有临床意义。

IVCD 最常见的临床症状如下：

- 冠状动脉疾病
- 浸润性心肌病：淀粉样变、结节病、含铁血黄素沉着症等
- 其他病因的心肌病
- 左心室肥大

- 主动脉瓣心内膜炎
- 心肌炎
- 美洲锥虫病（寄生）
- 原发性传导疾病：勒内格尔病、列夫病
- 先天性异常
- 进行性系统性硬化病
- 肺栓塞
- 周期性抗抑郁药
- 高钾血症
- 低体温
- 心内导管操作

抗心律失常药物，ⅠA类（如普鲁卡因胺、丙吡胺、奎尼丁）和ⅠC类（如氟卡尼、恩卡尼和普罗帕酮）、金刚烷胺、卡马西平、可卡因、苯海拉明、美沙利达嗪和硫立达嗪可引起IVCD。此外，丙氧芬和普萘洛尔也可引起IVCD，通过诱导心肌纤维化而致细胞凋亡导致老年人钠通道阻滞。

许多病例病因不明。

体格检查和临床表现

IVCD本身无症状，只能通过12导联心电图才能识别。

Dx 诊断

心室内传导延迟通常是于心电图中偶然发现。根据定义，这种缺陷不符合右束支传导阻滞、左束支传导阻滞或半分支传导阻滞的标准。

鉴别诊断

- 单分支阻滞
- 双分支阻滞
- 沃尔夫-帕金森-怀特（Wolff-Parkinson-White，WPW）模式和变异
- 左束支传导阻滞（LBBB）
- 右束支传导阻滞（RBBB）

评估

对IVCD患者的评估应针对心电图异常的原因，采取适当的治

疗和咨询。根据对先前列出的 IVCD 病因，必须进行彻底的病史询问和体格检查，以进行相应的实验室和影像学检查。这些检查包括但不限于：

- 适用于年龄、性别和代谢异常的标准实验室检查
- 静息心电图
- 运动心电图，带或不带成像
- 动态心电图
- 超声心动图
- 基于已知并发症和风险进行评估或怀疑 IVCD 病因的专门研究，如心力衰竭、心肌梗死或心肌病

Rx 治疗

优化对于潜在促发条件的处理。对于因严重冠状动脉疾病或致心律失常性右心室发育不良而有心脏性猝死风险的患者，应适当转诊。

虽然心脏再同步化治疗在减少左束支传导阻滞患者的临床事件方面是有效的，但 IVCD 患者并没有显示出类似的益处。在没有左束支传导阻滞的情况下，心脏再同步化治疗对 IVCD 患者的治疗没有益处。事实上，在接受有或没有心脏再同步化的除颤器设备治疗时，这一组患者发生室性心动过速的风险可能会增加。

然而，心室内不同步已被发现与 IVCD 直接相关，并且在需要设备植入治疗的患者中确定合适的电子起搏部位对其具有重要影响。

预后

不同研究表明，IVCD 与全因死亡率增加相关，相对危险度（relative risk，RR）为 1.75 ～ 2.01，心脏死亡率增加，RR 为 1.87 ～ 4.25，猝死风险显著升高，RR 为 2.9 ～ 3.11。芬兰于 2015 年发表的一项社区队列研究显示，IVCD 心血管疾病死亡率的风险比显著升高，为 4.25（95% 可信区间为 1.95 ～ 9.26）。

预后取决于潜在的相关临床条件。IVCD 是冠心病、肥厚型心肌病、植入心脏除颤器的结构性心脏病、美洲锥虫病、致心律失常性右心室发育不良、Brugada 综合征和获得性长 QT 综合征心脏事件的预后标志物。它与肥厚型心肌病患者因心力衰竭住院相关。

一个越来越令人感兴趣的领域是心房内和心房间期传导延迟的存在，因为它与心房颤动的发生有关。在预测心房颤动和缺血性脑

卒中时，它比左心房容积和左心房内径更可靠。它与高血压患者的主动脉应力有直接关系，与收缩性心力衰竭患者的症状和死亡率增加相关。

转诊

如果有心悸、头晕、心力衰竭、心肌梗死或心脏检查异常，请咨询心脏病相关领域专家。

重点和注意事项

- IVCD 可由 I 类抗心律失常药等药物引起
- IVCD 可能是一种正常变异，并不总是与心脏病理学相关
- 需要临床相关性来确定相关的心脏异常
- 在心力衰竭患者中，无左束支传导阻滞的 IVCD 患者接受心脏再同步化治疗与临床获益无关

推荐阅读

Aro AL et al: Intraventricular conduction delay in a standard 12-lead electrocardiogram as a predictor of mortality in the general population, *Circ Arrhythm Electrophysiol* 5:704-710, 2011.

Cinca J et al: Differential clinical characteristics and prognosis of intraventricular conduction defects in patients with chronic heart failure, *Eur J Heart Fail*, 2013. http://dx.doi.org/10.1093/eurjhf/hft042. First published online: March 19, 2013.

Eschalier R et al: Nonspecific intraventricular conduction delay: definitions, prognosis, and implications for cardiac resynchronization therapy, *Heart Rhythm* 12:1071-1079, 2015.

Sipahi I et al: Effect of QRS morphology on clinical event reduction with cardiac resynchronization therapy: meta-analysis of randomized controlled trials, *Am Heart J* 163:260-267, 2012.

第 14 章　室上性心动过速
Supraventricular Tachycardia

Moti Haim，Yuval Konstantino

张丕芝　译　张小芳　审校

基本信息

定义

室上性心动过速（supraventricular tachycardia，SVT）是一组快速规律的心律失常。SVT 有三大类：

1. 房性心动过速（atrial tachycardia，AT）：一种起源于心房且不涉及房室结的心律失常。这通常是一种局灶性心律失常。在某些情况下，潜在的机制可能是一个再入回路折返环，或是一个小回路（微折返），或是一个大回路（大折返）
2. 房室结折返性心动过速（AVNRT）
3. 房室折返性心动过速（AVRT）（图 14-1）

后两种是折返性心律失常，通常涉及房室结作为电路的一部分（图 14-1）。

涉及心房的其他形式的心律失常，如心房颤动和心房扑动，具有明显的心电图特征，将在单独的章节中讨论。不恰当的窦性心动过速、窦性折返性心动过速和交界性心动过速等罕见形式的室上性心动过速不在本章范围内。

同义词

室上性心动过速（SVT）
阵发性室上性心动过速
阵发性室上性心动过速（PSVT）

ICD-10CM 编码

I47.1　室上性心动过速

流行病学和人口统计学

室上性心动过速最常见于 12 ～ 30 岁人群，最常出现于没有心脏病

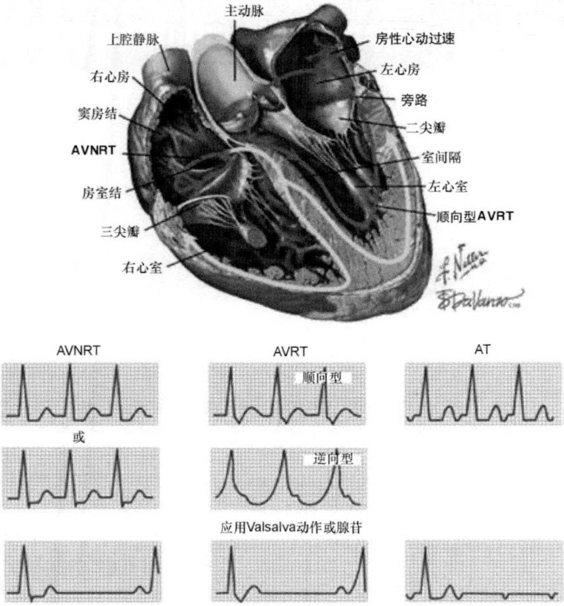

扫二维码看彩图

图 14-1 （扫二维码看彩图）常见室上性心动过速的典型心电图记录和解剖表现。（From Runge MS et al［eds］：Netter's cardiology，ed 2，Philadelphia，2010，Saunders. Adapted from Delacretaz E：Clinical practice：supraventricular tachycardia，N Engl J Med 354：1039-1051，2006.）

史的患者。AVNRT 是所有性别和年龄中最常见的室上性心动过速类型。它最常见于年轻女性。AVRT 是第二常见的室上性心动过速，与 AVNRT 患者相比，其通常在更年轻患者中被诊断。AT 更常见于结构性心脏病。

体格检查和临床表现

- 患者可能有症状，也可能无症状
- 患者可能感觉有规律的快速心跳（但有时述心跳不规则：心悸）；也可能主诉虚弱、呼吸困难、头晕、胸痛、晕厥前兆或很少晕厥
- AVNRT 患者可能会自述发作期间颈部搏动，因为房室瓣关闭时心房和心室同时收缩，导致心房和颈静脉压力急剧增加
- 在某些情况下，发作可能是由身体活动或心理压力引发的，但在其他情况下，可能没有明显的诱因。在 AVNRT 患者中，有时向前弯腰从地板上捡起物品时，心律失常可能会再次发生

- 心律失常期间的血流动力学状态可能会有所不同，这取决于患者的合并症和潜在的结构性心脏病的存在。通常情况下，患者血流动力学稳定
- 除了快速规则心率和偶尔低血压外，体格检查通常是正常和无变化的。在 AVNRT 患者中，当右心房对着关闭的三尖瓣收缩时，可以看到尖锐的高颈静脉 A 波

病因学（图 14-1）

- AVNRT：房室结内的双径路。在典型 AVNRT 中，顺行传导缓慢（慢通路），逆行传导具有快速传导特性（快通路），非典型 AVNRT 时反之
- AVRT 是由旁路介导的，要么是顺向的（顺向通过房室结，逆行通过旁路），要么是逆向的（顺向通过旁路，逆行通过房室结）。在逆向型心动过速的情况下，QRS 波宽且完全预激。在一些患者中，旁路在基线心电图上不明显（隐藏的旁路），而在另一些患者中，旁路在基线心电图上明显，表现出 Wolff-Parkinson-White（WPW）综合征的典型特征
- 阵发性房性心动过速和多灶性房性心动过速：心房组织的异常自动性或触发活动。在某些情况下（尤其是在接受过心脏手术如瓣膜置换或房间隔缺损封堵术的患者中），潜在的机制是大折返性心动过速

Dx 诊断和鉴别诊断

室上性心动过速的诊断主要依靠 12 导联心电图。每一个怀疑有室上性心动过速发作的患者都应立即进行 12 导联心电图检查。通常，室上性心动过速患者会出现狭窄的复杂 QRS 波心动过速，心室率高于 100 次 / 分，通常高于 130 ～ 150 次 / 分。

P 波形态学在辨别节律方面很有用。与窦房结冲动相似的 P 波可以是房性心动过速和窦性心动过速。在 AVNRT、AVRT 和房性心动过速中，可以看到心房逆行去极化的 P 波（在下壁导联倒置）。锯齿 P 波是典型的逆时针 Ⅰ 型房扑的标志。而 P 波缺失，R-R 间期不规则，提示心房颤动。不同形态（＞ 3）的 P 波提示多灶性房性心动过速。宽 QRS 波（＞ 0.12 s）在窦性心律下伴有起始部顿挫（δ 波）和短 PR（＜ 0.12 s）间期，是 WPW 综合征的特征。

在典型的 AVNRT，由于房室结内小型环路和快速逆行传导，心

室和心房同步去极化，从而使P波“埋”入QRS波中，因此，在QRS波群的最后一部分不可见或非常靠近QRS波，有时甚至出现一个“假S波”，通常出现在Ⅱ、Ⅲ、aVF导联以及出现在V_1和aVR导联QRS波末端的“终末假R波”(图14-1)。

在顺向型AVRT，由于旁路的快速传导特性(短的快速性心动过速)，在QRS波之后通常可以看到P波。在AT中，通常会在QRS波后更远之处看到P波(长RP心动过速)(图14-1)。

其他有助于鉴别诊断的诊断方法是迷走神经刺激(如颈动脉窦按摩)或静脉注射房室结阻滞剂(如腺苷或维拉帕米)以产生房室结传导阻滞。这将终止依赖于房室结的折返性心律失常——AVRT和AVNRT，但不会终止AT，即使没有P波传导，AT仍将继续。

其他伴随PSVT出现的心律失常有：

- 束支折返性室速
- 交界性心动过速
- 伪差，如帕金森病

SVT可伴束支传导阻滞(BBB)和宽QRS波，这可能是由于基线心电图上存在BBB或差异性传导(快速频率依赖性BBB)。当患者出现宽QRS波心动过速时，必须首先排除室性心动过速。区别室上性心动过速和室性心动过速的特征见表14-1。

表14-1　室性心动过速与室上性心动过速伴差异性传导的鉴别特征

鉴别要点	提示
QRS波一致	诊断VT
房室分离、存获或融合搏动的存在	诊断VT
非典型RBBB(V_1导联单相R、QR、RS波或三相QRS波；R∶S比<1，V_6导联QS或QR波，单相R波)	提示VT
非典型LBBB[V_1或V_2导联R波>30 ms或R到S波最低点>60 ms，V_6导联R∶S<1，QS或QR波]	提示VT
轴线偏离基线	提示VT
冠心病史	提示VT
心动过速时的QRS波与窦性心律时的QRS波相同	提示SVT
腺苷终止	提示SVT

LBBB，左束支传导阻滞；RBBB，右束支传导阻滞；SVT，室上性心动过速；VT，室性心动过速

Stambler BS et al：Etripamil nasal spray for rapid conversion of supraventricular tachycardia to sinus rhythm，J Am Coll Cardiol 72：489-497，2018.

评估

- 心电图
- 超声心动图排除结构性心脏病
- 甲状腺功能检测
- 完成血细胞计数，排除贫血或感染为潜在的诱因
- 在大多数情况下，检查结果会是阴性的，没有潜在的心脏或全身病理情况，也没有明确的急性发作的触发因素
- 如果心律失常为阵发性且尚未记录，则使用动态心电图或事件监测器记录心律失常

Rx 治疗（图 14-2）

非药物疗法

急性终止：如果患者血流动力学不稳定，应立即使用 50 ～ 100 J 的体外除颤器进行同步心脏复律。

如果患者情况稳定，仰卧位 Valsalva 手法是终止大多数类型室上性心动过速最有效的方法；颈动脉窦按摩（排除阻塞性颈动脉疾病和颈动脉杂音后）也常用来诱发迷走神经发放冲动。这些可有效终止 AVRT、AVNRT，并可能偶尔终止某些类型房性心动过速，但

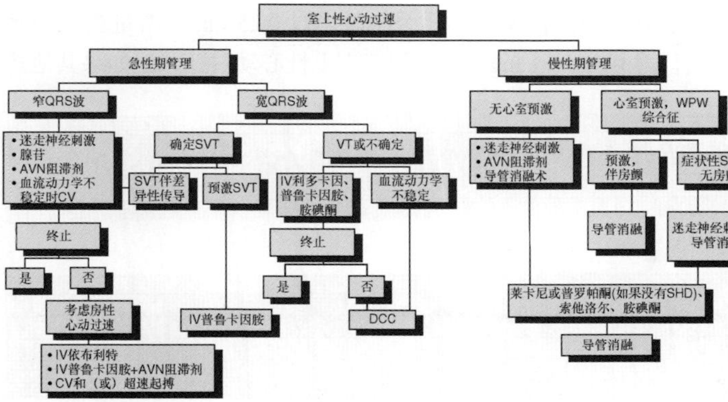

图 14-2　室上性心动过速。AVN，房室结；CV，复律；IV，静脉注射；DCC，直流电复律；SHD，结构性心脏病（无明显的心肌、瓣膜、先天性或冠心病证据）；SVT，室上性心动过速；VT，室性心动过速；WPW，沃尔夫-帕金森-怀特。（From Olshansky B et al：Arrhythmia essentials，ed 2，Philadelphia，2017，Elsevier.）

对于窦性心动过速、心房扑动和心房颤动，它们只是暂时减慢房室传导速度，而不会终止真正的心动过速。

药物治疗

- 腺苷可终止急性顺向型 AVRT 和 AVNRT，并可发现阵发性房性心动过速的潜在节律（图 14-3）；它是治疗几乎所有迷走神经操作无反应的 SVT 发作的首选疗法。剂量为 6 mg，快速静脉推注，心动过速通常在几秒内终止。如果失败，可重复 12 mg 静脉滴注。禁忌证为二度或三度房室传导阻滞；WPW 合并房颤；病窦综合征；以及长期服用双嘧达莫、茶碱或氨茶碱等药物；心脏移植。腺苷可引起哮喘患者的支气管痉挛
- 维拉帕米 5 ～ 10 mg 静脉注射，持续 5 min；如果没有效果，可以在 30 min 内重复
  1. 对于伴有低血压的室上性心动过速患者，应谨慎使用维拉帕米
  2. 缓慢注射氯化钙（10 ml 10% 溶液，在维拉帕米给药前 5 ～ 8 min 内给药）可降低低血压效果而不影响其抗心律失常作用
- 美托洛尔（静脉注射 5 mg/2 min 至 15 mg）或艾司洛尔［静脉注射 500 μg/kg，然后 50 μg/（kg · min）］对室上性心动过速可能有效
- 静脉注射地高辛（在几个小时内以 0.25 mg 的增量缓慢静脉注射 0.75 ～ 1 mg）很少用于室上性心动过速，但如果其他药

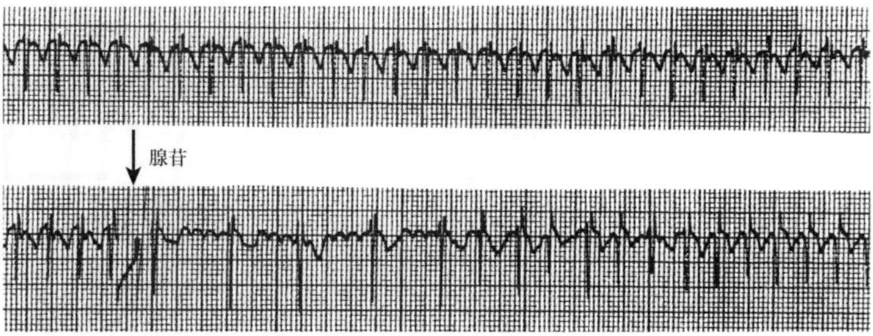

图 14-3　腺苷可以揭示室上性心动过速的机制。一名 3 个月大的婴儿在通过颈静脉插入中心静脉导管后，出现了极快的窄 QRS 波心动过速，心率为 220 次 / 分。腺苷产生短暂的房室传导阻滞并暴露出非常快速的心房颤动波（570 次 / 分）。（From Park MK：Park's Pediatric cardiology for practitioners，ed 6，Philadelphia，Elsevier，2014.）

物无效，可以尝试

- 预激综合征和逆向型 AVRT 或预激性房颤患者应避免使用地高辛、β 受体阻滞剂和钙通道阻滞剂，以避免通过旁路增加传导
- 最近报道了一种新的快速作用的鼻内钙通道阻滞剂（etripamil）能有效地将室上性心动过速快速转变为窦性心律。这可能在未来会被证明是一种重要的治疗方式，但目前还不能在临床常规应用

慢性期治疗

目标是防止复发。对于不频繁且症状轻微的无预激发作患者，仅在急性发作期间提供治疗是可选的。对于反复出现症状的患者，可以尝试使用 β 受体阻滞剂或非二氢吡啶类钙通道阻滞剂进行常规治疗；如果这些失败，ⅠC 类抗心律失常药是一种选择。也可以用 β 受体阻滞剂或其他抗心律失常药的“口袋常备药丸”策略治疗症状发作不频繁的患者。抗心律失常治疗失败、药物副作用或拒绝药物治疗的患者应接受导管消融治疗。这是一种并发症风险低的高效治疗模式。最近的研究表明消融治疗是高效、安全的，并且复发率非常低。

预后

大多数患者经治疗后室上性心动过速的缓解反应良好（见“急性期治疗”）。有些患者可能需要慢性房室传导阻滞剂防止复发。

转诊

射频消融术（RFA）是药物难治性有症状患者的首选方法，尤其是在 AVRT、AVNRT 和心房扑动患者中。射频消融术有较高的有效率（单次手术成功率为 93.2%），较低的全因死亡率（0.1%）和较低的不良事件发生率（2.9%）。尽管报道成功率很高，但射频消融术在临床实践中似乎没有得到充分的应用。

推荐阅读

Colucci RA et al: Common types of supraventricular tachycardia: diagnosis and management, *Am Fam Physician* 82(8):942-952, 2010.

Page RM et al: 2015ACC/AHA/HRS Guideline for the management of adult patients with supraventricular tachycardia: a report of the American College of Cardiology/American Heart Association Task Force on clinical practice guidelines and the Heart Rhythm Society, *J Am Coll Cardiol* 67(13):e27-e115, 2016, https://doi.org/10.1016/j.jacc.2015.08.856.

Katritsis DG et al: Catheter ablation vs. antiarrhythmic drug therapy in patients with symptomatic atrioventricular nodal re-entrant tachycardia: a randomized, controlled trial, *Europace* 19 :602-606, 2017.

Brachmann J et al: Long-term symptom improvement and patient satisfaction following catheter ablation of supraventricular tachycardia: Insights from the German ablation registry, *Eur Heart J* 38:1317-1326, 2017.

第 15 章　早期复极综合征
Early Repolarization Syndrome

Aleem I. Mughal

杨小艳　译　张骅　审校

基本信息

定义

QRS 波群的早期复极模式（ERP）持续时间＜ 120 ms，除 V_1 ～ V_3 导联外，2 个或更多的相邻导联的峰值 J 点抬高≥ 0.1 mV，在 QRS 波群末端显著 R 波的下降支有一个缺口或锯齿（图 15-1）。该缺口必须高于基线 T-P 段（图 15-2）。以前被认为是良性的，这种模式在特

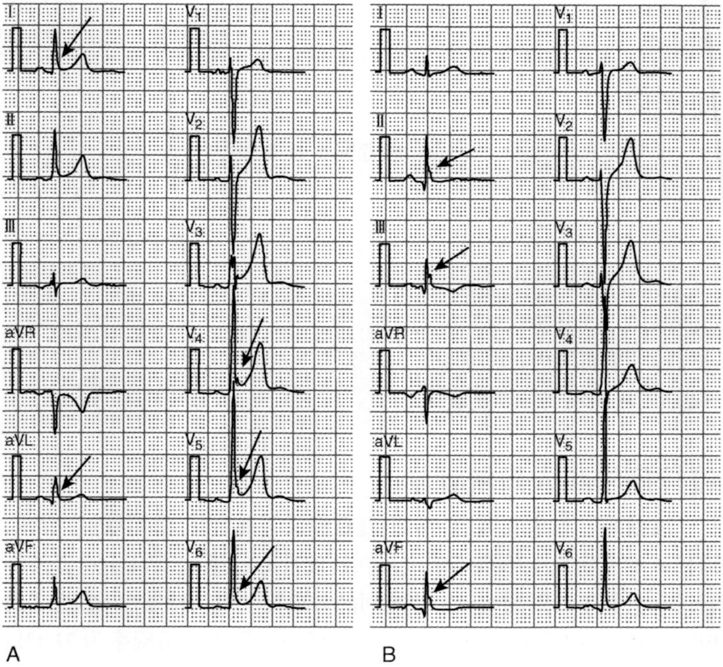

图 15-1　A. V_4 导联上的切迹在 V_6、Ⅰ、aVL 导联中逐渐变得模糊。**B.** Ⅲ、aVF 导联上有切迹，Ⅱ导联上变得模糊。（From Macfarlane PW et al：The early repolarization pattern：a consensus pattern，J Am Coll Cardiol 66：470-477，2015.）

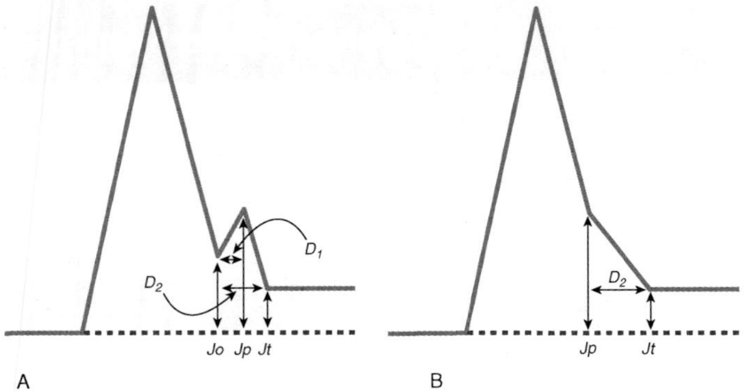

图 15-2　A. 如前所述，与 QRS 波终末切迹相关的振幅 J 开始（Jo）、J 峰值（Jp）和 J 终止（Jt）以及持续时间 D_1 和 D_2 的图示。**B.** Jp 和 Jt 以及 D_2 与 QRS 波末端相关的图示。（From Macfarlane PW et al：The early repolarization pattern：a consensus pattern，J Am Coll Cardiol 66：470-477，2015.）

发性心室颤动（VF）患者中的患病率较高。最近，它被认为是长 QT 综合征症状的预测因子，也是结构性心脏病患者心律失常事件的预测因子。

同义词

早期复极综合征——ERP 患者突然心搏骤停
J 点升高
持久型幼年模式

ICD-10CM 编码

R94.310　心电图异常——ST 段异常
R00.9　未明确的心搏异常
I49.9　未明确的心律失常

流行病学和人口统计学

发病率：临床实体的"早期复极模式"通常是无症状的。因此，该模式的真实发生率很难确定。在特发性心室颤动（VF）患者与年轻运动员和年龄匹配的对照组之间的一项比较中，特发性 VF 患者的 ERP（定义为 J 点抬高＞ 1.0 mm）在任一导联中的出现率为 31.1%，在下壁导联中为 17.8%，在Ⅰ和 aVL 导联中为 11.1%，在 V_4 ～ V_6 导联中为 6.7%。作为比较，年龄对照组的发病率在任何导联中为 8.9%，在下壁导联中为 6.5%，在Ⅰ和 aVL 导联中为 0，在 V_4 ～ V_6

导联中为 4.9%。

好发性别： J 点高度＞ 1 mm 的男性明显高于女性。

遗传学： 该综合征的传播方式和遗传基础尚不清楚。*KCNJ8* 基因的遗传呈常染色体显性遗传，与散发性病例有关。遗传模式的预后价值尚不清楚。

危险因素： 男性、年龄较小、收缩压降低、Sokolow-Lyon 指数升高和康奈尔（Cornell）电压降低与早期复极模式有关。早期复极模式增加了未来心律失常死亡的风险。在具有下行 ST 段的病例中可能更高。

体格检查和临床表现

体检不会显示任何对早期复极特异性的发现。相反，临床表现在心搏骤停复苏的患者中有很好的展现。这尤其表现在早期复极出现在下壁导联和（或）侧壁导联而不是胸前导联的模式中。这种模式已被证明具有间歇性表达的形式。

病因学

J 点抬高被认为是从心外膜到心内膜不同层次之间电压梯度的心电图表现。与心内膜相比，心外膜的瞬时外向钾电流（I_{TO}）密度相对较高，导致动作电位的Ⅰ相出现明显的切迹。Brugada 综合征被认为是这种现象的极端表现，*SCN5A* 基因的功能缺失突变导致动作电位Ⅱ相丢失，导致明显的 J 点和 ST 段抬高，从而导致多形性室性心动过速。

Dx 诊断

鉴别诊断

- 良性和恶性早期复极
- Brugada 综合征
- 持久型幼年模式

评估

- 主要以临床表现为指导。在一例偶然发现早期复极模式的患者中（图 15-3 和图 15-4），显示了心脏性猝死的家族史
- 但是，如果在心搏骤停的情况下发现了这种模式，那么检查将被引导到确定潜在的可逆原因

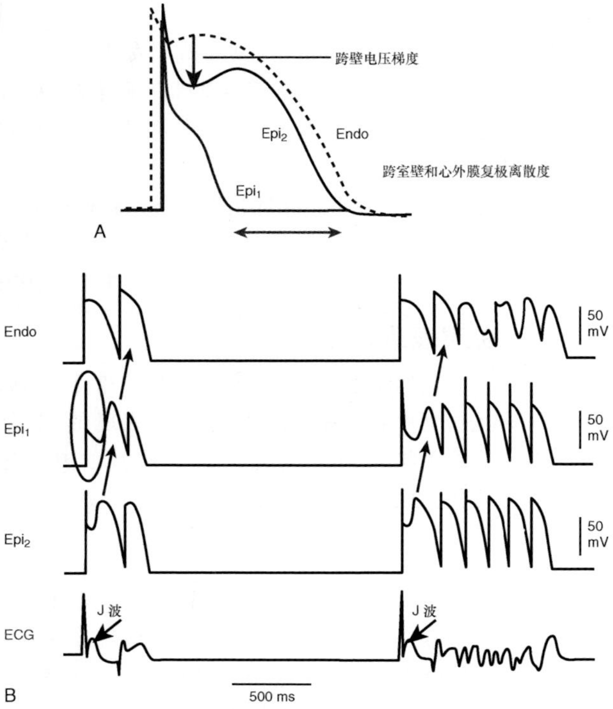

图 15-3 Brugada 和早期复极综合征心律失常发生的潜在机制。A. 随着瞬间外向电流（I_{TO}）显著区域的复极增强，复极可能全有或全无，从而创造了心律失常基质。**B.** 两个心外膜部位（Epi1 和 Epi2）和一个心内膜部位（Endo）的同步动作电位和体表心电图。Epi1 中动作电位穹顶丢失，但 Epi2 中没有，导致 Epi2 到 Epi1 之间的穹顶明显传播，从而导致折返。（From Issa ZF，Miller JM：Clinical arrhythmology and electrophysiology：a companion to Braunwald's heart disease，ed 2，Philadelphia，2012，Saunders.）

1. 基础代谢参数
2. 超声心动图
3. 缺血评估——无创压力测试与左心导管检查的比较
4. 电生理检查
5. 如果未发现可逆原因，则 ICD 植入物可用于心脏性猝死的二级预防

实验室检查

- 利钠肽前体（BMP）

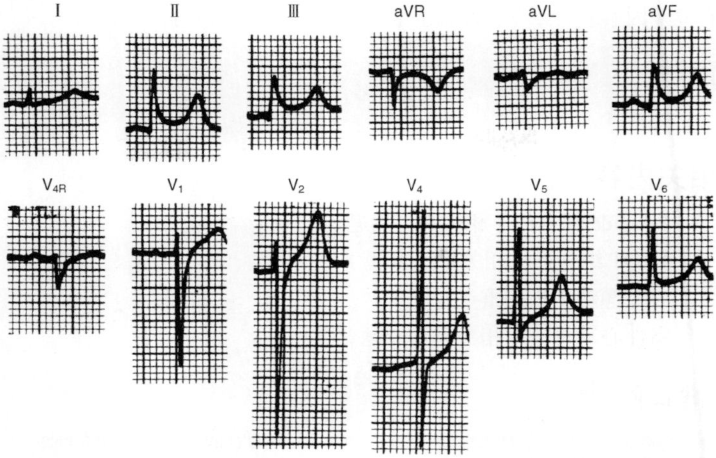

图 15-4　追踪一个健康的 16 岁男孩，该男孩表现出早期复极和 J 点压低。 ST 段向 T 波方向移动，以Ⅱ、Ⅲ和 aVF 导联最为明显。J 点压低见于大多数胸前导联。（From Park MK：Park's pediatric cardiology for practitioners，ed 6，Philadelphia，2014，Saunders.）

- 甲状腺功能研究

影像学检查

超声心动图。

Rx 治疗

在早期复极模式下，不必进行任何治疗。对于伴有心脏性猝死的早期复极综合征，治疗应针对“评估”中详述的心脏性猝死。

转诊

应当转诊至心血管相关领域专家处，特别是有晕厥、非持续性室性心动过速或心搏骤停的情况下。

! 重点和注意事项

专家点评

早期的复极模式以前被认为是良性模式。但是，有证据表明这是心脏性猝死的危险因素。因此，所有早期复极化的患者，特别是有危险因素或为下壁导联孤立表现的患者，均应进行详细评估。

预防

无。

相关内容

Brugada 综合征（相关重点专题）
长 QT 综合征（相关重点专题）
心室颤动（相关重点专题）
室性心动过速（相关重点专题）

推荐阅读

Abe A et al: Circadian variation of late potentials in idiopathic ventricular fibrillation associated with J waves: insights into alternative pathophysiology and risk stratification, *Heart Rhythm* 7:675, 2010.

Derval N et al: Prevalence and characteristics of early repolarization in the CASPER registry: cardiac arrest survivors with preserved ejection fraction registry, *J Am Coll Cardiol* 58:722, 2011.

Gourraud JB et al: Identification of large families in early repolarization syndrome, *J Am Coll Cardiol* 61:164, 2013.

Macfarlane PW et al: The early repolarization pattern: a consensus pattern, *J Am Coll Cardiol* 66:470-477, 2015.

Noseworthy PA et al: The early repolarization pattern in the general population: clinical correlates and heritability, *J Am Coll Cardiol* 57:2284, 2011.

Ventricular Tachycardia

Rizwan Khan

杨小艳 译 刘岗 审校

基本信息

定义

- 室性心动过速（ventricular tachycardia，VT），简称室速，可根据时间（持续时间）或形态进行分类
- 非持续性室性心动过速（nonsustained ventricular tachycardia，NSVT）是指起源于心室、持续时间为 3 ～ 30 s 或＜ 30 s、心室率＞ 100 次 / 分的搏动
- 持续性室性心动过速的定义如上所述但持续时间＞ 30 s，或患者出现症状和（或）出现需要早期干预的血流动力学紊乱
- 室性心动过速可以是单形性的，也可以是多形性的，两种室性心动过速的病因、意义和治疗不同

同义词

VT

非持续性阵发性室性心动过速（NSVT）（图 16-1）

持续性室性心动过速

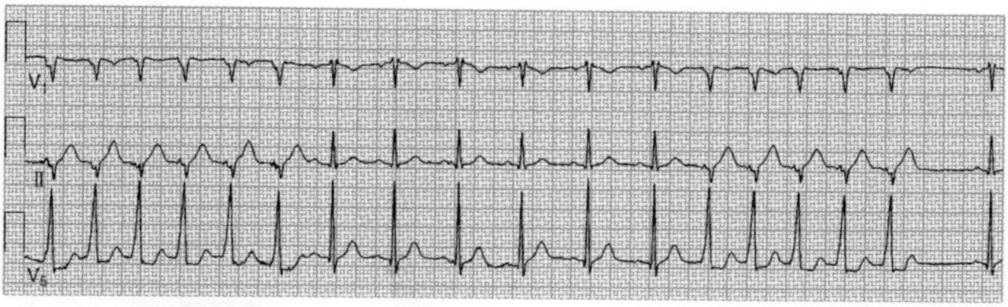

图 16-1 非持续性室性心动过速。V_1、Ⅱ和 V_5 导联显示非连续性宽 QRS 波群心动过速（5 ～ 6 次，频率 125 ～ 135 次 / 分）的重复性发作，即非持续性室性心动过速。第二次发作后有补偿性停顿。第一次发作后 V_1 导联上有明显的房室分离。（From Olshansky B et al：Arrhythmia essentials，ed 2，Philadelphia，2017，Elsevier.）

单形性室性心动过速
非持续性室性心动过速
阵发性室性心动过速
多形性室性心动过速
持续性室性心动过速

ICD-10CM 编码

147.2 室性心动过速

流行病学和人口统计学

发病率： 普通人群中 VT 的实际发病率和患病率尚不清楚。在结构正常和异常的心脏中都可以看到 VT，尤其是 NSVT 更为常见。在看似健康、无症状的个体中，发病率估计为 0% ～ 3%。< 55 岁人群中室性心律失常的患病率约 12/10 000，≥ 65 岁人群中增加到 20/10 000（女性）至 59/10 000（男性）。

有关各种心脏疾病中 NSVT 发生率的详细信息，请参阅表 16-1。

危险因素： 结构性心脏病是发生 VT 的强风险因素，但无任何结构性心脏病的患者中可见多种特定类型的 VT。冠心病是 VT 的

表 16-1　报道的不同心脏状况下非连续性室性心动过速的患病率

状况	患病率
明显健康个人	0% ～ 3%
Non-ST ACS（入院后 2 ～ 9 天）	18% ～ 25%
急性 MI（早期）	45% ～ 75%
再灌注急性 MI（1 周后）	7% ～ 13%
心力衰竭（LVEF < 30% ～ 40%）	30% ～ 80%
DCM	40% ～ 50%
HCM	25% ～ 80%
严重心脏瓣膜疾病	≤ 25%
高血压	8%
高血压和左心室肥厚	12% ～ 28%

DCM，扩张型心肌病；HCM，肥厚型心肌病；LVEF，左心室射血分数；MI，心肌梗死；Non-ST ACS，非 ST 段抬高型急性冠脉综合征

From Saksena S et al：Electrophysiological disorders of the heart，ed 2，Philadelphia，2011，Saunders.

主要病因。

体格检查和临床表现

- 患者可能没有症状，也可能有心悸、头晕、晕厥、胸痛、呼吸急促、癫痫发作，甚至心搏骤停
- 结构性心脏病史（特别是冠心病和既往心肌梗死史），是 VT 的强预测因素。患者也可能有起搏器或除颤器植入史，还必须关注猝死家族史
- 敏锐的观察者可发觉房室分离的检查特征，如颈静脉波中的大炮 A 波和心音强度的变化。由于左心房对左心室充盈和心输出量的变化程度不同，导致血压出现显著的波动
- 患者还可能出现充血性心力衰竭的体征，包括 S3 奔马律、足部水肿或肺底湿啰音

图 16-2 显示通过程序性心室刺激启动和终止 VT。

病因

持续性单形性 VT（图 16-3）主要是由心室壁瘢痕周围的折返引起。瘢痕最常见于陈旧性心肌梗死，但致心律失常性右心室心肌病（arrhythmogenic RV cardiomyopathy，ARVC）、非缺血性扩张型心肌病、结节病、恰加斯病、肺结核、先天性心脏病修复手术切口和心室减容手术都可能导致心肌瘢痕。瘢痕中的纤维化会造成解剖传导阻滞区域，存活的心肌细胞之间的纤维化会减少细胞间的耦联，从而扭曲传导通路并导致传导缓慢的区域，促进折返的发生。

在没有任何结构性心脏病证据的患者也可以出现单形性 VT（特发性 VT）。这一亚组占所有 VT 患者的 10%，包括由触发活动引起的、对腺苷敏感的右心室流出道 VT（RVOT）；有时被误认为是 RVOT VT 变体的阵发性持续性 VT；以及起源于后间隔、有潜在的折返机制、对维拉帕米敏感的特发性左心室心动过速。

多形性 VT 通常由活动性心肌缺血、电解质异常（低钾血症、低镁血症）或遗传疾病［如 LQTS、BRS 和儿茶酚胺敏感性多形性室性心动过速（CPVT）］导致，也可以见于肥厚型心肌病、各种类型的非缺血性心肌病和特发性心室颤动（VF）。对其机制知之甚少，但可能涉及启动了与基质中的多个触发灶相互作用以维持心律失常的触发器。表 16-2 总结了在没有结构性心脏病的情况下可能导致多形性 VT/VF 的情况。

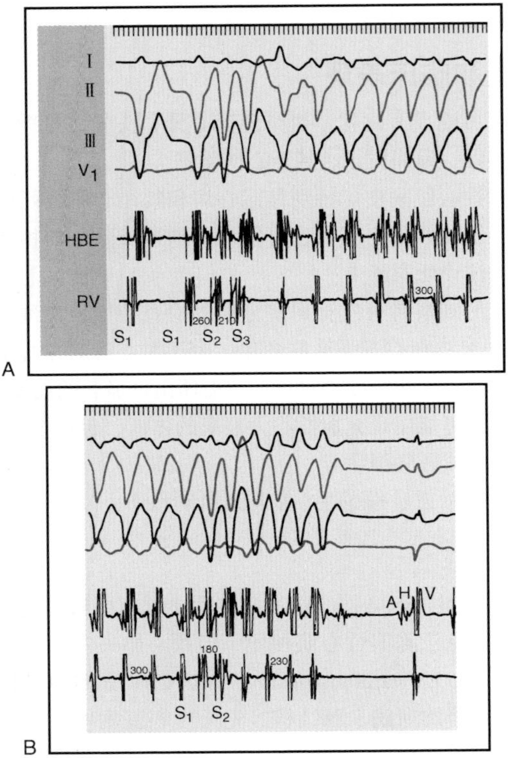

图 16-2　通过程序性心室刺激启动和终止室性心动过速（VT）。A 图中显示了周期长度为 600 ms 时的最后两次心室起搏搏动。S_1-S_2 间隔为 260 ms 的早搏刺激（S_2）和 S_2-S_3 间隔为 210 ms 的另一个早搏刺激（S_3）在周期的 300 ms 时启动了持续的单形性 VT。**B.** 两个室性早搏刺激（S_1-S_2）产生不稳定的 VT，持续数次、周期较短（230 ms），然后终止，随后转为窦性心律。HBE，希氏束电图；RV，右心室。（From Bonow RO et al：Heart disease，ed 9. Philadelphia，2012，Saunders.）

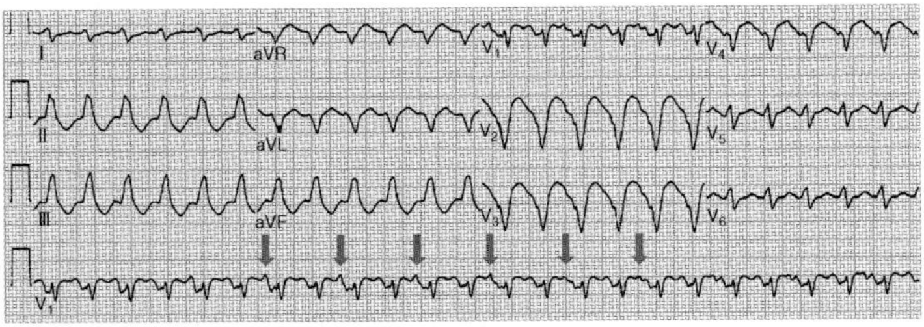

图 16-3　持续单形性室性心动过速。（From Olshansky B et al：Arrhythmia essentials，ed 2，Philadelphia，2017，Elsevier.）

表 16-2　在无结构性心脏病和潜在治疗的情况下，可导致 VT/VF 多态性的情况 / 疾病

线索	要考虑的检测	诊断	治疗
长 QT/T 波交替	ECG/ 监测	先天性 LQTS	β 受体阻滞剂 / 星形神经节切断术
TdP 模式	肾上腺素激发试验		避免延长 QT 间期的药物
抽搐病史	基因检测		美西律 / 氟卡胺（LTQ3）
特定触发（大的噪声）			植入起搏器 /ICD
长 QT/T 波交替		获得性 LQTS	Mg^{2+}/K^{+}
TdP 模式	ECG/ 监测		停止诱发药品
肾衰竭			临时起搏
新药或吸毒			
房室传导阻滞	ECG/ 监测	心动过缓	起搏器
不完全 RBBB 伴 V_1 和 V_2 导联 STE	ECG	Brugada 综合征	异丙肾上腺素 / 奎尼丁
发热	药品激发 基因检测		退热药物 消融 ICD
单形性 PVC 触发		局灶性 PVC 起源	消融 /ICD
J 点升高	ECG/ 监测	早期复极	ICD
心室预激	ECG	WPW	消融
短 QT 间期	ECG	SQTS	ICD
运动诱发的双向室上性心动过速	地高辛水平 运动测试 基因测试	CPVT Andersen-Tawil 综合征 地高辛毒性	β 受体阻滞剂 / CCB/ 氟卡尼 ICD
STE 和胸痛	主动测试	冠状动脉痉挛	血管扩张剂 / 冠状动脉支架植入术
短耦联 PVC 触发	ECG/ 监测	特发性	ICD

CCB，钙通道阻滞剂；CPVT，儿茶酚胺敏感性多形性室性心动过速；ECG，心电图；ICD，埋藏式心脏复律除颤器；K^{+}，钾离子；LQTS，长 QT 综合征；Mg^{2+}，镁离子；PVC，室性早搏；RBBB，右束支传导阻滞；SQTS，短 QT 综合征；STE，ST 段抬高；TdP，尖端扭转；VT，室性心动过速；WPW，Wolff-Parkinson-White 综合征

Dx 诊断

鉴别诊断

可疑 VT 的心电图的鉴别诊断包括

- 伴有束支传导阻滞、或有心率相关的束支传导阻滞等异常的 SVT
- 服用抗心律失常药物（例如ⅠA 或ⅠC 类抗心律失常药）患者的 SVT
- 心室预激引起的逆行性心动过速
- 室性起搏节律
- 心电图伪影

区分持续性 VT 与其他原因的宽 QRS 波心动过速的其他原因可能很困难，特别是在心律失常期间无法获得高质量 12 导联心电图的情况下。表 16-3 总结了不同诊断标准中对宽 QRS 波 VT 的逐步评估流程。

与 SVT 相比，以下心电图特征强烈支持 VT：心电轴转向西北（右上）方向、QRS 波宽度＞ 160 ms、房室分离融合搏动、心搏夺获。后三个特征对 VT 具有高度特异性。ECG 诊断为 VT 的标志是宽 QRS 波的心动过速、并伴有明显的房室分离。

附加评估基于 QRS 波的形态。大多数 VT 可分为 RBBB 型（V_1 总体为正）或 LBBB 型（V_1 总体为负）。以下倾向于诊断 VT 的标准可适用于各类型：

- RBBB 型：单相 R 波、较高的切迹波的左峰 Rr′，双相 RS 或 QR 形
- V_1 导联 LBBB 型：R 波＞ 30 ms、S 波下行重影或有切迹、S 波最低点延迟（QRS 波起始至 S 波最低点＞ 60 ms）
- RBBB 型心动过速：V_6 导联出现 QRS 波起始至主峰或至最低点时长为 70 ms 或呈 rS 形（R/S ＜ 1）
- V_6 导联的 LBBB 型标准：V_6 导联有 Q 波时更倾向于 VT
- aVR 导联：aVR 导联中有起始 R 波，且起始 r 波或 q 波宽度＞ 40 ms

评估

- 实验室检测应该特别注意检查钾和镁的水平
- 应尽可能获得心动过速的完整 12 导联 ECG，如果诊断有任

表 16-3　不同诊断标准中对宽 QRS 波 VT 的逐步评估流程

Kindwall 标准 [†]	Wellens 标准 [‡]	Brugada 标准 [§]	Miller 标准 [‖]
在 V_1 或 V_2 导联中 R 波时限 > 30 ms → VT	房室分离→室速	所有胸前导联均无 RS 波群→ VT	aVR 导联起始 R 波→ VT
V_6 导联有 q 波或 Q 波→ VT	QRS 波时限 > 140 ms → VT	任何胸前导联的最长 R/S 间隔 > 100 ms → VT	aVR 导联起始 r 波或 q 波持续时间 > 40 ms → VT
在 V_1 或 V_2 导联中的 S 波时限 > 60 ms → VT	电轴左偏 > − 30° → VT	房室分离→ VT	aVR 主波为负向波，其降支起始部分存在顿挫→ VT
V_1 或 V_2 导联下行的 S 波有切迹→ VT	如果 RBBB 形态，V_1 导联 QRS 呈单相或双相→ SVT 或 V_6 导联的 R/S < 1 → VT 如果 LBBB 形态，V_1 ～ V_2 导联有 S 波→ VT	如果是 RBBB 形态，V_1 导联为单相 R 波或 qR 波→ VT R 波比 R′波高→ VT，V_6 导联呈 rS → VT 如果 LBBB 形态，初始 R 波持续时间 > 40 ms → VT V_1 或 V_2 导联 S 波顿挫或有切迹→ VT V_6 导联起始 Q 波或 QS 波→ VT	在 aVR 导联中，初始 40 ms 的 mV 除以终末 40 ms 的 mV（vi/vt）≤ 1 → VT

LBBB，左束支传导阻滞；RBBB，右束支传导阻滞；VT，室性心动过速；SVT，室上性心动过速

[†] Kindwall KE，Brown J，Josephson ME：Electrocardiographic criteria for ventricular tachycardia in wide complex left bundle branch block morphology tachycardias，Am J Cardiol 61：1279，1988.

[‡] Wellens HJ，Bar FW，Lie KI：The value of the electrocardiogram in the differential diagnosis of a tachycardia with a widened QRS complex，Am J Med 64：27，1978.

[§] Brugada P et al：A new approach to the differential diagnosis of wide QRS complex tachycardia，Heart Rhythm 5：89，2008.

[‖] Vereckei A et al：New algorithm using only lead aVR for differential diagnosis of wide QRS complex tachycardia，Heart Rhythm 5：89，2008.

From Zipes DP：Braunwald's heart disease，a textbook of cardiovascular medicine，ed 11，Philadelphia，2019，Elsevier.

何不确定性，应与窦性心律的 ECG 进行比较。表 16-4 按解剖部位总结了特发性 VT 的心电图模式

表 16-4　特发性 VT 的心电图模式的解剖定位

位置	ECG 形态
流出道 VT	LBBB 形态与 QRS 电轴向下
右心室流出道（RVOT）	胸导联 QRS 波移行处不早于 V_3 导联 R 波时程窄，V_1 和 V_2 导联的 R/S 波振幅比低
左心室流出道（LVOT）	胸导联 QRS 波移行处不晚于 V_3 导联 与窦性心律时相比，胸导联 QRS 波移行更早 V_1 和 V_2 导联中的 R 波持续时间更宽，R/S 波振幅比更大 V_1 或 V_2 导联切迹（qrS）
左主动脉窦	V_1 导联呈"M"或"W"形 胸前导联 R 波移行处多数在 V_1 或 V_2 导联 Ⅱ / Ⅲ导联中更大的 R 波 Ⅰ导联呈 QS 或 rS 波
右主动脉窦	胸前导联 R 波移行处多数在 V_2 或 V_3 导联 Ⅰ导联中的 R 波上升支有切迹
主动脉-二尖瓣的连续性	V_1 导联 qR 波 心前区一致的 R 波 Ⅰ导联中的 Rs/rs 波 在Ⅱ / Ⅲ导联 R 波比＜ 1
心外膜	最大偏移值（MDI）＞ 55% Ⅰ导联中 QS 波 Ⅱ、Ⅲ和 aVF 导联中 QS 波［如果指向上方，则在心中静脉（MCV）附近］ aVL/aVR 中的 Q 波比＞ 1.4 或 S 波振幅＞ 1.2 mV "传输中断"，具体来说就是导联中 R 波消失 从 V_1 至 V_2（QS 或 rS），直至 V_3 有明显的 R 波（提示靠近前室间静脉）
肺动脉	下壁导联的高 R 波 aVL/aVR 中较大的 Q 波比 V_2 导联的 R/S 振幅较大 aVL/aVR 导联较大的 Q 波比 V_2 导联较大的 R/S 振幅
三尖瓣环	LBBB 形态和心电轴向上或向下 Ⅰ导联 R 波 aVL 导联中具有整体正向的 R 或 r 波 胸导联 QRS 波移行较晚（＞ V_3 导联）

续表

位置	ECG 形态
三尖瓣流入或希氏束旁（parahisian）	LBBB 形态和心电轴向下 Ⅰ导联较大的 R 波 aVL 导联中具有平坦 / 正向或“W”形 R 波
二尖瓣环（MA）	V_1 至 V_6 导联表现为 RBBB 一致性 前壁二尖瓣环室速（MAVT）：Ⅱ、Ⅲ、aVF 导联 QRS 波方向向上；Ⅰ、aVL 导联 QRS 波方向向下 后壁或后间隔 MAVT：Ⅱ、Ⅲ和 aVF 导联 QRS 波向下；Ⅰ和 aVL 导联 QRS 波向上
分支型 VT	
左后分支	RBBB 和心电轴左偏（LAFB 模式）V_1 导联 rsR′ Ⅰ和 aVL 导联有 q 波 窄 QRS 波≤ 140 ms
左前分支	RBBB 和心电轴左偏（LPFB 模式） 窄 QRS 波＜ 140 ms
左中隔	不完全 RBBB（QRS 约 100 ～ 110 ms）和正常电轴
乳头肌 VT	RBBB；电轴方向可以不同
后乳头肌	V_1 导联呈 qR 或 R 形 在Ⅰ和 aVL 导联，无 Q 波
前乳头肌	V_1 导联呈 qR 或 R 形 Ⅰ和 aVL 导联呈 rS 形
主干 VT	QRS 电轴左上移位 延迟性类本位曲折 基底部：LBBB 模式伴早期心前区移行 心尖部：V_5/V_6 导联 QS 伴胸前中部移行

LBBB，左束支传导阻滞；RBBB，右束支传导阻滞

（Modified from Hoffmayer KS，Gerstenfeld EP：Diagnosis and management of idiopathic ventricular tachycardia Curr Probl Cardiol 38：131-158，2013. In Zipes DP：Braunwald's heart disease，a textbook of cardiovascular medicine，ed 11，Philadelphia，2019，Elsevier.）

- 随后应进行超声心动图检查和缺血评估，并进行诊断性冠状动脉造影和（或）核素负荷试验。应进行运动试验，因为它可能有助于激发和确定患者对运动诱发的心律失常（包括儿茶酚胺敏感性多形性 VT）的反应
- 如果这些检查不能确定心律失常的原因，即有心脏 MRI 适应证

- 动态心电图、事件监测仪和植入式记录器适用于评估 QT 间期变化和 T 波交替，判断治疗，评估风险，并评估症状与心律的相关性
- 电生理检查有助于确定 VT 的可诱发性、指导消融、评估药物疗效、评估 VT 复发的风险、评估心律失常是否为意识丧失的可疑原因以及评估 ICD 治疗的适应证

实验室检查

- 钾、镁检查
- 基因检测只在特定的情况下有适应证，即当怀疑有基因（如 LQTS、HCM、CPVT 或 BRS）介导疾病的可能时

影像学检查

建议进行超声心动图和通过诊断性冠状动脉造影和（或）核素负荷试验进行缺血评估的检查，以排除结构性心脏病和缺血。如果这些检查不能确定心律失常的病因，就有适应证对心脏进行 MRI 检查以排除心肌病（如心脏结节病、淀粉样变性、左心室致密化不全、致心律失常性右心室发育不良等）。

Rx 治疗

急性期治疗

VT 患者的初始治疗取决于患者血流动力学稳定性。不稳定患者需要紧急管理，而血流动力学稳定的患者可能需要更多的时间来确定病因和治疗任何潜在的诱发因素。所有 VT 患者都应对症状、生命体征和意识水平进行简短的即刻评估，以确定他们的血流动力学是否稳定。对于不稳定的患者，需要紧急同步心脏复律（或对多形性心律进行除颤）。对于随后出现无脉搏或无反应的患者，应该按照标准的 ACLS 复苏方案进行管理。非持续性心动过速的治疗方法如图 16-4 和表 16-5 所示。表 16-6 和图 16-5 显示了持续性室性心动过速的处理。

如果患者血流动力学稳定，可以使用静脉注射胺碘酮、利多卡因（特别是怀疑持续缺血时）或普鲁卡因胺。对于持续性单形性 VT 且已知心脏结构正常的患者，可以静脉注射 β 受体阻滞剂或钙通道阻滞剂。必须记住的是，使用所有这些药物可能会导致血流动力学

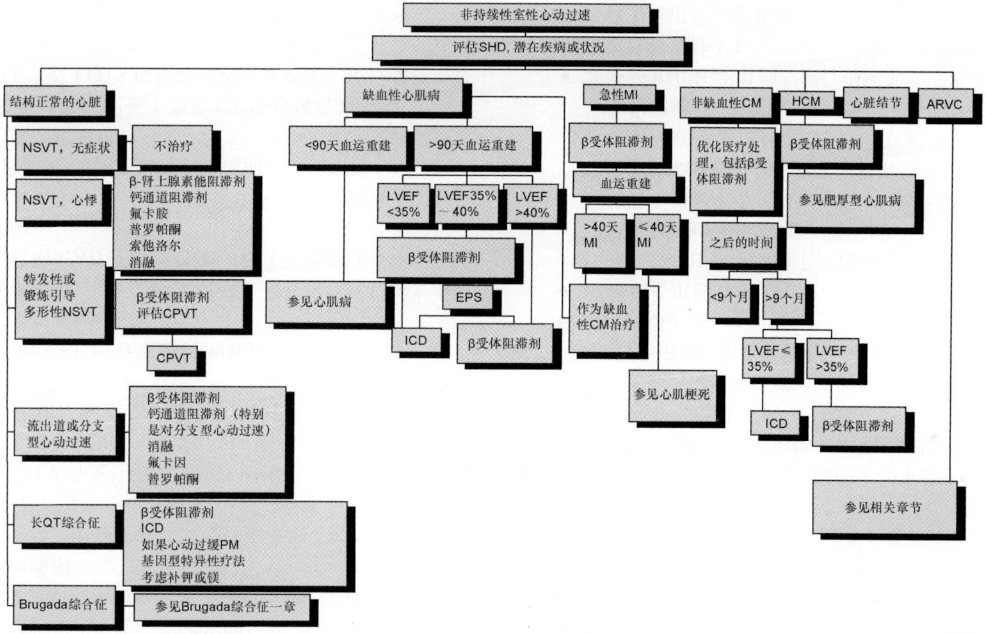

图 16-4　非连续性室性心动过速。ARVC，心律失常性右心室心肌病；CM，心肌病；CPVT，儿茶酚胺敏感性多形性室性心动过速；EPS，电生理检查；HCM，肥厚型心肌病；ICD，埋藏式心脏复律除颤器；LVEF，左心室射血分数；NSVT，非持续性室性心动过速；PM，起搏器。（Modified from Olshansky B et al：Arrhythmia essentials，ed 2，Philadelphia，2017，Elsevier.）

表 16-5　非持续性单形性和多形性室性心动过速的处理

病种	治疗	注释
LV 功能正常	• 无症状、无心脏病：无需治疗 • 可能危及生命的双向（或多形性）VT（CPVT）年轻患者：β 受体阻滞剂 • 心悸症状，无心脏病：β 受体阻滞剂（如乙酰丁洛尔，200～800 mg/d） • 特发性 LV 分支性心动过速（RBBB、电轴左偏）：维拉帕米 • 如果 LBBB（QRS 电轴向下），则 β 受体阻滞剂是一线药物。其他药物：索他洛尔（在医院开始）、普罗帕酮、氟卡胺、胺碘酮 • 如果能在 EP 检查室进行和标测，射频消融治疗此类 VT 的治愈率在 95% 以上 • 无症状 CAD：β 受体阻滞剂，无需额外抗心律失常治疗 • 有症状的 CAD：β 受体阻滞剂（索他洛尔）、胺碘酮（从医院开始） • 多态 NSVT 1. 有长 QT 间期且晕厥的情况时，需要治疗 2. 可基因检测进行分型 3. β 受体阻滞剂是 I 型长 QT 的首选药物 4. LQT2 或 LQT3 伴晕厥或猝死家族史，ICD 是适应证	• 根据患者的年龄、心脏病和症状，有多种临床情况 • 如果 β 受体阻滞剂使用后症状持续，或 β 受体阻滞剂不耐受，可以使用非二氢吡啶类钙通道阻滞剂 • 特发性 VT 可能发生于重复单形性变异中，并且是有症状的 1. 无生命威胁 2. 运动、精神压力和儿茶酚胺会加重症状 • 年轻患者的特发性多形性 VT 可能危及生命 1. 可用 β 受体阻滞剂 2. 考虑基因检测进行 CPVT 的分型 • 考虑有 LBBB/ 非心电轴向下的 RV 心肌病（发育不良） • 考虑局部缺血 • 12 导联心电图有用 1. 如果 LBBB 伴电轴向下，它可能来自正常结构心脏的 RV/LV 流出道或主动脉窦，可消融 2. 如果 I 和 aVL 呈 QRS 均负向，提示起源于间隔 3. 如果 I 和 aVL 呈 QRS 向上，提示起源于游离壁，对腺苷敏感 4. VTs 可能对 β 受体阻滞剂、维拉帕米和大多数抗心律失常药物敏感 • 如果是 RBBB 伴电轴左偏，提示起源于左心室心尖间隔部的折返性特发性 VT 1. 认为是由于束状折返

续表

病种	治疗	注释
		2. 射频消融可以治愈 3. 对维拉帕米敏感（仅在已知为这种 VT 时使用） ● 与普通人群相比，即使心脏正常的患者也可能有较高的 CA 风险，但进一步评估和治疗是无益的 ● 多形性心动过速可能是由缺血或梗死引起的，可能是暂时性的
缺血性心肌病	● LVEF ≤ 30%，MI 后 40 天或血运重建后 3 个月的患者，植入 ICD 是一级预防措施 ● LVEF ≤ 30%，NYHA FC Ⅱ～Ⅲ级的患者，建议植入 ICD 作为一级预防 ● LVEF ≤ 40%，建议进行 EP 检查，若诱发了持续性 VT，应植入 ICD ● 对 NYHA FC Ⅱ - 非卧床型Ⅳ级心力衰竭，LVEF ≤ 35%，LBBB 和 QRS 波持续时间≥ 130 ms 的患者，建议在 MI 后至少 3 个月或 40 天的最佳药物治疗后，进行心脏再同步治疗	● 增加猝死的风险 ● 风险增加与发病时间长短无关 ● EP 检测可能有助于风险的分层
非缺血性心肌病	● β 受体阻滞剂、ACEI 和其他针对心力衰竭的靶向药物治疗 ● 对于 LVEF ≤ 35%，NYHA FC Ⅱ～Ⅲ级，建议使用 ICD ● 对于 NYHA FC Ⅲ～Ⅳ级心力衰竭，LVEF ≤ 35%，QRS 间期 > 120 ms，推荐使用心脏再同步化治疗	

续表

病种	治疗	注释
HCM	• 特别有症状的情况下使用 β 受体阻滞剂 • 循环事件记录仪可能有助于将症状与心律失常联系起来 • 无症状时，无胺碘酮或其他抗心律失常药物的适应证 • 如果有症状，在医院开始使用胺碘酮 • ICD，如果 1. 室间隔＞ 30 mm 2. 晕厥 3. NSVT 4. 猝死的家族史 5. 高风险基因型 6. 如果以前有 CA 7. 持续 VT/VF 8. LV 心尖室壁瘤 9. LVEF ＜ 50% 的终末期 HCM	• 有危及生命的恶性室性心律失常的可能 • EP 检查在此时无益
MI	• 无需特别治疗 • 评估 LV 功能 • β 受体阻滞剂，也可作为 MI 后治疗方案的一部分 • 如果 4 ～ 6 周后仍有持续 NSVT 和左心室功能受损（LVEF ＜40%），应考虑 ICD 和抑制性抗心律失常治疗以降低 VT 率和防止休克	• MI 早期预后意义不大。预测价值随着 MI 时间增加而增加 • 若为多形性，考虑缺血（若 QT 间期延长，则考虑电解质紊乱） • 可能为冠状动脉再灌注损伤节律

续表

病种	治疗	注释
术前	• 如果是择期的非心脏手术，评估症状、预计寿命、药物 • 如果最近发作，评估 LV 功能 • 如果 LVEF ＜ 40% 且 CAD，考虑 EP 检查 • 无 CHF 的 LVEF ≤ 30% 及有 CHF 的 LVEF ≤ 35%，则 ICD	
术后	• 无需治疗 • 术后早期的无预后评估意义 • 绝大多数自行缓解 • 如果有危险因素，评估潜在的心脏病 • 计划后续动态心电图监护。如果持续发作，考虑进行 EP 检查。如果诱发 VT、LVEF ≤ 40% 或满足其他标准（缺血性、非缺血性心肌病；前面讨论过），则考虑 ICD • 如果无症状，根据监测结果或 EP 研究结果进行治疗	

ACEI，血管紧张素转化酶抑制剂；CA，心搏骤停；CABG，冠状动脉旁路移植术；CAD，冠状动脉疾病；CPVT，儿茶酚胺敏感性多形性室性心动过速；EP，电生理；FC，功能分级；HCM，肥厚型心肌病；ICD，埋藏式心脏复律除颤器；LBBB，左束支传导阻滞；LV，左心室；LVEF，左心室射血分数；MI，心肌梗死；NSVT，非持续性室性心动过速；NYHA，纽约心脏协会；RBBB，右束支传导阻滞；RV，右心室；VT，室性心动过速

From Olshansky B et al：Arrhythmia essentials，ed 2，Philadelphia，2017，Elsevier.

表 16-6 持续性室性心动过速的处理

病种	治疗	注释
急性治疗 • 单形性 VT、耐受性良好（患者清醒且警觉、无心绞痛、无 CHF、血压稳定）	• 一线治疗：胺碘酮 150 mg 静脉推注持续 10 min，然后 1 mg/min 持续 6 h，然后是 0.5 mg/min 1. 可以将胺碘酮 IV 与口服联用，必要时可静脉注射利多卡因。 2. 利多卡因 1.5 ～ 2 mg/kg（但仅在＜ 15% 人群中有效） • 二线治疗：普鲁卡因 10 ～ 15 mg/kg，25 mg/min（或更低），仔细监测血压 1. 普鲁卡因胺可减慢 VT，增加 20% ～ 30% 有效率 2. 胺碘酮可能比普鲁卡因胺更有效、安全、耐受 • 三线治疗：充分麻醉后的心脏复律 • 清醒时不要电复律 • 四线治疗：通过临时静脉起搏超速抑制	• 评估病因和血流动力学耐受性 1. 根据患者的临床状况指导治疗 2. 即使最初是稳定的，VT 也可以转为 VF • 由于缺乏其他有效的药物，胺碘酮 IV 正成为治疗持续性单形性 VT 的一线治疗药物 • 普鲁卡因胺有负性肌力作用 • 临时经静脉起搏需要时间和经验丰富的人员来完成
MI 的急性治疗	• 同上，但救治的紧急程度更大 • 即使表面上可以耐受，也应尽量缩短 VT 发作时间 • 利多卡因不能降低死亡率	• 单形性 VT 1. 可能不会增加远期死亡率 2. 可由缺血引起，但这种情况很少见（＜ 3%） 3. 提示由受损心肌的“电折返回路”引起
多形性 VT 的急性治疗 • 正常 QT 间期 • 患者稳定	• 如果病情稳定且患者清醒（非常罕见）： 如果治疗无效，在麻醉后进行电复律（200 J 后 300 ～ 360 J）	• 罕见患者稳定和清醒 • 评估病因和血流动力学耐受性 • 排除缺血、梗死、电解质异常（低 K^+ 或 Mg^{2+}）

续表

病种	治疗	注释
	• 静脉注射耐受剂量的 β 受体阻滞剂	或药物不良反应 • 评估年龄、潜在疾病的过程和 LV 功能、潜在的致病因素（如运动） • 治疗取决于临床状况，即使病情稳定，也可能转为 VF • 静脉注射胺碘酮可能有效，但尚无应用于耐受性良好的多形性 VT 的数据
慢性预防 无结构性心脏病 特发性 VT，多见于年轻患者 常因运动或应激引起 MRI 排除右心室心肌病（发育不良）	• 一线治疗：β 受体阻滞剂滴定到最高耐受剂量 • 如果出现反复发作（有中度或重度症状）：射频导管消融 • LBBB 电轴向下和 RBBB 电轴向上的 VT，消融成功率为 90% ～ 95% • 如果患者有晕厥、血流动力学不耐受或患者有意愿，射频消融是首选	• 单形性 VT 症状严重，但几乎无“恶性”或危及生命 • LBBB/ 电轴向下的 VT 通常来自流出道 1. 如果 Ⅰ 和 aVL 导联的 QRS 波向下，则提示起源于室间隔或 LV 2. 如果这些导联向上，则提示游离壁起源 3. 这种机制可能是由于触发自主性造成的。极可能被射频消融治愈 • RBBB/ 电轴向上的 VT 可能是由于浦肯野系统折返造成的 1. 对维拉帕米敏感 2. 可以成功消融 • 对于 LBBB、电轴向下的 VT，要排除 ARVC

续表

病种	治疗	注释
既往 MI，可引起缺血	• 如果是单形性的，怀疑是由于基质瘢痕，而不是缺血 • 如果是多形性的，怀疑是缺血或梗死 • 考虑功能负荷试验或冠状动脉造影，如果缺血进行血运重建 • 对血流动力学显著持续影响的 VT/VF，植入 ICD • 消融成功率＞50%，但长期复发率高 1. 用于 ICD 植入的辅助治疗 2. 可用于减少反复 ICD 电复律 • 辅助抗心律失常药物包括胺碘酮或索他洛尔	• 也可能伴有 VF • 单形性 VT 很少由缺血引起，即使在梗死后很快发生，也总是怀疑有基质改变 如果正在使用抗心律失常药物，应考虑其促心律失常作用的可能 • ＞95%CAD 致慢性 VT 可在 EP 检查室被诱导，但这不会改变治疗策略

ARVC，致心律失常性右心室心肌病；CHF，充血性心力衰竭；EP，电生理；ICD，埋藏式心脏复律除颤器；LBBB，左束支传导阻滞；LV，左心室；MI，心肌梗死；MRI，磁共振成像；RBBB，右束支传导阻滞；RV，右心室；VF，心室颤动；VT，室性心动过速

From Olshansky B et al：Arrhythmia essentials，ed 2，Philadelphia，2017，Elsevier.

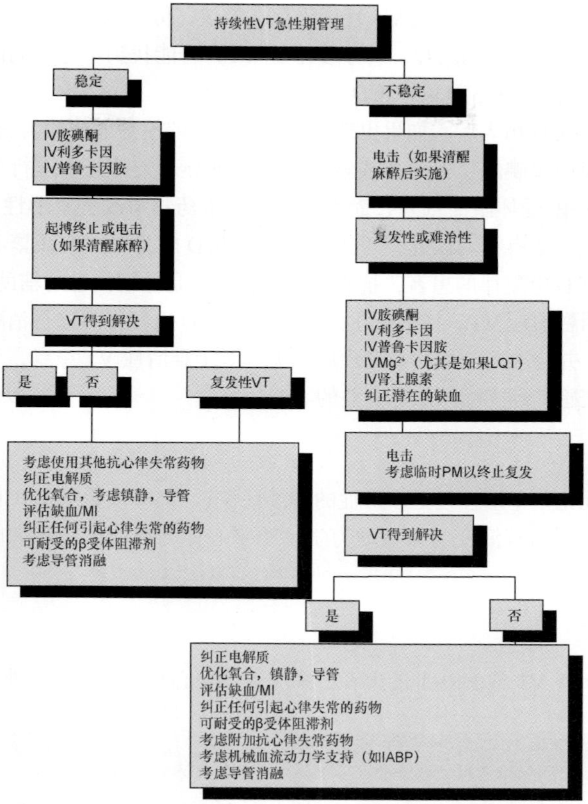

图 16-5　持续性室性心动过速的急性处理。IABP，主动脉内球囊反搏；IV，静脉注射；LQT，长 QT 间期；MI，心肌梗死；PM，起搏器；VT，室性心动过速。（From Olshansky B et al：Arrhythmia essentials，ed 2，Philadelphia，2017，Elsevier.）

恶化，必须准备好随时可用的体外除颤器。

如果有低钾血症或低镁血症，补充电解质至关重要。

慢性期治疗

VT 患者的长期治疗通常需要多种治疗方法，包括埋藏式心脏复律除颤器（implantable cardioverter-defibrillator，ICD）、抗心律失常药物、导管消融和手术。因为有出现瘢痕和随后心律失常的风险，ICD 适用于所有有结构性心脏病或既往有 MI 的单形性 VT 患者。特发性 VT 和心脏结构正常的患者一般不需要 ICD，但若 VT 相关的晕厥不能通过消融成功治疗，则可以考虑使用。既往 MI 但 LVEF 正常、血流动力学稳定的 VT 管理仍存在争议，但一致认为 VT 消融是 ICD 植入前的初始治疗。对于多形性 VT，若能找到可逆的病因（如缺血或电解质紊乱），则 ICD 可能就不适合。

在 ICD 植入后，如果出现多次电复律（即使是适当的），也可能需要使用胺碘酮、美西律或索他洛尔等抗心律失常药物进行长期治疗。除 β 受体阻滞剂外，尚无抗心律失常药物对改善单形性 VT 患者的死亡率有益。因此，对于不能接受 ICD 的患者或有频繁心律失常和 ICD 电复律的患者，抗心律失常药物只是导管消融的辅助手段。导管消融治疗 VT，特别是在首次适当的 ICD 电复律后进行消融非常有效，并与改善急性和长期预后相关。对于难治性 VT 患者，手术去心脏交感神经支配可能是有益的。

处理

无论是单形性还是多形性的持续性 VT，都应该始终在 ICU 进行治疗，因为有演变为血流动力学不稳定心律的风险。应咨询电生理学家。

转诊

所有 VT 或 NSVT 的患者，都应转诊至心脏电生理专家处就诊。

重点和注意事项

专家点评

- 抗心律失常药物（特别是 I C 类药物，β 受体阻滞剂除外），治疗 NSVT 与死亡率增加有关（CAST 试验），已证明 β 受体阻滞剂对降低死亡率有效
- 冠心病患者，若 LVEF ＞ 40%，NSVT 没有显示出不良的意义。若 EF 低于 40%，MUSTT 研究显示电生理引导的 ICD 治疗优于美西律、普罗帕酮、索他洛尔或胺碘酮等抗心律失常药物。根据 MADIT Ⅱ 和 SCDHeFt 研究，LVEF ＜ 35% 的患者有预防性植入 ICD 的适应证
- 在肥厚型心肌病中（尤其是有症状、持续时间长或重复发作时），NSVT 似乎增加了猝死的风险
- 在某些情况下（如非缺血性扩张型心肌病、二尖瓣脱垂、二尖瓣反流和非结构性心脏病），NSTV 似乎没有不良意义，也

不能预测心脏性猝死

患者和家庭教育

有家族史或遗传原因的室性心动过速的患者，其一级亲属应进行筛查。

相关题目

致心律失常性右心室发育不良（相关重点专题）
Brugada 综合征（相关重点专题）
长 QT 综合征（相关重点专题）
尖端扭转型室性心动过速（相关重点专题）

推荐阅读

Al-Khatib SM et al: *2017* AHA/ACC/HRS Guideline for management of patients with ventricular arrhythmias and the prevention of sudden cardiac death: a report of the American College of Cardiology/American heart association Task Force on Clinical Practice Guidelines and the heart rhythm Society, *Heart Rhythm* 2017.

Romero J et al: Early versus late referral for catheter ablation of ventricular tachycardia in patients with structural heart disease: a systematic review and meta-analysis of clinical outcomes, *JACC Clin Electrophysiol* 4(3):374-382, 2018.

Sapp JL et al: Ventricular tachycardia ablation versus escalation of antiarrhythmic drugs, *N Engl J Med* 375:111-121, 2016.

Shivkumar K: V Catheter ablation of ventricular arrhythmias, *N Engl J Med* 380(16):1555-1564, 2019.

第 17 章 短 QT 综合征
Short QT Syndrome

Simon Gringut，Shruti Hegde

张路 译 刘娅妮 审校

基本信息

定义

短 QT 综合征（short QT syndrome，SQTS）是一种心脏复极异常的遗传性疾病，其特征是心电图上 QT 间期严重缩短，导致患者房性、室性心律失常和心脏性猝死。患者出现原发性心电紊乱但心脏结构正常。

同义词

SQTS

ICD-10CM 编码

I45.89 其他特异性传导疾患

流行病学和人口统计学

- 这种疾病是一个相对较新的病种，首次记录于 2000 年。在大多数（但不是所有）SQTS 病例中，QT 或 QTc（校正的 QT 间期）均＜ 360 ms；然而，临床上有许多患者 QT 间期未受影响。尽管定义不明确，但在 21 岁以下人群中，短 QTc ≤ 340 ms 的估算患病率估计为万分之五。男性更常受累
- 遗传学：该病具有遗传异质性，以常染色体显性遗传方式传播。编码各种心脏离子通道的不同基因被归因于 SQTS，包括肉碱转运体和氯化物-碳酸氢盐阴离子交换通道。基于此，分为了八种 SQTS，从 SQTS 1 到 SQTS 8。SQT1 是最常见的变异，源于心脏离子通道 KCNH2（HERG）的突变。SQTS 2 为散发性，而其他的具有家族性

体格检查和临床表现

- 见于所有年龄组，但大多数患者为儿童或青年人

- 晕厥和心搏骤停是最常见的症状。晕厥可能是由室性心律失常所致。运动和静息状态下均可能发生猝死。心搏骤停通常是该病的第一个表现，发病高峰出现在生命的第一年，第二个高峰出现在 20 ～ 40 岁；心搏骤停的总风险在 41 岁之前为 40%
- 心房颤动和心房扑动是该综合征表现的一部分
- 相当大比例的患者无症状

病因学

- 心脏复极化异常
- 在 9 个不同的基因中共发现 22 种不同的突变，15 种在单个家族中。目前，在一个 SQTS 家族中发现致病突变的概率约为 20%。突变导致净外向电流增加，原因是内向去极化电流 INa 或 ICa 的减少，或是外向复极电流 I to I K1，I K-ATP，I ACh，I Kr 或 I Ks 的增加，以及 Cl/HCO_3 交换体的缺陷。由此产生的动作电位缩短导致有效不应期缩短，随后心房和心室肌对过早去极化的敏感性增加，导致心房颤动和心室颤动
- 获得性病因：参见“鉴别诊断”

Dx 诊断

- 2013 美国心律协会（HRS）指南对 SQTS 的定义如下：
  1. 在 QTc ≤ 330 ms 的情况下诊断 SQTS
  2. 存在 QTc ≤ 360 ms 和以下一种或多种情况时可诊断 SQTS：致病性突变、SQTS 家族史、≤ 40 岁时猝死家族史、无心脏病时室性心动过速 / 心室颤动发作后存活
  3. 值得注意的是，最近的研究建议，单独 340 ms 阈值，或结合额外危险因素时 370 ms 可作为略微宽泛的阈值
- 目前提出的 SQTS 诊断评分系统（表 17-1）包含了上述标准，但尚未得到现行指南的完全认可
- 短 QT 间期的鉴别诊断包括各种情况，如高钾血症、高钙血症、酸中毒、洋地黄毒性、乙酰胆碱或肾上腺素的影响、窦性心动过速或高热。所有这些都是获得性短 QT 间期的可能原因，在诊断 SQTS 之前必须排除这些因素

表 17-1　SQTS 诊断标准

	分数
心电图上 QTc，ms	
＜ 370	1
＜ 350	2
＜ 330	3
J 点 -T 峰间期＜ 120 ms	1
临床病史	
心搏骤停病史	2
记录的多形性 VT 或 VF	2
不明原因晕厥	1
心房颤动	1
家族史	
高概率 SQTS 的一级或二级亲属	2
一级或二级亲属心脏性猝死尸检阴性	1
婴儿猝死综合征	1
基因型	
基因型阳性	2
致病基因中意义不明的突变	1

SQTS，短 QT 综合征；VF，心室颤动；VT，室性心动过速
必须至少在心电图部分得 1 分才能获得其他分数
高概率 SQTS：≥ 4 分；中概率 SQTS：3 分；低概率 SQTS：≤ 2 分。心电图：必须在没有已知缩短 QT 因素的情况下记录。J 点 -T 峰间期必须在 T 波具有最大振幅的胸前导联中测量。临床病史：事件必须发生在没有可识别病因（包括结构性心脏病）的情况下。只能因以下事件之一获得积分：心搏骤停，记录到多形性 VT 或原因不明的晕厥。家庭史：本表中只能记录一次积分。
Adapted from Gollob MH，Redpath CJ，Roberts JD：The short QT syndrome：proposed diagnostic criteria，J Am Coll Cardiol 57（7）：802-812，2011.

评估

- 对任何猝死幸存者的评估都要从详细的病史和体检开始，尤其要强调家族史。许多 SQTS 患者在猝死复苏前有不明原因的晕厥或心悸。心房颤动在 SQTS 患者中很常见，除复苏性室颤骤停外，还应寻找孤立性心房颤动的家族史

- SQTS 患者体格检查多正常
- SQTS 的心电图结果不仅包括一个异常的短 QT 间期（通常 < 360 ms），而且通常还包括一个短甚至缺失的 ST 间期，T 波看起来像直接从 S 波发出。T 波通常是高、窄、对称的组合，T 波峰末比值延长（图 17-1）。此外，PQ 段压低（PQ-segment depression，PQD）定义为 PQ 段自等电位线 TP 段压低 0.05 mV，更常见于 SQTS 患者。要寻找的另一个特征是 QT 间期缺乏对心率的适应（速率依赖性降低），其结果是校正后的 QT 间期可能会产生误导。因此，SQTS 患者中，静息心电图的 QT 测量在心率接近 60 次 / 分时更为准确
- 应进行超声心动图和心脏 MRI 检查，以确认有无器质性心脏病
- 动态心电图记录和负荷试验可以证明 QT 间期相对于 RR 周期无变化；这是确定诊断的一个重要方面。随心率增加 QT 间期仅轻微缩短，因此在心率较快时 QT 和 QTc 值接近正常水平。心率变慢时 QT 间期不能延长
- 在电生理学研究中，心房和心室的不应期通常很短［周长（CL）400 ～ 600 ms 时为 140 ～ 200 ms］。具有快速心室率的持续性房颤或房扑通常由心房中的程控刺激诱发。EPS（电生理程序刺激）时 SQTS 患者室颤的诱发率约为 60%。EPS 通过显示短 A、V 不应期（也见于 Brugada 综合征等其他通道病）有辅助诊断的作用，但鉴于其敏感度低，不能用于危险分层

实验室检查

- 建议对所有疑似 SQTS 诊断的患者进行基因检测，当他们有晕厥或猝死的临床或家族史时尤其如此
- 筛查家族成员：对于诊断为基因型阳性的短 QT 综合征患者的所有一级亲属，建议进行突变特异性基因检测

Rx 治疗

- 关于如何处理单纯短 QT 间期≤ 330 ms 但无家族史或临床病史或基因型标准（SQTS 的低和中等概率）的患者，尚无重要的临床数据。目前还不能对这些患者进行危险分层；但是，

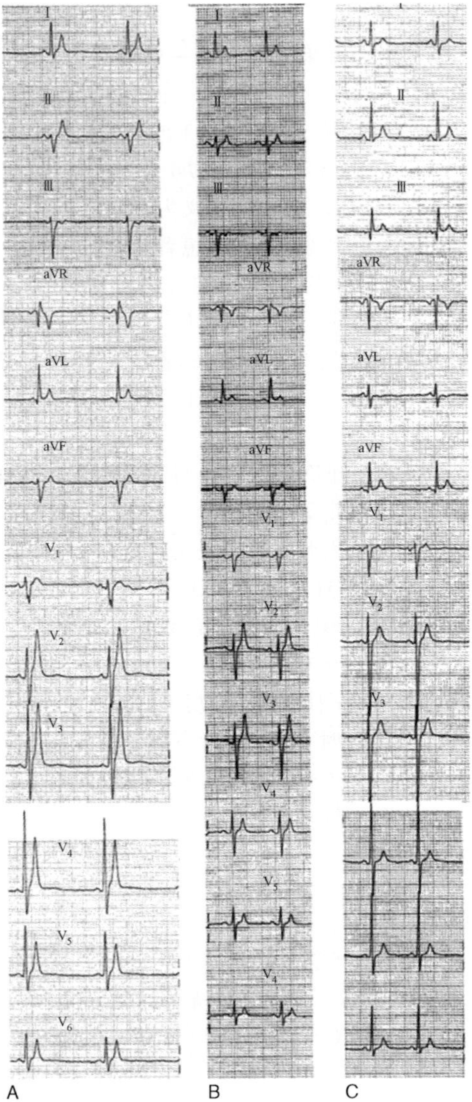

图 17-1　1 例家族性患者的 12 导联心电图（25 mm/s 走纸速度）。A. 患者 1：窦性心律，频率 52 次 / 分；电轴左偏，QT 间期 280 s。**B.** 患者 2：窦性心律，频率 96 次 / 分，电轴左偏，QT 间期 220 s。**C.** 患者 3：窦性心律，平均频率 92 次 / 分，QT 间期 260 s。（Adapted with permission from Gaita F et al：Short QT syndrome：a familial cause of death，Circulation 108：965-970，2003.）

他们应该咨询具有此方面专业知识的电生理学家进行综合检测，包括基因检测

- 对于偶然发现 SQTS 的无症状患者应随访，无需任何预防性用药
- QT < 330 ms 且符合临床 / 家族史或基因检测中的一个标准的患者属于 SQTS 的高概率人群，因此是心脏性猝死的高风险亚组。在这组患者中推荐植入 ICD，用作二级预防，也可能是心脏性猝死的一级预防
- 对于诊断为 SQTS 且为心搏骤停幸存者或持续性室性心律失常的患者，如果预期有意义的生存期超过 1 年，则植入 ICD 是 I 类适应证
- 植入 ICD 的 SQTS 患者的一个特殊问题是与 QRS 波群紧密耦合的峰值 T 波重复计数。这通常会导致不适当的 ICD 电击。大多数 ICD 都有程序修改模式，可以避免这个问题
- 通常仅对多次且频繁的恰当 ICD 电击的患者建议药物治疗。在这些情况下，奎尼丁是首选药物
- 对于因各种原因不能植入 ICD 的患者，药物治疗可能是主要的治疗手段，其中包括技术挑战性高的儿童
- 异丙肾上腺素输注对难治性心室颤动风暴和 SQTS 有效
- 虽然许多药物，如氟卡尼、索他洛尔、伊布利特、对苯二酚和胺碘酮已被尝试用于延长 QT 间期，但大多数已获得数据都支持氢化奎尼丁作为所有形式 SQTS 的首选治疗药物
- 特别要注意的是，若原发性肉碱缺乏症与 SQTS 一起出现并与心室颤动相关，是一种罕见的常染色体隐性遗传病，由肉碱向细胞的运输缺陷引起。给予口服 DL- 肉碱或 L- 肉碱 5 g/d 可消除 ECG 的变化

转诊

如果怀疑有 SQTS，强烈建议至电生理学专家处就诊。

重点和注意事项

- SQTS 是一种罕见的引起心律失常和猝死的遗传综合征
- QT 间期< 370 ms，出现晕厥、心脏性猝死或心房颤动，且有相同表现的家族史患者，应怀疑本病

推荐阅读

Al-Khatib SM et al: 2017 AHA/ACC/HRS guideline for management of patients with ventricular arrhythmias and the prevention of sudden cardiac death: a report of the American College of Cardiology/American Heart Association Task Force on Clinical Practice Guidelines and the Heart Rhythm Society, *J Am Coll Cardiol* 72:e91, 2018.

Bjerregaard P: Diagnosis and management of short QT syndrome, *Heart Rhythm* 15(8):1261-1267, 2018.

Gollob MH, Redpath CJ, Roberts JD: The short QT syndrome: proposed diagnostic criteria, *J Am Coll Cardiol* 57:802-812, 2011.

Mazzanti A et al: Novel insight into the natural history of short QT syndrome, *J Am Coll Cardiol* 63:1300-1308, 2014.

Priori SG et al: HRS/EHRA/APHRS expert consensus statement on the diagnosis and management of patients with inherited primary arrhythmia syndromes, *Heart Rhythm* 10(12):1932-1963, 2013.

Roussel J et al: Carnitine deficiency induces a short QT syndrome, *Heart Rhythm* 13:165, 2016.

第 18 章　长 QT 综合征
Long QT Syndrome

John Wylie，Simon Gringut

谢丽媛　付茂亮　译　刘娅妮　审校

基本信息

定义

长 QT 综合征（long QT syndrome，LQTS）是一种心肌复极紊乱综合征，其特征在于心电图上 QT 间期的延长，增加了危及生命的室性心律失常发生的风险，最常见的是尖端扭转型室性心动过速（一种特殊类型的多形性室性心动过速），可能导致心室颤动和心脏性猝死（SCD）。这种综合征可能是遗传的，也可能是后天获得的。

同义词

长 QT 间期综合征

先天性长 QT 间期综合征：

杰维尔和兰格-尼尔森（Jervell and Lange-Nielsen）综合征（与耳聋有关）

罗曼氏（Romano-Ward）综合（听力正常）

ICD-10CM 编码

I45.81　长 QT 综合征

流行病学和人口统计学

- 在美国，每年有 3000 多名儿童因先天性 LQTS 死亡
- 人们认为，表面上健康的白人年幼新生儿的患病率约为 1∶2000。该比例可能更高，因为这是基于 QTc 分别超过 470 ms 和 460 ms 的婴儿的基因测试得出的结论（Schwartz，2009）
- 在所有种族群体中都有 LQTS 的存在。对国际 LQTS 登记处美国部分数据的审查发现，非裔美国人的 QT 间期延长发生率较低，但严重程度较高
- LQTS 在一般人群中的发病率被认为在 1∶10 000 到 1∶2500 之

间，尽管由于基因的不完全外显性而很难估计。与耳聋相关的先天性长 QT 综合征是常染色体隐性遗传（Jervell and Lange Nielsen 综合征），比常染色体显性遗传形式更少见，也更严重

- 先天性听力正常的 LQTS（Romano-Ward 综合征）是常染色体显性遗传。虽然 LQTS 的遗传是常染色体显性的，但通常观察到女性在患病率方面占优势，并已将其归因于女性对心律失常的易感性增加。LQTS 更有可能在男性青春期之前和女性青春期之后表达
- 到目前为止，已经鉴定出至少 17 个不同的 LQTS 基因
- 死亡率估计为每年约 1%
- 目前已经描述了导致先天性 LQTS 的多个突变。表 18-1 描述了最常见的 LQTS 类型

体格检查和临床表现

- 很多发病都是由压力介导的发作
- 心悸、晕厥是前期症状
- 室性心动过速会引起晕厥
- 心脏性猝死
- 突然发作
- 长 QT 综合征家族史，但尚未证实心脏性猝死家族史是长 QT 综合征诱发患者发生心脏性猝死的危险因素
- 已知病例中亲属有无症状心电图异常（QT 间期延长）
- 心电图 QTc 间期延长（女性＞ 460 ms，男性＞ 440 ms）。值得注意的是，20% ～ 25% 基因型阳性的 LQTS 在静息心电图上可能有正常的 QTc
- 在先天性的长 QT 综合征情况下，在 LQT1 患者中，晕厥或心脏性猝死通常是由运动和游泳引发的，在 LQT2 患者中则是由情绪、妊娠或噪声引发的，LQT3 患者在休息或睡眠时发生事件的风险最高

病因学

- 心脏复极异常
- 先天原因（10 多个基因上的数百个突变已被确认）
- 大多数基因突变会影响离子通道的功能，导致复极化时间延长（例如影响钠通道和钾通道导致 Na^+内流增加或 K^+外流减少）。这些突变延长了去极化时间，使患者易患尖端扭转型

表 18-1　LQTS 的常见类型

	LQT1	LQT2	LQT3
病理生理学			
遗传基因	*KCNQ1*（*KvLQT1*）	*KCNH2*（*HERG*）	*SCN5A*
蛋白质	K_v7.1	K_v11.1	Na_v1.5
离子电流	I_{Ks} 降低	I_{Kr} 降低	I_{Na} 在后期增加
临床表现			
心脏病事件发生率	63%	46%	18%
心脏性猝死发生率	4%	4%	4%
心律失常的发生诱因	情绪 / 身体压力（游泳、潜水）	情绪紧张、唤醒（闹钟、电话）、休息、产后	休息也会诱发
心电图	广泛的 T 波改变	低振幅，分叉 T 波	延长的 ST 段
QT 间期对运动的反应	在运动的早期和高峰阶段，QTc 缩短和延长的幅度明显	运动时 QT 间期正常，但 QT 迟滞明显	超常 QT 间期缩短
管理			
运动的限制	+++	++	?
对 β 受体阻滞剂的反应	+++	+++	?
补钾	+	++	+
左颈胸的交感神经切除术	++	++	++
对美西律反应	+	+	++

From Issa Z et al：Clinical arrhythmology and electrophysiology，ed 2，Philadelphia，2012，Saunders.

室性心动过速

- 后天原因：
  1. 药物：多非利特、伊布利特、苄普利地尔、奎尼丁、普鲁卡因胺、索他洛尔、胺碘酮、雷诺嗪、二丙吡胺、吩噻嗪和止吐剂（氟哌利多、多潘立酮）、三环类抗抑郁药、抗精神病药物（奎硫平、齐拉西酮、伊哌酮）、西酞普兰、抗组胺药、喹诺酮类、阿奇霉素、阿司咪唑或西沙必利与酮康唑或红霉素合用、克拉霉素、抗疟药，尤其在服用降钾药

物的哮喘患者以及接受美沙酮的患者中也很常见
2. 低钾血症、低镁血症、低钙血症（尤其是吸收不良综合征患者）
3. 蛋白流质饮食
4. 中枢神经系统损害
5. 局部缺血
6. 甲状腺功能减退

Dx 诊断

鉴别诊断

- 请参见“晕厥”
- Brugada 综合征、心律失常性右心室发育不良和长 QT 综合征是遗传性猝死综合征的主要原因（图 18-1）

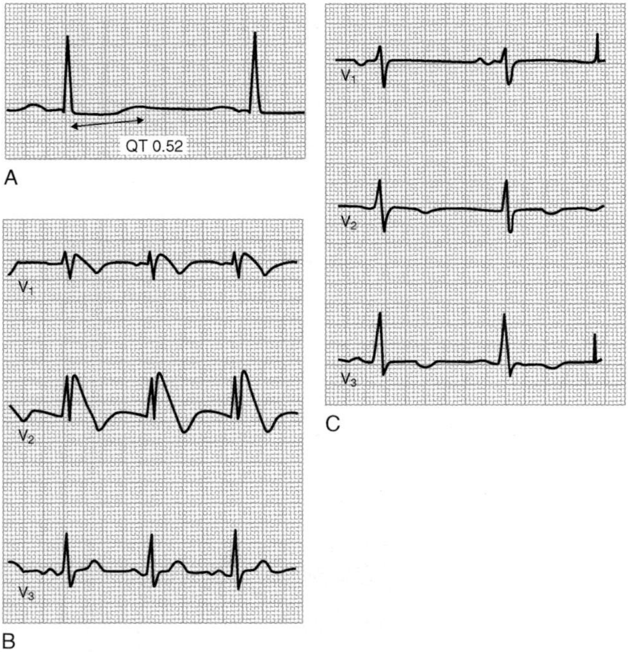

图 18-1　三种遗传性猝死综合征的窦性心律。A. 1 例长 QT 综合征患者窦性心律中的 QT 间期延长；**B.** 1 例 Brugada 综合征患者的 V_1 和 V_2 导联 ST 段升高。**C.** 1 例心律失常性右心室发育不良患者的 V_1 ～ V_3 导联 T 波倒置。（From Goldman L，Schafer AI：Goldman's Cecil medicine，ed 24，Philadelphia，2012，Saunders.）

根据 2013 年 HRS 指南对先天性 LQTS 的诊断标准：

LQTS 诊断：

- 在没有导致 QT 间期延长和（或）QT 间期延长的次要原因的情况下，存在 LQTS 风险评分≥ 3.5 时（见下文）
- 在 LQTS 基因或 LQTS 基因之一存在明确致病突变的情况下
- 在重复 12 导联心电图（ECG）中，用 Bazett 公式校正心率的 QT 间期（QTc）≥ 500 ms，且无 QT 间期延长的继发原因时
- 不明原因的晕厥患者，在无继发原因的 QT 间期延长和无致病性突变的情况下，反复 12 导联心电图中 QTc 在 480 ～ 499 ms，可诊断为 LQTS

LQTS 风险评分（Schwartz 2011）：

心电图标准	
QTc ＞ 480 ms	3 分
QTc 460 ～ 480 ms	2 分
QTc 450 ～ 460 ms（男性）	1 分
QTC 运动负荷试验恢复 4 min ＞ 480 ms	1 分
尖端扭转型室性心动过速	2 分
T 波电交替	1 分
三导联 T 波切迹	1 分
心动过缓	0.5 分
病史	
应激性晕厥	2 分
无应激性晕厥	1 分
先天性耳聋	0.5 分
明确长 QT 间期	1 分
一级亲属＜ 30 岁不明原因心脏性死亡	0.5 分

总分：1 分：LQTS 低概率。1.5 ～ 3 分：LQTS 中等概率。≥ 3.5 分：LQTS 高概率

评估

所有病例都建议转诊至心电生理专家处。

基因分析是对先天性 QT 间期延长患者进行风险分层的重要步骤，对于识别先证者家族中潜在的突变携带者也很重要。有证据证实了事件的基因特异性触发因素和治疗效果。分子筛查应成为 LQTS 常规临床处理的一部分。

在已知的 LQTS 患者的亲属或年轻的晕厥患者中：

- 负荷试验可能延长 QT 间期或引起 T 波电交替
- Valsalva 动作：可能延长 QT 间期或引起 T 波电交替
- 在长程心电监测中通过各种刺激增加儿茶酚胺水平和评估 QT 间期延长（在可以随时提供 α- 和 β- 拮抗剂复苏的环境中进行）
- 肾上腺素引起的 QT 间期延长（肾上腺素输注 QT 负荷试验）
- 基因分析：
  1. *KCNQ1* 钾通道基因 *LQT1* 位点
  2. *KCNH2* 钾通道基因 *LQT2* 位点
  3. *SCN5A* 钠通道基因 *LQT3* 位点
  4. 这三种变异占 LQTS 患者基因型的 90% 以上，其余基因是少数病例的致病基因
- 基于性别和 QTc 的每个基因变异的风险分层：根据 40 岁之前或治疗前首次心脏事件（晕厥、心搏骤停或猝死）的概率来定义组。特定的突变，根据类型、位置和程度的不同，即使 ECG 异常很轻微，也可能有很高的风险。临床上，QT 间期持续时间是心脏事件风险的最强预测因子；QTc 超过 500 ms 为风险最高的患者
  1. 高危（> 50% 的心脏事件）：QTc ≥ 500 ms 且 LQT1 或 LQT2 型，或男性 LQT3 型
  2. 中度危险（30% ～ 50%）：QTc < 500 ms 且男性 LQT3 型或女性 LQT2 型或 LQT3 型；QTc ≥ 500 ms 且女性 LQT3 型
  3. 低危（< 30%）：QTc < 500 ms 且 LQT1 型或 QTc < 500 ms 且男性 LQT2 型
  4. 根据上述风险分层方案，所有心脏事件的中、高风险患者都应考虑预防性治疗（表 18-2）

表 18-2　基于基因、性别和 QTc 的心脏事件危险分层方案

基因亚型	QTc < 500 ms		QTc ≥ 550 ms	
	男性	女性	男性	女性
LQT1	低	低	高	高
LQT2	低	中间	高	高
LQT3	中间	中间	高	中间

40 岁前或治疗前发生第一次心脏事件（晕厥、心搏骤停或猝死）的概率。高：> 50%，中间：30% ～ 50%，低：< 30%

Rx 治疗

非药物治疗

- 重点排除危及生命的心律失常的触发因素——存在基因特异性症状触发因素：
  1. LQT1 患者 90% 的致命事件发生在生理和心理压力作用下。应避免游泳和跳水或在监督下进行
  2. LQT2 患者在兴奋或情绪化时风险最高，在睡眠和休息期间也是如此，但在运动时完全没有；需要避免突然或过度的声音刺激，特别是在睡眠期间［例如，避免附近传出电话铃声和（或）闹钟声］——与 LQT3 患者相反，在 LQT3 患者中，80% 的事件发生在休息或睡觉时
- 此前，所有 LQTS 患者都被告知应避免参加竞技运动。最近，经基因证实的低风险、QTc 临界延长的 LQTS 患者，如果没有前述心脏症状，也没有心脏性猝死家族史，被认为可以在有自动体外除颤器（AED）和基础生命支持（BLS）人员的地方安全地参加竞技运动。单纯为了参加体育运动而植入埋藏式心律复律除颤器（ICD）是不合适的。对于因其他适应证而植入 ICD 的运动员来说，恢复到低水平的运动是合理的，在广泛讨论潜在风险后，可以考虑更高的运动水平
- 根据 ACC/AHA 指南，对于功能状态良好 1 年以上且符合以下条件的患者，建议植入埋藏式心脏复律除颤器（ICD）（表 18-3）：
  1. 心搏骤停幸存者（Ⅰ级）
  2. 接受 β 受体阻滞剂治疗期间出现晕厥或室性心动过速的患者（Ⅱa 级）
  3. 使用 β 受体阻滞剂预防心脏性猝死且具有高风险（如 LQT2 和 LQT3，QTc ＞ 500 ms）的患者（Ⅱb 级）

药物治疗

- 除了少数病例外（多为年龄＞ 25 ～ 30 岁的临界 QTc 和 LQT1 男性），所有突变携带者都应该接受治疗，因为在第一次心脏事件期间有心脏性猝死的风险。所有有症状的患者也应接受治疗

表 18-3　长 QT 综合征患者的治疗

临床分型	治疗措施	适应证
先天性	β 受体阻滞剂	无症状患者、有症状患者（无支气管痉挛）
	颈胸的交感神经切除术	难治性症状，尤其是儿科患者
	心脏起搏	心动过缓、停搏相关的难治性症状
	埋藏式心律复律除颤器	心搏骤停，难治性晕厥，对中至高风险患者心脏事件的预防
后天性	消除引起疾病的药物或条件	所有患者
	硫酸镁	非持续性室性心动过速， 尖端扭转型室性心动过速（即使血清镁浓度正常）
	补钾（维持血清 K^+ > 4.5 mEq/L）	血清 K^+ < 4.5 mEq/L
	增加心率（心脏起搏、异丙肾上腺素）	硫酸镁难治性心动过缓、心律失常

K^+：钾离子

Adapted from Crawford MH et al［eds］：Cardiology，ed 2，St Louis，2004，Mosby.

- β 受体阻滞剂，主要是普萘洛尔和纳多洛尔，是首选的治疗方法——β 受体阻滞剂治疗在不同的基因变异中有不同的反应，特别是对 LQT1 患者有效。研究表明，β 受体阻滞剂的疗效，在平均超过 5 年的随访中，总死亡率＜ 2%
- 在 LQT3 型患者中，美西律可缩短 QTc，可以与 β 受体阻滞剂一起使用来治疗复发性心律失常
- 在使用 β 受体阻滞剂后仍有症状的 20% ～ 30% 比例患者中，主要的选择是左心交感神经切除手术（LCSD），或预防性植入埋藏式心脏复律除颤器（ICD）
- 对于 ICD 电击频繁的患者，或不能放置 ICD 的心脏性猝死高危患者，可能需要进行心脏起搏和（或）左心交感神经切除手术（LCSD）
- 对在联合使用 ICD 和 β 受体阻滞剂后，仍有反复晕厥和（或）心搏骤停的患者，可采用 LCSD 作为辅助治疗
- 可纠正的因素包括电解质紊乱——低钾和低镁血症，以及强

制性避免使用可能进一步延长 QT 间期的促发药物。可以在 www.crefiblemeds.org 上找到可能延长 QT 间期的药物的完整清单

- 对于后天性尖端扭转型室性心动过速患者，静脉注射镁剂和心房或心室起搏是首选
- 表 18-3 总结了 LQTS 患者的管理

预后

- 在经过精心治疗的患者中，20 年内的死亡率约为 0.5% ～ 1%
- 晕厥的时间和频率、QTc 延长和性别可预测在青春期心搏骤停和心脏性猝死的风险。与无晕厥发作、QTc > 530 ms 和 10 ～ 12 岁的男性患者相比，最近 10 年内有 1 或 2 次或更多次晕厥发作的患者风险更高

重点和注意事项

专家点评

- 应评估家族史，了解猝死和其他可能作为 LQTS 表现形式引发死亡的病史（例如，婴儿猝死、溺水和驾车时意识丧失）
- 普萘洛尔和纳多洛尔被认为在预防 LQTS 心律失常方面优于美托洛尔

推荐阅读

Al-Khatib SM: *2017* AHA/ACC/HRS Guideline for Management of Patients with Ventricular Arrhythmias and the Prevention of Sudden Cardiac Death: a REPORT of the American College of Cardiology/American Heart Association Task Force on Clinical Practice Guidelines and the Heart Rhythm Society, *Heart Rhythm*, 2017.

Maron BJ et al: American Heart Association Electrocardiography and Arrhythmias Committee of the Council on Clinical Cardiology, Council on Cardiovascular Disease in Young, Council on Cardiovascular and Stroke Nursing, Council on Functional Genomics and Translational Biology, and American College of Cardiology: Eligibility and disqualification recommendations for competitive athletes with cardiovascular abnormalities: preamble, principles, and general considerations: a scientific statement from the American Heart Association and American College of Cardiology, *Circulation* 132(22), 2015.

Fugate 2nd T: U.S. Portion of international long QT syndrome registry Investigators. Long QT syndrome in African-Americans, *Ann Noninvasive Electrocardiol* 15(1):73-76, 2010.

Nakano Y et al: Genetics of long-QT syndrome, *J Hum Genet* 10(1038), 2015.
Priori SG et al: HRS/EHRA/APHRS expert consensus statement on the diagnosis and management of patients with inherited primary arrhythmia syndromes: document endorsed by HRS, EHRA, and APHRS and by ACCF, AHA, PACES, and AEPC, *Heart Rhythm* 10:1932-1963, 2013.
Schwartz PJ, Crotti L: QTc behavior during exercise and genetic testing for the long-QT syndrome, *Circulation* 124(20):2181-2184, 2011.

第 19 章　心室颤动
Ventricular Fibrillation

Gerard H. Daly

杨小艳　译　刘娅妮　审校

基本信息

定义

心室颤动（ventricular fibrillation，VF，简称室颤）是一种快速、无序的室性心律失常（图 19-1）。心室无法同步收缩，导致无效的心输出量或血压，如果不能迅速中断，会导致死亡。随着心肌缺血加重，室颤的心电图表现可以在几分钟内迅速演变。在开始时，室颤中的 QRS-T 复合波通常表现为粗糙的不规则振荡复合波，具有不同的速率、轴和形态。随着室颤的继续，QRS-T 波群变得更细、振幅更低、速度更慢，最终导致停搏。室颤是心脏性猝死的主要机制。

ICD-10CM 编码
149.01　室颤

流行病学和人口统计学

发生率：室颤的高峰发生在急性心肌梗死（MI）后的最初 48 h。室颤的真实发生率是不可能知道的，因为这些发作大多发生在没有监测的患者身上，并导致心脏性猝死。根据死亡证明分析，美国每年约有 40 万至 45 万人死于心脏性猝死。一些在患者死亡时使用监护仪的小型研究表明，大多数心脏性猝死是由室颤引起的（60% ～ 70%）。室颤导致的心脏性猝死的真实比例高度取决于所研究的人群。

危险因素

- 80% ～ 90% 的心脏性猝死和室颤病例发生在冠状动脉疾病

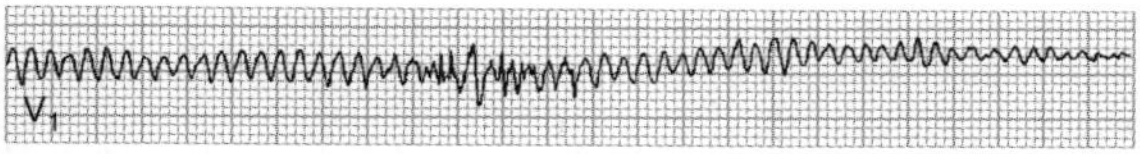

图 19-1　室颤。此图显示出心室颤动，其进一步退化为更细微的心室颤动。（From Olshansky B et al：Arrhythmia essentials，ed 2，Philadelphia，2017，Elsevier.）

（CAD）或收缩功能障碍的患者中，只有大约 15% 的室颤病例发生在尸检时的“正常”心脏中

- 室颤患者中有 60% ～ 70% 患有 CAD
- 5% ～ 15% 的室颤事件继发于结构性心脏病（先天性冠状动脉解剖异常、心肌炎、肥厚型心肌病、心律失常伴右心室心肌病）。这种频率在 35 岁以下时增加
- 5% ～ 10% 的室颤事件发生在没有缺血性或结构性心脏病的情况下。这些事件在 35 岁之前更常见，包括遗传性通道病和创伤诱发［心脏震荡（commotio cordis）］的病因
- 缺血性冠心病患者室颤的危险因素：
  1. ST 段抬高型心肌梗死（而不是非 ST 段抬高型心肌梗死）
  2. 更大面积的梗死灶
  3. 下壁梗死
  4. 基线复极异常
  5. 低钾血症
  6. 男性
  7. 烟草滥用史
  8. 无梗死前心绞痛

体格检查和临床表现

- 患者无意识，没有血压或脉搏
- 目击者可能描述为突然失去意识，没有呼吸并出现发绀
- 大脑灌注不足导致意识丧失后，可能出现癫痫发作

病因

在大约 80% 的室速 / 室颤患者中，在持续性室性心律失常之前，室性异位心律增加。室颤的发生有三种方式：①持续性单形性室速的退行性改变；②持续性多形性室速的退行性改变，或③以室颤为主要事件的发展。室颤的机制被认为包括多个旋转的再入微螺旋波，而没有任何整体的有组织的电活动。这与单形性室性心动过速的主要机制明显不同，单形性室性心动过速的主要机制是围绕一个固定的慢传导区域（典型的是心室瘢痕）折返。室颤是异质复极化底物和触发事件（如严格定时的 PVC）引起的。在这些病例中，约 1/3 的病例其 PVC 通过早期的 R-on-T PVC 引发室性心动过速，其余 2/3 发生在周期晚期出现的 PVC 之后。心脏复极是一个活跃的过程，需

要 ATP 通过 Na/K ATP 酶离子通道获得和维持负的静息膜电位。通过剥夺大量心肌的氧气，从而剥夺产生 ATP 的能力，缺血既可以通过损害缺血区的完全复极能力来提供室颤的底物，也可以通过允许自发去极化来允许触发事件发生。遗传性疾病，如长 QT 综合征，也可通过在心肌内提供更多的异质复极而在无缺血的情况下使人体易患室颤。

无结构性或冠心病的室颤病因

- **长 QT 综合征：**估计患病率为 1∶5000 至 1∶2000；诊断是基于心电图以及临床和家族史的综合结果，以 Schwartz 标准为标准。通常遗传为常染色体显性突变，具有可变的外显性，这使得基因检测有助于确认诊断或筛查家庭成员
- **短 QT 综合征：**遗传性综合征，其特征是 QT 间期缩短（男性＜ 350 ms，女性＜ 360 ms）以及症状性房颤和室颤
- **Brugada 综合征：**发病率为（5 ～ 50）∶10 000 的常染色体显性遗传突变，其特征是 V_1 ～ V_2 导联出现典型的 Brugada 模式，并伴有晕厥或临床猝死。心电图模式是可变的，并不总是存在。基因检测价值有限
- **Wolff-Parkinson-White 综合征（WPW）：**2% ～ 3% 的心搏骤停是由房颤经下行旁路传导的 WPW 退变为室颤而引起的
- **特发性室颤：**典型的排除诊断是由传导系统发出的早期配对 PVC 引起的室颤。异丙肾上腺素和奎尼丁显著抑制其作用
- **早期复极综合征：**典型表现为两个连续下壁或侧壁导联 ST 段抬高 1 mm。这种心电图模式是相当特异性的，发生在 5% ～ 10% 的普通人群中，猝死的风险增加了 3 倍，约为 0.3%
- **心脏震荡：**在没有猝死的情况下，低速弹射撞击胸壁所致的室颤。这种情况并不常见，通常发生在年轻的男性个体中

Dx 诊断

鉴别诊断

可疑室颤的心电图鉴别诊断包括：

- 心电图伪差
- 房颤伴差异性传导
- 多形性室性心动过速

评估

- 缺血评估至关重要。在大多数情况下，应检查心脏生物标志物，并进行心导管检查
- 如果诊断有任何不确定的地方，应始终监测心动过速的 12 导联心电图，并尽可能与窦性心律的心电图进行比较
- 进行基础实验室检测，关注电解质水平（钾和镁）和血红蛋白

实验室检查

- 电解质镁、钾的水平
- 血红蛋白的水平
- 心脏生物标志物
- 基因检测应保留在特定的情况下，如肥厚型心肌病、儿茶酚胺敏感性多形性室性心动过速（CPVT）或 Brugada 综合征等基因介导的疾病

影像学检查

- 超声心动图（排除结构性心脏病）
- 诊断性冠状动脉造影术（排除缺血性病因）
- 如果先前的检查无法确定心律失常的原因并排除心肌病，如心脏结节病、淀粉样变性、左心室致密化不全、致心律失常性右心室发育不良，则需要进行心脏 MRI 检查

Rx 治疗

急性期治疗

- 室颤患者血流动力学不稳定，需要紧急非同步除颤，并根据 ACLS 方案进行适当的高质量心肺复苏
- 静脉注射胺碘酮和（或）静脉注射利多卡因的抗心律失常治疗是合适的，特别是当患者有不止一个事件时。如果室颤是由心肌缺血介导的，静脉注射利多卡因尤其有效。如果没有禁忌证，建议进行心导管术。如果患者没有休克且血压正常，也推荐静脉注射 β 受体阻滞剂。如果患者在适当的心肺复苏后无反应，应考虑采用低温方案来帮助神经恢复。如果患者采取了上述措施，仍有多次室颤发作，并且在两次发作之间仍然清醒，镇静和插管处理是适当的，以减小肾上腺素冲动。

应急请心脏电生理医生会诊

- 如果检测到低钾血症或低镁血症，补充电解质是必不可少的

慢性期治疗

急性期稳定后，慢性期治疗取决于室颤发生的环境。如果室颤发生在大面积心肌梗死后 48 h 内，那么通过经皮冠状动脉介入治疗（PCI）、冠状动脉旁路移植术（CABG）或溶栓治疗缓解缺血是主要的治疗方法。如果患者有明确的心肌缺血，并且已经得到满意的治疗，很可能不需要植入 ICD，但在某些情况下可以考虑使用可穿戴式体外除颤器。梗死期间存活至出院的室颤患者的预后类似于在梗死期无心律失常的患者。当没有明显可逆的触发因素（如急性心肌梗死、心脏震荡或药物过量时），建议植入 ICD。如果怀疑是遗传性离子通道病，如长 QT 综合征、Brugada 综合征或 CPVT，则应进行基因检测，但即使在做出明确诊断之前植入 ICD 作为室颤猝死的二级预防也是合适的。如果标准检查后室颤病因不明，建议进行心脏 MRI 检查心脏结节病、肥厚型心肌病、致心律失常性右心室心肌病。如果有指征，则应在 ICD 植入前做心脏 MRI 检查。如果患者随后被诊断为遗传性心律失常综合征，应与患者讨论家族性筛查。

超声心动图在长期危险分层中也起着重要作用。如果患者在适当的血运重建和适当的心力衰竭治疗［血管紧张素转化酶抑制剂、β 受体阻滞剂（如倍他乐克）治疗］后 3 个月内 EF 仍低于 35%，则此时考虑 ICD 是合适的。

即使在 ICD 植入后，如果患者出现多次休克，也可能需要使用胺碘酮、美西律或索他洛尔等抗心律失常药物进行长期治疗。持续关注室颤的触发因素，如缺血或电解质紊乱也是至关重要的。在极少数情况下，如果明显的触发性室性期前收缩（PVC）孤立出现，会进行心脏消融，但这种消融并不像室速消融那样常用。

处理

持续性室颤患者应在 ICU 进行治疗，因为其有可能转变为血流动力学不稳定节律。应该咨询心脏病相关领域专家或心脏电生理学家。

转诊

所有患有室颤的患者都应转诊给心脏病相关领域专家或心脏电生理专家。

重点和注意事项

专家点评

- 有效的室颤治疗很大程度上依赖于识别和治疗诱发因素（如缺血、心源性休克），同时使用抗心律失常疗法静注胺碘酮和（或）利多卡因给予稳定
- 室颤停止后自主循环恢复，仍处于昏迷状态的患者，或在自主循环恢复前使用镇静剂的患者，应考虑采用降温措施
- 在没有明显可逆因素触发的情况下，ICD 可以独立于致病基质进行室颤的二级预防
- 在梗死期，室性心动过速，尤其是发生在心肌梗死后 48 h 以上的室性心动过速，比室颤更能预测随后的院外猝死，因此通常需要更早地考虑 ICD 治疗
- 在处理有多个室颤事件（室颤风暴）的患者时，减少肾上腺素冲动的疗法很重要，如血压耐受状态下静脉注射 β 受体阻滞剂，使用丙泊酚或维赛克进行积极的静脉镇静，或芬太尼合并插管和电解质补充
- 在疑似长 QT 综合征或 Brugada 综合征的患者中，室颤风暴的处理方式可能与缺血性或结构性心肌病中的室颤不同。长 QT 综合征室颤可能会促使医生使用异丙肾上腺素、补充镁和考虑心房起搏来预防心动过缓。在治疗 Brugada 综合征室颤时，使用异丙肾上腺素、奎尼丁和针对发热的治疗（如果存在）可能会有帮助

患者和家庭教育

有家族性或遗传性室性心律失常的患者应进行一级亲属的家族性筛查。

相关内容

致心律失常性右心室发育不良（相关重点专题）
Brugada 综合征（相关重点专题）
肥厚型心肌病（相关重点专题）
长 QT 综合征（相关重点专题）
尖端扭转型室性心动过速（相关重点专题）

推荐阅读

Bunch TJ et al: Patients treated with catheter ablation for ventricular tachycardia after an ICD shock have lower long-term rates of death and heart failure hospitalization than do patients treated with medical management only, *Heart Rhythm* 11(4):533-540, 2014.

第 20 章 致心律失常性右心室发育不良
Arrhythmogenic Right Ventricular Dysplasia

Heiko Schmitt

王哲 译 刘娅妮 张自艳 审校

基本信息

定义

致心律失常性右心室发育不良（arrhythmogenic right ventricular dysplasia，ARVD）是一种以正常心肌被纤维脂肪组织替代为特征的心肌病，以右心室为主，偶尔也累及左心室。临床表现为心悸、晕厥和可能危及生命的室性心律失常。

同义词

致心律失常性右心室心肌病

ARVC

ICD-10CM 编码

K30 致心律失常性心室发育不良

流行病学和人口统计学

患病率： 1∶5000～1∶2000。它是导致年轻人和运动员心搏骤停的主要原因之一。

好发性别和年龄： 平均年龄 31 岁（范围 12～50 岁），男性居多。

危险因素： ARVD 家族病史（近 50% 的患者存在）。

遗传学：

- 常染色体显性遗传（最常见）具有可变外显率和多态表型表达
- 常染色体隐性遗传（罕见，如 Naxos 病）
- 桥粒蛋白的几种不同基因突变
- 50% 的患者可以发现基因突变

体格检查和临床表现

- ARVD 可表现为心悸、晕厥、胸部不适，较少见的心搏骤停以及右心衰竭的症状，如呼吸困难、水肿和乏力。患者可能多年无临床症状
- 强体力活动后的心搏骤停可能是最初的表现
- 大多数患者体格检查是正常的。广泛的分裂 S2 是一个重要的诊断线索

病因

ARVD 的特征是在桥粒蛋白突变导致的心肌细胞凋亡后，右心室心肌被纤维脂肪组织进行性替代。

Dx 诊断

诊断标准见表 20-1。一个主要指标等于 2 分；一个次要指标等于 1 分。如果患者有 4 分，则可明确诊断，或者有 3 分，也可以诊断。

表 20-1　诊断标准：整体和（或）局限性功能障碍和结构改变

影像学
主要指标
二维超声
右心室局部无运动，运动障碍或室壁瘤伴有以下表现之一：
右心室流出道胸骨旁长轴（PLAX RVOT）≥ 32 mm 或
右心室流出道胸骨旁短轴（PSAX RVOT）≥ 36 mm
或面积变化分数≤ 33%
MRI 指标
右心室局部无运动、运动障碍或右心室收缩不协调伴有以下表现之一：
右心室舒张末容积 /BSA ＞ 100 ml/m^2 至＜ 110 ml/m^2（男）或＞ 100 ml/m^2
右心室射血分数＞ 40% 至≤ 45%
右心室造影
右心室局部无运动、运动减低或室壁瘤
次要指标
二维超声
右心室局部无运动或运动障碍伴有以下表现之一：
PLAX RVOT ≥ 29 mm 至＜ 32 mm 或
PSAX RVOT ≥ 32 mm 至＜ 36 mm
面积变化分数＞ 33% 至≤ 40%

续表

MRI 指标
右心室局部无运动、运动障碍或右心室收缩不协调伴有以下表现之一：
右心室舒张末容积 /BSA ≥ 110 ml/m^2（男）或≥ 100 ml/m^2
右心室射血分数≤ 40%

室壁组织学特征

主要指标

至少一份活检标本形态学分析显示残余心肌细胞＜ 60%（或估计＜ 50%），伴有右心室游离壁心肌组织被纤维组织取代，伴有或不伴有脂肪组织取代心肌组织

次要指标

至少一份活检标本形态学分析显示残余心肌细胞 60% ～ 75% 或估计的 50% ～ 65%，伴有右心室游离壁心肌组织被纤维组织取代，伴有或不伴有脂肪组织取代心肌组织

复极异常

主要指标

14 岁以上人群的右胸导联（V_1、V_2、V_3）或更高导联出现倒置 T 波（不伴 RBBB、QRS ≥ 120 ms 的情况下）

次要指标

V_1 和 V_2 导联 T 波倒置（14 岁以上，不伴右束支传导阻滞）或 V_4、V_5、V_6 导联 T 波倒置
存在完全性右束支传导阻滞的大于 14 岁的个体中，V_1、V_2、V_3 和 V_4 导联 T 波倒置

除极或传导异常

主要指标

右胸导联（V_1 ～ V_3）epsilon 波（在 QRS 波终末至 T 波之间诱发出低电位信号）

次要指标

标准心电图无 QRS 波群增宽，QRS 波＜ 110 ms 情况下，信号平均心电图至少 1/3 参数显示出晚电位
QRS 滤过时程≥ 114 ms
QRS 终末时程＜ 40 mV 而≥ 38 ms
终末 40 ms 平方根电压≤ 20 μV
QRS 终末激动时间≥ 55 ms，测量是从 V_1 或 V_2 或 V_3 导联 QRS 波最低点至 QRS 波末端包括 R′波，无完全性 RBBB

心律失常

主要指标

非持续性或持续性左束支传导阻滞型室性心动过速

续表

次要指标
持续性或非持续性右心室流出道型室性心动过速，LBBB 型室性心动过速，伴电轴向下，或电轴不明确
室性期前收缩（早搏）24 h 大于 500 个（动态心电图）
家族史
主要指标
一级亲属中有符合专家组诊断标准的 ARVD/C 患者
一级亲属中有尸检或手术病理确诊为 ARVD/C 的患者
经评估明确患者具有 ARVD/C 致病基因的有意义的突变
次要指标
一级亲属中有可疑 ARVD/C 患者但无法证实患者是否符合目前诊断标准
可疑 ARVD/C 引起的早年猝死家族史（< 35 岁）
二级亲属中有病理证实或符合目前专家组诊断标准的 ARVD/C 患者

一个主要指标等于 2 分；一个次要指标等于 1 分。如果患者有 4 分，则可明确诊断致心律失常性右心室发育不良（ARVD），或者有 3 分，也可以诊断。BSA，体表面积；MRI，磁共振成像；PLAX，胸骨旁长轴；PSAX 胸骨旁短轴；RBBB，右束支传导阻滞；LBBB，左束支传导阻滞；RV，右心室；RVOT，右心室流出道；VT，室性心动过速

From Marcus IM：Diagnosis of arrhythmogenic right ventricular cardiomyopathy/dysplasia proposed modification of the Task Force criteria，Circulation 121：1533-1541，2010.

鉴别诊断

- 右心室受累的心肌病
- Uhl 畸形：一种罕见的主要在儿童时期表现为右心衰竭体征和症状的疾病，特征是右心室心肌细胞大面积死亡导致右心室薄如纸
- 特发性右心室心动过速
- 结节病
- 右心室梗死

评估

- 初步检查包括以家族成员猝死为重点的家族史，静息心电图，24 h 心电图，信号平均心电图，以及超声心动图和 MRI 影像学检查
- 心电图对 50% ～ 90% 的 ARVD 患者具有诊断性意义，包括前胸 V_1 ～ V_6 导联 T 波倒置、epsilon 波，V_1 导联 QRS 波群时限大于 110 ms，或 V_1 导联 QRS 波群时限大于 V_6 导联 QRS 波群时限 40 ms（图 20-1）

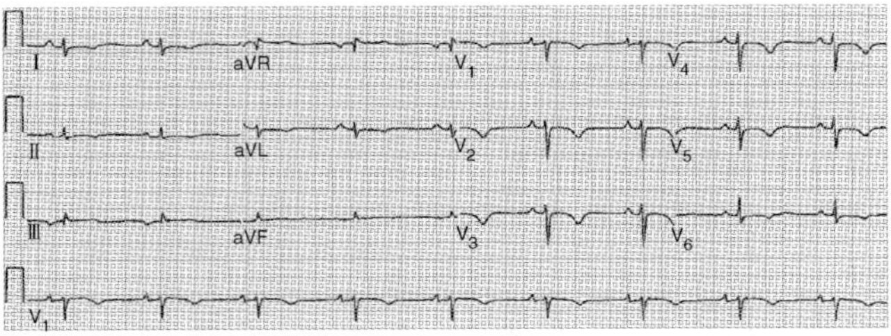

图 20-1 致心律失常性右心室心肌病——epsilon 波。12 导联心电图示窦性心律，右胸导联 T 波倒置。此外，在 V_1 导联中还出现 epsilon 波（QRS 波群后的小波），这是致心律失常性右心室心肌病的特征。（From Olshansky B et al：Arrhythmia essentials，ed 2，Philadelphia，2017，Elsevier.）

- 对于伴左束支传导阻滞的室速和频繁室性期前收缩（24 h ＞ 500 个）应进行 24 h 动态心电图监测
- 信号平均心电图异常是一个次要的诊断标准
- 超声心动图显示右心室扩张并伴有局部室壁运动异常、动脉瘤和右心室功能下降，这些指标随疾病的严重程度而变化
- MRI（图 20-2）是一种无创检测结构异常（纤维脂肪改变）和局部功能障碍的方法。心脏 MRI（CMR）是检测 ARVD 最敏感的方法，但其假阳性率较高。心脏 CT 造影（图 20-3）显示右心室前壁和流出道变薄并呈瘤样扩张
- 如果常规检查不确定，可以考虑心肌内膜活检和电生理检查。但是在美国，活检和放射性核素心室造影术很少进行

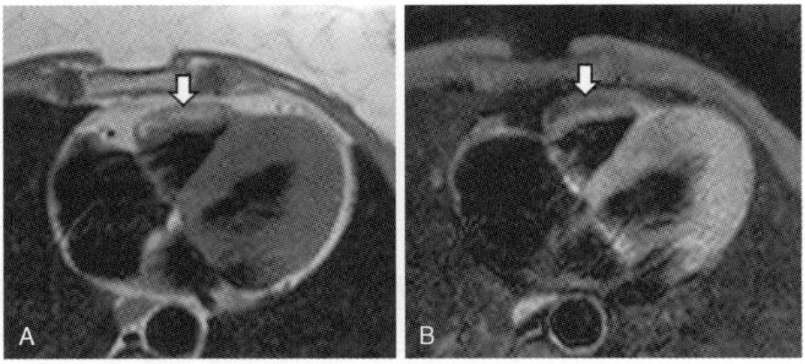

图 20-2 致心律失常性右心室心肌病。没有脂肪抑制（**A**）和有脂肪抑制（**B**）下的自旋回波心脏磁共振示右心室游离壁有明显的脂肪抑制信号（箭头）。（From Sellke FW et al：Sabiston & Spencer surgery of the chest，ed 9，Philadelphia，2016，Elsevier.）

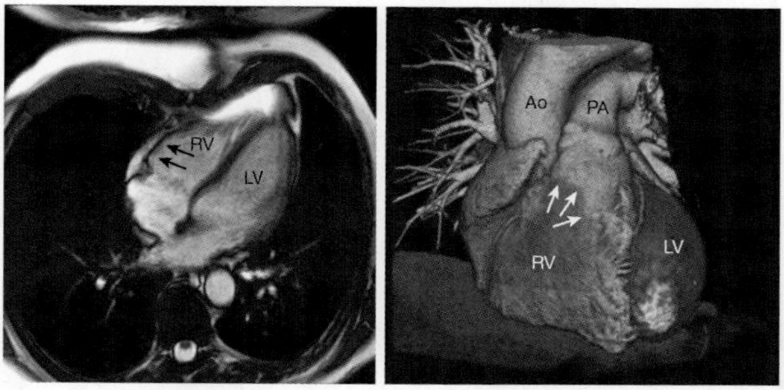

图 20-3（**扫二维码看彩图**）**心脏 CT 造影**，显示一位患有致心律失常性右心室发育不良、心肌病和室性心动过速的患者，右心室前壁和流出道（箭头）变薄并呈瘤样扩张。Ao，主动脉；LV，左心室；PA，肺动脉；RV，右心室。（Courtesy of Dr. Nasar Nallamothu，Prairie Cardiovascular Consultants，Springfield，IL. From Issa Z et al：Clinical arrhythmology and electrophysiology，ed 2，Philadelphia，2012，Saunders.）

扫二维码看彩图

治疗

目前没有有效的治疗方法。治疗的目的是防止心脏性猝死，右心衰竭的对症治疗，心律失常的药物和侵入性治疗。推荐使用心脏选择性 β 受体阻滞剂进行治疗。表型阴性的家庭成员（无论是健康的基因携带者还是未知基因型携带者）不需要任何特殊治疗，只需要限制运动；但是，至少每 2 年使用无创试验进行终身临床评估是有必要的[①]。

非药物治疗

- 避免可能引发室性心动过速及可能导致疾病进展的活动
- 明确诊断为 ARVD 的患者需要考虑 ICD 植入。有不明原因晕厥、病情进展、有记录的室性心律失常、心脏性猝死家族史或心搏骤停后复苏的患者风险较高。皮下植入 ICD 可能是替代经静脉植入的另一种选择
- 导管射频消融可用于除颤器放置后顽固性室性心动过速或频繁心动过速的情况
- 心脏移植
- 图 20-4 描述了 ARVD 的处理流程

① Corrado D et al：Arrhythmogenic right ventricular cardiomyopathy，N Engl J Med 376：61-72，2017.

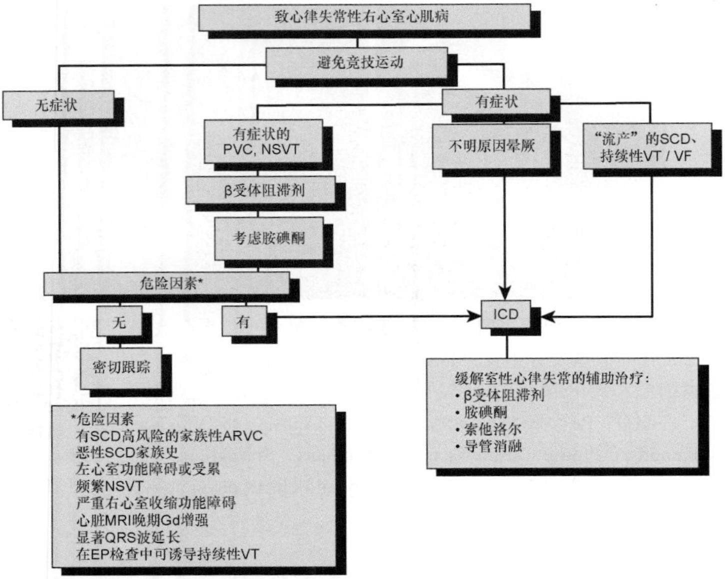

图 20-4 致心律失常性右心室心肌病的处理流程。EP，电生理学；Gd，钆；ICD，埋藏式心脏复律除颤器；NSVT，非持续性室性心动过速；PVC，室性期前收缩（早搏）；SCD，心源性猝死；VF，室颤；VT，室性心动过速。（From Olshansky B et al：Arrhythmia essentials，ed 2，Philadelphia，2017，Elsevier.）

药物治疗

索他洛尔（一线治疗）或胺碘酮，通常与 β 受体阻滞剂联合使用，用于抑制心动过速性心律失常。

转诊

- 尽早转诊至心脏病相关领域专家和电生理学专家处
- 推荐接受遗传咨询

重点和注意事项

预防

如果确诊为 ARVD，所有的一级亲属都应接受检查。在患有 ARVC 的青少年和青壮年人群中，体育活动增加了心脏性猝死的风险。估计总死亡率为每年 0.08% ～ 3.6%。

推荐阅读

Bhonsale A et al: Incidence and predictors of implantable cardioverter-defibrillator therapy in patients with arrhythmogenic right ventricular dysplasia/cardiomyopathy undergoing implantable cardioverter-defibrillator implantation for primary prevention, *J Am Coll Cardiol* 58:1485-1496, 2011.

Calkins H: Arrhythmogenic right ventricular dysplasia, *Curr Probl Cardiol* 38:103-123, 2013.

Kim C et al: Studying arrhythmogenic right ventricular dysplasia with patient-specific iPSCs, *Nature* 6(494):105-110, 2013.

Peters S: QRS fragmentation and epsilon waves in Fontaine leads in arrhythmogenic right ventricular cardiomyopathy, *Int J Cardiol*, 2014.

Schinkel AF: Implantable cardioverter defibrillators in arrhythmogenic right ventricular dysplasia/cardiomyopathy: patient outcomes, incidence of appropriate and inappropriate interventions, and complications, *Circ Arrhythm Electrophysiol* 562-568, 2013.

第 21 章　尖端扭转型室性心动过速
Torsade de Pointes

Christopher Pickett

阮志强　译　刘娅妮　审校

基本信息

定义

尖端扭转型室性心动过速（Torsaed de Pointes，TdP）是指合并有 QT 间期延长的多形性室性心动过速（ventricular tachycardia，VT），其特征性心电图表现为振幅变化的 QRS 波群，似乎在围绕等电位线扭转，因此命名为尖端扭转型室性心动过速（图 21-1）。

TdP 通常由心室搏动的短-长-短周期引发，也可以由短联律变异引起。通常，TdP 发生在 QT 间期显著延长（> 500 ms）的情况下。在早搏后代偿性间歇的较长舒张期间隔中，QTc 进一步延长，引发多

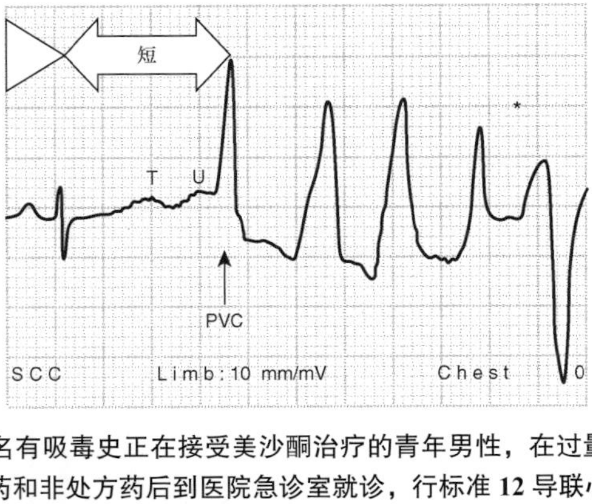

图 21-1　一名有吸毒史正在接受美沙酮治疗的青年男性，在过量服用父母药柜里的处方药和非处方药后到医院急诊室就诊，行标准 12 导联心电图时记录到的尖端扭转型室性心动过速的起始过程。典型的心电图特征包括 QT 间期延长伴扭曲的 T-U 波群，在扭曲的 T-U 波峰值附近发生室性早搏，随后在短-长-短周期后引发心律失常。经过初始 R-R 间期比后续 R-R 间期长的“预热”过程，QRS 波形态从前期的正向波突然转变为大部分负向波（星号处）。（From Drew BJ et al：Prevention of Torsade de Pointes in hospital settings：a scientific statement from the American Heart Association and the American College of Cardiology Foundation，J Am Coll Cardiol 55：934-947，2010.）

形性室速，其心室率可达 160 ～ 250 次 / 分，RR 间期无规律，QRS 波每 5 ～ 20 次心动周期绕等电位线旋转 180°。它可以反复发作，呈持续性或非持续性，并可能转变为心室颤动。在某些情况下，可导致心脏性猝死（sudden cardiac death，SCD）。

同义词

尖端扭转型室速

ICD-10CM 编码

I47.2 室性心动过速

流行病学和人口统计学

发病率：TdP 的确切发病率尚不清楚，但在所有心搏骤停原因中，TdP 占比不到 5%。在先天性长 QT 综合征（long QT syndromes，LQTS）中，高达 6% 的病例可在静息状态下发生 TdP，在运动试验中发病率为 9%。在药物引发的 TdP 病例中，使用抗生素和抗精神病药物的发病率＜ 1%；而由Ⅲ类抗心律失常药物（例如索他洛尔、依布利特和多非利特）引起者发病率可能为 2% ～ 4%。

好发性别和年龄：由于睾酮可缩短 QT 间期，故女性的基础 QT 间期更长，这被认为是女性 TdP 发病率增加 2 ～ 3 倍的原因。

遗传学：在先天性 LQTS 病中，LQTS1 型、2 型和 3 型占所有病例的 70% 以上。通常，随着 QT 间期延长，TdP 的风险会增加。然而，基因型与表型的关系也有助于确定风险。例如，与 LQTS1 型相比，LQTS3 型发生 TdP 的风险更高。同样，Jervell and Lange-Nielsen 综合征以及 Romano-Ward 综合征也可能导致 TdP。

遗传因素也可能在获得性 LQT 和 TdP 的发展中起作用。例如，在大多数人群中，使用延长 QT 间期的药物（例如氟喹诺酮）会略微延长 QT 间期；然而，某些个体会明显放大 QT 间期延长的效应从而导致 TdP，这可能归因于某些潜在的遗传因素。

危险因素：先天性 LQTS 患者的 TdP 通常是由一些外部因素触发的（表 21-1）。触发因素包括运动、噪声、情绪激动、突然被闹钟惊醒、电话响铃、打雷、游泳或潜水等。LQT1 型患者的 TdP 典型诱因是剧烈运动或游泳。在 LQT2 型中多由于情绪、怀孕或噪声引起；在 LQT3 型中常发生于静息或睡眠状态时。药物诱导的 TdP 危险因素列于表 21-2 中。

表 21-1　尖端扭转型室性心动过速的原因和诱因

先天性原因	• Romano-Ward 综合征（常染色体显性遗传） • Jervell and Lange-Nielsen 综合征（常染色体隐性遗传） • 长 QT 综合征
获得性原因	
代谢综合征	• 低钾血症 • 低钙血症 • 低镁血症 • 饥饿 • 神经性厌食症 • 液体蛋白饮食 • 甲状腺功能减退
缓慢性心律失常	• 窦房结功能障碍 • 二到三度房室传导阻滞
抗心律失常药物	• 奎尼丁 • 普鲁卡因胺 • 丙吡胺 • 胺碘酮和决奈达龙 • 索他洛尔 • 多非利特、伊布利特、阿奇利特
抗菌药物	• 红霉素、克拉霉素、阿奇霉素 • 喷他脒 • 唑类抗真菌药物，如伏立康唑 • 氟喹诺酮类药物，如左氧氟沙星和莫西沙星 • 氯喹
抗组胺药物	• 特非那定 • 阿司咪唑
抗精神病药物	• 吩噻嗪类 • 甲硫哒嗪 • 三环类抗抑郁药 • 氟哌啶醇 • 利培酮 • 选择性 5-HT 再摄取抑制剂
抗肿瘤药物	• 酪氨酸激酶抑制剂，如舒尼替尼、达沙替尼 • 伏立诺他 • 砷
胃动力药物	• 西沙必利，多潘立酮

续表

阿片依赖药物	• 美沙酮
其他原因	• 心肌缺血 • 体温过低 • 颅内疾病 • 艾滋病毒感染 • 结缔组织病伴抗 -RO/SSA 抗体 • 周期性麻痹（安德森综合征） • 可卡因

表 21-2　药物相关性尖端扭转型室性心动过速的危险因素

- 先天性长 QT 综合征
- 女性
- 电解质异常（低钾血症、低镁血症、低钙血症）
- 使用利尿剂
- 心动过缓
- 心肌肥厚
- 心肌纤维化
- 充血性心力衰竭
- 肝肾功能不全
- 联合使用阻断 P450 同工酶 CYP3A4 的药物
- 高剂量或快速静脉滴注药物
- 基础心电图异常（长 QT 间期、T 波不稳定）

From Gowda RM et al：Torsades de Pointes：the clinical considerations, Int J Cardiol 96（1）：1-6，2004.

获得性 QT 间期延长的患者发生 TdP 的危险因素广泛，参见表 21-3。

病理生理学：

- 跨膜离子电流平衡的变化导致 QT 间期的延长和异常动作电位，称为早期后去极化（early after depolarizations，EAD）。在长 QT 间期引起的电流不稳定环境下，EAD 可引发 TdP。致使其持续存在的原因可能为透壁进入、触发激动或自律性异常。位于心肌中部的 M 细胞具有较慢的延迟整流钾电流（IKr），这些细胞是 TdP 发生的关键
- 可能引起 TdP 的药物最常抑制快速钾通道并导致动作电位持续时间延长，在心电图上表现为 QT 间期延长

表 21-3 住院患者发生尖端扭转型室性心动过速的危险因素

- 临床可识别的危险因素
- QTc ＞ 500 ms
- LQT2 型复极化：锯齿状或分裂型 T 波
- 使用延长 QT 间期的药物
- 同时使用多个延长 QT 间期的药物
- 快速静脉输液
- 器质性心脏病
- 充血性心力衰竭
- 心肌梗死
- 高龄
- 女性
- 低钾血症
- 低镁血症
- 低钙血症
- 使用利尿剂治疗
- 肝脏药物代谢能力受损
- 心动过缓
- 窦性心动过缓、心脏传导阻滞、不完全性心脏传导阻滞伴心脏停搏
- 室性早搏诱发短-长-短周期
- 多种临床可识别的危险因素
- 隐匿性先天性 LQTS
- 遗传多态性

From Drew BJ et al：Prevention of Torsade de Pointes in hospital settings：a scientific statement from the American Heart Association and the American College of Cardiology Foundation，Circulation 121（8）：1047，2010.

体格检查和临床表现

- 临床表现取决于 TdP 是由获得性的还是先天性长 QT 综合征引起的。先天性 LQTS 患者可能有某些特定的诱因，例如噪声、运动和情绪激动（请参阅“危险因素”）
- 心动过速本身的症状包括心悸，晕厥前期，晕厥（有时伴有肌阵挛的抽搐动作，通常被误认为癫痫发作）和心脏性猝死（SCD）
- 从 SCD 复苏的患者预后尤其不佳，再次发生心搏骤停的相对风险为 12.9%

病因学

TdP 的病因或触发因素可能是 QT 间期延长的先天性或获得性原

因（参见表 21-1）。有关可引起或可能引起 TdP 的药物的详细列表，请参阅“患者和家庭教育”。

Dx 诊断

鉴别诊断

晕厥的其他原因：

- 表现为广泛性复杂性心动过速的其他原因，例如：
  1. 多形性室性心动过速
  2. 预激综合征伴快速性心房颤动
  3. 心电图伪差

评估

- 心电图（图 21-2）和心电遥测技术是诊断 TdP 的主要手段，因为它们能检测到心律失常、初始延长的 QT 间期以及触发它的长-短周期
- 确定和治疗 TdP 的病因（参见表 21-1）是关键

实验室检查

- 电解质：评估有无低钾血症、低钙血症和低镁血症
- 甲状腺功能检查
- 如怀疑有先天性 LQTS，可行遗传学检查

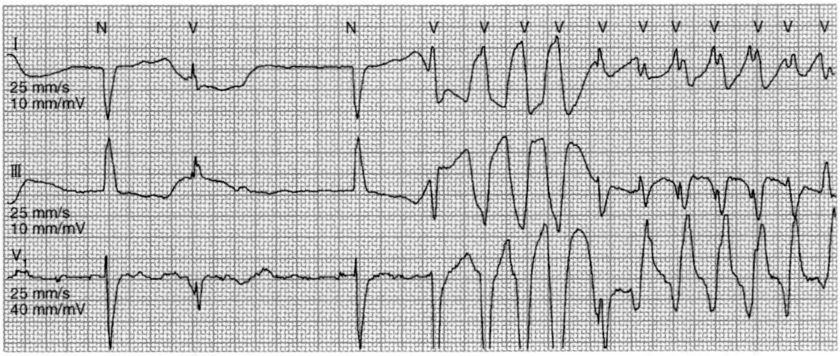

图 21-2　尖端扭转型室性心动过速。 Ⅰ、Ⅲ和 V_1 导联显示窦性心动过缓伴左束支传导阻滞，显著 QT 间期延长伴室性早搏（R-on-T 现象），随后引起非常快速的多形性室性心动过速，其特征是 QRS 波在等电位线周围扭曲。尖端扭转即指围绕等电位线周围扭转。（From Olshansky B et al：Arrhythmia essentials，ed 2，Philadelphia，2017，Elsevier.）

影像学检查

- 使用超声心动图来判断有无器质性心脏病导致的室性心动过速
- 心电图运动负荷试验用于排除心肌缺血。动态心电图评估不同心率时 QT 间期的变化有助于诊断 LQTS 和相关的 TdP
- 如果怀疑有颅内疾病，可进行头颅 CT 扫描

Rx 治疗

基本治疗是静脉内输注镁离子和使用起搏装置或注射异丙肾上腺素提升心率。停用诱发药物，纠正电解质紊乱、低体温和缺血等潜在病因也很重要。

非药物治疗

- 建议 TdP 患者停用任何可能诱发的药物并纠正电解质异常（Ⅰ类推荐）
- 对于任何原因引起的 TdP，如果静脉输注镁治疗失败，建议行临时性心房或心室起搏治疗（Ⅰ类推荐）
- 对于因心脏传导阻滞和症状性心动过缓而出现 TdP 的患者（Ⅰ类推荐）或重复停搏依赖型 TdP 患者（Ⅱa 类推荐），建议置入临时或永久起搏器
- 如病因为低体温，则采取主动内外联合复温
- 如果 TdP 恶化为心室颤动，则应遵循除颤和高级生命支持方案处理

急性期治疗

- 对于存在 LQTS 或偶发 TdP 的患者，在 1 ～ 2 min 内静脉给予 1 ～ 2 g 硫酸镁是一线治疗（Ⅱa 类推荐）。对 QT 间期正常者补充镁离子不大有效
- 异丙肾上腺素适合作为间歇依赖型 TdP 患者和非 LQTS 患者急性发病时的临时治疗（Ⅱa 类推荐）
- 对于患有 TdP 和窦性心动过缓的患者，β 受体阻滞剂联合起搏治疗是合理的紧急处理方案（Ⅱa 类推荐）
- 对于患有 TdP 和低钾血症的患者可考虑将钾补充至 4.5 ～ 5 mmol/L（Ⅱb 类推荐）

- 患有 LQT3 型和 TdP 的患者可考虑使用利多卡因，口服美西律或苯妥英钠（Ⅱb 类推荐）
- TdP 通常是自限性的，复律只应作为无脉性心室颤动的最后手段，因为复律后 TdP 极有可能立即复发

慢性期治疗

- 先天性 LQTS 引起的 TdP 在高危情况下可使用 β 受体阻滞剂（首选普萘洛尔或纳多洛尔）、临时起搏器和 ICD 进行治疗。对于最大程度的药物治疗后仍伴有晕厥的患者，可以考虑行颈-胸交感神经切除术
- 对于因心脏传导阻滞和症状性心动过缓而出现 TdP 的患者，建议植入永久起搏器
- 避免使用延长 QT 间期的药物
- 如果为先天性 LQTS，可考虑改变生活方式
- 对于进食障碍患者，长期（3 ～ 18 个月）营养康复可纠正 QT 间期延长
- 对药物过量和进食障碍患者进行精神评估

处理

TdP 患者应该在重症监护治疗病房进行监护治疗。

转诊

患者应立即进行心内科相关领域专家团队会诊。

重点和注意事项

专家点评

- TdP 病因的确定是诊断、治疗和预后的关键
- 与 TdP 相关的药物在诱发心律失常的风险上差异很大，可在 https：//crediblemeds.org 上找到更新列表。应评估每个个体的风险收益比，以确定药物的潜在治疗益处是否超过 TdP 的风险
- 药物诱发 TdP 的危险因素包括年龄、女性、心脏病、电解质紊乱（尤其是低钾血症和低镁血症）、肝或肾功能障碍、心动过缓或规律性长停搏、使用一种以上致 QT 间期延长药物治

疗以及遗传易感性

- 开始使用可诱发 TdP 的药物后，提示有心律失常危险的心电图征象包括：QTc 间期较用药前基础值延长＞ 60 ms，QTc 间期显著延长（＞ 500 ms），T-U 波变形（尤其是在心脏停搏后明显），T 波电交替，新发室性异位搏动，停搏后出现成对的非持续性室性心动过速

预防

2011 年 AHA/ACC 发布关于 TdP 预防的科学声明，建议采用记录 QTc 间期的方法，在开始服用、增加剂量、过量服用可延长 QT 间期的药物之前及之后每 8 ～ 12 h 记录 QTc 间期。如果观察到 QTc 间期延长，建议更频繁地监测。QTc 间期监测的时间取决于延长 QT 间期药物的疗程和药物半衰期。

患者和家庭教育

- 应教育患者避免使用延长 QT 间期的药物。这些药物的完整列表可以在 https：//crediblemeds.org 中找到
- 所有先天性 LQTS 患者的一级亲属均应接受基因检测
- 先天性 LQTS 患者应避免某些特定的触发因素（例如，对于 LQTS1 型和 LQTS2 型患者的游泳和运动以及对于 LQTS2 型患者的声音刺激）
- 建议所有 LQTS 患者避免参加竞技性体育活动

相关内容

长 QT 综合征（相关重点专题）

第 22 章　束支传导阻滞
Bundle Branch Block

Ioannis Koulouridis，John Wylie

张策　译　刘娅妮　盛艳　审校

基本信息

定义

- 希氏束-浦肯野系统中的延迟传导符合右束支传导阻滞（RBBB）、左束支传导阻滞（LBBB）或半分支传导阻滞的标准。后者可以是左前分支阻滞（LAFB）或左后分支阻滞（LPFB）。双分支阻滞是 RBBB 和 LAFB 或 LPFB 的组合。所有这些都是束支传导阻滞的范畴。任何不符合这些标准的延迟传导都不应被视为束支传导阻滞，而是被归类为室内传导延迟（IVCD）（另请参见“室内传导延迟”一章）。LBBB 的多导联和 RBBB 的 V_1 ～ V_3 导联可能会出现复极化异常。这些包括与 QRS 波群相反的 T 波倒置和 ST 段压低。图 22-1 说明了左心室中的束支传导阻滞示意图。表 22-1 和表 22-2 总结了分支阻滞和束支传导阻滞的常见诊断标准

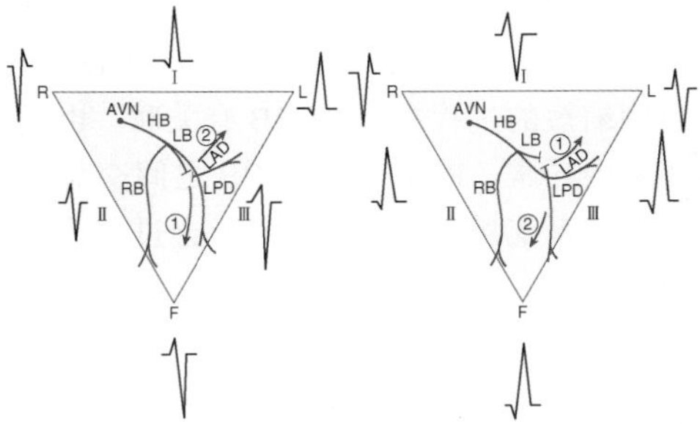

图 22-1　左心室束支传导阻滞图示。左图，左前束或分支（此处标记为 LAD）的中断导致最初的向下①激活，然后是向上②激活。右图，左后束或分支（此处标记为 LPD）的中断导致最初的向上①激活，接着是主要的向下②激活。AVN，房室结；HB，希氏束；LB，左束支；RB，右束支。（Courtesy Dr. C. Fisch.）（From Mann DL et al：Braunwald's heart disease，ed 10，Philadelphia，2015，Elsevier.）

表 22-1　分支阻滞的通用诊断标准

左前分支阻滞
aVL 导联的额平面 QRS 轴平均为－ 45°～－ 90° qR 型，QRS 波持续时间＜ 120 ms
aVL 导联中 R 波达峰时间≥ 45 ms
左后分支阻滞
Ⅰ和 aVL 导联的额平面 QRS 轴平均为＋ 90°～＋ 180° rS 型，Ⅲ、aVF 导联 qR 型 QRS 波持续时间＜ 120 ms
排除导致电轴右偏的其他因素（例如，右心室超负荷模式，侧壁梗死）

From Mann DL et al：Braunwald's heart disease，ed 10，Philadelphia，2015，Elsevier.

表 22-2　束支传导阻滞的通用诊断标准

完全性左束支传导阻滞
QRS 波持续时间≥ 120 ms
Ⅰ、aVL、V_5 和 V_6 导联中的 R 波变宽，出现锯齿
右心前区导联（V_1 和 V_2）出现少量或无初始 r 波，随后出现深 S 波
Ⅰ、V_5 和 V_6 导联间隔 q 波消失
V_5 和 V_6 导联 R 波达峰时间延长（＞ 60 ms）
完全性右束支传导阻滞
V_1 和 V_2 导联 QRS 波持续时间≥ 120 ms
Ⅰ和 V_6 导联 S 波宽度≥ 40 ms
V_5 和 V_6 导联 R 波达峰时间正常，但在 V_1 导联＞ 50 ms

From Mann DL et al：Braunwald's heart disease，ed 10，Philadelphia，2015，Elsevier.

- 束支传导阻滞可以是持续性或间歇性的。后者主要与心律失常有关，通常与心率有关，在心动过速或心房颤动期间 R-R 间期急剧缩短的过程中与 RBBB 有关联。也可以看到心动过缓相关的异常。RBBB 和 LBBB 之间交替发生束支传导阻滞是传导系统疾病的征兆，通常会进展为完全性心脏传导阻滞

同义词

- 分支阻滞
- 差异性传导
- 传导干扰
- 传导延迟
- 传导缺陷

ICD-10CM 编码

束支传导阻滞（分支阻滞）

I44.4　前

I44.5　后

I44.60　半分支阻滞

I44.7　左

I45.10　右

I45.2　双分支

流行病学和人口统计学

发病率：任何类型的束支传导阻滞的累积发病率随年龄增长而增加（年龄 50 岁时为 1.5%，年龄 80 岁时为 18%）。

发病率高峰：任何类型的束支传导阻滞，80 岁以后累积发病率为 18%。

患病率：任何类型的束支传导阻滞在普通人群中的估计患病率为 0.2% ～ 3.4%，并随年龄增长而增加。

- 完全性 LBBB：50 岁男性为 0.4%，80 岁男性为 5.7%，50 ～ 80 岁的女性为 1.1%
- 完全性 RBBB：30 岁前男性为 0.2%，50 岁男性为 0.8%，80 岁男性为 1.3%，50 ～ 80 岁女性为 1.3%，60 岁男性和女性为 2.3%
- 不完全性 RBBB：20 岁为 13.5%，50 岁为 3.4%

好发性别和年龄：男性更常见，发病率随年龄增长而增加。

遗传学：大多数束支传导阻滞不是遗传性的。Brugada 综合征是一种常染色体显性遗传性疾病，伴有假性 RBBB，但不是真正的束支传导阻滞（参见“Brugada 综合征”一章）。遗传性束支缺陷是一种常染色体显性遗传疾病，于黎巴嫩进行了描述，并定位于 19 号染色体长臂。

危险因素：男性，老年人，结构性心脏病，心肌病，高血压。

临床表现

- RBBB 可导致第二心音广泛分裂（S2）。无论 LBBB 或 RBBB 都能在呼吸过程中引起 S2 的持续分裂
- 个别的束支传导阻滞不会引起症状。不过，它通常是心脏疾病的结果，无论是在传导系统中还是周围的心脏组织疾病，

并且它会加重病因的临床表现

- 在心力衰竭患者中，LBBB 的存在可导致心室不同步并加重心力衰竭。与冠心病、糖尿病或心力衰竭并存时，LBBB 或 RBBB 是死亡率增加的标志
- RBBB 可见于肺动脉高压或急性肺栓塞，通常见于右心室后负荷增加的患者。束支传导阻滞的存在可能与其他传导缺陷有关，如二度或三度房室传导阻滞

病因学

- 束支传导阻滞可能是希氏束-浦肯野传导系统疾病的结果，但也可能是疾病或传导系统周围纤维化（即心肌梗死），抗心律失常药物或高钾血症导致的。束支传导阻滞的原因包括：心内导管操作、心肌缺血或梗死、心肌炎、心肌病和 Lenegre 或 Lev 病。尤其是 RBBB 与肺动脉高压和肺栓塞有关，而 LBBB 可能由前壁心肌梗死引起
- 正常心脏中与心率相关的束支传导阻滞通常见于心动过速或心房颤动，其中较长的 R-R 间期后是较短的间期。这是由于阿什曼（Ashman）现象，长周期间期导致不应期延长，导致随后早期出现与心率相关的束支传导阻滞。这是所有心脏组织的共同特性，但在传导系统中更为明显。与速率相关的束支传导阻滞通常为 RBBB，因为对于相同的心率，右束支的不应期长于左束支。另一个现象是心动过缓依赖反常，这可能是由于在心脏舒张期间束支传导阻滞在随后的心跳中导致 BBB 的自动化。其他解释包括迷走神经张力抑制或 4 期阻滞。在第 4 期阻滞中，细胞钠储备减少，导致静息膜电位降低，增加了细胞兴奋的难度，导致传导阻滞
- 在 LBBB 患者中，详细的信息显示，在 64% 的病例中阻滞的部位在近端左侧传导系统中

Dx 临床诊断

鉴别诊断

- 详见表 22-3
- 旁路可引起 RBBB 或 LBBB 的出现。如果将 V_1 导线放置在

表 22-3　束支传导阻滞的鉴别诊断

	右束支传导阻滞		左束传导支阻滞		半分支阻滞	
	不完全	完全	不完全	完全	左前分支阻滞	左后分支阻滞
QRS 波	正常	正常	正常或偏左	正常或偏左	偏左或＞－45°	偏右或＞＋90°
持续时间	＜120 ms	＞120 ms	＜120 ms	＞130 ms	＜120 ms	＜120 ms
Ⅰ	qRS	S 波变深	没有 q 波	R 波增高，没有 p 波、S 波	QRS 正向	rS
aVL	qRS	S 波变深	R 波增高，没有 p 波、S 波	qR	rS	
Ⅱ、Ⅲ、aVF					rS	qR
胸前导联	V_1～V_2 导联 RsR′，V_5～V_6 导联 qRs	V_1～V_2 导联 RsR′，V_5～V_6 导联深 S 波	V_5～V_6 导联没有 q 波	V_1～V_2 导联 QS 或 rS，V_5～V_6 导联中无 q 波或 S 波	在 V_1～V_3 导联中 R 波递增不良	
aVR	rSR′				R 波常增高	

第四肋间隙上方或胸骨旁区域上方，则心电图可能类似于不完全性 RBBB

- 下壁心肌梗死可类似于左前分支阻滞，但在下壁心肌梗死中，下壁导联（Ⅱ、Ⅲ、aVF）将具有 qR 波，而不是 QS 波。左后分支阻滞可类似于侧壁心肌梗死、右心室肥大、右位心或外侧旁路。加速的心室节律可能类似于 LBBB 或 RBBB，这取决于心室起搏点的起源

评估

- 静息、活动和运动时的心电图
- 心力衰竭、心肌梗死和心肌病等合并症的评估
- 急性 LBBB 应立即检查前壁心肌梗死（图 22-2），而急性 RBBB 应检查肺动脉高压或肺动脉栓塞（图 22-3）
- 图 22-2 和图 22-3 展示了束支传导阻滞的诊断评估

实验室检查

- 适合于年龄、性别和代谢异常的标准实验室检查

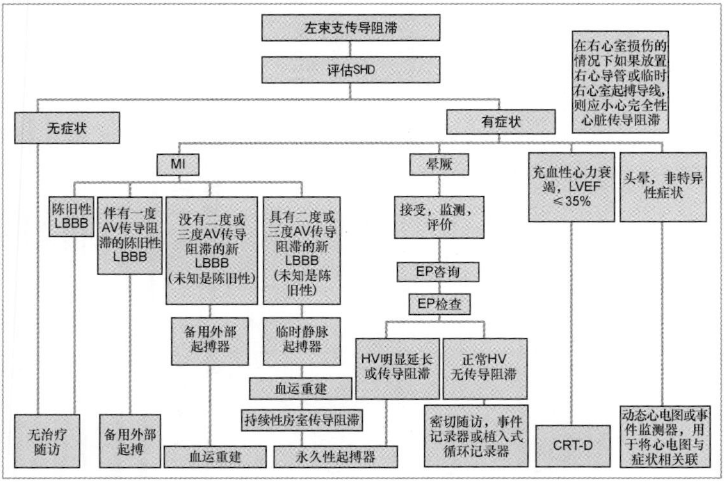

图 22-2　左束支传导阻滞。AV，房室；CRT-D，心脏再同步治疗-除颤器；EP，电生理；LBBB，左束支传导阻滞；LVEF，左心室射血分数；MI，心肌梗死；SHD，结构性心脏病（没有心肌、瓣膜、先天性或冠状动脉心脏病的明显证据）。（From Olshansky B et al：Arrhythmia essentials，ed 2，Philadelphia，2017，Elsevier.）

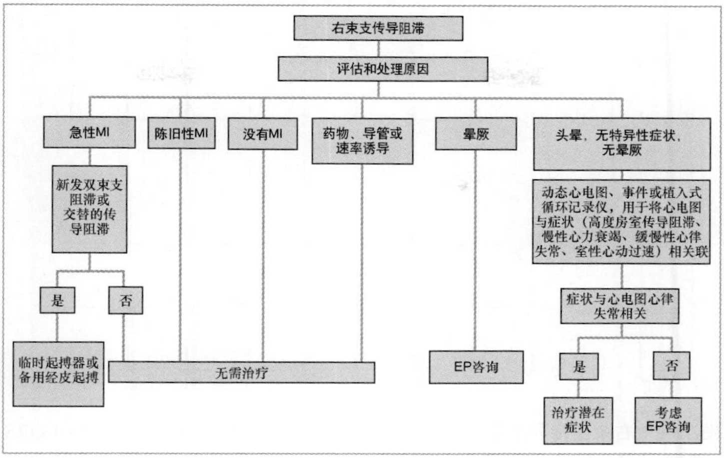

图 22-3　右束支传导阻滞。EP，电生理；MI，心肌梗死。（From Olshansky B, et al：Arrhythmia essentials，ed 2，Philadelphia，2017，Elsevier.）

- 应排除电解质异常，尤其是高钾血症

影像学检查

- 心电图（图 22-4 和 22-5）

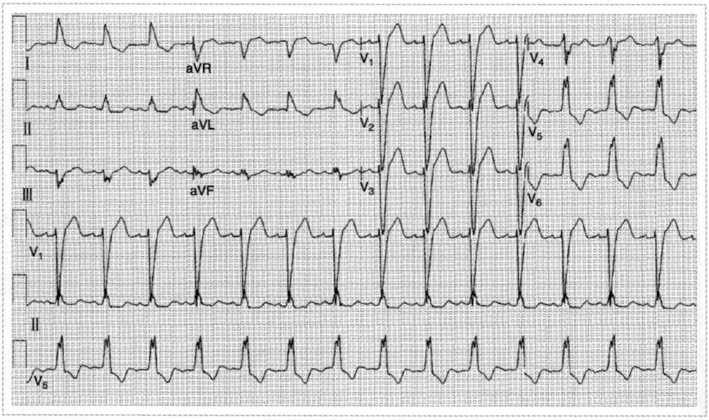

图 22-4　左束支传导阻滞。12 导联心电图显示 LBBB，以宽（> 0.12 s）QRS 波群为特征；V_5、V_6 和 I 导联宽阔的单相 R 波，常有模糊或切迹；右胸导联的 RS 或 QS 波群；与主要 QRS 方向相反的继发性 ST 段和 T 波改变。额面 QRS 波平均电轴正常，但可能存在电轴左偏。（From Olshansky B et al：Arrhythmia essentials，ed 2，Philadelphia，2017，Elsevier.）

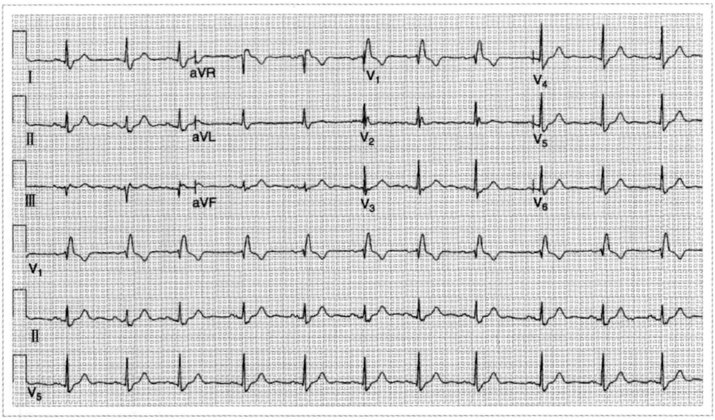

图 22-5 右束支传导阻滞。12 导联心电图显示 RBBB，以宽（≥ 0.12 s）QRS 波群为特征，V_1 和 V_2 导联的继发 R 波（R′或 Rsr′）通常比初始 R 波高；V_5、V_6 和 I 导联出现宽而模糊的 S 波；右侧胸前导联上与 QRS 终末方向相反的继发性 ST 段和 T 波改变。额面 QRS 电轴正常。（From Olshansky B et al: Arrhythmia essentials，ed 2，Philadelphia，2017，Elsevier.）

Rx 治疗

- 病因治疗（表 22-4 和表 22-5）
- 在无症状的独立束支传导阻滞患者无需治疗

表 22-4 左束支传导阻滞的治疗

分类	治疗
无症状，正常左心室功能	• 无需治疗——排除结构性心脏病、缺血性心脏病 • 需要长期随访 • 如果计划右心室内装置植入，则应准备好临时起搏（最好在体外或通过临时起搏器导线），以防诱发出一过性创伤性 RBBB 并由此产生完全性房室传导阻滞（AVB） • 右束支创伤可以持续几分钟到 24 h 以上
症状（晕厥、头晕）	• 管理、监测和评估结构性心脏病 • 如果发生晕厥，需要进行电生理检查和可能的电生理测试 • 如果 HV 间期为 100 ms 或更长，或在有或没有普鲁卡因胺刺激下心房起搏＜ 160 次 / 分的速度进行而引发希氏束下阻滞时，则植入永久性起搏器

续表

分类	治疗
症状性心肌病（CHF）	• 如果 LVEF 为 35% 或更低，LBBB 出现 NYHA 二级、三级或四级心力衰竭症状，QRS 波持续时间超过 130 ms，需要植入 CRT-D（ICD）(可改善左心室功能，减少心力衰竭症状，降低猝死风险）
心肌梗死	• 新的（或是否陈旧未知）LBBB：带或不带支架的 PTCA 血运重建术 • 如果存在二度或三度房室传导阻滞，则进行临时起搏 • 新发 LBBB 表明广泛的心肌缺血或梗死，并与更差的预后相关 • 如果没有 AVB，则进行体外（经皮）起搏
术前	• 如果患者无症状，无论是否存在冠状动脉疾病或收缩功能障碍，都不需要治疗 • 心脏检查（压力负荷试验、超声心动图）排除有症状的结构性心脏病。 • LBBB 本身并不是运动平板测试的指征。如果进行负荷试验，若目的是记录阻塞性冠状动脉疾病的存在，则必须同时进行影像学检查；如果负荷试验的目的是评估耐受性，则不需要同时进行影像学检查
术后	• 如果无症状，则不予治疗 • 常见于主动脉瓣置换术后（通常为持续性）和冠状动脉旁路移植术后（由于心脏短暂停搏）
LBBB 和 RBBB 交替出现	• 交替束支传导阻滞可能是由于三支病变 • 由于慢性心力衰竭的高发生率，建议植入永久性起搏器 • 交替束支传导阻滞也可能是洋地黄中毒性心律，尽管在目前的实践中这种情况很少发生

CRT-D，心脏再同步和除颤治疗；HV，束室；ICD，埋藏式心脏复律除颤器；LBBB，左束支传导阻滞；LV，左心室；LVEF，左心室射血分数；NYHA，纽约心脏协会；PTCA，经皮冠状动脉腔内成形术；RBBB，右束支传导阻滞。

From Olshansky B et al：Arrhythmia essentials，ed 2，Philadelphia，2017，Elsevier.

表 22-5　右束支传导阻滞的治疗

分类	治疗
门诊无症状	• 无需治疗 • 右心室器械操作（如 Swan-Ganz 导管）和右束支损伤可能会出现这种情况 • 可持续 24 h

续表

分类	治疗
症状性晕厥	• RBBB 伴晕厥患者入院治疗 • 如果出现晕厥症状（可能与 AVB 或室性心动过速有关），尝试通过动态心电图监测将症状与心律联系起来 • 评估潜在的结构性心脏病 • 如果患者晕厥，可以考虑用 EP 检查来评估房室传导和诱发性室性心动过速的存在（在有症状的 RBBB 患者中高达 30% 存在）
心肌梗死	• 个别的 RBBB，无需治疗 • RBBB 与 LAFB 或 LPFB（新的或未知是否陈旧）或交替 BBB： 临时起搏器 放置经皮起搏系统 • RBBB 发生在 3% ～ 7% 的心肌梗死患者中，伴有 LAFB，通常是因为前壁或前间隔梗死 • 联合疗法在当前通过经皮技术进行早期血运重建的时代不太常见
术前	• 无需治疗——不需要临时起搏器 • 进行心脏评估，排除其他心血管疾病
术后	• 无需治疗 • RBBB 为这种情况下最常见的传导异常
LBBB 和 RBBB 交替出现	• 如果不是由于可逆原因，放置永久起搏器

AVB，房室传导阻滞；BBB，束支传导阻滞；EP，电生理；LAFB，左前分支阻滞；LBBB，左束支传导阻滞；LPFB，左后分支阻滞；MI，心肌梗死；RBBB，右束支传导阻滞
From Olshansky B et al：Arrhythmia essentials，ed 2，Philadelphia，2017，Elsevier.

非药物治疗

如果出现心力衰竭，采用双心室或希氏束装置的心脏再同步治疗可使 LBBB 和心功能不全患者受益。当不是可逆原因引起时，永久性起搏器适用于患有心脏晕厥或合并三度房室传导阻滞或莫氏Ⅱ型房室传导阻滞的患者。

急性期治疗

对于急性束支传导阻滞，调查其原因。在急性 LBBB 中，应检查前壁心肌梗死，而在急性 RBBB 中，检查应针对肺栓塞进行。

慢性期治疗

处理潜在合并症，如冠状动脉疾病、心力衰竭、高钾血症、糖尿病。

处理

独立束支传导阻滞没有具体的治疗方案。在治疗有相关症状的新束支传导阻滞之前，应评估心肌缺血或梗死、心肌炎和心肌病等。有可疑症状的新发 RBBB 应检查肺栓塞。

转诊

对于有心脏性猝死风险的患者，例如 Brugada 综合征，或伴有急性症状的新发束支传导阻滞患者，应转诊至心电生理专家处。

重点和注意事项

专家点评

急性 LBBB 可由前壁心肌梗死引起。急性 RBBB 可由肺栓塞引起。束支传导阻滞也可以是正常的变异，特别是在年轻人中，需要病史和体格检查来确定相关的心脏异常。对于患有心力衰竭和射血分数降低的患者，在 LBBB 存在的情况下心脏再同步治疗是有益的，但在 RBBB 的情况下则没有益处。

预防

改善相关共病，如心力衰竭、冠状动脉疾病、高血压和糖尿病。

患者和家庭教育

束支传导阻滞是心电生理系统的问题。有几种类型，但临床上最重要的是左束支传导阻滞——心脏的两个主要“导线”之一功能不正常。结果使心脏的泵室挤压不同步，会使心力衰竭患者的心脏泵血功能恶化。在老年人和严重心脏病患者中更常见。

相关内容

房室分离（相关重点专题）
Brugada 综合征（相关重点专题）
心力衰竭（相关重点专题）
室内传导延迟（相关重点专题）

心肌梗死（相关重点专题）

肺栓塞（相关重点专题）

推荐阅读

Leonelli FM et al: Intraventricular delay and blocks, *Card Electrophysiol Clin* 10:211-231, 2018.

Upadhyay GA et al: Intracardiac delineation of septal conduction in Left bundle-branch block patterns, *Circulation* 139(16):1876-1888, 2019.

Willems JL et al: Criteria for intraventricular conduction disturbances and pre-excitation. World Health Organizational/International Society and Federation for Cardiology Task Force ad hoc, *J Amer Coll Card* 5:1261-1275, 1985.

第 23 章　二度心脏传导阻滞
Heart Block，Second-Degree

Aleem I. Mughal

朱旖　王楠　译　刘娅妮　何芳　审校

基本信息

定义

二度心脏传导阻滞或二度房室传导阻滞是指一个或多个（但不是全部）心房冲动不能传导到心室。阻滞可以发生在房室传导系统的任何水平。在两种类型的二度房室传导阻滞中，窦房结节律是规律发放的，保持固定的窦性心律。当心房搏动多于心室波，节律可以描述为心房波与心室波数目的比值。心电图有三种类型的二度房室传导阻滞：

- 莫氏 I 型（文氏型）
  1. 特征是 PR 间期逐渐延长，直到 P 波下传受阻。脱落后的 PR 间期较短；下传的 QRS 波群正常。重复上述周期，形成"成组的跳动"
  2. 阻滞部位通常是在房室结（希氏束邻近部位）
- 莫氏 Ⅱ 型
  1. 特征是阻滞前和后的 PR 间期固定，QRS 波增宽［右束支传导阻滞（RBBB）或左束支传导阻滞（LBBB）］
  2. QRS 波增宽，则阻滞部位通常是在结下
  3. 容易发展成为三度房室传导阻滞
- 因为没有足够的 P 波和 PR 间期延长情况提供分析，单纯 2∶1 传导模式不能鉴别是莫氏 I 型还是莫氏 Ⅱ 型

同义词

文氏型阻滞（莫氏 I 型阻滞）

莫氏 Ⅱ 型阻滞

房室传导阻滞

ICD-10CM 编码
I44.1　二度房室传导阻滞
I44.5　其他特指的心脏传导阻滞
Q24.6　先天性心脏传导阻滞

流行病学和人口统计学

莫氏Ⅰ型阻滞更多见，可发生在迷走张力增高或药物副作用状态下，例如 β 受体阻滞剂或钙通道阻滞剂。

体格检查和临床表现

- 莫氏Ⅰ型阻滞患者多无临床症状。无论何种类型，患者或许会感到心悸，或是感到“心脏漏跳了一下”。莫氏Ⅱ型阻滞患者可以没有先兆突然失去意识（阿-斯综合征）；但是，阿-斯综合征更易出现在完全性心脏传导阻滞患者中
- 莫氏Ⅰ型阻滞：第一心音强度逐渐减弱并有心搏脱漏，脉搏不规则。中心静脉压波形 a-c 间期增宽，a 波后 v 波消失
- 莫氏Ⅱ型阻滞：第一心音强度恒定，间歇性心室停搏，a 波后 v 波消失。由于间歇性停搏，脉搏多不规则

病因学

- 迷走张力增高（年轻患者，运动员休息时）
- 房室传导系统退行性变化
- 房室结缺血（下壁心肌梗死导致莫氏Ⅰ型阻滞，前壁心肌梗死导致莫氏Ⅱ型阻滞）
- 药物［洋地黄制剂，奎尼丁，普鲁卡因胺，腺苷，钙通道阻滞剂（非二氢吡啶类），β 受体阻滞剂］
- 肥厚型心肌病，胶原血管疾病，浸润性疾病（淀粉样变性，结节病，血色素沉着病）
- 心肌炎 / 心内膜炎（感染性，例如莱姆病、美洲锥虫病；非感染性，例如系统性红斑狼疮）
- 高钾血症，高镁血症
- 甲状腺功能减退
- 心脏瓣膜术后
- 导管创伤，心律失常导管消融

Dx 诊断

鉴别诊断

心电图可以很容易鉴别莫氏Ⅰ型阻滞、莫氏Ⅱ型阻滞和其他传导阻滞。还应与更为少见的窦房结二度传出阻滞鉴别。

莫氏Ⅰ型阻滞 QRS 波正常，通常不会在短时间内进展成为更高级的房室传导，更高级的房室传导阻滞多发生在房室结。莫氏Ⅱ型阻滞常常进展出现阿-斯综合征导致晕厥，通常出现症状，预后差，常常会突然进展成为三度房室传导阻滞。因此，二度Ⅱ型房室传导阻滞合并宽 QRS 波，提示弥漫性传导系统疾病，阻滞部位在房室结远端的希氏束-浦肯野纤维系统。

评估

心电图，动态监测（Holter 或体外心电监护）检查

- 莫氏Ⅰ型阻滞心电图表现（图 23-1）：
  1. PR 间期逐渐延长，直到 P 波未下传，上述周期不断重复
  2. 脱漏后的 PR 间期比之前的 PR 间期短
  3. 未下传心房搏动之前的 RR 间期逐渐缩短
  4. 常常可见“固定比例房室传导周期”模式
- 莫氏Ⅱ型阻滞心电图表现（图 23-2）
  1. PR 间期固定，P-P 间期和 R-R 间期固定
  2. P 波突然不能下传
  3. 常见 QRS 波增宽或束支传导阻滞
- 2∶1 房室传导阻滞（图 23-3），不能通过心电图鉴别莫氏Ⅰ和Ⅱ型房室传导阻滞；如果 QRS 波增宽则提示有可能是莫氏Ⅱ型房室传导阻滞
  1. 如果是莫氏Ⅰ型房室传导阻滞或阻滞部位在房室结内，阿托品可以改善房室传导；但如果是结下阻滞（例如，莫氏

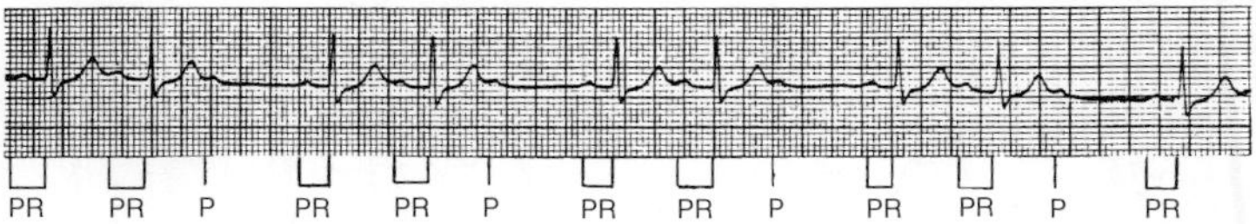

图 23-1　文氏（莫氏Ⅰ型）二度房室传导阻滞。PR 间期逐渐延长，每个周期的第三个 P 波下传受阻，脱漏 1 个 QRS 波群。文氏阻滞表现为上述的经典周期性 QRS 综合性波群（固定比例房室传导周期，group beating）

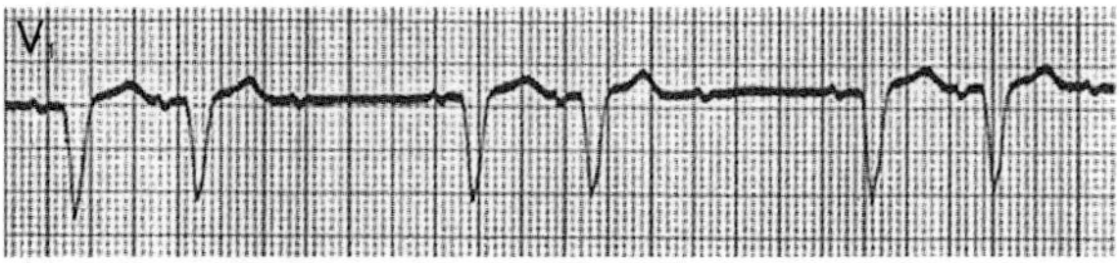

二度房室传导阻滞（莫氏Ⅱ型）合并左束支传导阻滞（LBBB）

图 23-2　莫氏Ⅱ型房室传导阻滞合并左束支传导阻滞（LBBB）。P-P 间期固定，PR 间期没有变化，突然 1 个 P 波不能下传。左束支传导阻滞说明有结下希氏束-浦肯野系统病变，提示莫氏Ⅱ型房室传导阻滞

Ⅱ型），阿托品可以提升窦房结频率，反而使得房室传导恶化，导致更加严重的缓慢性心律失常

2. 运动负荷试验的功能与上述阿托品的作用一致。如果病变在房室结，那么运动可以改善传导，但是莫氏Ⅱ型房室传导阻滞，运动则会使之加剧
3. 刺激颈动脉窦和其他刺激迷走神经的手法，对于阻滞水平在房室结内（例如，莫氏Ⅰ型房室传导阻滞）则加重房室传导阻滞，与之相反，对于莫氏Ⅱ型或结下房室传导阻滞，则可以通过减慢窦房结频率而改善房室传导
4. 2∶1 房室传导阻滞评估和处理流程见图 23-4

Rx 治疗

非药物治疗

不应用会诱发房室传导阻滞的药物，例如地高辛、β 受体阻滞剂和钙通道阻滞剂

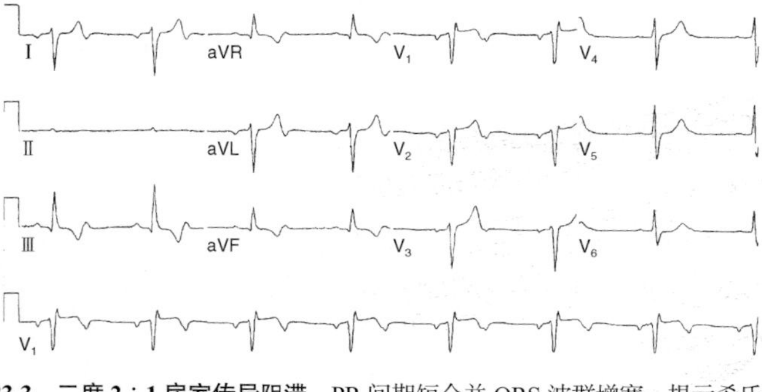

图 23-3　二度 2∶1 房室传导阻滞。PR 间期短合并 QRS 波群增宽，提示希氏束-浦肯野系统阻滞。（From Issa Z et al：Clinical arrhythmology and electrophysiology，ed 2，Philadelphia，2012，WB Saunders.）

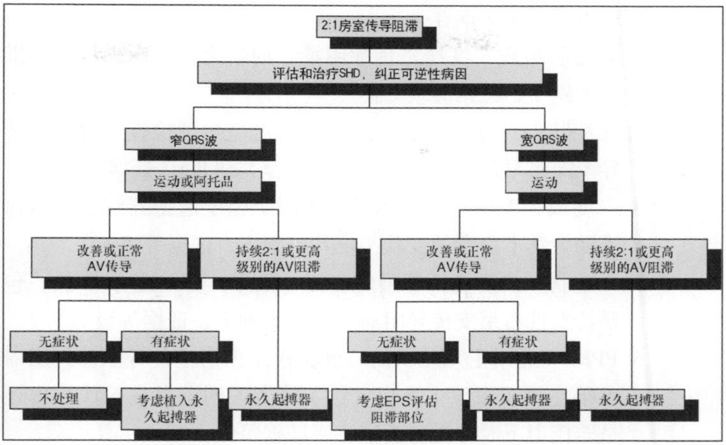

图 23-4　2∶1 房室传导阻滞评估和处理流程。AV，房室；EPS，电生理检查；PM，起搏器；SHD，结构性心脏病（心肌病，心脏瓣膜疾病，先天性心脏病，或冠状动脉性心脏病）。（From Olshansky B et al：Arrhythmia essentials，ed 2，Philadelphia，2017，Elsevier.）

急性期治疗

- 除非清醒休息时心率＜ 40 次 / 分，一般无需处理
- 如果有症状（例如，头晕），予阿托品 1 mg（每 5 min 重复一次）可以改善房室传导；如果没有反应，则在植入起搏器前，给予多巴酚丁胺或异丙肾上腺素以改善房室传导
- 阿托品：
  1. 适用于由于迷走神经兴奋引起的心脏传导阻滞以减轻传导阻滞而不适用于房室结缺血引起者
  2. 不能改善结下传导（阻滞水平在房室结以下部位的三度和二度房室传导阻滞）
  3. 莫氏Ⅱ型房室传导阻滞患者使用阿托品，需要注意反而会降低心室率（心房频率增快，房室传导延长）
  4. 对于心脏移植的患者无效
- 如果合并前壁心肌梗死和宽 QRS 波群，可以考虑植入临时起搏器
- 根据 ACC/AHA/HRS 2008 指南，永久性起搏器（PPM）适应证如下：
  1. 二度房室传导阻滞出现心动过缓相关症状，无论阻滞类型

或阻滞部位（推荐类别Ⅰ，证据等级 B）

2. 活动后出现二度房室传导阻滞，而缺乏心肌缺血证据（推荐类别Ⅰ，证据等级 C）
3. 无症状的二度房室传导阻滞，通过电生理检查发现房室传导阻滞水平在希氏束内或下（推荐类别Ⅱa，证据等级 B）
4. 一度或二度房室传导阻滞，出现类似于起搏器综合征或血流动力学不稳定的症状（推荐类别Ⅰ，证据等级 B）
5. 无症状，二度莫氏Ⅱ型房室传导阻滞，合并宽 QRS 波，包括特发性右束支传导阻滞（推荐类别Ⅰ，证据等级 B）
6. PPM 不适用于无症状的二度莫氏Ⅰ型房室传导阻滞，阻滞水平在希氏束以上（房室结）或者不明确是在希氏束内还是希氏束下时（推荐类别Ⅲ，证据等级 C）

- 表 23-1 总结了二度莫氏Ⅰ型房室传导阻滞的治疗
- 表 23-2 总结了二度莫氏Ⅱ型房室传导阻滞的治疗

表 23-1　二度莫氏Ⅰ型房室传导阻滞的治疗

患者类型	治疗
院外——无症状	• 活动平板试验可以评估变时性能力（排除因心肌缺血导致的传导阻滞），并且因其改善房室结传导，故而降低文氏型阻滞程度（例如，从 5∶4 到 8∶7 或只表现为一度房室传导阻滞） • 动态心电图可以评估房室传导阻滞的程度和水平，也可以评估日间活动和日夜变化过程中的房室传导阻滞变化 • 如果 QRS 波增宽，动态心电图或压力负荷试验提示结下阻滞，则可行电生理检查以明确房室传导阻滞水平 • 如果阻滞在希氏束内或下，即便是无症状患者，推荐植入永久性起搏器。有时表现为窄的正常的 QRS 波群的希氏束内阻滞，于活动平板试验时由于提高了窦房结心率，可出现更高级别的房室传导阻滞，以此证实希氏束内阻滞的存在 • 不治疗 　• 如果排除可逆性病因（例如，药物或莱姆病导致的一过性房室结损伤），QRS 正常，很少进展为更高级或完全性心脏传导阻滞 　• 未来有进展出现晕厥或症状的风险
院外——有症状	• 如果考虑是药物（地高辛、β 受体阻滞剂，钙通道阻滞剂）引起的房室结传导阻滞，若出现了严重的有症状缓慢性心律失常，则停用药物或减量

续表

患者类型	治疗
	• 即使是体格检查无阳性发现，对于老年人或高危的结构性心脏病患者，推荐超声心动图检查评估左心室功能 • 如果是可纠正的诱因，例如引起房室结传导阻滞药物，则停用该药物 • 如果是宽 QRS 波或束支传导阻滞，文氏型阻滞可能是由于房室结下阻滞（如希氏束-浦肯野系统阻滞）引起 　• 推荐植入永久性起搏器 　• 即刻静脉注射阿托品或口服氨茶碱可以改善房室结传导 　• 但如果阻滞是在希氏束以下，阿托品或氨茶碱反而会减慢心室率，加剧阻滞程度 • 有症状的二度房室传导阻滞无可逆性诱因时，推荐植入永久性起搏器
心肌梗死	• 溶栓或血管成形术后，房室传导阻滞改善 • 也可第一次出现房室传导阻滞 • 一过性表现 • 临时起搏器适应证： 　• 持续性心室率减慢（＜ 40 次 / 分） 　• 低心排出量 　• 心肌缺血 　• 难以纠正的低血压 　• 头晕、黑矇和晕厥等症状 • 阿托品或氨茶碱或许可以改善阻滞，但在给药过程中可以引起心动过速 • 这些药物很少推荐，除非患者出现症状时短暂使用 • 下壁-后壁梗死常常合并非经典房室传导阻滞，这是由于 Bezold-Jarisch 反射和迷走张力增高影响房室结传导导致的 　• 常常是一过性的，除非出现血流动力学不稳定，否则不推荐临时起搏器 　• 不推荐永久性起搏器。即使是发生一过性的三度（完全性）房室传导阻滞，这类阻滞通常在 5 ～ 7 天后自行缓解 　• 如果房室传导阻滞没有缓解，而心室率＞ 40 次 / 分，患者没有症状则无需处理 　• 如果 7 天后传导阻滞没有缓解，和（或）心室率＜ 40 次 / 分或患者有症状，推荐植入永久性起搏器
术前	• 评估给予药物和其必要性；如果可能停用增加迷走张力的药物 • 无症状，则不处理 • 如果有症状，没有可逆性诱因，推荐术前植入临时起搏器 • 如果有需要，则在术后植入永久性起搏器

续表

患者类型	治疗
	• 如果有症状或血流动力学不稳定，则给予阿托品或异丙肾上腺素，以加快房室结传导
术后	• CABG 术后很少发生传导阻滞，如果发生，考虑有无影响房室结的药物或房室结缺血 • 一般不需要处理 • 如果合并 QRS 波增宽，则考虑阻滞在希氏束下 • 如果阻滞持续存在，则推荐行电生理检查以评估阻滞水平 • 如果患者无症状且阻滞部位在希氏束以上，则不推荐植入永久性起搏器 • 如果患者有症状或阻滞在希氏束以下，则推荐植入永久性起搏器 • 如果是瓣膜手术（特别是主动脉瓣膜手术）导致阻滞，考虑是房室结受到了直接创伤 • 如果阻滞持续存在，对于有症状或缓慢心率（＜ 40 次 / 分或活动后心率不能增快）者，推荐植入起搏器

CABG，冠状动脉旁路移植术；MI，心肌梗死

From Olshansky B et al：Arrhythmia essentials，ed 2，Philadelphia，2017，Elsevier.

表 23-2　二度莫氏 Ⅱ 型房室传导阻滞的治疗

患者类型	治疗
院外患者——无症状	• 发展成为完全性心脏传导阻滞和死亡风险高（大约 50%） • 选择起搏器时，推荐植入永久性双腔起搏器 　• 推荐植入永久性起搏器和心脏监护装置 　• 无症状或进展性（高度房室传导阻滞），在植入永久起搏器前并不需要植入临时起搏器 　• 避免使用阿托品 　• 评估是否存在潜在的心脏病，比如浸润性病变（例如，淀粉样变性）或心肌梗死
院外患者——有症状	• 推荐植入双腔永久性起搏器 • 推荐患者安装心脏监护设备 　• 若心室率过慢而出现症状或血流动力学不稳定，如果不能迅速植入永久性起搏器，推荐临时起搏器 　• 不推荐阿托品，因为阿托品有可能加剧房室传导阻滞，反而减慢心室率 　• 运动、窦性心动过速和儿茶酚胺增强房室结传导，并影响希氏束-浦肯野系统的不应期，所以都会加剧阻滞程度
心肌梗死	• 植入临时起搏器 　• 在此情况下，二度莫氏 Ⅱ 型房室传导阻滞易合并心力衰竭

续表

患者类型	治疗
	• 如果房室传导阻滞持续存在，进展为完全性心脏传导阻滞风险可＞ 50%，推荐植入永久性起搏器 • 长期预后可能不良 • 除非出现持续性室性心动过速，在没有起搏器的保护下避免使用抗心律失常药物（包括利多卡因），因为这类药物可以加重 AVB • 不推荐阿托品 • 目前的早期再血管化治疗下，很少发生二度莫氏Ⅱ型房室传导阻滞（尽管不能确定），虽然很少发生，但也可能会出现或新发生传导阻滞，随着时间推移阻滞得到缓解。如果出现二度莫氏Ⅱ型房室传导阻滞并且持续存在，则推荐植入起搏器
术前	• 植入永久性起搏器 　• 对于急诊或紧急手术，可以植入临时起搏器，术后再行永久性起搏器植入 　• 对于 CABG，可以在心房、心室的心外膜置入导线，连接临时起搏器保护，然后再经静脉植入起搏器 　• 最好是在 CABG 或其他心脏手术之后再植入永久性起搏器，以免术中电极线脱落 　• 如有心内膜炎应植入临时起搏器，等到感染控制和术后才可以拔除 　• 不推荐阿托品和抗心律失常药物
术后	• 对于心动过缓，植入临时起搏器（如果心脏外科术后有心外膜导线，可使用） • 术后一过性的莫氏Ⅱ型房室传导阻滞有可能缓解 　• 可能是邻近希氏束-浦肯野系统创伤（比如，主动脉瓣手术，并发左束支传导阻滞的情况并不少见） 　• 持续性（例如，超过 3 ～ 5 天）莫氏Ⅱ型房室传导阻滞，推荐植入永久性起搏器 　• 除非得到心室起搏器的保护，不推荐使用抗心律失常药物 　• 心内膜炎间隔附近脓肿可以破坏希氏束-浦肯野系统 　• 尽管可通过外科修复，仍然推荐植入永久性起搏器 　• 对于三尖瓣置换手术的患者，有时可以把心外膜导联线通过生物瓣而不致出现三尖瓣反流，但是如果是机械瓣则不可以 　• 三尖瓣修复（例如，瓣环成形术）时可以植入右心室导线

AVB，房室传导阻滞；CABG，冠状动脉旁路移植术

From Olshansky B et al：Arrhythmia essentials，ed 2，Philadelphia，2017，Elsevier.

预后

植入起搏器后预后良好。

转诊

推荐至起搏器植入专家处就诊（见急性期治疗）。

重点和注意事项

专家点评

莫氏Ⅱ型房室传导阻滞合并症状推荐植入起搏器。无症状患者，如果活动加剧房室传导阻滞，推荐定期随访以及时发现其进展为更高级别的房室传导阻滞。

第 24 章　完全性心脏传导阻滞
Heart Block，Complete

John Wylie

朱旖　译　刘娅妮　王楠　审校

基本信息

定义

完全性心脏传导阻滞（complete heart block，CHB）是指由于传导系统的功能或解剖损伤，当房室传导脱离生理不应期后，心电活动不能从心房传导到心室，导致以房室分离为特征的心动过缓。CHB 可以是先天的也可以是后天获得的。CHB 可以是永久性的也可以是可逆的。

同义词

三度房室传导阻滞
完全性心脏传导阻滞
完全性房室传导阻滞

ICD-10CM 编码

I44.2　完全性房室传导阻滞

流行病学和人口统计学

- CHB 患病率 0.04%
- CHB 患病率随年龄增长而增加

体格检查和临床表现

体格检查可能正常。可出现颈静脉大炮波（Cannon A waves），发生机制是心室收缩期间，右心房收缩。患者还可以出现以下临床表现：

- 头晕，心悸
- 晕厥或先兆晕厥（由于心输出量下降）
- 虚弱，不耐受体力活动

- 意识状态改变
- 充血性心力衰竭
- 心绞痛
- 一些患者并无症状（例如，先天性的 CHB）

病因学

- 遗传性 Lenegre-Lev 病：传导系统纤维化或硬化
- 急性心肌梗死患者，其中急性下壁心肌梗死时发生率 14%，急性前壁心肌梗死时发生率 2%，通常发生在病程 24 h 内
- 药物（洋地黄、钙通道阻滞剂、β 受体阻滞剂、胺碘酮）
- 心肌病和心肌炎
- 心肌浸润性病变（淀粉样变性、结节病、硬皮病、肿瘤）
- 代谢异常（低钾血症、低氧血症、甲状腺功能减退）
- 莱姆心脏病，类风湿结节，多发性肌炎，美洲锥虫病
- 神经肌肉疾病（贝克肌营养不良、强直性肌营养不良）
- 先天性的（母亲患有系统性红斑狼疮）
- 高钾血症
- 家族遗传性的：SCN5 钠通道变异导致完全性心脏传导阻滞
- 医源性的（心脏手术，治疗心律失常的导管射频消融术，经皮冠状动脉介入治疗）。经导管主动脉瓣置入手术（TAVI）与新发的传导异常密切相关。右束支传导阻滞的患者发生完全性心脏传导阻滞的风险高（大多数右束支传导阻滞患者最终发展成为 CHB）
- 希氏束-浦肯野系统 4 期传导阻滞，导致阵发性 CHB

Dx 诊断

鉴别诊断

- 鉴别诊断包括：不完全性房室传导阻滞，自主加速性交界性心律失常，和房性早搏未下传
- 本病心房频率必须快于心室频率（心房率＞心室率），交界心律或心室律是规则的。加速性的室性或交界性自主心律抑制窦房结所导致的房室分离在心电图上可表现为类似心脏传导阻滞

评估

- 常规实验室检查，心脏标志物检查，根据临床具体情况行心脏影像学检查。
- 心电图诊断标准（图 24-1，图 24-2）
  1. P 波规整，心房频率快于心室频率
  2. P 波与 QRS 波互不相关，PR 间期不等
  3. RR 间期规整
  4. 根据阻滞部位的不同，或是 QRS 波正常，心室率 40 ～ 60 次 / 分（阻滞邻近希氏束），或是 QRS 波增宽，心室率＜ 40 次 / 分（阻滞在希氏束远端）

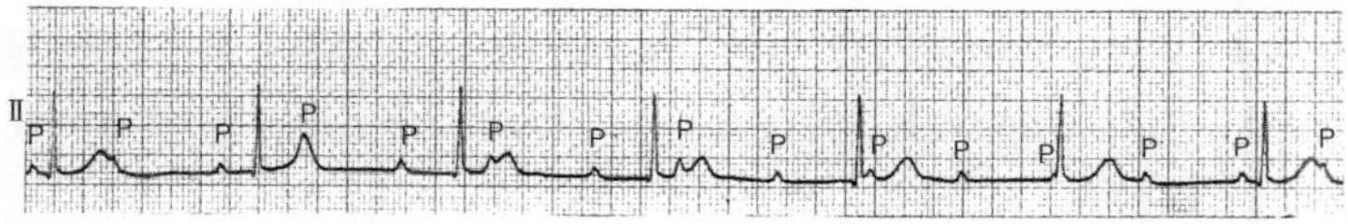

图 24-1　三度（完全性）房室传导阻滞特征是 P 波和 QRS 波互不相关。心房频率通常比心室频率快。PR 间期不等。一些 P 波落在 T 波上，从而使 T 波有切迹。一些 P 波因落在 QRS 波内而找不到。QRS 波宽度正常，则说明是由房室交界区激动的。（From Goldberger AL，[ed]：Clinical electrocardiography，ed 5，St Louis，1994，Mosby.）

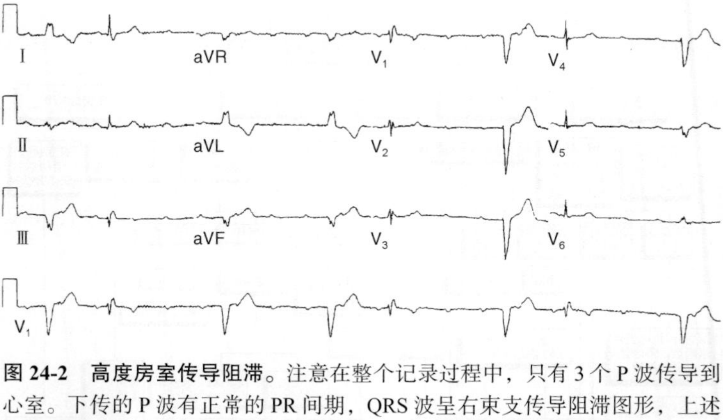

图 24-2　高度房室传导阻滞。注意在整个记录过程中，只有 3 个 P 波传导到心室。下传的 P 波有正常的 PR 间期，QRS 波呈右束支传导阻滞图形，上述表现提示结下阻滞。其他的 P 波不能下传，为心室逸搏心律，QRS 波呈左束支传导阻滞图形。注意，这种阻滞并不是由于心室逸搏心律隐匿性逆行传导到房室结或浦肯野系统所引起的，因为在逸搏心律后的短周期内可观察到逆传 P 波。（From Issa Z et al：Clinical arrhythmology and electrophysiology，ed 2，Philadelphia，2012，WB Saunders.）

5. 心房–心室完全阻滞部位包括房室结水平、希氏束，或希氏束远端浦肯野系统内

Rx 治疗

急性期治疗

- 首先是保障血流动力学稳定和缓解患者症状
- 三度房室传导阻滞的评估和处理流程见图 24-3
- 植入临时起搏器，适应证包括：室性逸搏心室率＜ 40 次 / 分伴有症状；或室性逸搏心律 QRS 波增宽合并血流动力学紊乱，QT 间期超过 500 ms，有尖端扭转型室性心动过速发生高风险
- 下壁心肌梗死出现 CHB 并发症，通常只需要安装临时起搏器；而前壁心肌梗死出现 CHB 并发症，通常需要安装永久性起搏器（表 24-1）
- 获得性的 CHB 常常需要植入起搏器，但是先天性的 CHB 多合并快速逸搏，因此患者并无症状，这类患者通常不需要植入永久性起搏器
- 停用有房室结阻滞作用的所有药物
- 起搏器植入前的短期治疗

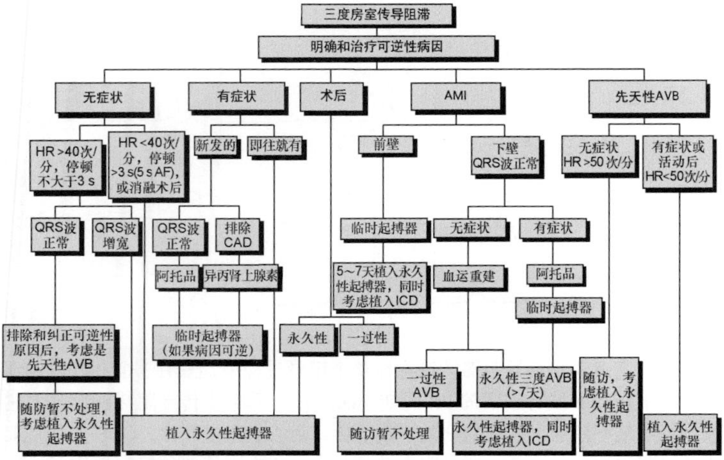

图 24-3　三度房室传导阻滞评估和处理流程。AF，心房扑动；AVB，房室传导阻滞；CAD，冠状动脉性心脏病；HR，心率；ICD，埋藏式心脏复律除颤器；AMI，急性心肌梗死。（From Olshansky B et al：Arrhythmia essentials，ed 2，Philadelphia，2017，Elsevier.）

表 24-1　房室传导阻滞起搏器植入适应证

Ⅰ类

1. 三度或二度Ⅱ型房室传导阻滞，任何解剖阻滞水平，出现下列症状之一：
   a. 房室传导阻滞出现症状（包括心力衰竭）（证据等级：C）
   b. 心律失常和其他情况需要药物治疗引起有症状的心动过缓（证据等级：C）
   c. 窦性心律无症状患者，但是记录到清醒期间心脏停搏＞ 3.0 s，逸搏心律＜ 40 次 / 分，或房室结以下逸搏心律（例如：QRS 波增宽），无症状窦性心律失常（证据等级：C）
   d. 心房颤动无症状患者，但是记录到清醒期间心脏停搏＞ 5 s（证据等级：C）
   e. 房室交界区导管消融术后（证据等级：C）
   f. 心脏外科术后，出现无法纠正的房室传导阻滞（证据等级：C）
   g. 神经肌肉疾病，例如强直性肌营养不良，卡恩斯-赛尔综合征，肢带型肌营养不良，腓骨肌萎缩，出现有或无症状的心动过缓
2. 无症状三度房室传导阻滞，任何解剖阻滞水平，醒后平均心室率＞ 40 次 / 分，心脏扩大或左心室功能障碍患者
3. 无缺血性心肌病，运动中出现二度或三度房室传导阻滞（证据等级：C）
4. 二度房室传导阻滞出现症状，无论类型或阻滞部位（证据等级：B）

Ⅱa 类

1. 二度Ⅱ型或三度房室传导阻滞，任何阻滞部位，心室率＞ 40 次 / 分，无心脏扩大（证据等级：C）
2. 无症状的二度房室传导阻滞，电生理检查发现阻滞部位在希氏束或希氏束以下（证据等级：B）
3. 一度或二度房室传导阻滞，出现类似于起搏器综合征的症状（证据等级：B）
4. 无症状 QRS 波正常的二度Ⅱ型房室传导阻滞。当二度Ⅱ型房室传导阻滞 QRS 波增宽，包括孤立的右束支传导阻滞，起搏器植入指征属于Ⅰ类（证据等级：B）

Ⅱb 类

1. 服用药物或药物毒性导致的房室传导阻滞，停药后 AVB 有可能复发者（证据等级：B）
2. 神经肌肉疾病，例如强直性肌营养不良，卡恩斯-赛尔综合征，肢带型肌营养不良，腓骨肌萎缩，合并房室传导阻滞（包括一度房室传导阻滞），有或无心动过缓症状（证据等级：B）

Ⅲ类

1. 无症状的一度房室传导阻滞（证据等级：B）
2. 无症状的二度Ⅰ型房室传导阻滞，通过电生理检查明确阻滞部位在希氏束以上（例如，房室结）或者不能明确阻滞部位是在希氏束内还是在希氏束远端（证据等级：B）
3. 房室传导阻滞有望解决而且不易复发（例如：药物毒性，莱姆病，夜间睡眠呼吸暂停，术后早期状态，迷走张力一过性升高）（证据等级：B）

From Bonow RO et al：Braunwald's heart disease：a textbook of cardiovascular medicine，ed 9，Philadelphia，2012，WB Saunders.

1. 拮抗迷走神经药物，如阿托品可以提升逸搏心律的心室率（应用于房室结水平阻滞）
2. 儿茶酚胺类如异丙肾上腺素可以短暂用于任何水平阻滞的CHB（冠状动脉心脏病患者或洋地黄中毒患者慎用或禁用）
3. 经皮体外心脏起搏（患者不耐受，而且不能稳定地触发心室活动）

- 考虑到药物的副作用，使用药物提高心率不能超过数小时或数天；因此需要植入临时或永久性起搏器
- 根据ACC/AHA/HRS指南，不能缓解的有症状CHB是永久性起搏器（PPM，pernament pacemaker）植入的Ⅰ类适应证
- 根据ACC/AHA指南推荐PPM植入的Ⅰ类适应证包括：

1. 窦性心律，记录到心脏停搏≥3 s或逸搏心律频率<40次/分，或逸搏心律发生在房室结远端
2. 心房颤动合并心动过缓出现1次或1次以上的≥5 s的停搏
3. 房室交界区导管消融术后
4. 心脏扩大或左心室功能衰竭，心室率40次/分或以上
5. 术后不可逆性CHB
6. 合并神经肌肉疾病，例如肢带型肌营养不良、卡恩斯-赛尔（Kearns-Sayre）综合征、强直性肌营养不良、腓骨肌萎缩
7. 运动期间出现CHB，排除缺血性心肌病

- 如果存在可逆性诱因（例如，静脉用抗生素治疗莱姆病），则针对病因治疗
- 完全性心脏传导阻滞治疗方案见表24-2

表24-2　完全性心脏传导阻滞治疗方案

情况	治疗
无症状-获得性	• 排除可逆性诱因，包括： 高钾血症 急性下壁心肌梗死 地高辛中毒 钙通道阻滞剂过量 莱姆病 • HR<40次/分，永久性DDD起搏器是一线治疗方案 • HR<40次/分，建议植入临时起搏器： 患者血流动力学不稳定，永久性起搏器暂时不能即刻植入 CHB病因明确并且可以纠正，等候恢复期间

续表

情况	治疗
	逸搏心律，特别是 QRS 波群增宽且心室率缓慢，须谨慎植入经静脉临时起搏器 超速抑制会迅速发生 • 逸搏心律频率＞ 40 次 / 分，植入永久性起搏器有争议 • 心室率＞ 40 次 / 分无症状患者，特别是 QRS 波群正常，避免植入临时起搏器 • 为控制心房颤动患者心室率，在房室交界区射频消融，术后导致的 CHB 需要植入永久性起搏器 心室率缓慢（40 次 / 分）无症状患者，随着时间推移有可能进入稳定期 获得性 CHB，与短期内预后不良相关（诊断后 6 ～ 12 月内死亡率＞ 50%） 如果是不可逆的，则推荐植入起搏器
有症状	• 推荐植入永久性起搏器 • 如果永久性起搏器不能即刻植入或者 CHB 病因明确并且可逆（例如，药物过量），建议植入临时起搏器
先天性	• 表现为窄 QRS 波群，伴房室结逸搏心律 • 患者常常没有症状 • 对于无症状患者，植入起搏器是有争议的 • 患者需要密切随访，至少每年一次，评估与变时性不足相关的症状 • 如果出现心动过缓相关症状，则建议植入永久性起搏器 • 如果活动后频率不增持续＜ 50 次 / 分（变时性不足），建议植入永久性起搏器
MI	• 有症状的心动过缓，建议植入临时起搏器 • 前壁心肌梗死合并 CHB，AVB 持续存在，建议植入永久性起搏器 • 下壁心肌梗死常常在 AVN 部位出现 CHB 由于 CHB 常常可以缓解，所以通常不需要植入永久性起搏器 如果 CHB 不能缓解，在某些情况下建议植入永久性起搏器
术前	• 除非是急诊手术，优先植入永久性起搏器 • 如果是急诊手术，术前植入临时起搏器，术后计划植入永久性起搏器
术后	• 经皮或经静脉临时起搏器 • 如果房室交界区发生永久性损伤，推荐植入永久性起搏器（例如，主动脉瓣手术术后或 VSD 修补术术后）

AVB，房室传导阻滞；AVN，房室结；CHB，完全性房室传导阻滞；HR，心率；MI，心肌梗死；VSD，室间隔缺损

From Olshansky B et al：Arrhythmia essentials，ed 2，Philadelphia，2017，Elsevier.

慢性期治疗

植入双腔起搏器。植入起搏器患者需要定期随访，监测以保证起搏器功能正常。近年来在希氏束区域植入心室起搏电极，触发窄 QRS 波起搏心律，从而预防由传统的右心室起搏引起的心室不同步。

预后 / 处理

- 先天性 CHB，在新生儿期死亡率最高
- 植入起搏器后预后良好，并且预后与诱发完全性房室传导阻滞的基础病因（例如，心肌梗死、心肌肥厚）相关
- 非随机研究发现植入 PPM 可以改善 CHB 患者生存率

转诊

所有 CHB 患者都应该就诊于心脏相关领域专家处，以考虑是否需要植入临时起搏器和（或）PPM。

重点和注意事项

专家点评

- 指导患者不做损害起搏器的活动（例如，剧烈运动）
- 起搏器制造商不推荐对于植入起搏器患者接近传统家庭用具做任何特殊限制
- 目前所有起搏器制造商可提供与 MRI 兼容的起搏器。植入旧式起搏器型号和导线者禁忌做 MRI 检查
- 无线起搏器是用特殊的传送系统直接植入右心室，用于传统起搏器植入手术风险高和不需要双腔起搏器的特殊患者
- 一些医疗过程中，例如碎石术、高压舱和电灼术，术中可能需要进行起搏器程控和围术期测试
- 表 24-3 总结了 5 字母起搏器编码，表 24-4 总结了常用永久性起搏器

表 24-3　5 字母起搏器编码

第 1 个字母 起搏心腔	第 2 个字母 感知心腔	第 3 个字母 感知后的反应	第 4 个字母 程控功能	第 5 个字母 抗快速性心律失常功能
A =心房	A =心房	T =触发 *	P =单项程控	P =起搏
V =心室	V =心室	I =抑制	M =多项程控	S =电击
D =双腔	D =双腔	D =双腔（心房和心室抑制）	R =心率应答	D = P + S
O =无	O =无	O =无	C =通讯	
			O =无	

* 在触发反应模式中，起搏器识别内在的除极信号时，或放电或起搏，结果导致在 QRS 波内出现起搏信号。这种模式能量消耗高，缩短了电池寿命，并且感知反应会误认为是起搏器功能障碍，现代的起搏器不会用这种感知模式

From Marx JA et al：Rosen's emergency medicine，ed 8，Philadelphia，2014，WB Saunders.

表 24-4　常用永久性起搏器

编码	适应证	优点	缺点
VVI	间歇性起搏支持；患者活动少	简单，便宜	固定心率；有起搏器综合征风险
VVIR	心房颤动	频率应答	需要高级程控
DDD	完全性心脏传导阻滞	心房追踪恢复正常生理模式	没有频率应答；需要 2 根导线和高级程控
DDDR	窦房结功能障碍；用于心率反应性房室传导阻滞和应答	万能起搏器；通过程控可以任意选择	复杂，花费高，需程控和随访评估

From Marx JA et al：Rosen's emergency medicine，ed 8，Philadelphia，2014，WB Saunders.

第 25 章 无脉性电活动
Pulseless Electrical Activity

Nathan Riddell

张路 译 祝杰 审校

基本信息

定义

无脉性电活动（pulseless electrical activity，PEA）定义为心脏存在规律的电活动，而无充分的机械收缩以产生可触及的脉搏。

同义词

电机械分离（electromechanical dissociation，EMD）

ICD-10CM 编码

I46.9 心搏骤停，原因不明

I49.9 心律失常，未特指

流行病学和人口统计学

- 约占心搏骤停病例的 35%
- 越来越多地被认为是植入 ICD 患者心脏性猝死的原因

体格检查和临床表现

原发性 PEA：

- 有规律的电活动（非室速 / 室颤）
- 无可触及的脉搏

继发性 PEA：与原发性 PEA 相同，还可能有：

- 心动过缓：药物过量、迷走神经张力升高
- 心动过速：低血容量、大面积肺栓塞
- 颈静脉压升高且心肺复苏时无脉搏：心脏压塞，大面积肺栓塞，张力性气胸
- 单侧呼吸音消失，气管偏斜：张力性气胸
- 发绀：缺氧

病因

原发性 PEA：继发于晚期心肌疾病的心脏电机械分离。

继发性 PEA：与心脏负荷状态的变化、缺血和（或）心肌抑制药物有关。目前指南建议在确定病因时使用 5 Hs 和 5 Ts 作为诊断工具：

- 低血容量（Hypovolemia）
- 缺氧（Hypoxia）
- 体温过低（Hypothermia）
- 低钾 / 高钾血症（Hypo-/hyperkalemia）
- 氢离子（酸中毒）（Hydrogen ions/acidosis）
- 张力性气胸（Tension pneumothorax）
- 心脏压塞（Tamponade）
- 肺血栓形成 / 肺栓塞（Thrombosis in the lungs/pulmonary embolism）
- 心脏血栓形成 / 急性冠脉综合征（Thrombosis in the heart/ACS）
- 毒素类：β 受体阻滞剂、钙通道阻滞剂、地高辛、三环类抗抑郁药、苯二氮䓬类、阿片类（Toxins：β-blockers，calcium channel blockers，digoxin，tricyclic antidepressants，benzodiazepines，opioids）

Dx 诊断

评估

- 应在稳定患者病情的同时进行检查以确定病因
- 病史、体格检查、实验室检查、影像学检查（参见 5 Hs/5 Ts）

实验室检查

- 全血细胞计数（CBC）、钾、镁、肌酸激酶同工酶（CK-MB）、肌钙蛋白、药物毒理学筛查
- 动脉血气
- 心电图（图 25-1）：
  1. 低电压：心脏压塞
  2. 右心超负荷（S1-Q3-T3 型，电轴右偏）：肺栓塞，气胸
  3. 心律失常：心肌梗死，代谢异常，药物作用
  4. ST 段改变、Q 波：心肌梗死

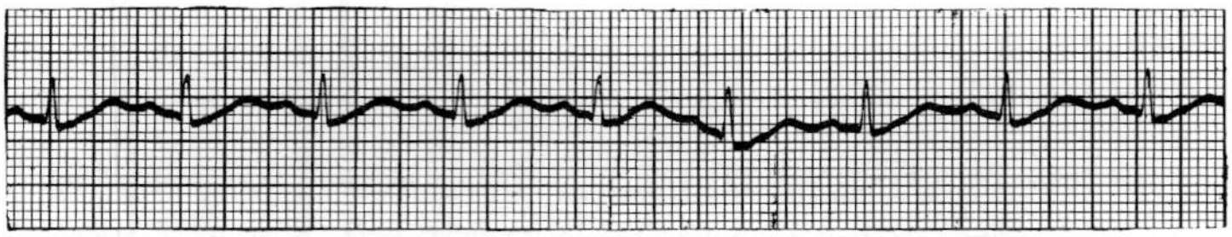

图 25-1　窦性心律伴无脉性电活动（PEA）。虽然心电图显示窦性心律，但患者无脉搏或血压。在这种情况下，PEA 是心搏骤停后心肌功能抑制的结果。（From Goldberg AL：Clinical electrocardiography，ed 5，St Louis，1994，Mosby.）

影像学检查

- 胸片：排除气胸、主动脉夹层（纵隔增宽）
- 超声心动图：排除心脏压塞，缺血（左心室收缩、室壁运动），瓣膜功能不全，肿瘤和血栓
- 腹部 X 线片或超声：排除腹主动脉瘤破裂

Rx 治疗

- 识别和治疗可逆性病因至关重要
- 生理参数可以帮助监测心肺复苏（CPR）的质量和检测自主循环的恢复（return of spontaneous circulation，ROSC）。建议的方法包括二氧化碳定量波形描记、动脉舒张压 / 动脉压监测或中心静脉血氧饱和度监测

非药物治疗

- 启动应急响应服务
- 开始 CPR；确保高质量，尽量减少中断。进行 2 min 的 CPR 并间歇暂停以评估心律和循环
- 连接心脏监护仪 / 除颤器
- 建立静脉 / 骨髓腔内通道
- 考虑高级气道置入
- 通过多普勒超声、动脉导管或床旁超声心动图确认无血流

急性期治疗

- 治疗已知的特定原因
- 给予 100% 氧气
- 肾上腺素 1 mg 静脉推注 / 骨髓腔内注射，每 3 ～ 5 min 1 次

- 外周静脉给药后给予生理盐水（20 ml）弹丸式注射，以改善其分布
- 如果无法建立静脉 / 骨髓腔内通路，可通过气管插管给药；首选静脉 / 骨髓腔内途径，因为其可提供更可预测的药物传递和药理学作用。在 10 ml 无菌水中给予 2 ～ 2.5 倍的静脉注射剂量
- 如果心律变为心室颤动或无脉性室速：
  1. 除颤
  2. 对于难治性心室颤动或无脉性室速考虑使用胺碘酮
- 如果达到 ROSC，开始心搏骤停后护理

预后

在发生 PEA 的住院患者中，＜ 15% 的患者存活至出院。院前 PEA 患者的生存率要低得多。存活者的神经系统结局通常较差。

转诊

根据基础疾病的需要转至相关科室。

重点和注意事项

- 肾上腺素在 PEA 复苏中的获益尚不确定；其可能与较差的神经系统结局和增加长期死亡率相关；但是，2015 年美国心脏协会指南支持其继续使用
- 目标温度管理［32 ～ 36℃（89.6 ～ 96.8℉），持续 24 h］可改善心搏骤停昏迷幸存者的神经系统结局并降低死亡率；然而，PEA 使用治疗性低体温的证据是基于非随机试验，其作用仍有待评估。2015 年发布的现行 AHA 指南推荐所有无禁忌证的心搏骤停患者进行低体温治疗
- 目前有院外心搏骤停终止复苏指南。目前还没有类似的院内心搏骤停指南；终止复苏是基于患者的多个因素
- 在接受低温治疗的患者中，预测预后更困难，可以通过测试来指导，但没有一个单独的检查结果或测试是确定的；需要采取多模式办法。ROSC 后延迟神经学测试至少 72 h。除神经系统检查（角膜和瞳孔反射、运动反应）外，检查可能包括正中神经躯体感觉诱发电位、脑电图、生物标志物和神经影像学检查。在恢复正常体温后等待＞ 72 h，然后再尝试预测结局

推荐阅读

Callaway CW et al: Part 8: post-cardiac arrest care: 2015 American Heart Association Guidelines update for cardiopulmonary resuscitation and emergency cardiovascular care, *Circulation* 132:S465, 2015.

Hagihara A et al: Prehospital epinephrine use and survival among patients with out-of-hospital cardiac arrest, *JAMA* 307:1161, 2012.

Link MS et al: Part 7: adult advanced cardiovascular life support: 2015 American Heart Association Guidelines update for cardiopulmonary resuscitation and emergency cardiovascular care, *Circulation* 132:S444, 2015.

Lundbye JB et al: Therapeutic hypothermia is associated with improved neurologic outcome and survival in cardiac arrest survivors of non-shockable rhythms, *Resuscitation* 83:202, 2012.

Mancini ME et al: Part 3: Ethical issues: 2015 American Heart Association Guidelines update for cardiopulmonary resuscitation and emergency cardiovascular care, *Circulation* 132:S383, 2015.

Meaney PA et al: Rhythms and outcomes of adult in-hospital cardiac arrest, *Crit Care Med* 38:101, 2010.

Mentzelopoulos SD et al: Vasopressin, steroids, and epinephrine and neurologically favorable survival after in-hospital cardiac arrest: a randomized clinical trial, *JAMA* 310:270, 2013.

Miller C et al: Towards evidence-based emergency medicine: best BETs from the Manchester Royal Infirmary. BET 1: the use of adrenaline and long-term survival in cardiopulmonary resuscitation following cardiac arrest, *Emerg Med J* 30:249, 2013.

Morrison LJ et al: Strategies for improving survival after in-hospital cardiac arrest in the United States: 2013 consensus recommendations: a consensus statement from the American Heart Association, *Circulation* 127:1538, 2013.

Nielsen N et al: Targeted temperature management at 33°C versus 36°C after cardiac arrest, *N Engl J Med* 369:2197, 2013.

第 26 章　冠状动脉疾病
Coronary Artery Disease

Nathan Riddell

杨小艳　译　张骅　审校

基本信息

定义

冠状动脉疾病（coronary artery disease，CAD）是一种临床综合征，提示由于动脉粥样硬化病变导致冠状动脉流向心肌的血流受限。动脉粥样硬化可以被定义为动脉壁内脂质积聚时由于斑块形成而导致的动脉狭窄。它在早期无症状，在后期以劳累症状为特征，如下所述。

本章仅介绍稳定性 CAD。急性冠脉综合征（ACS）、心绞痛和心肌梗死作为单独的主题在其他章讨论。

同义词

动脉粥样硬化性心脏病

CAD

慢性稳定型心绞痛

稳定的缺血性心脏病

冠状动脉硬化

ICD-10CM 编码

I25.0　动脉粥样硬化性心血管疾病

I25.1　动脉粥样硬化性心脏病

I25.10　无心绞痛的原发性冠状动脉粥样硬化性心脏病

I25.110　原发冠状动脉粥样硬化性心脏病伴不稳定型心绞痛

I25.111　冠状动脉性心绞痛伴有痉挛的原发冠状动脉粥样硬化性心脏病

I25.118　伴发其他形式心绞痛的原发冠状动脉粥样硬化性心脏病

I25.119　伴有不明原因心绞痛的原发冠状动脉粥样硬化性心脏病

流行病学和人口统计学

发病率：对于 40 岁的人群来说，患冠心病的终身风险男性为

49%，女性为 32%。在男性和女性中，这种风险会随着年龄的增长而增加；然而，女性的发病比男性晚了大约 10 年。

绝经前妇女的发病率相对较低，绝经后妇女的发病率明显增加。

男性的最初症状更有可能为心肌梗死，而女性通常最初表现为心绞痛。

患病率：美国心脏协会 2017 年心脏病和卒中统计更新估计，20 岁的美国人中有 1650 万人患有冠心病。男性占比略高，占 55%，发病率随年龄增长而增加。冠心病患病率男性为 7.9%，女性为 5.1%。

危险因素：最普遍的危险因素包括年龄、男性、高血压、高脂血症、糖尿病、肥胖、吸烟、家族史和外周血管疾病。冠状动脉斑块，尤其是非钙化斑块，在 HIV 感染的男性中更为普遍和广泛，与 CAD 危险因素无关。

体格检查和临床表现

- 左前胸部不适通常被描述为挤压、重压和灼热。相关症状包括疲劳、呼吸困难、虚弱、头晕、恶心、出汗、精神状态改变和晕厥
- 心绞痛通常持续 3 ～ 5 min，但通常不超过 30 min
- 女性和糖尿病患者可能不会出现典型症状，但可能更频繁地表现为呼吸困难或胃肠道不适
- 体力消耗、情绪紧张、寒冷暴露、吃大餐和吸烟都会引起不适
- 早期冠状动脉疾病无症状
- 动脉粥样硬化的斑块可能包括黄斑、肌腱黄斑，以及周围血管疾病的证据，如跛行和周围脉搏减弱

病因学

动脉粥样硬化的发展经历很多年。发病的顺序已经被很好地研究过。多种因素参与了发病机制，包括内皮功能障碍、血脂异常、炎症状况和吸烟。在这种情况下，胆固醇分子，主要是低密度脂蛋白（LDL），黏附在血管壁的内膜上，并被带入内膜层。然后 LDL 被氧化，导致细胞因子释放，从而启动内皮细胞层黏附分子的表达。然后，单核细胞被募集并穿过内皮，在那里它们消化 LDL 并变成“泡沫细胞”。然后，平滑肌细胞从中膜迁移到内膜。这进一步导致平滑肌细胞的增殖和纤维化发生。在后期，基质的钙化也会发展。这会导致一个相对“脱细胞”的纤维囊围绕着一个富含脂质的核心体。

这种“斑块”会导致血管管腔变窄，最终导致与缺血相关的症状。

Dx 诊断

急性胸痛的鉴别诊断

- 心血管原因
  1. 急性冠脉综合征
  2. 主动脉夹层
  3. 心包炎
  4. 冠状动脉血管痉挛
- 肺部原因
  1. 肺栓塞
  2. 肺炎
  3. 胸膜炎
  4. 气胸
- 胃肠道原因
  1. 食管痉挛
  2. 食管炎
  3. 胃食管反流病（GERD）
- 胸壁原因
  1. 肋骨骨折
  2. 胸锁关节炎
  3. 带状疱疹
  4. 肋软骨炎
- 精神原因

  焦虑症

评估

参见图 26-1。ACCF/AHA 关于负荷试验和进一步影像学检查的推荐汇总于表 26-1 到表 26-3 中。

实验室检查

- 代谢相关试验以排除非心脏原因（BMP、肝功能检查）
- 全血细胞计数可以帮助排查与贫血相关的胸部不适
- 空腹胆固醇水平是评估脂质相关危险因素的重要指标

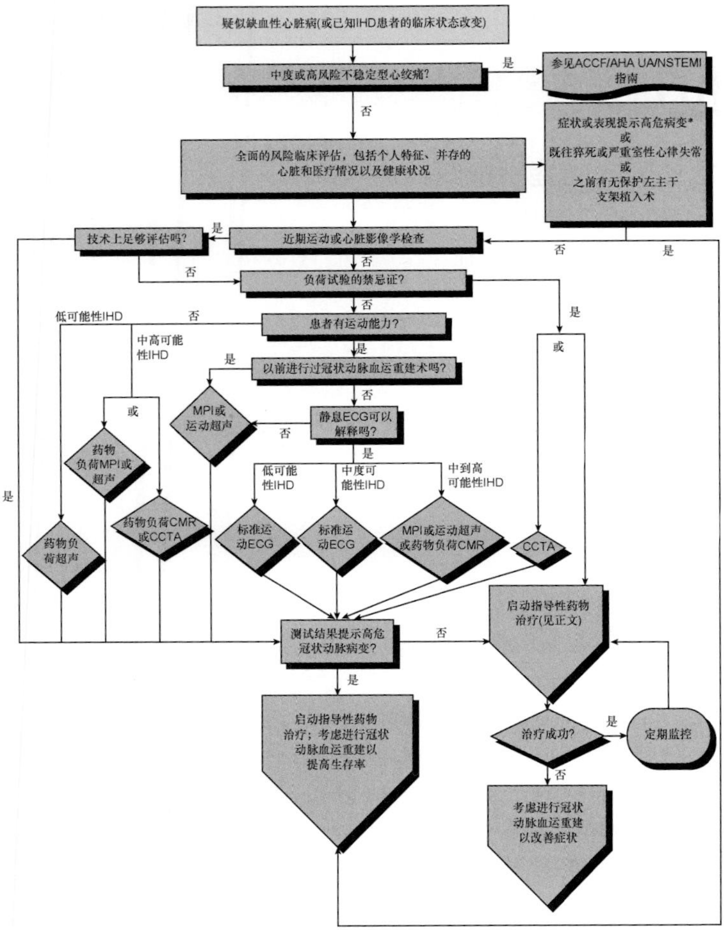

图 26-1　可疑缺血性心脏病的诊断。

* CCTA 仅适用于 IHD 中等可能性的患者。ACCF/AHA，美国心脏病学会基金会 / 美国心脏协会；CCTA，冠状动脉 CT 血管造影；CMR，心脏磁共振成像；ECG，心电图；IHD，缺血性心脏病；MPI，心肌灌注成像；UA，不稳定型心绞痛；UA/NSTEMI，不稳定型心绞痛 / 非 ST 段抬高型心肌梗死。(From 2012 ACCF/AHA/ACP/AATS/PCNA/SCAI/STS Guideline for the Diagnosis and Management of Patients With Stable Ischemic Heart Disease：A report of the American College of Cardiology Foundation/American Heart Association Task Force on Practice Guidelines，and the American College of Physicians，American Association for Thoracic Surgery，Preventive Cardiovascular Nurses Association，Society for Cardiovascular Angiography and Interventions，and Society of Thoracic Surgeons，J Am Coll Cardiol 60：e44-e164，2012.)

表 26-1 ACCF/AHA 对于负荷试验和进一步影像学检查的指南推荐，用于需要进行非侵入性测试的可疑稳定性缺血性心脏病患者的初步诊断

测试	运动状态		心电图可解释		缺血性心脏病的预测概率			推荐类别	证据等级
	能	不能	是	否	低	中	高		
能够运动的患者									
运动 ECG	X		X			X		Ⅰ	A
运动 ECG 伴 MPI 或 Echo	X			X		X	X	Ⅰ	B
运动 ECG	X		X		X			Ⅱa	C
运动 ECG 伴 MPI 或 Echo	X		X			X	X	Ⅱa	B
药物负荷 CMR	X			X		X	X	Ⅱa	B
CCTA	X		二者皆可			X		Ⅱb	B
运动 Echo	X		X			X		Ⅱb	C
药物负荷核 MPI，Echo 或 CMR	X		X			均适用		Ⅲ	C
运动负荷 MPI	X		X		X			Ⅲ	C
不能运动的患者									
药物负荷核 MPI 或 Echo		X	二者皆可			X	X	Ⅰ	B
药物负荷 Echo		X		二者皆可		X		Ⅱa	C

续表

测试	运动状态		心电图可解释		缺血性心脏病的预测概率			推荐类别	证据等级
	能	不能	是	否	低	中	高		
CCTA		X	二者皆可		X	X		Ⅱa	B
药物负荷 CMR		X	二者皆可			X	X	Ⅱa	B
运动 ECG		X		X		均适用		Ⅲ	C
CCTA 的其他原因									
检测结果正常后继续出现症状	二者皆可		二者皆可			X		Ⅱa	C
负荷试验结果不确定									
无法接受负荷试验									
CAC	二者皆可		二者皆可			X		Ⅱb	C

ACCF/AHA，美国心脏病学会基金会 / 美国心脏协会；CAC，冠状动脉钙化（成像）；CCTA，冠状动脉 CT 血管造影；CMR，心脏磁共振成像；ECG，心电图；Echo，超声；MPI，心肌灌注成像

From Zipes DP：Braunwald's heart disease，a textbook of cardiovascular medicine，ed 11，Philadelphia，2019，Elsevier.

表 26-2　**ACCF/AHA** 对于负荷试验和进一步影像学检查的指南推荐，用于已明确稳定性缺血性心脏病的需要无创检测进行风险评估患者

测试	运动状态		心电图可解释		其他注意事项	推荐类别	证据等级
	能	不能	是	否			
能够运动的患者							
运动 ECG	X		X			Ⅰ	B
运动 ECG 伴 MPI 或 Echo	X			X	除 LBBB 或心室起搏之外的异常	Ⅰ	B
运动 ECG 伴 MPI 或 Echo	X		X			Ⅱa	B
药物负荷 CMR	X			X		Ⅱa	B
CCTA	X			X		Ⅱb	B
药物负荷成像或 CCTA	X		X			Ⅲ	C
不能运动的患者							
药物负荷核 MPI 或 Echo		X	二者皆可			Ⅰ	B
药物负荷 CMR		X	二者皆可			Ⅱa	B
CCTA		X	二者皆可	在没有先前负荷试验的情况下		Ⅱa	C

续表

测试	运动状态		心电图可解释		其他注意事项	推荐类别	证据等级
	能	不能	是	否			
不管运动能力如何							
药物负荷核 MPI 或 Echo	二者皆可			X	存在 LBBB	Ⅰ	B
运动或药物负荷核 MPI、Echo 或 CMR	二者皆可		二者皆可		已知冠状动脉狭窄 考虑进行血运重建	Ⅰ	B
CCTA	二者皆可		二者皆可		功能测试的不确定结果	Ⅱa	C
	二者皆可		二者皆可		不能接受负荷成像	Ⅱb	C
	二者皆可		二者皆可		当功能测试显示中到高风险时，可以替代有创冠状动脉造影术	Ⅱb	C
同时进行多项负荷测试或心脏成像	二者皆可		二者皆可			Ⅲ	

ACCF/AHA，美国心脏病学会基金会 / 美国心脏协会；CCTA，冠状动脉 CT 血管造影；CMR，心脏磁共振成像；ECG，心电图；Echo，超声；LBBB，左束支传导阻滞；MPI，心肌灌注成像

From Zipes DP：Braunwald's heart disease，a textbook of cardiovascular medicine，ed 11，Philadelphia，2019，Elsevier.

表 26-3　ACCF/AHA 冠状动脉造影指南，用于评估已知或疑似稳定性缺血性心脏病患者的风险

推荐类别	说明	证据级别
Ⅰ（建议）	1. 在心脏性猝死或潜在危及生命的室性心律失常中幸存下来的 SIHD 患者应该接受冠状动脉造影以评估心脏风险	B
	2. 对出现心力衰竭和体征的 SIHD 患者应进行评估，以确定是否应进行冠状动脉造影以进行风险评估	B
	3. 对于临床特征和无创检查结果提示严重 IHD 可能性高，且认为益处大于风险的 SIHD 的患者，建议行冠状动脉造影术	C
Ⅱa（良好的支持性证据）	1. 对左心室功能降低（EF < 50%）且无创检查显示有明显缺血的中度危险的 SIHD 患者，进行冠状动脉造影评估进一步风险是合理的	C
	2. 对于进一步评估 SIHD 患者，无创检测后出现不确定预后信息的患者或无创检测禁忌或不足的患者，进行冠状动脉造影评估进一步风险是合理的	C
	3. 对于由于心绞痛而使生活质量不能令人满意，LV 功能保留（EF > 50%），且具有无创检查中度危险的 SIHD 患者，冠状动脉造影用于风险评估是合理的	C
Ⅲ（无益）	1. 对于因合并症或个人喜好而选择不接受血运重建或不适合血运重建的 SIHD 患者，不建议进行冠状动脉造影术用于风险评估	B
	2. 对于 LV 功能保留（EF > 50%）且无创检测显示低危的 SIHD 患者不建议行冠状动脉造影以进一步评估风险	B
	3. 对于临床标准为低危且未接受过无创检测的患者不建议行冠状动脉造影以进一步评估风险	C
	4. 对于无创检查无缺血证据的无症状的患者不建议行冠状动脉造影以进一步评估风险	

ACCF/AHA，美国心脏病学会基金会 / 美国心脏协会；EF，射血分数；LV，左心室；SIHD，稳定性缺血型心脏病

From Zipes DP：Braunwald's heart disease，a textbook of cardiovascular medicine，ed 11，Philadelphia，2019，Elsevier.

- 血红蛋白 A1c 是反映血糖控制的重要指标
- 高敏 C 反应蛋白

影像学检查

- 心电图（ECG）对于评估之前存在的心脏损伤或缺血很重要
- 运动平板试验（ETT）是评估生理性心脏应激反应的金标准，前提是患者能够运动并且基线心电图正常
- 如果 ETT 由于身体限制或基线 ECG 异常而无法执行，则结合成像的负荷试验是次佳选择
- 进行超声心动图检查左心室射血分数（LVEF）和室壁运动异常
- 尽管冠状动脉钙化（CAC）评分不适用于急性期，但仍可用于改善 CVD 风险分层。CAC 是从平扫 CT（图 26-2）中估

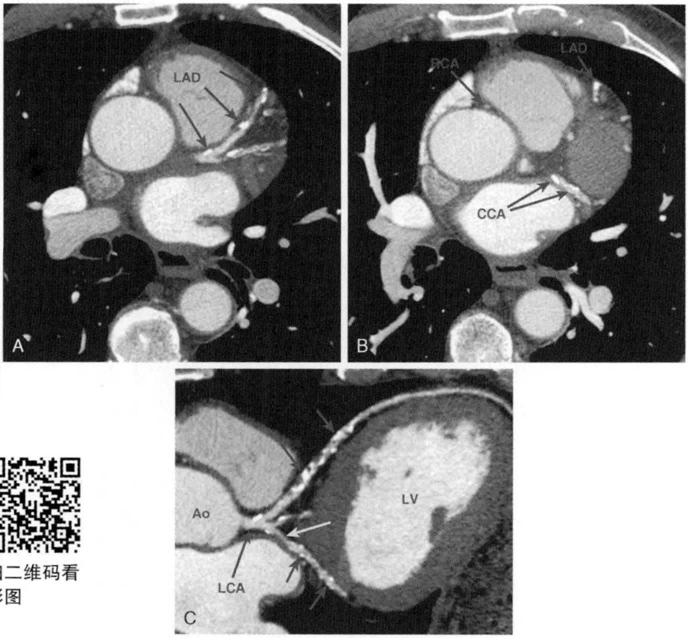

扫二维码看彩图

图 26-2 （扫二维码看彩图）冠状动脉钙化和计算机断层成像血管造影。A. 心电门控对比增强 CT 显示左前降支（LAD）及其分支钙化。**B.** 在较低的平面，左前降支（LAD）动脉和回旋支（CCA）冠状动脉的钙化（箭头）可见。右冠状动脉（RCA）无钙化。**C.** 曲线重建，显示左冠状动脉（LCA）、LAD 和 CCA 的轴线方向。可见多个钙化（红色箭头）。图中还显示 CCA 无钙化狭窄（黄色箭头）。Ao，主动脉；LV，左心室。（From Webb WR et al：Fundamentals of body CT，ed 4，Philadelphia，2015，WB Saunders.）

计出来的。正常冠状动脉没有斑块或钙化，正常评分为 0。CAC 得分 300 或更高，或者年龄、性别和种族的第 75 个百分位数或更高被认为是高风险。根据最新的 ACC/AHA 指南，CAC 最适用于估计 10 年内 ASCVD 风险＜ 7.5% 的成年人，这一人群对是否需要他汀类药物治疗仍有疑问。年龄、性别和种族的 CAC 评分＞ 75% 被认为是高风险，将患者的风险向上修正是合理的

- 具有高风险特征的患者（框 26-1）应接受冠状动脉造影，以评估冠状动脉解剖及进行血运重建
- 心脏 CT 血管造影是一种新兴的成像手段，是负荷试验的替代方法
- 如果通过非侵入性评估有明显缺血的证据，或者尽管进行了最佳的药物治疗（如下所示），但仍有进行性症状，冠状动脉造影对于诊断和治疗都是有价值的

框 26-1　无创性风险分层

高风险（＞ 3% 年死亡率）

1. 严重的静息左心室功能不全（LVEF ＜ 35%）
2. 高风险运动平板评分（≤－ 11）
3. 严重运动性左心室功能不全（运动 LVEF ＜ 35%）
4. 负荷诱发的大的灌注缺损（尤其是前部）
5. 负荷诱发的中等大小的多发性灌注缺损
6. 大而固定的灌注缺损伴左心室扩张或肺摄取增加（铊 -201）
7. 负荷诱发的中度灌注缺损伴左心室扩张或肺摄取增加（铊 -201）
8. 小剂量多巴酚丁胺［≤ 10 mg/（kg · min）］或低心率（＜ 120 次 / 分）时超声心动图室壁运动异常（涉及＞ 2 节段）
9. 负荷超声心动图显示广泛缺血

中等风险（年死亡率为 1% ～ 3%）

1. 轻 / 中度静息左心室功能不全（LVEF 35% ～ 49%）
2. 中等风险运动平板评分（分值在－ 11 和＜ 5 之间）
3. 负荷诱发的中度灌注缺损，无左心室扩张或肺摄取增加（铊 -201）
4. 局限性负荷超声心动图仅在多巴酚丁胺累及≤ 2 节段时出现室壁运动异常

低风险（＜ 1% 年死亡率）

1. 低风险运动平板评分（≥ 5）
2. 静息或负荷状态下正常或微小的心肌灌注缺损
3. 负荷时超声心动图室壁运动正常或局限性静息室壁运动异常在负荷时无改变

LVEF，左心室射血分数

Rx 治疗

- 参见图 26-3。表 26-4 总结了 ACCF/AHA 关于风险因子修改的指南。请注意，自从这些 CAD 指南发布以来，高血压和胆固醇管理指南已经进行了修订，这些指南在本书的“高血压”和“高胆固醇血症”章节中进行了总结
- CAD 的成功治疗需要最大程度降低主要不良心血管事件（MACE）

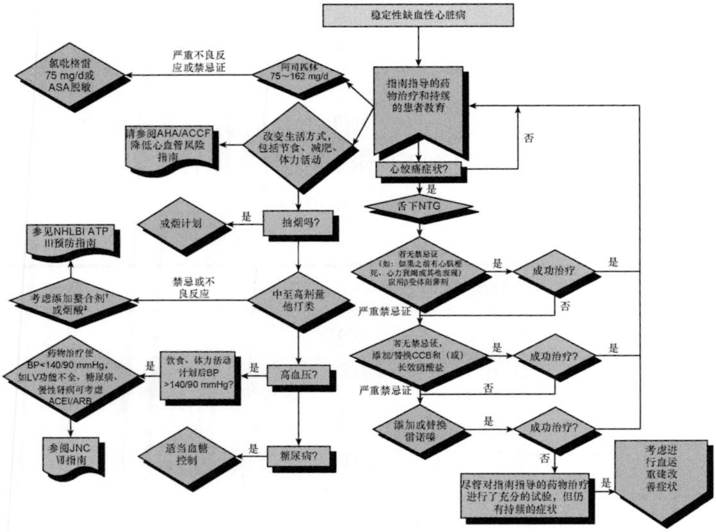

图 26-3 SIHD 患者指导性药物治疗流程 *

* 算法不代表建议的完整列表（相关全部建议，请参见正文）。† 当甘油三酯 ≥ 200 mg/dl 时，胆酸螯合剂为相对禁忌；当甘油三酯 ≥ 500 mg/dl 时，胆酸螯合剂禁忌。‡ 膳食补充剂烟酸不得用作处方烟酸的替代品。ACCF，美国心脏病学会基金会；ACEI，血管紧张素转化酶抑制剂；AHA，美国心脏协会；ARB，血管紧张素受体阻滞剂；ASA，阿司匹林；ATP Ⅲ，成人治疗小组 3；BP，血压；CCB，钙通道阻滞剂；JNC Ⅶ，全国预防、检测、评估和治疗高血压联合委员会第七次报告；NHLBI，国家心脏、肺和血液研究所；NTG，硝酸甘油；SIHD，稳定性缺血性心脏病。（From 2012 ACCF/AHA/ACP/AATS/PCNA/SCAI/STS Guideline for the Diagnosis and Management of Patients With Stable Ischemic Heart Disease：A report of the American College of Cardiology Foundation/American Heart Association Task Force on Practice Guidelines，and the American College of Physicians，American Association for Thoracic Surgery，Preventive Cardiovascular Nurses Association，Society for Cardiovascular Angiography and Interventions，and Society of Thoracic Surgeons，J Am Coll Cardiol 60：e44-e164，2012.）

表 26-4　ACCF/AHA 关于修改风险因素的指南

推荐类别	说明	证据等级
血脂管理		
Ⅰ（建议）	1. 强烈建议所有 SIHD 患者改变生活方式，包括日常体力活动和体重管理	B
	2. 所有患者的饮食治疗应包括减少饱和脂肪（低于总卡路里的 7%）、反式脂肪酸（低于总卡路里的 1%）和胆固醇（＜200 mg/d）的摄入量	B
	3. 除了治疗性生活方式改变外，在没有禁忌证或有记录的不良反应的情况下，还应开出中剂量或高剂量的他汀类药物	A
Ⅱa（良好的支持性证据）	对于不耐受他汀类药物的患者，使用胆酸螯合剂、烟酸或两者同时使用的降 LDL 胆固醇治疗是合理的	B
血压管理		
Ⅰ（建议）	1. 所有患者都应该接受生活方式调整的建议：控制体重；增加体力活动；适量饮酒；减少钠摄入量；强调增加新鲜水果、蔬菜和低脂乳制品的摄入	B
	2. 对于血压在 140/90 mmHg 或更高的 SIHD 患者，在尝试改变生活方式的同时或之后应开始降压药物治疗	A
	3. 用于治疗高血压的具体药物应根据患者的具体情况而定，可包括 ACEI 和（或）β 受体阻滞剂，如果需要，还可以增加其他药物，如噻嗪类利尿剂或钙通道阻滞剂，以达到血压低于 140/90 mmHg 的目标	B
糖尿病管理		
Ⅱa（良好的支持性证据）	1. 对于选定的个别患者，如糖尿病病程短、寿命长的患者，目标血红蛋白 A1c（HbA1c）为 7% 或更低是合理的	B
	2. 对于某些患者，根据年龄、低血糖病史、是否存在微血管或大血管并发症或合并疾病，目标 HbA1c 在 7%～9% 是合理的	C
Ⅱb（支持证据弱）	开始药物治疗干预以达到目标 HbA1c 可能是合理的	A

续表

推荐类别	说明	证据等级
Ⅲ（不建议）	SIHD 患者不应开始使用罗格列酮治疗	C
体力活动		
Ⅰ（建议）	1. 对于所有患者，临床医生应鼓励每周至少 5 天（最好是 7 天）进行 30 ～ 60 min 的中等强度有氧运动，同时增加日常生活方式活动（例如，工作时步行休息、园艺、家务），以改善心肺健康，并将患者从最不健康、最不活跃、高风险人群（最低 20%）中转移出来	B
	2. 对于所有患者，建议进行体力活动史和（或）运动测试的风险评估，以指导预后和处方	B
	3. 对于初次诊断的高危患者，建议进行医学监督计划（心脏康复）和医师指导的家庭计划	A
Ⅱa（良好的支持性证据）	临床医生建议每周至少 2 天进行补充阻力训练是合理的	C
体重管理		
Ⅰ（建议）	1. 每次访视时均应评估 BMI 和（或）腰围，临床医生应通过生活方式性体育活动，结构化运动，热量摄入和正式的行为计划之间的适当平衡来持续鼓励体重的维持或减轻。指出要保持或达到 BMI 在 18.5 ～ 24.9 kg/m^2，男性腰围小于 102 cm（40 英寸），女性小于 88 cm（35 英寸）（某些种族人群较少）	B
	2. 减肥治疗的最初目标应该是将体重从基线水平降低 5% ～ 10%。如果成功，可以在有适应证的情况下尝试进一步减肥	C
戒烟		
Ⅰ（建议）	应鼓励所有 SIHD 患者在工作场所和家中戒烟并避免暴露在烟草烟雾环境中。建议进行随访、参加特定计划和药物治疗，以及循序渐进的戒烟策略（询问、建议、评估、协助、安排、避免）	B
心理因素管理		
Ⅱa（良好的支持性证据）	考虑对 SIHD 患者进行抑郁筛查，并在有需要的情况下转诊或治疗是合理的	B

续表

推荐类别	说明	证据等级
Ⅱb（证据支持弱）	抑郁症的治疗还没有被证明能改善心血管疾病的结果，但由于它的其他临床益处，可能是合理的	C
酒精消耗		
Ⅱb（证据支持弱）	在饮酒的 SIHD 患者中，未怀孕的女性每天喝 1 杯（4 盎司葡萄酒、12 盎司啤酒或 1 盎司烈性酒）可能是合理的，男性每天喝 1 ～ 2 杯酒可能是合理的，除非禁酒（例如有酗酒或依赖史或患有肝病的患者）	C
暴露在空气污染中		
Ⅱa（良好的支持性证据）	对于 SIHD 患者来说，避免暴露在较严重的空气污染中以降低他们发生心血管事件的风险是合理的	C

ACEI，血管紧张素转化酶抑制剂；ACCF/AHA，美国心脏病学会基金会 / 美国心脏协会；BMI，体重指数；LDL，低密度脂蛋白；SIHD，稳定性缺血性心脏病

From Zipes DP：Braunwald's heart disease，a textbook of cardiovascular medicine，ed 11，Philadelphia，2019，Elsevier.

的可能性，这些事件包括死亡、心肌梗死、急性冠状动脉旁路移植术或目标病变的血运重建，同时使健康和功能最大化

非药物治疗

调整生活方式

- ≥ 150 分 / 周中等强度运动或≥ 75 分 / 周剧烈运动或其组合（成人）为理想心血管健康状态的 7 个组成部分之一
- 事实证明，以蔬菜、水果、鱼、全谷类和橄榄油为主的地中海饮食可以减少心血管事件，其减少程度比低脂饮食大，并且等于或大于他汀类药物试验中观察到的益处
- 戒烟
- 减轻体重可以改善脂质和血糖控制，从而减少各种危险因素

干预治疗：接受经皮冠状动脉介入治疗（PCI）或冠状动脉旁路移植术（CABG）等冠状动脉血管造影术，适用于经最佳药物治疗的有持续症状的患者。

急性心绞痛的急性发作

- 休息
- 如果休息不能提供足够的缓解，舌下含服硝酸甘油

慢性期治疗

- 抗心绞痛疗法
  1. 硝酸盐（单硝酸异山梨酯和二硝酸异山梨酯）。这些药物通过静脉舒张治疗缺血，以减少前负荷，扩张心外膜冠状动脉并重组冠状动脉侧支循环。此外，它们还减弱血小板聚集。虽然它们不影响慢性 CAD 患者的存活率或减少心血管死亡，但它们确实降低了心绞痛的发生率，并增加运动平板试验中出现缺血性心电图表现的时间
  2. β 受体阻滞剂（美托洛尔、阿替洛尔、卡维地洛或任何其他 β 受体阻滞剂，具有固有的拟交感神经活性的除外）。这些药物通过降低心率、血压和收缩力来减少心肌耗氧量，从而缓解心绞痛。静息时，药物的滴定心率为 50 ～ 60 次 / 分；运动时≤ 100 次 / 分
  3. 钙通道阻滞剂（CCB，氨氯地平或维拉帕米）。CCB 的抗心绞痛效果与 β 受体阻滞剂相当；然而，单一疗法在减少心肌梗死或心脏性猝死方面的效果尚未得到证实
  4. 雷诺嗪是一种选择性抑制晚期钠离子流入心肌细胞，导致心肌收缩力下降的药物。它可以与 β 受体阻滞剂联合使用，显著减少心绞痛的频率，延长运动持续时间和心绞痛发作的间隔时间（CARISA 试验）。虽然它偶尔（罕见）会引起 QT 间期延长，但它与任何临床上重要的心律失常都没有相关性
  5. 患者可能从上述综合治疗中受益
- 抗血小板治疗
  1. 阿司匹林治疗（81 ～ 162 mg/d）
  2. 氯吡格雷用于阿司匹林治疗不耐受的患者
  3. 阿司匹林和氯吡格雷联合应用不能减少稳定性冠心病患者的心血管事件（CHARISMA 试验）
  4. 较新的抗血小板药物，如普拉格雷和替加瑞尔已被研究，并被推荐用于 ACS
- 他汀类药物：HMG-CoA 还原酶抑制剂（他汀类）（阿托伐他汀、瑞舒伐他汀）高强度治疗，如果在高危患者中可安全实现，目标为低密度脂蛋白（LDL）降低＞ 50%；如果不是高强度治疗的适应证，患者应至少接受中等强度的他汀类药物治疗，使 LDL 降低 30% ～ 50%。最初应用他汀类药物可以通过 ASCVD 10 年风险计算来确定。他汀类药物推荐用于

LDL ＞ 190 mg/dl 的患者、2 型糖尿病患者（ASCVD 风险评分＜ 7.5% 者中等强度，ASCVD 评分＞ 7.5% 者高强度），以及 ASCVD 风险评分＞ 7.5% 的患者的一级预防

- PCSK9 抑制剂：这是一种新型的单克隆抗体，可以抑制 9 型前蛋白转化酶枯草杆菌蛋白酶 /Kexin，可以导致 LDL 胆固醇显著降低，并已显示出可减少心血管事件的发生。它们通常被推荐用于家族性高胆固醇血症患者和尽管应用最大耐受剂量的他汀类药物，LDL 仍高于目标的血管疾病患者。迄今为止，尚无研究显示总的死亡率受益
- ACE 抑制剂（卡托普利、依那普利、赖诺普利）对于左心功能不全左心室射血分数（LVEF）＜ 40% 或糖尿病的慢性 CAD 患者是Ⅰ类推荐，对于没有这些特征的 CAD 患者是Ⅱa 类推荐

冠状动脉血运重建

- 症状对如上所述的最佳药物治疗（OMT）抵抗的患者，或那些具有较高的临床、负荷试验或冠状动脉造影风险特征和具有合适的冠状动脉解剖的患者，可以从 PCI 或 CABG 的血运重建中受益。ACCF/AHA 血运重建指南汇总在表 26-5 和表 26-6 中
- 慢性 CAD 患者接受 ACC/AHA Ⅰ类冠状动脉旁路移植术的适应证包括：

表 26-5　ACCF/AHA 用于提高稳定性缺血性心脏病患者存活率（与药物治疗相比）的血运重建指南建议

解剖条件	类别	推荐	证据等级
无保持措施的左主干或复杂冠状动脉疾病			
CABG 和 PCI	Ⅰ	心脏团队进行	C
CABG 和 PCI	Ⅱa	计算 STS 和 SYNTAX 分数	B
无保护措施的左主干			
CABG	Ⅰ		B
PCI	Ⅱa	对于同时存在以下两方面的 SIHD： 1. 与 PCI 手术并发症的低风险和良好的长期预后相关的解剖学状况 2. 临床特征可预测手术（CABG）出现不良后果的风险显著增加	B

续表

解剖条件	类别	推荐	证据等级
	Ⅱb	对于同时存在以下两个方面的 SIHD： 1. 与 PCI 手术并发症的中低风险相关的解剖学状况，以及长期良好结果的中高可能性 2. 预测手术（CABG）后不良结果风险增加的临床特征（例如，STS 预测的手术死亡率＞2%）	B
	Ⅲ	对于 PCI 解剖结构不佳且非常适合 CABG 的患者（与执行 CABG 相比）的 SIHD	B
伴或不伴左前降支近端病变的三支冠状动脉病变			
CABG	Ⅰ		B
	Ⅱa	对于有复杂的 3 支冠状动脉病变（如 SYNTAX 评分≥ 22）的患者来说，选择 CABG 而不是 PCI 是合理的，这些患者是较佳的 CABG 的适应证人群	B
PCI	Ⅱb		B
有左前降支近端病变的双支冠状动脉病变			
CABG	Ⅰ		B
PCI	Ⅱb		B
无近端左前降支病变的双支冠状动脉病变			
CABG	Ⅱa	广泛的缺血	B
	Ⅱb	没有广泛的缺血	C
PCI	Ⅱb		B
近端左前降支单支冠状动脉病变			
CABG	Ⅱa	合并 LIMA	B
PCI	Ⅱb		B
无近端左前降支病变的单支冠状动脉病变			
CABG	Ⅲ	危害	B
PCI	Ⅲ	危害	B
左心室功能不全			
CABG	Ⅱa	EF 在 35% ～ 50%	B
CABG	Ⅱb	EF ＜ 35% 无明显左主干病变	B

续表

解剖条件	类别	推荐	证据等级
PCI	N/A	数据不足	
推测为缺血介导室性心动过速的心脏性猝死幸存者			
CABG	Ⅰ		B
PCI	Ⅰ		C
血运重建没有达到解剖学或生理学标准			
CABG	Ⅲ	有害	B
PCI	Ⅲ	有害	B

ACCF/AHA，美国心脏病学会基金会 / 美国心脏协会；CABG，冠状动脉旁路移植术；CAD，冠心病；EF，射血分数；LIMA，左乳内动脉；N/A，不适用；PCI，经皮冠状动脉介入治疗；SIHD，稳定的缺血性心脏病；STS，胸外科学会；SYNTAX，PCI 介入治疗联合紫杉醇与心脏手术的协同作用 .

From Zipes DP：Braunwald's heart disease，a textbook of cardiovascular medicine，ed 11，Philadelphia，2019，Elsevier.

表 26-6　ACCF/AHA 血运重建指南，用于改善有显著解剖（＞ 50% 左主干或＞ 70% 非左主干病变）或生理性（血流储备分数＜ 0.80）冠状动脉狭窄患者的症状

诊断条件	类别	推荐	证据等级
尽管有 GDMT，但≥ 1 的明显狭窄可导致血运重建和不可接受的心绞痛	Ⅰ	CABG 或 PCI	A
≥ 1 严重狭窄和不可接受的心绞痛，由于药物禁忌证、不良反应或患者喜好而不能实施 GDMT	Ⅱa	CABG 或 PCI	C
尽管有 GDMT，但先前 CABG 后仍具有≥ 1 的明显狭窄，伴有缺血和不可接受的心绞痛	Ⅱa	PCI	C
	Ⅱb	CABG	C
复杂的 3 支冠状动脉病变（如 SYNTAX 评分≥ 22）有或没有 LAD 近端动脉受累，是 CABG 的良好的适应证患者	Ⅱa	首选 CABG 而不是 PCI	B
由不可移植的冠状动脉灌注的尚存活的缺血心肌	Ⅱb	TMR 作为 CABG 的辅助设备	
血运重建没有达到解剖学或生理学标准	Ⅲ	CABG 或 PCI	C

ACCF/AHA，美国心脏病学会基金会 / 美国心脏协会；CABG，冠状动脉旁路移植术；GDMT，指南指导下的药物治疗；LAD，左前降支；PCI，经皮冠状动脉介入治疗；SYNTAX，PCI 介入治疗联合紫杉醇与心脏手术的协同作用试验；TMR，经心肌血运重建术

From Zipes DP：Braunwald's heart disease，a textbook of cardiovascular medicine，ed 11，Philadelphia，2019，Elsevier.

1. 高度（＞ 50%）左主干 CAD
2. 左主干 CAD——等效解剖包括左前降支和左回旋支动脉＞ 70% 的管腔狭窄
3. LVEF ＜ 50% 的三支病变
4. 大面积存活心肌处于危险的单支或双支冠状动脉病变
5. 如果冠状动脉旁路移植术的风险可以接受，那么即使接受了药物治疗仍出现严重心绞痛的患者可考虑进行

- 经皮冠状动脉介入治疗（PCI）并不能降低稳定性慢性 CAD 患者的长期心肌梗死（MI）发生率和死亡率，因此在这组患者中没有 I 类适应证。PCI 适用于具有合适解剖结构的顽固性或生活方式受限的心绞痛患者，这些患者的最佳药物治疗（OMT）失败。最近的试验，如 COURAGE 试验，显示在慢性稳定性冠心病患者中，OMT 和 PCI 在 5 年以上的总生存期、MI 和 ACS 方面没有显著差异
- SYNTAX 试验使用基于血管造影定性斑块特征的数值评分，显示如果 SYNTAX 评分高（＞ 33），外科血运重建与较低的卒中和主要心血管事件的风险相关
- 临床试验继续支持 CABG 在糖尿病多支 CAD 患者中的效果优于 PCI，其仍然是这类患者的首选血运重建策略

预后

冠心病是一种常见的慢性疾病，在最佳的药物治疗下，许多患者可以在良好的症状控制下存活数年。

转诊

可进一步转诊至心血管相关领域专家处。

重点和注意事项

专家点评

- 从稳定性冠心病到不稳定型心绞痛的过渡必须仔细监测。令人担忧的症状包括更频繁的胸痛、劳力性呼吸困难、对硝酸甘油反应较差的胸痛或首次胸痛发作。关于不稳定型心绞痛，请参考急性冠脉综合征一章
- ACC/AHA 关于随访中非侵入性检测的指南汇总在表 26-7 和表 26-8 中

表 26-7　ACC/AHA 关于已明确的稳定性缺血性心脏病［新的、复发的或恶化的症状（与不稳定型心绞痛不一致）］患者的无创检测随访指南

检查	运动状态		ECG 可解释		其他注意事项	推荐类别	证据等级
	能	不能	是	否			
能够运动的患者							
运动 ECG	X		X			Ⅰ	B
运动 ECG 伴 MPI 或 Echo	X			X		Ⅰ	B
运动 ECG 伴 MPI 或 Echo	X		二者皆可		之前需要影像学检查或已知的多血管 CAD 的高风险	Ⅱa	B
药物负荷 MPI，Echo，或 CMR	X		X			Ⅲ	C
不能运动的患者							
药物负荷核 MPI 或 Echo		X	二者皆可			Ⅰ	B
药物负荷 CMR		X	二者皆可			Ⅱa	B
运动 ECG		X		X		Ⅲ	C
无论运动能力如何							
CCTA	二者皆可		二者皆可		评估直径≥ 3 mm 的冠状动脉支架或旁路移植术的通畅性	Ⅱb	C
	二者皆可		二者皆可		在没有已知的中度或重度钙化的情况下，评估直径＜ 3 mm 的冠状动脉支架	Ⅱb	C
	二者皆可		二者皆可		已知的中度或重度钙化或评估直径＜ 3 mm 的支架	Ⅲ	C

ACC/AHA，美国心脏病学会基金会 / 美国心脏协会；CAD，冠心病；CCTA，心脏 CT 血管造影；CMR，心脏磁共振成像；ECG，心电图；Echo，超声心动图；MPI，心肌灌注成像

From Zipes DP：Braunwald's heart disease，a textbook of cardiovascular medicine，ed 11，Philadelphia，2019，Elsevier.

表 26-8　ACC/AHA 指南：已明确的稳定性缺血性心脏病（无症状或稳定症状）患者无创检测随访指南

检查	运动状态		ECG 解释		缺血的预测概率	其他注意事项	推荐类别	证据等级
	能	不能	是	否				
≥ 2 年间隔进行运动或药物负荷 MPI、Echo 或 CMR		X		X	既往有无症状缺血，或复发风险高	无法锻炼、心电图无法解释或血运重建不完全	Ⅱa	C
≥ 1 年间隔的运动 ECG	X		X		既往有无症状性缺血，或复发风险高		Ⅱb	C
运动 ECG	X		X		既往有无症状性缺血，复发风险不高		Ⅱb	C
运动或药物负荷成像或 CCTA	二者皆可		二者皆可			CABG 后 < 5 年的间隔或 PCI 后 < 2 年间隔	Ⅲ	C

ACC/AHA，美国心脏病学会基金会 / 美国心脏协会；CABG，冠状动脉旁路移植术；CCTA，心脏 CT 血管造影；CMR，心脏磁共振成像；ECG，心电图；Echo，超声心动图；MPI，心肌灌注成像；PCI，经皮冠状动脉介入治疗

From Zipes DP：Braunwald's heart disease，a textbook of cardiovascular medicine，ed 11，Philadelphia，2019，Elsevier.

相关内容

急性冠脉综合征，ACS（相关重点专题）

心绞痛（相关重点专题）

高胆固醇血症（相关重点专题）

原发性高脂蛋白血症（相关重点专题）

心肌梗死（相关重点专题）

推荐阅读

Benjamin EJ et al: Heart disease and stroke statistics – 2017 update: a report from the American Heart Association, *Circulation* 135(10):e146, 2017.

Dalen JE, Devries S: Diets to prevent coronary heart disease 1957–2013: what have we learned? *Am J Med* 127:364-369, 2014.

Estruch R et al: Primary prevention of cardiovascular disease with a Mediterranean diet, *N Engl J Med* 368:1279-1290, 2013.

Fihn SD et al: 2012. ACCF/AHA/ACP/AATS/PCNA/SCAI/STS guideline for the diagnosis and management of patients with stable ischemic heart disease: executive summary, *J Am Coll Cardiol* 60:2564-2603, 2012.

Goff Jr DC et al: ACC/AHA guideline on the assessment of cardiovascular risk: a report of the American College of Cardiology /American Heart Association task force on practice guidelines, *Circulation*, 2013.

Katz D, Gavin MC: Stable ischemic heart disease, *Ann Intern Med* 171(3):ITC17-ITC32, 2019.

Nabel EG, Braunwald E: A tale of coronary artery disease and myocardial infarction, *N Engl J Med* 366:54-63, 2012.

Nissen SE et al: Cardiovascular safety of celecoxib, naproxen, or ibuprofen for arthritis, *N Engl J Med* 375:2519-2529, 2016.

Polonsky TS et al: Coronary artery calcium score, *J Am Med Assoc* 312:837-838, 2014.

Post WS et al: Associations between HIV infection and subclinical coronary atherosclerosis, *Ann Intern Med* 160:458-467, 2014.

Stergiopoulos K et al: Percutaneous coronary intervention outcomes in patients with stable obstructive coronary artery disease and myocardial ischemia: a collaborative meta-analysis of contemporary randomized clinical trials, *JAMA Intern Med* 174:232-240, 2014.

Sabatine MS et al: Efficacy and safety of evolocumab in reducing lipids and cardiovascular events, *N Engl J Med* 372:1500-1509, 2015.

Stone GW et al: Everolimus-eluting stents or bypass surgery for left main coronary artery disease, *N Engl J Med* 375(23):2223-2235, 2016.

Velazquez EJ et al: Coronary-artery bypass surgery in patients with ischemic cardiomyopathy, *N Engl J Med* 374(16):1511-1520, 2016.

Wolk MJ et al: ACCF/AHA/ASE/ASNC/HFSA/HRS/SCAI/SCCT/SCMR/STS 2013 multimodality appropriate use criteria for the detection of stable ischemic heart disease, *J Am Coll Cardiol* 63:380-406, 2014.

第 27 章　心绞痛
Angina Pectoris

Maheswara Satya Gangadhara Rao Golla

张路　译　刘娅妮　耿希华　刘紫微　审校

基本信息

定义

心绞痛是描述一种临床综合征的术语，典型特征是由心肌缺血引起的胸部、下颌、肩部、背部或手臂不适。通常与一支或多支大的心外膜冠状动脉粥样斑块有关；但是，在没有阻塞性冠状动脉疾病（coronary artery disease，CAD）的情况下也可能发生心肌缺血，如未控制的高血压、微血管疾病、心脏瓣膜疾病、肥厚型心肌病、冠状动脉痉挛或内皮功能障碍。任何引起心肌氧供需失衡的情况均可能导致心绞痛综合征。心绞痛分类如下：

- 慢性稳定型心绞痛、稳定型缺血性心脏病（stable ischemic heart disease，SIHD）或慢性冠状动脉疾病：
  1. 可预测。通常在诱发因素后发生（例如，爬楼梯、性交、饱餐、情绪紧张、天气寒冷）
  2. 通常严重程度与既往发作相同；休息或舌下含服常规剂量硝酸甘油可缓解
  3. 由动脉粥样硬化斑块导致固定性冠状动脉阻塞引起。主要冠状动脉可能存在一处或多处阻塞；狭窄的严重程度通常 > 70%
- 不稳定（静息、近期发作、恶化型心绞痛；参考“急性冠脉综合征”章节）：
  1. 静息性心绞痛：心绞痛发生于休息时，通常持续时间超过 20 min，发生在 1 周内
  2. 近期发作：症状发作后 2 个月内发生的严重程度至少为 CCS Ⅲ级的心绞痛
  3. 恶化型心绞痛：明显更频繁、持续时间更长或阈值更低的既往诊断的心绞痛（即，在严重程度初次表现为至少 CCS Ⅲ级的 2 个月内增加 > 1 个 CCS 分级）

- 变异性
  1. 静息时发生，常见于寒冷刺激
  2. 周期性
  3. ECG 表现为发作性 ST 段抬高
  4. 由冠状动脉痉挛引起，有或没有冠心病
  5. 患者更容易发生室性心律失常
- 微血管性心绞痛（X 综合征）：
  1. 是指有心绞痛症状、运动试验阳性、冠状动脉造影正常且无冠状动脉痉挛的患者。这些患者中，由于冠状动脉微循环内皮依赖性扩张减低引起心肌灌注调节异常和心肌缺血症状
  2. 胸痛伴正常或非阻塞性冠状动脉造影的患者主要是女性，许多患者的预后并不像通常认为的那样良性［随访 30 天时死亡或心肌梗死（MI）的风险为 2%］
- 难治性心绞痛：是指尽管接受最佳药物治疗（至少最大剂量），或可耐受两种抗心绞痛药物（除阿司匹林外）的情况下，积极控制危险因素，如戒烟、控制高血压、糖尿病和高脂血症，但仍有心绞痛和缺血客观证据
- 其他：主动脉瓣狭窄和特发性肥厚型主动脉瓣下狭窄导致的心绞痛、可卡因引起的冠状动脉血管收缩

功能分类

稳定型心绞痛应使用分级系统进行分类。最常采用的是加拿大心血管学会（Canadian Cardiovascular Society，CCS）的标准：

- Ⅰ级：一般体力活动，如步行或爬楼梯不会引起心绞痛。在工作或娱乐时，剧烈、快速、或长时间的劳累会导致心绞痛
- Ⅱ级：一般活动轻度受限。心绞痛发生在快速行走或爬楼梯时，上坡时，餐后、寒冷、风中或情绪紧张下行走或爬楼梯时，或仅在睡醒后数小时内。心绞痛发生在步行两个以上的街区，和以正常的速度和正常的条件爬一层以上的普通楼梯时
- Ⅲ级：一般体力活动明显受限。心绞痛发生在正常情况下以正常速度步行一到两个街区和爬一层楼梯时
- Ⅳ级：不能无痛地进行任何体力活动；休息时可能出现心绞痛症状

ICD-10CM 编码

I20.8　其他类型的心绞痛

I20.9　未特指的心绞痛

I20.1　心绞痛伴有证实的痉挛

I25.110　自体冠状动脉粥样硬化性心脏病伴不稳定型心绞痛

I25.111　自体冠状动脉粥样硬化性心脏病伴心绞痛和证实的痉挛

I25.118　自体冠状动脉粥样硬化性心脏病伴其他形式的心绞痛

I25.119　自体冠状动脉粥样硬化性心脏病伴不明确的心绞痛

I25.700　未特别指明的冠状动脉旁路移植动脉粥样硬化伴不稳定型心绞痛

I25.790　其他冠状动脉旁路移植动脉粥样硬化伴不稳定型心绞痛

I25.791　其他冠状动脉旁路移植动脉粥样硬化伴心绞痛和证实的痉挛

I25.798　其他冠状动脉旁路移植动脉粥样硬化伴其他形式心绞痛

I25.799　其他冠状动脉旁路移植动脉粥样硬化伴不明确的心绞痛

流行病学和人口统计学

- 据估计，美国 1/3 的成年人（约 8100 万）患有某种类型的心血管疾病。根据 2007—2010 年 NHANES 调查，估计有 1540 万人患有冠心病，其中 780 万人患有心绞痛
- 心绞痛最常见于中老年男性。在 60 ～ 79 岁的人群中，大约 25% 的男性和 16% 的女性患有冠心病，这些数字在 80 岁以上的男性和女性中分别上升至 37% 和 23%
- 女性绝经后冠心病和心绞痛的发病率与男性相似
- 虽然随着时间的推移，生存率稳步提高，但 SIHD 仍然是男性和女性的头号死因（占死亡的 27%）
- 缺血性心脏病的最初表现是心绞痛的占 50%，约 50% 的患者在出现心绞痛之前因急性冠脉综合征到医院就诊
- 来自美国明尼苏达州奥姆斯特德县和马萨诸塞州弗雷明汉的两项较早的基于人群的研究显示，症状性心绞痛患者的心肌梗死年发生率为 3% ～ 3.5%
- 在初次诊断后的 12 个月内，10% ～ 20% 诊断为稳定型心绞痛的患者进展为心肌梗死或不稳定型心绞痛

体格检查和临床表现

- 胸痛的评估应包括疼痛的质量、部位、严重程度和持续时间；放射；相关症状；诱发因素和缓解因素。心绞痛可描述为“压榨性”“绞痛”“窒息性”和“重度”，但很少呈针刺样痛，通常不随姿势或呼吸而变化。经典的 Levine 征是在心前区握紧拳头来描述疼痛。然而，许多患者并不描述为明显的疼痛，而是描述为紧缩感、压迫感或不适。其他患者，特别是女性和老年人，可表现为恶心、呕吐、中上腹不适、急剧（非典型）胸痛、头晕或晕厥等不典型症状
- 持续时间超过 20 min 的缺血性疼痛应提高对可能的急性冠脉综合征的警惕性
- 女性比男性更有可能报告非典型的胸痛或不适［女性缺血综合征评估（WISE）研究报告为 65%］
- 老年和糖尿病患者可能会报告除胸痛以外的症状，如呼吸困难、疲乏或出汗

病因

危险因素：

- 高龄
- 男性
- 一级亲属（55 岁以下男性，65 岁以下女性）的遗传易感性，早发冠状动脉疾病（CAD）家族史
- 吸烟（首次心肌梗死的风险增加了近 3 倍）
- 高血压
- 高脂血症
- 糖耐量受损或糖尿病
- 卒中或周围动脉疾病史
- 慢性肾病（chronic kidney disease，CKD）
- 代谢综合征
- 缺乏体力活动
- 肥胖（体重指数超过理想值＞ 30%）。儿童期较高的体重指数也与成年期冠心病（coronary heart disease，CHD）风险增加有关
- 引起需氧量增加的疾病，包括体温过高（尤其是伴有体液浓缩时）、甲状腺功能亢进和可卡因或甲基苯丙胺滥用

- 超过 500 万美国人定期使用可卡因，导致了每年＞ 64 000 例急诊科（emergency department，ED）对于心肌缺血的排除评估。可卡因引起拟交感神经毒性，不仅增加心肌需氧量而且诱发冠状动脉痉挛，可引起年轻患者梗死。长期使用可卡因可导致 SIHD 过早发生
- 严重不受控制的高血压引起心肌需氧量增加和心内膜下灌注减少，增加左心室壁张力。肥厚型心肌病和主动脉瓣狭窄可诱导更严重的左心室肥大和由此产生的室壁张力
- 心肌需氧量增加的其他原因是室性或室上性心动过速。诊断这些可能需要动态监测
- 当血红蛋白降至＜ 9 g/dl 时，限制心肌供氧的疾病（如贫血）可能引起心绞痛，ST-T 变化（低平或倒置）可能发生在＜ 7 g/dl 的水平
- 由肺部疾病（如肺炎、哮喘、慢性阻塞性肺疾病、肺动脉高压、间质性纤维化或阻塞性睡眠呼吸暂停）引起的低氧血症也可促发心绞痛
- 红细胞增多症、白血病、血小板增多症和高丙种球蛋白血症
- 使用口服避孕药和激素替代疗法（HRT）
- 冠状动脉钙化与心肌梗死风险增加有关
- 长期使用非甾体抗炎药（nonsteroidal antiinflammatory drugs，NSAID）
- 暴露于交通空气污染（稀释柴油废气）会促进心肌缺血，并与不良心血管事件相关
- 同型半胱氨酸转化为蛋氨酸所需的血清叶酸低水平与致死性 CHD 风险增加相关。高同型半胱氨酸血症对血管内皮有毒性作用，干扰动脉壁平滑肌细胞的增殖。血浆同型半胱氨酸水平升高是 CHD 事件强有力的独立危险因素，尤其是 2 型糖尿病患者
- 高灵敏度 C 反应蛋白（hs-CRP、cardio CRP）水平升高。与全身炎症相关的疾病可导致动脉粥样硬化加速
- 抑郁
- 血管炎
- 脂蛋白相关磷脂酶 A2 水平升高
- 纤维蛋白原水平升高
- 红细胞谷胱甘肽过氧化物酶 -1 活性处于低水平

- 放射治疗

Dx 诊断

鉴别诊断

- **非缺血性心血管病**：主动脉夹层，心包炎
- **肺**：肺栓塞，气胸，肺炎，胸膜炎
- **胃肠道**：食管症状，食管炎，食管痉挛、反流，胆绞痛，胆囊炎，胆总管结石，胆管炎，消化性溃疡，胰腺炎
- **胸壁**：肋软骨炎，纤维组织炎，肋骨骨折，胸锁关节炎，带状疱疹（皮疹前）
- **精神病学**：焦虑症，过度换气，恐慌症，原发性焦虑症，情感障碍（即抑郁症），躯体形式障碍，思维障碍（即固定性妄想）

评估

- 在胸痛患者中，应根据患者年龄、性别、心血管危险因素和疼痛特征估计 CAD 的概率
- 最重要的诊断要素是病史。有心血管风险因素的患者在劳累时发生胸痛或左臂疼痛或不适并通过休息缓解，符合高可能性的 CAD
- 在评估潜在 SIHD 的可能性时，将胸痛分类为典型心绞痛、非典型心绞痛和（或）非心源性胸痛是有帮助的
- 典型心绞痛，（肯定的）将具有以下三个特征：①胸骨下胸部不适，具有特征性的表现和持续时间，②由劳累或情绪应激引起，③通过休息和（或）舌下含服硝酸甘油（nitroglycerin，NTG）缓解
- 非典型心绞痛，（很可能）具有上述三个特征中的两个
- 非心源性胸痛可能有一个或没有上述特征
- 许多患者的体格检查可能完全正常；然而，某些发现可能有助于评估疑似 SIHD 患者。一些发现可能确定缺血的后果或 CAD 以外的心绞痛综合征的可能原因。存在高血压、老年弓形虫、黄色瘤、颈动脉或外周杂音和显著 S4 均为可能引起关注存在 CAD 的体征。二尖瓣反流杂音可能是缺血性心肌病或短暂性缺血的标志。提示肥厚型心肌病或主动脉瓣狭窄的杂

音可能表明具有 CAD 以外的心绞痛原因

- SIHD 患者评估的最终目标是使用最少的资源来识别高危冠状动脉疾病患者。一般而言，四个常见步骤将有助于临床医生评估 SIHD 的高度特征。这些是①基于各种经典危险因素的 CAD 风险评估，②功能能力和负荷试验结果，③左心室和右心室功能，和④冠状动脉解剖结构。并不是每个患者每种方法都需要。应在评估合并症后，将无 CAD 病史的稳定型心绞痛患者归类为低、中和高预测概率或 CAD 可能性。对于低和中预测概率患者，考虑功能能力和负荷试验［运动耐力试验（ETT）、ETT-MIBI 或负荷超声心动图］。在可能的情况下，运动试验（图 27-1）优于药物负荷试验。功能能力和负荷试验结果根据 SIHD 患者的年死亡风险对其进行分类。估计年死亡率＜ 1% 的患者归类为低风险，1% ～ 3% 的患者归类为中等风险，年死亡率＞ 3% 的患者归类为高风险患者人群（请参见“冠状动脉疾病”一章）

实验室检查

- 根据常规指南筛查高血压、糖尿病和高脂血症
- 应在疼痛期间和患者无任何不适时进行心电图检查。SIHD 患者的静息心电图正常并不少见；在胸痛患者中，1% ～ 6% 的急性心肌梗死患者的静息心电图正常或无法诊断
- 如果症状提示心力衰竭、心包疾病、主动脉瘤 / 夹层，进行胸部 X 线后前（PA）位和侧位检查
- 心脏 C 反应蛋白（CRP）（高敏 CRP）：其升高是 CHD 的一个相对中等的预测指标，并为弗雷明翰危险评分增加了预后信息

运动试验和影像学检查（请参见“冠状动脉疾病”章节，图 27-1）

- 运动试验用于 SIHD 的诊断和预后评估。如果患者的身体能力至少能进行适度的体育锻炼，运动负荷试验（图 27-1）是有用的，因为可从运动表现和血流动力学反应中获得重要的预后信息。基于无创检测的风险分层总结见表 27-1。具有中度 CAD 可能性的患者，与低风险或高风险的患者一样，都有可能具有假阳性或假阴性结果。风险评估也适用于生理意义不明确

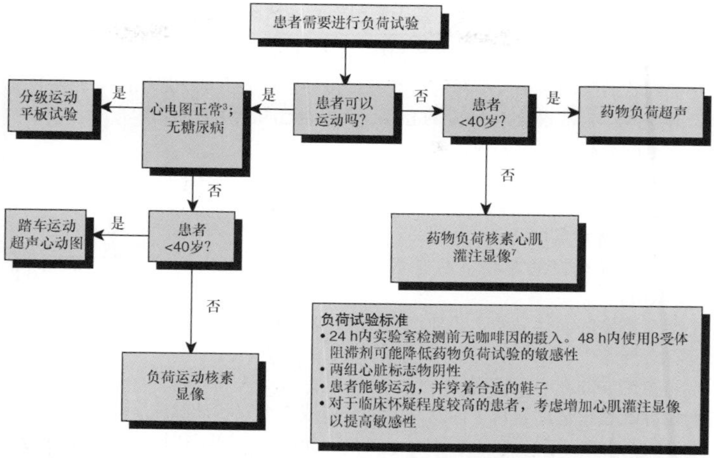

定义：
1．典型心绞痛：
①剧烈胸痛或不适，②由劳累或情绪紧张引起，③休息和（或）硝酸甘油后缓解

2．心脏标志物时间：基于症状发作时间；如果不确定，假定症状出现于到达急诊室时

3．ECG正常：无明显ST段压低/T波倒置、BBB、LVH伴复极异常、传导异常、地高辛效应

4．心绞痛等效症状：
• 医生认为可能代表急性冠脉综合征的任何症状
• 劳力性呼吸困难——最常见的心绞痛等同症状

5．ACS：
• STE-ACS——2个导联ST段抬高1 mm
• NSTE-ACS
–NSTEMI——心脏生物标志物阳性
–不稳定型心绞痛——生物标志物阴性的缺血

6．新的显著ECG变化：
• STΔs ≥0.5 mm；无症状时消退
• 2个导联ST段压低≥1 mm
• 2个导联T波倒置≥2 mm

7．瑞加德松是药物负荷核素试验的首选试剂。锝Tc-99m替曲膦是首选示踪剂

图 27-1　负荷试验流程。 ACS，急性冠脉综合征；BBB，束支传导阻滞；ECG，心电图；LVH，左心室肥厚；NSTE，非 ST 段抬高；NSTEMI，非 ST 段抬高型心肌梗死；STE，ST 段抬高。（From Adams JG et al：Emergency medicine：clinical essentials，ed 2，Philadelphia，2013，Saunders.）

的已知冠状动脉狭窄考虑进行血运重建的 SIHD 患者。静息 ECG 显示存在 ST 段压低> 0.5 mm 或预激综合征或完全性左束支传导阻滞或起搏器心律的患者禁忌进行平板运动试验

- 当静息心电图异常导致心电图对运动的反应无法解释时，可采用负荷超声心动图或心肌核素负荷灌注显像。负荷超声心动图具有特异性更高、费用更低的优点。核素负荷灌注显像具有较高的敏感度，特别是对单支冠状动脉疾病，且技术成

表 27-1　基于无创检测的风险分层

高风险（死亡或心肌梗死的年度风险＞ 3%）

1. 非冠状动脉原因难以解释的重度静息左心室功能不全（LVEF ＜ 35%）
2. 静息灌注异常累及≥ 10% 的心肌，无既往已知的心肌梗死
3. 心电图有高危负荷表现，包括
   - 在低负荷或持续恢复时 ST 段压低≥ 2 mm
   - 运动诱发性 ST 段抬高
   - 运动诱发 VT/VF
4. 严重负荷诱发的左心室功能不全（运动峰值 LVEF ＜ 45% 或 LVEF 下降≥ 10%）
5. 负荷诱发的灌注异常占心肌的≥ 10% 或负荷节段评分表明多个血管区域存在异常
6. 负荷诱发的左心室扩张
7. 诱导性室壁运动异常（涉及＞ 2 个节段或 2 个冠状动脉床）
8. 在低剂量多巴酚丁胺［≤ 10 mg/（kg · min）］或低心率（＜ 120 次 / 分）时发生室壁运动异常
9. CCTA 显示多支血管阻塞性 CAD（狭窄≥ 70%）或左主干狭窄（狭窄≥ 50%）

中等风险（死亡或心肌梗死的年度风险为 1% ～ 3%）

1. 轻度至中度静息 LV 功能不全（LVEF 为 35% ～ 49%），不容易通过非冠状动脉原因解释
2. 无心肌梗死病史或既往心肌梗死证据的患者静息灌注异常，占心肌的 5% ～ 9.9%
3. ST 段压低≥ 1 mm，伴有劳力性症状
4. 负荷诱发的灌注异常占心肌的 5% ～ 9.9%，或负荷节段评分提示 1 个血管区域存在异常但无左心室扩张
5. 小的室壁运动异常累及 1 ～ 2 个节段，仅 1 个冠状动脉床
6. CCTA 显示单支血管 CAD 狭窄≥ 70% 或≥ 2 支动脉中度 CAD 狭窄（50% ～ 69% 狭窄）

低风险（死亡或心肌梗死年度风险＜ 1%）

1. 低风险平板运动评分（评分≥ 5）或在达到最大运动水平时没有新的 ST 段改变或运动诱发的胸痛症状
2. 静息时正常或较小的心肌灌注缺损或负荷时小于心肌的 5%*
3. 负荷试验正常或静息状态下的室壁运动异常在负荷状态下无变化
4. CCTA 显示无冠状动脉狭窄＞ 50%

CCTA，心脏 CT 血管造影；LVEF，左心室射血分数；VF，心室颤动；VT，室性心动过速

* 尽管已发表的数据有限，但具有这些结果的患者在存在高风险平板运动评分或重度静息 LV 功能不全（LVEF ＜ 35%）的情况下可能不会处于低风险状态

冠状动脉钙化（CAC）评估也可用于风险评估

Modified from Fihn SD et al：ACCF/AHA/ACP/AATS/PCNA/SCAI/STS guideline for the diagnosis and management of patients with stable ischemic heart disease：a report of the American College of Cardiology Foundation/American Heart Association Task Force on Practice Guidelines, and the American College of Physicians，American Association for Thoracic Surgery，Preventive Cardiovascular Nurses Association，Society for Cardiovascular Angiography and Interventions, and Society of Thoracic Surgeons，Circulation 126：e354，2012；in Zipes DP：Braunwald's heart disease，a textbook of cardiovascular medicine，ed 11，Philadelphia，2019，Elsevier.

功率较高。当患者无法充分运动时，可进行这些成像模式的药物（即多巴酚丁胺、腺苷、瑞加德松）负荷试验

- Duke 评分是稳定型心绞痛患者风险的良好预测因子，它结合了患者的功能状态（在 Bruce 方案中，以分钟为单位的时间或 METs）、ST 段压低（mm）和心绞痛指数（是或否）。Duke 评分良好（＞ 5）的患者 5 年生存率＞ 97%，这与冠状动脉解剖和左心室功能等其他因素无关
- 超声心动图适用于以下情况：心脏杂音提示主动脉瓣狭窄、肥厚型心肌病、二尖瓣反流、二尖瓣脱垂、既往心肌梗死、病理性 Q 波、复杂室性心律失常、心力衰竭、高血压、糖尿病以及心电图异常的患者
- CCTA（图 27-2）可用于无症状患者（弗雷明翰 10 年风险估计为 10% ～ 20%）的亚临床 CAD 检测。检测并定量冠状动脉钙化，评估冠状动脉的管腔和管壁。CCTA 可作为评估无法进行足够运动负荷（无论心电图解释性如何）SIHD 患者风险的一线检查。当功能测试结果不确定时，也可用于评估

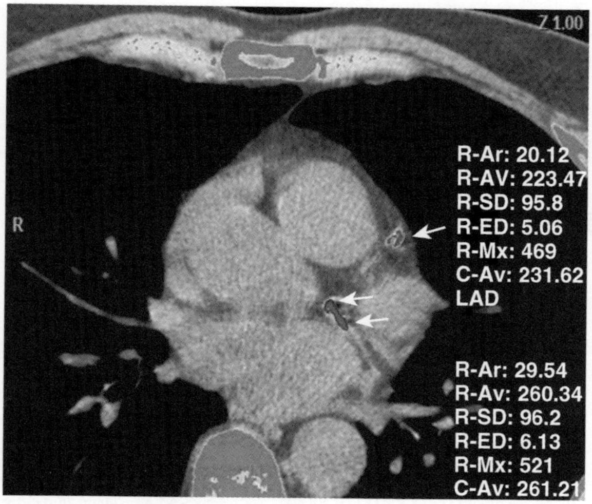

图 27-2 （扫本章二维码看彩图）冠状动脉钙化评分示例，在冠状动脉左前降支（橙色；单箭头）和左回旋支（粉色区域蓝色轮廓；双箭头）内识别出钙化灶。显示了该区域面积（R-Ar）及其以亨氏单位表示的平均密度（R-Av），并用于面积–密度钙化评分计算。（From Bonow RO et al：Heart disease，ed 9，Philadelphia，2012，Saunders.）

扫本章二维码看彩图

旁路移植血管的通畅性或先前植入的直径＞ 3 mm 的支架的通畅性。CCTA 成本和辐射暴露是推荐广泛常规使用该方法的限制因素。CCTA 具有极好的阴性预测价值，可以在急诊室进行活动性胸痛评估时排除严重的 CAD（ROMICAT- Ⅱ试验）。2018 年，SCOT-HEART 试验显示，在稳定型心绞痛患者中，进行 CCTA 比仅进行标准评估（ETT）时的非致死性心肌梗死风险低

- 冠状动脉钙化（coronary artery calcium，CAC）评分是 CAD 发生率的强预测因素，除了标准危险因素提供的预测外，还提供了 CAD 低至中预测概率患者的预测信息。评分低于 100 表示低风险，评分高于 400 表示高风险
- 心脏磁共振成像（cardiac magnetic resonance，CMRA）除了用于诊断致心律失常性右心室发育不良外，还可用于评估心肌灌注和存活能力以及无法运动患者的功能。需要进一步的研究来确定这些研究在缺血性心肌病患者中的成本效益
- 有创性冠状动脉造影仍是识别具有临床意义 CAD 的金标准。进行血管造影术以确定冠状动脉疾病的部位和程度，适用于适合冠状动脉血运重建术（冠状动脉旁路移植术或血管成形术）的选定患者

Rx 治疗

建议采用五项基本重叠策略

- 患者教育：鼓励患者积极参与其治疗的决策过程
- 导致或加重 SIHD 的合并症的管理
- 积极调整可预防的风险因素，如戒烟、减轻肥胖患者的体重、定期有氧运动计划（至少 30 ～ 60 min/d，每周 5 天）、纠正叶酸缺乏、减少饱和脂肪（至＜总卡路里的 7%）和反式脂肪酸（至＜总卡路里的 1%）的摄入，低钠饮食（＜ 2 g/d），以及教导药物依从性的重要性。以全谷物作为碳水化合物的主要形式，丰富的水果和蔬菜，以及充足的 ω-3 脂肪酸是预防 SIHD 的最佳选择
- 循证药理学管理，提高生活质量和生存率
- 选用合理的血运重建术改善特定患者的生存率和长期结局

药物治疗（请参见“冠状动脉疾病”章节）

可根据预防心肌梗死和死亡的药物对治疗进行分类。

- 阿司匹林可使 CAD 患者的心血管死亡率和发病率降低 20% ～ 25%。在无禁忌证的情况下，适当剂量为 75 ～ 162 mg/d。其抑制环氧化酶和血栓烷 A2 的合成，使不稳定型心绞痛患者发生不良心血管事件的风险降低 33%。对阿司匹林不耐受的患者可使用氯吡格雷治疗或进行阿司匹林脱敏治疗。氯吡格雷不可逆地阻断血小板表面的 P2Y12 二磷酸腺苷受体，从而中断血小板活化和聚集。氯吡格雷可与 ASA 联合用于出血并发症风险较低的 SIHD 高危患者，也可单独用于阿司匹林不耐受的患者，剂量为 75 mg/d
- PEGASUS-TIMI-54 中最新的 CTPT 抑制剂（P2Y12 拮抗剂）替格瑞洛可降低心肌梗死 1 年后患者的死亡、心肌梗死或卒中风险。然而，与安慰剂相比，它与出血风险增加有关
- 不建议将双嘧达莫用作 SIHD 患者的抗血小板治疗
- β 受体阻滞剂可预防心肌梗死和死亡，是心绞痛管理的一线治疗。它们通过降低心率和收缩压、房室结传导和心肌收缩力来减少心肌需氧量，从而达到其主要抗心绞痛作用，通过这种方式有助于减少心绞痛发作，并改善运动和日常活动期间的缺血阈值。本药无禁忌证，应视为所有稳定型心绞痛患者的初始治疗。一般应调整其剂量，使静息心率降至 55 ～ 60 次 / 分。尽管现有 β 受体阻滞剂存在差异，但它们在 SIHD 中似乎同样有效。推荐 β 受体阻滞剂在心肌梗死后至少使用 2 ～ 3 年，对于 LVEF ＜ 40% 伴心力衰竭或既往心肌梗死的患者，建议终身使用
- 硝酸酯类可引起静脉舒张和血管平滑肌舒张；静脉舒张引起的静脉回流减少可降低舒张期心室壁张力（前负荷），从而降低收缩期的机械活动（和心肌耗氧量）。血管平滑肌松弛可增加冠状动脉血流量，降低体循环压力。动脉壁扩张不受斑块影响，不依赖于完整的内皮，导致通过阻塞管腔时的阻力降低。硝酸甘油通过增加侧支循环和降低从正常灌注区至缺血区的心室舒张压，促进冠状动脉血流再分配。硝酸甘油也有抗血栓和抗血小板作用。所有 SIHD 患者均应使用舌下硝酸甘油或硝酸甘油喷雾剂，以立即缓解心绞痛。通过每日无硝

酸盐间期（例如，省去睡前口服硝酸异山梨酯或经皮硝酸甘油治疗 12 h 给药 /12 h 停药）从而避免持续血药浓度，可使硝酸盐耐受性最小化。硝酸酯类在梗阻性肥厚型心肌病患者中是相对禁忌的，严重主动脉瓣狭窄患者也应避免使用。硝酸酯类不应在西地那非（伟哥）或伐地那非（莱维特拉）给药后 24 h 内或他达拉非（希爱力）给药后 48 h 内使用，因为有可能导致低血压

- 钙通道阻滞剂是抗缺血药物，在 SIHD 中未证实对死亡率获益。它们通过减少冠状动脉阻力和增加心外膜血管和全身动脉血流来改善心肌供氧。通过减低心肌收缩力、全身血管阻力和动脉压减少心肌需求量。当禁忌使用 β 受体阻滞剂时，它们是一线治疗，在预防和治疗冠状动脉痉挛引起的心肌缺血中起重要作用。在治疗微血管性心绞痛方面特别有效。所有类型的钙通道阻滞剂均可减少劳力性心绞痛患者的心绞痛发作，增加运动持续时间，并减少舌下含服硝酸甘油的使用。应避免使用短效钙通道阻滞剂。由于其负性肌力作用，继发于收缩功能障碍的充血性心力衰竭患者通常也应避免使用，尤其是非二氢吡啶类
- 在四项不同的研究中对 1737 名患者（MARISA、CARISA、RAN080 和 ERICA）应用雷诺嗪进行了测试，它抑制了晚期内向钠电流，间接降低了缺血状态下的钠依赖性钙电流，并改善了心室舒张期张力和耗氧量。它似乎能提高心脏的能量生产效率，维持心功能。它的抗心绞痛和抗缺血作用并不依赖于心率或血压的降低。适用于治疗其他抗心绞痛药不能充分控制的慢性心绞痛。它代表了一类被称为代谢调节剂的新药，当 β 受体阻滞剂初始治疗不成功或禁用时，它作为 β 受体阻滞剂的替代品或与 β 受体阻滞剂联合使用对于缓解症状可能是有效的。副作用包括 QT 间期延长。小剂量地尔硫䓬和维拉帕米应与雷诺嗪合用。雷诺嗪缓释制剂可降低心绞痛发作频率，改善运动表现，延缓运动性心绞痛和 ST 段压低的发展
- 血管紧张素转化酶抑制剂（ACEI）通过改变血管紧张素Ⅱ和缓激肽之间的生理平衡有助于减轻左心室和血管肥厚，动脉粥样硬化进展，斑块破裂和血栓形成，有利于改善心脏血流动力学以促进心肌氧供 / 需平衡。已证明其可有效减少心

血管死亡，心肌梗死以及卒中（具有高风险或血管疾病患者中）。适用于高血压、糖尿病、LVEF < 40% 和 CKD 患者。血管紧张素受体阻滞剂（angiotensin receptor blockers，ARB）可用于对 ACEI 不耐受的 SIHD 患者

- 所有 CAD 患者均推荐使用高强度他汀类药物。在 2018 年底，美国心脏病学会（ACC）推荐 LDL 目标< 70 mg/dl 用于动脉粥样硬化性心血管疾病的二级预防。一级预防没有 LDL 目标。FDA 批准 PCSK9（前蛋白转化酶枯草杆菌蛋白酶 /kexin 9 型）抑制剂（Alirocumab 和 Evolocumab）用于最大程度耐受他汀类药物的杂合子家族性高胆固醇血症患者。2018 年更新的血脂管理指南建议接受高强度他汀类药物和依折麦布治疗后未达到 LDL 目标的极高危动脉粥样硬化性心血管疾病患者开始使用 PCSK9 抑制剂。由于成本问题，在开始 PCSK9 抑制剂治疗前，应始终考虑先在高强度他汀类药物基础上加用依折麦布
- 建议 SIHD 患者每年接种流感疫苗，以预防流感引起的基础疾病恶化导致的全因死亡、发病和住院

治疗慢性稳定型心绞痛的新方法

- 尽管采用经皮冠状动脉介入治疗（percutaneous coronary intervention，PCI）和 CABG 治疗 CAD 取得了显著进展，但许多患有该疾病的患者需要额外的治疗方式来缓解症状和改善生活质量。该组患者包括不适合血运重建的弥漫性 CAD 患者，既往接受过多次 PCI 或 CABG 限制了进一步血运重建机会的患者，缺乏 CABG 的血管管道的患者，既往接受过 CABG 或 PCI 存在重度左心室收缩功能不全的患者，以及存在可能使其处于血运重建高风险的合并症的患者
- 以下药物可与硝酸酯类、β 受体阻滞剂、钙通道阻滞剂和雷诺嗪的标准方案联合用于治疗稳定型心绞痛：高剂量他汀类药物、曲美他嗪、哌克昔林、尼可地尔、别嘌呤醇、伊伐布雷定、法舒地尔和睾酮
- 其他一些非药物治疗方式是高度实验性的，包括干细胞治疗、治疗性血管生成和机械治疗，如体外反搏、脊髓刺激、经心肌激光血运重建和冠状窦缩窄装置
- 在评估螯合治疗的试验（trial to assess chelation therapy，TACT）

中，静脉输注乙二胺四乙酸（Ethylenediaminetetraacetic acid，EDTA）显著减少总死亡率、复发性心肌梗死、卒中、冠状动脉血运重建术或因心绞痛住院。因此，在2014年SIHD指南中将螯合疗法从Ⅲ类（不推荐）升级为Ⅱb类。别嘌呤醇是一种黄嘌呤氧化酶抑制剂，在一项对65例患者每日给予600 mg别嘌呤醇共6周的小型交叉研究中，显示别嘌呤醇可降低心力衰竭患者每单位心输出量的心肌需氧量。别嘌呤醇使至ST段压低的中位间隔时间从基线时的232 s增加至393 s。有必要进行更多和更大型的研究来推荐别嘌呤醇作为稳定型心绞痛的辅助治疗

- 睾酮可改善内皮功能障碍，可能是一种有效的抗心绞痛药物。但是，考虑到潜在的副作用，有必要进行额外的试验来推荐睾酮作为慢性心绞痛的辅助药物

MUST-EECP试验评估了增强型体外反搏（EECP）的价值，试验随机分配了139例有心绞痛，有CAD记录和负荷试验阳性的门诊患者进行35 h的积极EECP。结果表明，有关EECP的内容如下：①耐受性良好；②两组运动持续时间均增加；③积极EECP患者至发生ST段压低1 mm的时间间隔显著增加，而未使用组无变化；④更多接受积极EECP的患者心绞痛发作减少，与活性组相比，心绞痛症状增加的患者更少。这些数据证实了来自多中心研究的类似数据。美国心脏协会、美国心脏病学会、心血管造影和介入学会、美国胸科学会和胸外科医师学会重点更新指出，EECP可考虑用于缓解难治性心绞痛。

以下治疗未显示对降低心血管风险或改善临床结局有益：雌激素治疗、维生素C、维生素E和β-胡萝卜素补充剂；用叶酸或维生素B_6和B_{12}治疗同型半胱氨酸升高；螯合治疗；大蒜；辅酶Q10；硒和铬。

转诊

血运重建：

- 在制订血运重建方法时应考虑到改善生存率或改善症状。血运重建包括经皮冠状动脉介入治疗（球囊血管成形术和支架植入术）或CABG。但是，请注意，尽管在存在急性心肌梗死的情况下PCI的作用是毫无疑问的，但其在稳定性CAD中的作用尚不明确。从2007年到2011年，PCI用于稳定性CAD

的比例下降了 51.7%，在 PCI 数量较多的医院减少得最多

- **提高生存率：**
  1. 对冠状动脉左主干明显狭窄（直径狭窄＞ 50%）、左前降支近端 70% 以上直径狭窄或三支主要心外膜血管直径狭窄 70% 以上的患者，严重或广泛心肌缺血的两个主要冠状动脉直径狭窄＞ 70%，以及轻度至中度左心室收缩功能不全（EF 35% ～ 50%）和显著多血管 CAD 的患者行 CABG。左乳内动脉（left internal mammary artery，LIMA）移植物用于搭桥近端 LAD 动脉狭窄时可改善生存率。在患有多支血管 CAD 和糖尿病的患者中，尤其是在使用 LIMA 移植物至 LAD 的情况下，建议优先于 PCI 首选 CABG，以改善生存率
  2. 在某些稳定的［SYNTAX 评分较低或中等和（或）STS 评分较高］无保护的左主干 CAD、PCI 手术并发症风险低、良好的长期结局和临床特征预测不良手术结局风险显著升高可能性大（例如，STS 预测的手术死亡风险＞ 5）的患者中，PCI 作为 CABG 的替代是合理的
- **改善症状：**
  1. 采用 CABG 或 PCI 改善症状对以下患者有益：尽管接受了最大程度的药物治疗，但有一个或多个明显（＞ 70% 直径）的冠状动脉狭窄适合血运重建和存在不可忍受的心绞痛，或由于药物禁忌证、不良反应或患者偏好而不能增加药物治疗。2017 年，ORBITA 试验显示最佳药物治疗的稳定型心绞痛患者 PCI 术后心绞痛评分并无明显改善。然而，安慰剂组 85% 的患者在 ORBITA 试验完成后 6 周内接受了 PCI
  2. 血运重建杂交手术：对于主动脉不良、冠状动脉旁路移植术靶血管不佳、移植血管不合适或冠状动脉介入治疗中左前降支不佳的患者，可采用 LIMA 到 LAD 冠状动脉移植术和 1 支以上非 LAD 冠状动脉移植
- 与 PCI 相比，CABG 在缓解心绞痛方面更有效，重复血运重建更少，但手术性卒中的风险更高。两种手术的 10 年生存率相似
- 血管成形术和冠状动脉支架植入术过程见图 27-3
- PCI 在治疗心绞痛方面具有确定的地位，但在预防有症状或无症状患者的心肌梗死和死亡方面并不优于强化药物治疗。选择进行 PCI 的患者也应是 CABG 的候选者。大约 80% 的患

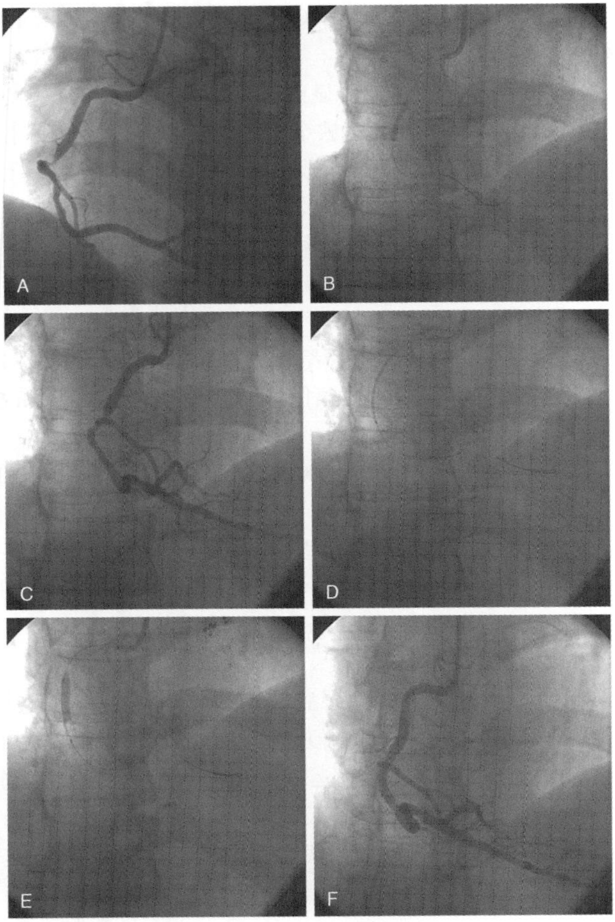

图 27-3　冠状动脉成形术。A. 右冠状动脉中段严重狭窄。**B.** 直径为 3.5 mm 的血管成形术球囊充气扩张。**C.** 球囊扩张后的血管造影。**D.** 直径 3.5 mm、长 18 mm 的金属支架的植入。**E.** 球囊充气扩张。**F.** 最终结果。（From Vincent JL et al：Textbook of critical care，ed 6，Philadelphia，2011，Saunders.）

者在 PCI 后立即获益。冠状动脉支架的发展使可以在心导管室接受治疗的患者数量增长。目前近 95% 的 PCI 病变患者使用心脏支架（图 27-4），通过选择性地将支架植于原发性动脉粥样硬化病变中来降低再狭窄的发生率。支架植入术的主要局限性是亚急性血栓形成、支架内再狭窄、支架植入术后使用抗血小板药物时的出血并发症和较高的费用。阿司匹林和 P2Y12 拮抗剂联合用药可有效预防冠状动脉支架内血栓形成，

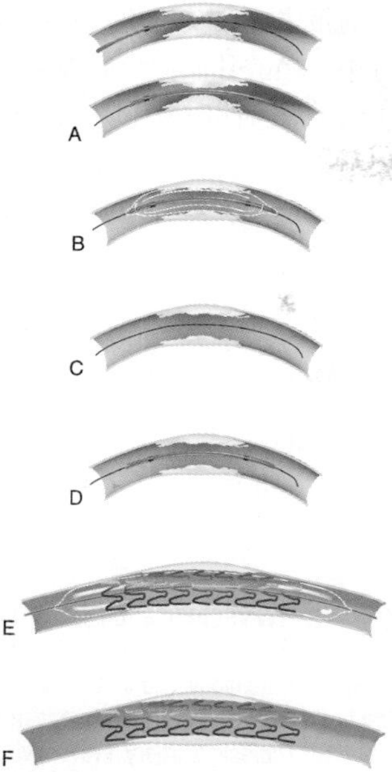

图 27-4 （扫本章二维码看彩图）冠状动脉支架植入术。A. 放置球囊导管。**B.** 用球囊导管预扩张。**C.** 球囊被收回。**D.** 放置冠状动脉支架，该支架已在球囊导管内。**E.** 球囊充气和支架扩张。**F.** 撤回球囊导管并获得最终结果。（From Vincent JL et al：Textbook of critical care，ed 6，Philadelphia，2011，Saunders.）

治疗持续时间取决于是使用裸金属支架（bare metal stents，BMS）还是药物洗脱支架（drug-eluting stents，DES）。对于 BMS，双联抗血小板治疗的持续时间可短至 4 周，但 DES 通常需要 6 ～ 12 个月的治疗。这种持续时间差异是由于 DES 最初缺乏内皮增殖。与释放西罗莫司或紫杉醇的前一代支架相比，具有薄支柱的新型药物洗脱支架通过从耐用聚合物中释放 Limus 家族类似物降低了支架内血栓形成的风险。目前的证据支持药物洗脱支架在大多数临床环境中的使用，而没有安全性问题（除非存在使用双联抗血小板治疗的禁忌证）

重点和注意事项

专家点评

- 尽管硝酸酯类反应性通常是 SIHD 诊断策略中不可或缺的一

部分，但最近的报告质疑其价值，并得出结论，在因胸痛入院的一般人群中，硝酸甘油治疗后疼痛缓解不能预测活动性CAD，不应用于指导急性护理环境中的诊断

- 与PCI和支架植入术相比，CABG的长期生存率更高，重复血运重建率更低；但是，患者通常更喜欢支架植入术，因为其创伤性更小，住院时间更短，并且住院死亡率更低

相关内容

急性冠脉综合征（相关重点专题）

冠状动脉疾病（相关重点专题）

心肌梗死（相关重点专题）

推荐阅读

2012 ACCF/AHA/ACP/AATS/PCNA/SCAI/STS guideline for the diagnosis and management of patients with stable ischemic heart disease: a report of the American College of Cardiology Foundation/American Heart Association Task Force on Practice guidelines, and the American College of Physicians, American Association for Thoracic Surgery, Preventive Cardiovascular Nurses Association, Society for Cardiovascular Angiography and Interventions, and Society of Thoracic Surgeons, *J Am Coll Cardiol* 60(24):e44-e164, 2012.

2014 ACC/AHA/AATS/PCNA/SCAI/STS focused update of the guideline for the diagnosis and management of patients with stable ischemic heart disease: a report of the American College of Cardiology/American Heart Association Task Force on Practice Guidelines, and the American Association for Thoracic Surgery, Preventive Cardiovascular Nurses Association, Society for Cardiovascular Angiography and Interventions, and Society of Thoracic Surgeons, *Circulation* 130:1749-1767, 2014.

Abraham NS et al: ACCF/ACG/AHA 2010 expert consensus document on the concomitant use of PPIs and thienopyridines: a focused update of the ACCF/ACG/AHA 2008 expert consensus document on reducing the GI risks of antiplatelet therapy and NSAID use, *J Am Coll Cardiol* 56:2051, 2010.

Bangalore S et al: On behalf of the TNT Steering Committee and Investigators. Visit-to-visit low-density lipoprotein cholesterol variability and risk of cardiovascular outcomes: insights from the TNT trial, *J Am Coll Cardiol* 65(15):1539-1548, 2015.

Criqui HM et al: Calcium density of coronary artery plaque and risk of incident cardiovascular events, *J Am Med Assoc* 311(3):271-278, 2013.

C.U.R.R.E.N.T.-O.A.S.I.S.: 7 investigators: dose comparisons of clopidogrel and aspirin in acute coronary syndromes, *N Engl J Med* 363:930-942, 2010.

Fox K et al: Guidelines on the management of stable angina pectoris: executive summary, The Task Force on the Management of Stable Angina Pectoris of the European Society of Cardiology, *Eur Heart J* 27:1341-1381, 2006.

Gada H et al: Meta-analysis of trials on mortality after percutaneous coronary intervention compared with medical therapy in patients with stable coronary heart disease and objective evidence of myocardial ischemia, *Am J Cardiol*

115:1194e-1199e, 2015.

Gibbons RJ et al: ACC/AHA guideline update for the management of patients with chronic stable angina, *J Am Coll Cardiol* 107:149-158, 2003.

Giustino G et al: Impact of clinical presentation (stable angina pectoris vs unstable angina pectoris or non ST-elevation myocardial infarction vs ST-elevation myocardial infarction) on long-term outcomes in women undergoing percutaneous coronary intervention with drug-eluting stents, *Am J Cardiol* 116(6):845-852, 2015.

Go AS et al: Heart disease and stroke statistics–2013 update: a report from the American Heart Association, *Circulation* 127:e6-e245, 2013.

Greenland P et al: ACCF/AHA 2007. Clinical expert consensus document on coronary artery calcium scoring by computed tomography in global cardiovascular risk assessment and in evaluation of patients with chest pain, *J Am Coll Cardiol* 49:378-402, 2007.

Hilas O: Ranolazine for chronic angina, *Am Fam Physician* 75:544, 2007.

Hlatky MA et al: Comparative effectiveness of multivessel coronary bypass surgery and multivessel percutaneous coronary intervention, *Ann Int Med* 158:727-736, 2013.

Kim LK et al: Rate of percutaneous coronary intervention for the management of acute coronary syndromes and stable coronary artery disease in the United States (2007 to 2011), *Am J Cardiol* 114:1003-1010, 2014.

Ohmen EM: Chronic stable angina, *N Engl J Med* 374:1167-1176, 2016.

Polonsky T et al: Coronary artery calcium score and risk classification for coronary heart disease prediction, *J Am Med Assoc* 303(160):1610-1616, 2010.

Pursnani S et al: Percutaneous coronary intervention versus optimal medical therapy in stable coronary artery disease: a systematic review and meta-analysis of randomized clinical trials, *Circ Cardiovasc Interv* 5:476-490, 2012.

Serruys PW et al: Percutaneous coronary interventions versus coronary-artery bypass for severe coronary artery disease, *N Engl J Med* 360:961-972, 2009.

Sipahi I et al: Coronary artery bypass grafting vs percutaneous coronary intervention and long-term mortality and morbidity in multivessel disease, *J Am Med Assoc* 174(2):223-230, 2014.

Smith SC et al: AHA/ACC guidelines for secondary prevention for patients with coronary and other atherosclerotic vascular disease: 2006 update, *Circulation* 113:2363, 2006.

Snow V et al: Evaluation of primary care patients with chronic stable angina: guidelines from the American College of Physicians, *Ann Intern Med* 141:57-64, 2004.

Stefanini GG, Holmes Jr DR: Drug-eluting coronary-artery stents, *N Engl J Med* 368:254-265, 2013.

Stone GW, Aronow HD: Long-term care after percutaneous coronary intervention: focus on the role of antiplatelet therapy, *Mayo Clin Proc* 81(5):641, 2006.

Valgimigli M et al: Short- versus long-term duration of dual anti-platelet therapy after coronary stenting: a randomized multicenter trial, *Circulation* 125:2015-2026, 2012.

Verheye S et al: Efficacy of a device to narrow the coronary sinus in refractory angina, *N Engl J Med* 372:519-527, 2015.

第 28 章　心肌梗死
Myocardial Infarction

Maheswara Satya Gangadhara Rao Golla

楚亚南　张策　译　刘娅妮　张自艳　审校

基本信息

定义

心肌梗死（myocardial infarction，MI）是一种临床综合征，其主要特征是心肌缺血症状、持续性心电图改变和心肌坏死标志物的释放，这些心肌坏死标志物是由于心脏某一区域氧合血液供应不足而导致的。根据心肌梗死的心电图表现，心肌梗死可分为 ST 段抬高型心肌梗死（STEMI）和非 ST 段抬高型心肌梗死（NSTEMI）。急性冠脉综合征（ACS）是指无心肌坏死的急性心肌缺血（不稳定型心绞痛）或心肌梗死（NSTEMI 或 STEMI）。根据欧洲心脏病学会 / 美国心脏病学会指南，以下急性进展期或新近心肌梗死（NSTEMI 和 STEMI）标准可确立诊断：

- 检测心脏生物标志物的值［最好是心肌肌钙蛋白（cTn）］的上升和（或）下降，且至少有一个值高于参考值（99% 的区间）上限，并且至少具有以下一项：

  1. 缺血症状
  2. 心电图中病理性 Q 波的发展
  3. 新的存活心肌丧失或新的节段性室壁运动异常的影像证据
  4. 急性心肌梗死的血管造影或尸检病理结果鉴定冠状动脉内血栓
  5. 心电图标准

     a. STEMI：

     （1）新的或推测新的显著 ST-T 改变或新的左束支传导阻滞（LBBB）

     （2）在 $V_2 \sim V_3$ 导联中，至少 2 个相邻导联男性≥ 2 mm（0.2 mV）或女性≥ 1.5 mm（0.15 mV）和（或）另一个相连的胸导联或上肢导联中≥ 1 mm（0.1 mV）的 J 点处出现新的 ST 段抬高

b. NSTEMI：

新 ST 段压低≥ 0.5 mV（0.5 mm）和 T 波异常

新一代肌钙蛋白检测对血清肌钙蛋白水平的微小变化极为敏感，但代价是对斑块破裂或糜烂相关的心肌梗死的诊断特异度降低。

急性心肌梗死的通用分类：

- 1 型：由于斑块侵蚀和（或）破裂、裂开或夹层等主要冠状动脉事件引起的与缺血相关的自发性心肌梗死
- 2 型：继发性心肌梗死，除冠状动脉疾病外，由于供氧量增加或减少［如冠状动脉内皮功能障碍、冠状动脉痉挛、冠状动脉栓塞、贫血、心律失常、呼吸衰竭、高血压伴 / 不伴左心室肥厚（LVH）或低血压］而继发缺血。同样，在危重患者或接受大型非心脏手术的患者中，由于内源性或外源性高儿茶酚胺水平的直接毒性作用，心脏生物标志物的值可能会升高
- 3 型：心脏性猝死，包括心搏骤停，通常有心肌缺血的症状，并推测有新的 ST 段抬高，新的左束支传导阻滞，或血管造影和（或）尸检发现冠状动脉新的血栓，或死亡发生在可以获得血样之前或在血液中出现心脏生物标志物之前
- 4a 型：心肌梗死与经皮冠状动脉介入治疗相关。基线正常者 cTn 升高＞ 5× 参考上限（URL），基线值稳定或下降时 cTn 升高＞ 20%。除了缺血症状，出现新的缺血性心电图改变或新的 LBBB，或未闭冠状动脉的血管造影缺失，持续性缓慢或无血流，或栓塞，或新的室壁运动异常成像
- 4b 型：心肌缺血时血管造影或尸检证实的与支架血栓形成相关的心肌梗死，以及心脏生物标志物数值的上升 / 下降
- 5 型：心肌梗死合并冠状动脉旁路移植术。除出现新的病理性 Q 波或新的 LBBB，或新的冠状动脉闭塞或新的室壁运动异常显像外，CTn 值正常的患者心脏生物标志物的值升高＞ 10 倍参考值（99% 区间）上限
- 非梗阻性冠状动脉心肌梗死（MINOCA）：定义为无梗阻性冠状动脉疾病的急性心肌梗死。诸如章鱼壶（Takotsubo）心肌病、自发性冠状动脉夹层、冠状动脉痉挛、微血管功能障碍和肺栓塞等情况都属于这一新的类别

同义词

MI

心肌梗死
ST 段抬高型心肌梗死
心脏病发作
急性心肌梗死
AMI
冠状动脉血栓形成
冠状动脉闭塞

ICD-10CM 编码

I21.01　ST 段抬高型心肌梗死（STEMI）累及左主干
I21.02　ST 段抬高型心肌梗死（STEMI）累及冠状动脉左前降支
I21.09　ST 段抬高型心肌梗死（STEMI）累及前壁其他冠状动脉
I21.11　ST 段抬高型心肌梗死（STEMI）累及右冠状动脉
I21.19　ST 段抬高型心肌梗死（STEMI）累及下壁另一支冠状动脉
I21.21　ST 段抬高型心肌梗死（STEMI）累及左回旋支冠状动脉
I21.29　ST 段抬高型心肌梗死（STEMI）累及其他部位
I21.3　不明部位 ST 段抬高型心肌梗死（STEMI）
I21.4　非 ST 段抬高型心肌梗死（NSTEMI）
I22.0　前壁继发性 ST 段抬高型心肌梗死（STEMI）
I22.1　下壁继发性 ST 段抬高型心肌梗死（STEMI）
I22.2　继发性非 ST 段抬高型心肌梗死（STEMI）
I22.8　其他部位继发性 ST 段抬高型心肌梗死（STEMI）
I22.9　不明部位继发性 ST 段抬高型心肌梗死（STEMI）

流行病学和人口调查

发病率 / 流行率（美国）：

- 根据美国国家健康和营养调查（NANES）2009—2012 年的数据（国家心、肺和血液研究所制表），在 20 岁的美国成年人中，心肌梗死的总体患病率为 2.8%。男性心肌梗死患病率为 4.0%，女性为 1.8%
- 2013 年，在美国，每 7 人中就有 1 人死于冠心病。2013 年，370 213 名美国人死于冠心病。据估计，每年有 66 万美国人发生新的冠心病发作（定义为首次住院治疗的心肌梗死或冠心病死亡），30.5 万人反复发作。据估计，每年新增 16 万例无症状心肌梗死。大约每 34 秒就有一名美国人发生冠状动脉

事件，大约每 1 分 24 秒就有一名美国人死于冠心病

- 在过去的十年中，STEMI 的社区发病率和死亡率都有所下降，而 NSTEMI 的发病率和死亡率却有所上升。目前，STEMI 约占 MI 报告的 30% ～ 40%。住院死亡率 5% ～ 6%，1 年死亡率 7% ～ 18%。40 岁以上的成年人最常见的死亡原因是心肌梗死。在美国，每年有超过 150 万人死于心肌梗死
- 可改变的危险因素（如高血压、糖尿病和吸烟）最近有所下降，尽管高脂血症没有明显变化，肥胖症发病率稳步上升
- 吸烟仍然是总死亡和残疾的第二大原因。美国报告目前吸烟的成年人比例从 1998 年的 24.1% 下降到 2016 年的 15.5%。尽管如此，几乎 1/3 的冠心病死亡可归因于吸烟和接触二手烟。首次急性心肌梗死的患者研究发现，从 2002—2009 年，吸烟人数几乎增加了 3 倍。吸烟与内皮功能障碍、血栓前缺陷和氧化应激增加有关
- 本病在 45 ～ 65 岁的男性中更为普遍；65 岁以后没有明显的性别差异
- 女性占 STEMI 患者的 30%。她们经历了比男性更致命和更严重的首次急性期误诊，不考虑并存疾病、既往心绞痛或年龄的因素。研究表明，女性接受再灌注治疗的可能性较小，再灌注时间较长，通常在发病后 24 h 内才得到标准的医学治疗，使用抗血栓治疗的出血风险较高
- 所有误诊患者中至少有 1/4 在临床上没有被识别。在美国，大约 23% 的 STEMI 患者患有糖尿病，糖尿病患者中 3/4 的死亡与冠心病有关。糖尿病与 STEMI 后较高的短期和长期死亡率有关。在 CRUSAD（不稳定型心绞痛患者的快速风险分层能否通过早期贯彻 ACC/AHA 指南抑制不良后果）试验中，7% 的符合条件的患者没有接受再灌注治疗。在符合条件的患者中，不提供再灌注治疗的最重要因素是年龄的增加

体格检查和临床表现

心肌梗死的临床表现通常基于胸骨后压榨样胸痛的病史，这种胸骨后压榨样胸痛辐射到颈部、下颚、左臂或背部中部，持续 20 min 或更长时间，而舌下含服硝酸甘油并不能完全缓解这种疼痛。疼痛可能不会很严重。一些患者可能会出现不典型的症状，如恶心 / 呕吐、呼吸急促、疲劳、心悸和出汗。尤其是老年人可能会出现头晕或晕厥。出现非典型症状的患者更有可能是女性、糖尿病患者或老年患

者，与典型的胸痛患者相比，他们较少接受再灌注治疗和其他循证治疗。记录显示，多达 30% 的 STEMI 患者出现非典型症状。

体格检查：

- 皮肤表现可能为出汗，面色苍白（因为氧减少）
- 在肺底可能出现啰音［表明心力衰竭（HF）］
- 心脏听诊可能显示由乳头肌功能障碍引起的二尖瓣反流引发的心尖部收缩期杂音；也可能存在 S3 或 S4
- 多达 10% 的患者可能出现急性肺水肿和（或）心源性休克
- 体格检查可能是完全正常的

病因学

- 冠状动脉粥样硬化与斑块破裂
- 冠状动脉痉挛
- 冠状动脉栓塞（由感染性心内膜炎、风湿性心脏病、腔内血栓、心房颤动引起）
- 动脉炎和其他冠状动脉炎症性疾病
- 冠状动脉夹层（动脉瘤、医源性或自发性）
- 冠状动脉起源异常，尤其是动脉间（主动脉和肺动脉）走行异常
- 冠状动脉正常的心肌梗死：在年轻患者和可卡因成瘾者中更常见。在其他风险相对较低的人群中，在使用可卡因后的 60 min 内，急性心肌梗死的风险增加了 24 倍。大多数与可卡因相关的心肌梗死患者都是年轻的、非白人男性吸烟者，他们没有冠心病的其他危险因素，并且有反复使用可卡因的病史。建议所有出现急性心肌梗死的年轻患者进行血液和尿液可卡因毒理检查
- 高凝状态，血液黏度增加（真性红细胞增多症和自身免疫性疾病，如系统性红斑狼疮、抗磷脂综合征）

Dx 诊断

鉴别诊断

心肌缺血的各种原因以及胸痛的鉴别诊断。

实验室检查

- 心电图（图 28-1）：对于所有胸部不适（或相当于心绞痛）

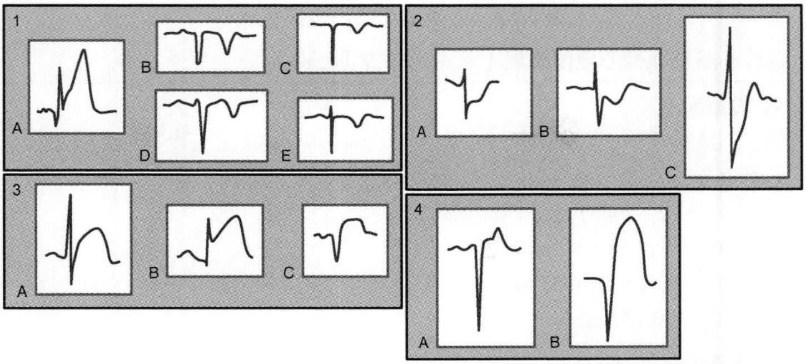

图 28-1　急性心肌梗死的心电图表现。1. 急性心肌梗死 T 波异常：A. 显著的"超急性"T 波；B-E. NSTEMI T 波倒置。**2.** ST 段压低：A. 扁平；B. 下斜；C. 上斜。**3.** ST 段抬高：A. 上斜形 ST 段抬高；B. 斜直 ST 段抬高；C. 凸形 ST 段抬高。**4.** 病理性 Q 波：A. 完全性心肌梗死病理性 Q 波；B. STEMI 病程 2 h 后同步出现的 ST 段抬高并病理性 Q 波。（From Vincent JL et al：Textbook of critical care，ed 6，Philadelphia，2011，WB Saunders.）

或其他提示心肌梗死症状的患者，应在到达急诊科（ED）后 10 min 内进行 12 导联 ECG 检查，并请有经验的急诊医生读图。表 28-1 和表 28-2 描述了心肌梗死的心电图表现。如果最初的心电图不能诊断为心肌梗死，但患者仍有症状且临床上对心肌梗死高度怀疑，应每隔 5 ～ 10 min 做一次连续心电图或连续 12 导联 ST 段监测，以检测 ST 段偏移的潜在发展。对于下壁 STEMI 患者，应获得右侧心电图导联，以寻找提示右心室（RV）梗死的 ST 段抬高。欧洲心脏病学会（ESC）/ 美国心脏病学院基金会（ACCF）/ 美国心脏协会（AHA）心

表 28-1　显示心肌梗死异常心电图表现的导联

	肢体导联	胸前导联
侧壁	Ⅰ、aVL	V_5、V_6
前壁		V_1、V_2、V_3
前侧壁	Ⅰ、aVL	V_2 ～ V_6
横膈（下壁）	Ⅱ、Ⅲ、aVF	
后壁		V_1 ～ V_3*

* 所有导线均未朝向心脏后表面。因此，在后壁梗死中，在前壁导联中出现的改变将被视为镜像（例如，V_1 和 V_2 导联中的高而略宽的 R 波，与异常 Q 波相当，以及 V_1 和 V_2 导联中的高而宽的对称 T 波）

From Park MK：Park's pediatric cardiology for practitioners，ed 6，Philadelphia，2014，Elsevier.

表 28-2　心肌梗死的心电图表现

急性心肌缺血的心电图表现（无左束支传导阻滞）

ST 段抬高：

两个连续导联中 J 点处的新 ST 段抬高，具有以下阈值：

- 所有导线≥ 0.1 mV（V_2 ～ V_3 导联除外）
- 在 V_2 ～ V_3 导联中，适用以下阈值：

1. ≥ 40 岁男性中≥ 0.2 mV
2. ＜ 40 岁男性中≥ 0.25 mV
3. 女性中≥ 0.15 mV

ST 段压低与 T 波改变

两个连续导联新的水平或下斜形 ST 段压低≥ 0.05 mV

R 波显著或 R/S 比＞ 1 的两个连续导联 T 波倒置≥ 0.1 mV

左束支传导阻滞时缺血的心电图表现

心电图标准	得分
ST 段抬高≥ 1 mm 且 QRS 波一致	5
V_1、V_2 或 V_3 导联 ST 段压低≥ 1 mm	3
ST 段抬高≥ 5 mm，且与 QRS 波不一致	2

评分≥ 3 分对急性心肌梗死的特异性为 98%

与既往心肌梗死相关的心电图改变（无左心室肥厚和左束支传导阻滞）

V_2 ～ V_3 导联的任何 Q 波≥ 0.02 s 或 V_2 和 V_3 导联的 QS 波群

Ⅰ、Ⅱ、aVL、aVF 或 V_4 ～ V_6 导联中，在连续导联组（Ⅰ、aVL；V_1 ～ V_6；Ⅱ、Ⅲ、aVF）的任何 2 个导联上 Q 波≥ 0.03 s 和≥ 0.1 mV 深或呈 QS 波

V_1 ～ V_2 导联 R 波≥ 0.04 s，且 R/S ≥ 1 伴在无传导异常的情况下一致的正向 T 波

Based on criteria from O'Gara PT et al：2013 ACCF/AHA guideline for the management of ST-elevation myocardial infarction：a report of the American College of Cardiology Foundation/American Heart Association Task Force on Practice Guidelines，J Am Coll Cardiol 2013；61：e78. In Zipes DP：Braunwald's heart disease，a textbook of cardiovascular medicine，，ed 11，Philadelphia，2019，Elsevier.）

肌梗死定义联合委员会制定了诊断 ST 段抬高型心肌梗死的定义，当两个相邻导联出现 ST 段抬高时被认为存在 ST 段抬高，抬高幅度胸前导联男性为≥ 2 mm，女性为≥ 1.5 mm 和（或）肢体导联≥ 1 mm。ST 段抬高在 J 点（QRS 末端和 ST 段起点之间的交界处）后 0.08 s 测量。此外，＞ 2 个胸前导联（V_1 ～ V_4）ST 段压低可能提示后壁损伤，多导联 ST 段压低伴 aVR 导联 ST 段抬高在左主干或近端左前降支受累患者中已有报道

- 心肌梗死时出现新的或推测新的 LBBB 的情况很少发生，一旦发生可能会干扰 ST 段抬高的分析，不应单独被认为是急性心肌梗死（MI）的诊断
- 诊断陈旧性左束支传导阻滞患者的新发生 STEMI 可能具有挑战性。Sgarbossa 及其同事强调，任何 QRS 波呈正向的导联 ST 段一致性抬高 1 mm，或 QRS 波呈负向的导联 ST 段不一致性抬高＞ 5 mm 提示 STEMI
- 新的 ST 段压低、≥ 0.5 mV（5 mm）和 T 波异常提示 NSTEMI。在没有实验室结果的情况下，单凭 ECG 结果就足以诊断 STEMI；因此，在生物标志物可用之前，治疗不应拖延
- 心肌肌钙蛋白水平：心脏特异性肌钙蛋白 T（cTnT）和心脏特异性肌钙蛋白 I（cTnI）血清水平升高超过正常参考人群的第 99 个百分位数通常指示心肌损伤。检测标志物的上升和下降模式对于诊断急性心肌梗死是至关重要的。这种升高可能发生在肌肉损伤后相对较早的时候（3 ～ 6 h），在 12 ～ 16 h 达到高峰，并可能在心肌梗死后持续数天（cTnI 最多 7 天，cTnT 超过 14 天）。成功的血运重建后，心肌酶可能出现更早的峰值和迅速的下降（图 28-2）。肾衰竭、心力衰竭、心肌炎、主动脉夹层和肺动脉栓塞患者中，cTnT 或 cTnI 检测可能呈心肌梗死假阳性。最近，高灵敏度的肌钙蛋白检测（hs-cTnI，hscTnT）也被开发出来，以促进 AMI 的早期诊断。大多数患者可以在出现症状的前 2 ～ 3 h 内被诊断为急性心肌梗死。然而，初诊时呈阴性的高敏肌钙蛋白还不足以完全排除急性心肌梗死。大多数患者在 6 h 内就可以排除心肌梗死，指南建议，如果高度怀疑急性心肌梗死，则在初始样本后每 3 ～ 6 h 采集一次系列样本
- 肌钙蛋白是诊断心肌坏死的首选标志物。单次测定的低于检测阈值的高灵敏度心肌肌钙蛋白（hs-cTnT）水平，结合非缺血性心电图，可以成功地排除急诊可疑急性冠脉综合征的患者患有心肌梗死[①]。由于肌钙蛋白需要 7 ～ 14 天被肾清除，它们的灵敏度不足以在首次心肌梗死后数天内发现复发心肌梗死。CK-MB 同工酶在这种情况下是有用的（图 28-2）

① Pickering JW et al：Rapid rule-out of acute myocardial infarction with a single high-sensitivity cardiac troponin T measurement below the limit of detection：a collaborative meta-analysis，Ann Intern Med 166：715-724，2017.

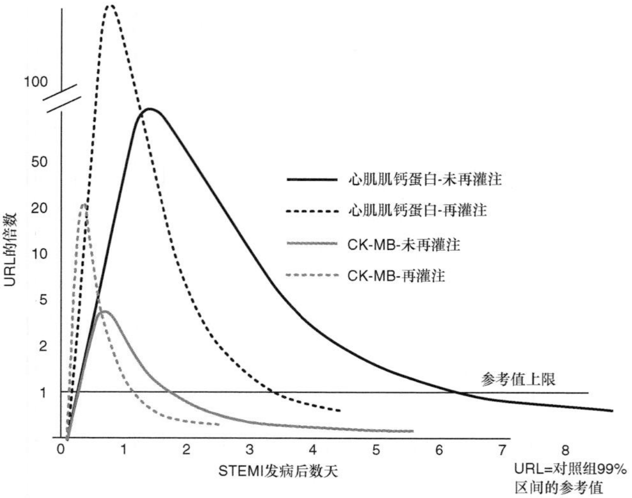

图 28-2　心肌梗死血运重建后肌钙蛋白和肌酸激酶同工酶（CK-MB）的变化趋势。STEMI，ST 段抬高心肌梗死；URL，参考值上限。（Modified from Shapiro BP，Jaffe AS：Cardio biomarkers. In：Murphy JG，Lloyd MA［eds］：Mayo Clinic cardiology：concise textbook，ed 3，Rochester，MN，2007，Mayo Clinic Scientific Press，and New York，2007，Informa Healthcare USA. Used with permission of Mayo Foundation for Medical Education and Research.）

- 如果肌钙蛋白水平不可用，CK-MB（同工酶）也是心肌梗死的有用标志物。它在循环中释放的量与梗死的大小相关。诊断心肌梗死的 CK-MB 值升高被定义为超过参考值（99% 区间）上限。CK-MB 可在胸痛发作后 3 ～ 8 h 内被检测到，12 ～ 24 h 达高峰，24 ～ 48 h 内恢复至基线水平

影像学检查

影像检查，如高质量的便携式胸部 X 线、经胸超声心动图和胸部 CT 增强扫描，可用来鉴别心肌梗死与主动脉夹层、肺栓塞和其他胸腔内原因的胸痛（即肺炎和气胸）（这些患者的鉴别最初并不清楚），也可以用来评估急性心肌梗死的并发症，如肺水肿。经胸超声心动图可以提供局部室壁运动异常的证据，并有助于对心电图结果难以解释的患者进行分诊。

风险评估

对于 STEMI 患者，TIMI（心肌梗死溶栓）风险指数、TIMI 风险评分（30 天结果）和 GRACE（全球急性冠脉事件登记处）风险评

分（6 个月结果）是常用的风险评估模型。在 STEMI 的 TIMI 风险评分中，平均 30 天死亡率为 6.7%。它由 8 个基线变量组成。危险度评分从 0 分至＞ 8 分，病死率分级增加＞ 40 倍（P ＜ 0.0001），0 分患者 30 天死亡率为 0.1%，5 分患者为 2.25%，8 分以上患者为＞ 8.8%。评分越高，30 天死亡率越高。测量指标包括病史、检查和表现。

病史：

- 65 ～ 74 岁（2 分），＞ 75 岁（3 分）
- 糖尿病 / 高血压或心绞痛（1 分）

检查：

- 收缩压＜ 100 mmHg（3 分）
- 心率＞ 100 次 / 分（2 分）
- Killip 评分 2 ～ 4（2 分）
- 体重＜ 67 kg（1 分）

表现：

- 前壁 ST 段抬高或 LBBB（1 分）
- 再灌注时间＞ 4 h（1 分）

对于 NSTEMI 患者，TIMI 风险评分（14 天结果）和 GRACE（全球急性冠脉事件登记处）风险评分（住院结果）可用。TIMI 风险评分包括：

- 年龄≥ 65 岁
- 冠心病存在≥ 3 个危险因素
- 已知冠心病（冠状动脉狭窄≥ 50%）
- 过去 7 天服用阿司匹林的情况
- 24 h 内出现≥ 2 次心绞痛
- ST 段改变≥ 0.05 mV
- 心肌酶阳性

在 NSTEMI 患者的 TIMI 评分中，上述每个变量计 1 分。在心肌梗死后 14 天内，风险评分为 6 ～ 7 分的患者估计发生重大急性冠状动脉事件（MACE）的概率为 41%。风险评估是一个连续的过程，应该在住院期间和出院时重复进行。

Rx 治疗

非药物治疗

- 限制患者的活动：最初 12 ～ 24 h 卧床休息，床边放置马桶。

如果患者保持稳定，则逐渐增加活动量①

- 饮食：在稳定之前不能口服，然后在耐受的情况下服用清水，以后逐渐发展到适合患者合并症（如糖尿病、高血压、心力衰竭、高脂血症、肾衰竭、慢性阻塞性肺疾病等）的饮食
- 当患者病情稳定时，应开始对患者进行教育，以降低后续心脏事件的风险，并就戒烟、饮食限制、定期锻炼和服药依从性提供咨询

急性期治疗

- 图 28-3 显示了 STEMI 的治疗流程。NSTE-ACS 的治疗流程如图 28-4 所示。STEMI 患者的治疗依据是“时间就是心肌”。

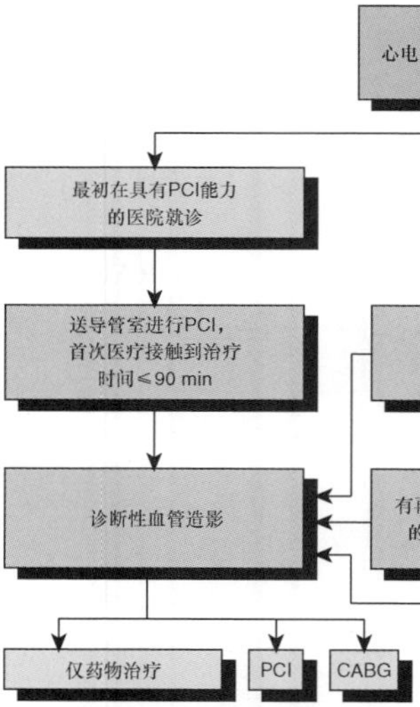

图 28-3　ST 段抬高型心肌梗死再灌注治疗流程。 * 最初在不具备经皮冠状动脉介入治疗能力的医院就诊的心源性休克或严重心力衰竭患者应尽快转送进行经皮冠状动脉介入治疗和血运重建术，无论心肌梗死发作的时间延迟如何。+在给予纤维蛋白溶解疗法（纤溶治疗）后的前 2 ～ 3 h 内不应进行血管造影术和血运重建术。ACS，急性冠脉综合征；CABG，冠状动脉旁路移植术；DIDO，入门到出门；PCI，经皮冠状动脉介入治疗；STEMI，ST 段抬高型心肌梗死。（Modified from O’Gara PT et al：2013 ACCF/AHA guideline for the management of ST-elevation myocardial infarction，JACC 61（4）：e78-e140，2013.）

---

① Pickering JW et al：Rapid rule-out of acute myocardial infarction with a single high-sensitivity cardiac troponin T measurement below the limit of detection：a collaborative meta-analysis，Ann Intern Med 166：715-724，2017.

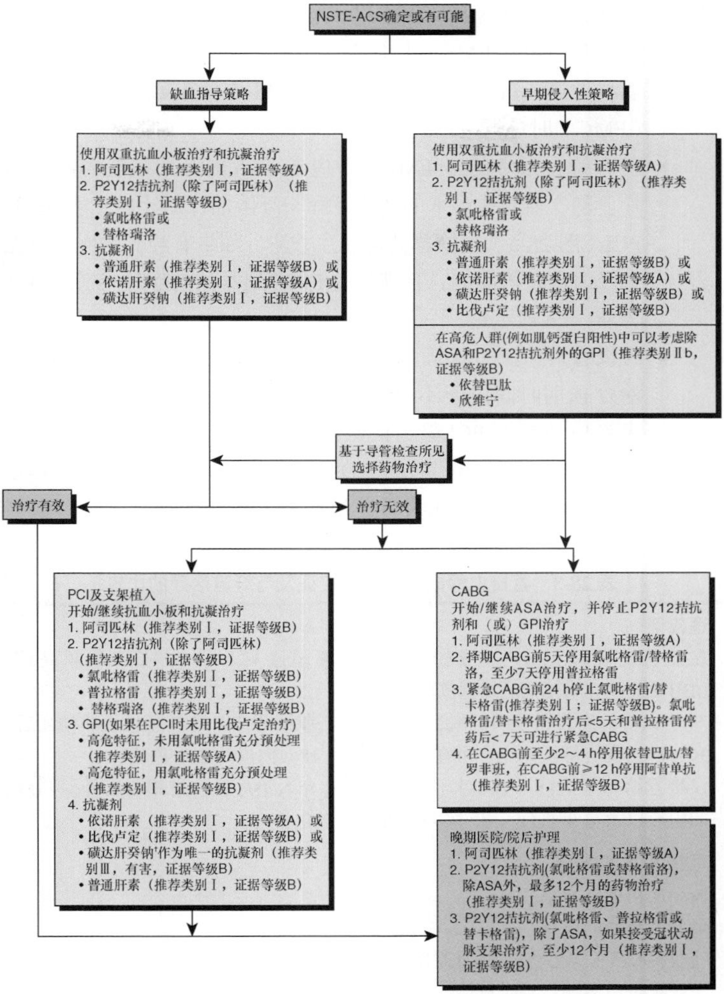

图 28-4　有明确可能的非 ST 段抬高型急性冠脉综合征（NSTE-ACS）患者的治疗流程。† 在接受过磺达肝癸钠治疗（作为前期治疗）的经皮冠状动脉介入治疗（PCI）患者中，由于存在导管血栓形成的风险，应在 PCI 时给予额外的具有抗Ⅱa 活性的抗凝剂。ASA，乙酰水杨酸（阿司匹林）；CABG：冠状动脉旁路移植术；DAPT，双重抗血小板治疗；GPI，糖蛋白抑制剂。（From Amsterdam EA et al：2014 AHA/ACC guideline for the management of patients with non-ST-elevation acute coronary syndromes：a report of the American College of Cardiology/American Heart Association Task Force on Practice Guidelines，J Am Coll Cardiol 2014；64：e139-228. In Zipes DP：Braunwald's heart disease，a textbook of cardiovascular medicine，ed 11，Philadelphia，2019，Elsevier.）

因此，所有社区都应该创建和维护一个区域性 STEMI 救治系统，其中包括 EMS 和以医院为基础的救治活动的评估和持续质量改进。12 导联 ECG 必须由 EMS 人员在第一次医疗接触（FMC）时进行

- 所有符合条件的 STEMI 患者应在 12 h 内开始接受再灌注治疗。初次血管成形术的适应证和与纤溶治疗的比较见表 28-3。PCI（图 28-5）是推荐的再灌注方法，如果有经验的操作员能够及时进行再灌注，且理想的 FMC 到器械治疗时间系统目标为 90 min 或更短
- 在没有禁忌证的情况下，当有 PCI 能力的医院的 FMC 到器械治疗预期时间由于不可避免的延迟超过 120 min 时，STEMI 患者应该在非 PCI 能力的医院接受纤溶治疗（表 28-4）。纤溶治疗的入门-出门时间（DIDO）应小于 30 min。如果延迟超过 30 min，请将患者转送到有 PCI 能力的医院

表 28-3 直接血管成形术的适应证及与纤溶治疗的比较

适应证
在症状出现后 12 h 内（或如果症状持续超过 12 h），针对 ST 段抬高或 LBBB 急性心肌梗死的再通策略
75 岁以上的患者在 ST 段抬高 /Q 波急性心肌梗死或 LBBB 急性心肌梗死后 36 h 内出现心源性休克，可在休克发作后 18 h 内进行血运重建
仅推荐给每年执行＞ 200 次经皮冠状动脉介入治疗且有备用心脏外科团队的中心以及每年执行＜ 75 次 PCI 的操作医生
直接 PCI 的优势
较高的初始再通率
降低脑出血的风险
残留狭窄少；较少复发缺血或梗死
当纤维蛋白溶解禁忌时有用
改善心源性休克的预后
直接 PCI 的缺点（与纤溶治疗相比）
仅限于大的医疗中心，特殊操作医生
平均治疗时间更长
治疗结果与操作医生密切相关
具有系统复杂性，成本更高

LBBB，左束支传导阻滞；MI，心肌梗死；PCI，经皮冠状动脉介入治疗（包括球囊血管成形术、支架植入术）

From Goldman L，Schafer AI：Goldman's Cecil medicine，ed 24，Philadelphia，2012，WB Saunders.

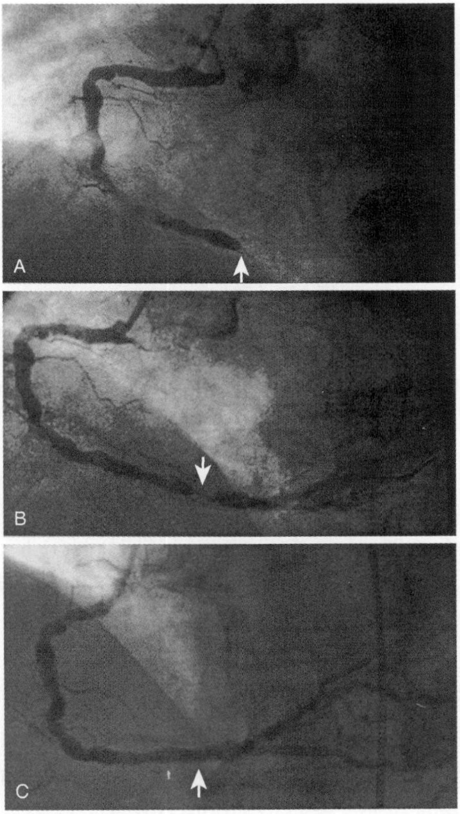

图 28-5　急性心肌梗死的直接冠状动脉成形术。患者男，50 岁，午夜出现胸骨下压感 70 min，伴有下壁导联 ST 段抬高。抵达后 45 min 进行急诊冠状动脉造影，发现右冠状动脉 100% 闭塞（**A**，箭头）。在 10 min 内，一根导丝穿过梗阻（可能是由新鲜血栓引起），恢复向远端血管灌注，暴露出一个高度狭窄的病变（**B**，箭头）。在放置冠状动脉支架（**C**，箭头）后，狭窄被消除，显著的心肌损伤被中止。（From Goldman L，Schafer AI：Goldman's Cecil medicine，ed 24，Philadelphia，2012，WB Saunders.）

- 在接受纤溶治疗的 STEMI 患者中，30 天时心电图 ST 段回落 > 50% 的患者与 ST 段回落 < 50% 的患者相比，心脏相关的死亡风险要低得多
- PCI 优于纤溶治疗，是标准治疗。它是有效的，通常比纤溶治疗产生更好的结果
- 直接 PCI 应在① STEMI 伴持续缺血症状及有纤溶治疗禁忌证的患者中进行，无论 FMC 的延迟时间如何，或②心源性

表 28-4　常用溶栓剂的给药方案

溶栓剂	给药方案
t-PA（阿替普酶）	15 mg 静脉推注，然后在 30 min 内 0.75 mg/kg 体重（不超过 50 mg），然后在 60 min 内 0.5 mg/kg（不超过 35 mg）
r-PA（瑞替普酶）	两个 10 U 静脉弹丸注射，间隔 30 min
TNK-t-PA（替奈普酶）	单次静脉推注 0.5 mg/kg（剂量四舍五入至最接近的 5 mg，范围为 30 ～ 50 mg）
链激酶	60 min 内 150 万单位静脉注射

PA，纤溶酶原激活剂；r-PA，重组纤溶酶原激活剂；t-PA，组织型纤溶酶原激活剂；U，单位

From Andreoli TE et al：Andreoli and Carpenter's Cecil essentials of medicine，ed 8，Philadelphia，2010，WB Saunders.

休克或急性重症心力衰竭患者中进行，而不考虑从心肌梗死（MI）开始的时间延迟，首次医疗接触到球囊扩张的时间是否＜ 90 min，或门-囊或门-针时间＜ 1 h，症状起病时间＞ 3 h，以及当 STEMI 的诊断存在疑问时。冠状动脉支架（药物洗脱或裸金属）对 STEMI 患者有用

- 自从支架技术被应用于 STEMI 的治疗以来，在 PCI 中仅针对罪犯血管进行血运重建还是进行完全血运重建的问题已经被提出。最新的临床试验［CRUSTER、PRAMI 和 DANAMI3PRIMULTI（FFR 驱动的血管重建术）］似乎更倾向于 STEMI 环境下的完全血运重建术。然而，CULPRITSHOCK 试验显示，在急性心肌梗死合并心源性休克的患者中，与多支血管 PCI 相比，在 30 天内，只有罪犯血管 PCI 与死亡率或肾脏替代治疗发生率的绝对降低 9.5% 相关。一年的结果显示，两组患者的死亡率没有显著差异。韩国急性心肌梗死-国立卫生研究院（KAMIR-NIH）注册数据显示，心源性休克患者接受多支冠状动脉介入治疗比仅接受可疑血管的介入治疗效果更好。因此，多支血管 PCI 应保留给少数经选择的患者
- 对于到不具备 PCI 能力医院就诊的患者，应进行快速评估：①出现症状的时间，②与 STEMI 相关的并发症风险，③纤溶的出血风险，④是否存在休克或严重心力衰竭，⑤转到具备 PCI 能力医院所需的时间，以及⑤是否进行纤溶治疗的决定。因为溶栓剂的有效性是时间相关的，理想情况下，这些药物应该在现场或患者到达急诊室后 30 min 内使用（门-针

时间）

- 纤溶治疗：如果使用组织型纤溶酶原激活剂（tPA）或瑞替普酶，则给予肝素等抗凝剂，以增加梗死相关动脉 48 h 通畅的可能性，最好是在住院期间，最长可达 8 天。在接受 STEMI 纤溶治疗的患者中，依诺肝素治疗 48 h 优于普通肝素治疗，但与大出血事件的增加有关。在接受链激酶或 APSAC 治疗的患者中，不建议使用溶栓后的肝素，因为它不能提供任何额外的益处，并可能导致出血并发症的增加。替替普酶和瑞替普酶在疗效和安全性上与加速输注重组 t-PA 相当，但更方便，因为它们是团注给药。在死亡率方面，拉莫普酶和肝素团注加输注与 tPA 一样有效，但颅内出血的发生率明显高于 tPA
- 纤溶治疗的绝对禁忌证（表 27-5）包括颅内出血史、已知颅内恶性肿瘤或动静脉畸形、3 个月内缺血性卒中（4.5 h 内急性缺血性卒中除外）、疑似主动脉夹层、活动性出血或出血素质（月经除外）、3 个月内明显闭合性头部或面部创伤、2 个月内颅内或椎管内手术或严重失控性高血压（对治疗无反应），禁忌证同样包括既往 6 个月接受过链激酶治疗的情况
- 相对禁忌证：有慢性、重度、控制不佳的高血压病史，收缩压＞ 180 mmHg，舒张压＞ 110 mmHg，既往缺血性卒中史超过 3 个月，痴呆，已知颅内病变，创伤性或长时间（＞ 10 min）心肺复苏术，大手术＜ 3 周，最近（2 ～ 4 周内）内出血，不可压迫的血管穿刺，妊娠，活动性消化性溃疡，口服抗凝治疗。纤溶剂给药后，建议立即转移到具有经皮冠状动脉介入治疗能力的医院，而不要等待纤溶结果
- 转移到具备经皮冠状动脉介入治疗能力的医院：对出现心源性休克或急性严重心力衰竭的 STEMI 患者立即转移，不考虑从心肌梗死开始的时间延迟。如果患者在纤溶治疗后出现再灌注失败或再闭塞的证据，则需紧急转移
- 纤溶治疗后的前 2 ～ 3 h 内不应进行冠状动脉造影
- 冠状动脉旁路移植术：紧急冠状动脉旁路移植术适用于 STEMI 和冠状动脉解剖不适于经皮冠状动脉介入治疗的患者，这些患者患有持续或复发性缺血、心源性休克、严重心力衰竭或其他高危因素。冠状动脉旁路移植术推荐给 STEMI 患者同时进行手术修复结构性缺陷时使用。框 28-1 总结了心

表 28-5　使用纤溶药物治疗 ST 段抬高型心肌梗死的禁忌证和注意事项 *

绝对禁忌证
颅内出血史
已知的结构性脑血管损伤（例如，动静脉畸形）
已知恶性颅内肿瘤（原发性或转移性）
3 个月内缺血性卒中，4.5 h 内急性缺血性卒中除外
疑似主动脉夹层
活动性出血或出血素质（不包括月经）
3 个月内明显闭合性头部或面部外伤
2 个月内颅内或椎管内手术
严重失控的高血压（对紧急治疗无反应）
对于链激酶，以前 6 个月内接受过治疗
相对禁忌证
慢性、重度、控制不佳的高血压病史
初始评估时出现严重高血压（SBP ＞ 180 mmHg 或 DBP ＞ 110 mmHg）†
既往缺血性卒中史＞ 3 个月
痴呆
绝对禁忌证中未涵盖的已知颅内病变
创伤性或长时间（＞ 10 min）心肺复苏术
大手术（＜ 3 周）
最近（2 ～ 4 周内）内出血
不可压迫的血管穿刺
妊娠
活动性消化性溃疡
口服抗凝治疗

* 被视为临床决策的建议，可能并不全面或明确

† 可能是低风险心肌梗死患者的绝对禁忌证

DBP，舒张压；SBP，收缩压

From O'Gara PT et al：2013 ACCF/AHA guideline for the management of ST-elevation myocardial infarction：a report of the American College of Cardiology Foundation/American Heart Association Task Force on Practice Guidelines，J Am Coll Cardiol 2013；61：e78.

In Zipes DP：Braunwald's heart disease，a textbook of cardiovascular medicine，ed 11，Philadelphia，2019，Elsevier.

肌梗死患者的冠状动脉旁路移植术推荐

- 对于因心室颤动（VF）或无脉性室性心动过速引起的 STEMI 昏迷患者和院外心搏骤停患者，包括接受初次 PCI 的患者，应尽快开始治疗性低温治疗
- 对复苏的院外患者应立即进行血管造影和经皮冠状动脉介入治疗
- 对于血流动力学不稳定且需要紧急冠状动脉旁路移植术的

框 28-1　急性心肌梗死患者的冠状动脉旁路移植术（CABG）推荐

Ⅰ类

1. 建议如下急性心肌梗死患者进行急诊 CABG：①原发性冠状动脉介入治疗失败或无法进行，②冠状动脉解剖适合冠状动脉旁路移植术，以及③静止期心肌大面积持续缺血或非手术治疗难治的血流动力学不稳定
2. 急诊 CABG 推荐用于心肌梗死后因机械并发症（如室间隔破裂、乳头肌梗死或破裂引起的二尖瓣关闭不全或游离壁破裂）而行外科修复患者
3. 适合进行 CABG 的心源性休克患者建议急诊 CABG，无论从心肌梗死到休克发作的时间间隔和从心肌梗死到 CABG 的时间间隔
4. 急诊 CABG 推荐用于左主干狭窄≥ 50% 或有三支冠状动脉病变的有危及生命的室性心律失常（据信起源于缺血）患者

Ⅱa 类

1. 对于有多支冠状动脉病变、在 STEMI 表现的头 48 h 内表现为复发性心绞痛或心肌梗死的患者，CABG 是血运重建策略的合理选择——作为更延迟策略的可选择方案
2. 对于经选择的 75 岁以上 ST 段抬高或左束支传导阻滞的适宜进行血运重建患者，无论从心肌梗死到休克发作的时间间隔如何，早期 PCI 或 CABG 都是合理的

Ⅲ类

1. 对于持续性心绞痛和小面积存活心肌血流动力学稳定的患者，不应进行急诊 CABG
2. 无复流（心外膜再灌注成功，微血管再灌注不成功）的患者不应进行急诊 CABG

CABG，冠状动脉旁路移植术；PCI，经皮冠状动脉介入治疗；STEMI，ST 段抬高型心肌梗死

From Hillis LD et al：2011 ACCF/AHA guideline for coronary artery bypass graft surgery：a report of the American College of Cardiology Foundation/American Heart Association Task Force on Practice Guidelines，J Am Coll Cardiol. 2011；58：e123-e210. In Parrillo JE et al：Critical care medicine，principles of diagnosis and management in the adult，ed 5，Philadelphia，2019，Elsevier.

STEMI 患者，可使用体外循环支持

- 非 ST 段抬高型心肌梗死患者中，对于难治性心绞痛、充血性心力衰竭的体征或症状、新的或恶化的缺血性二尖瓣反流、血流动力学不稳定、静止或低水平活动的复发性心绞痛或缺血（尽管进行了强化药物治疗）、持续出现室性心动过速或心室颤动人群，建议立即采取侵入性策略（2 h 内）
- 如果 GRACE 风险超过 140，心电图动态 ST 段变化和肌钙蛋白水平随时间变化，建议对 NSTEMI 患者采用早期侵入性策略（＜ 24 h）

- 具有低风险 TIMI 评分（0 或 1）和（或）低 GRACE 评分（＜ 109）和（或）肌钙蛋白阴性女性的 NSTEMI 患者可受益于缺血指导策略。NSTEMI 患者禁用纤溶治疗
- 所有心肌梗死患者都应立即在急诊科开始药物治疗。这包括
  1. 常规措施
     a. 氧气：动脉氧饱和度降低（血氧饱和度低于 90%）的患者应补充氧气。在血氧饱和度正常的患者中，补充氧气并无益处
     b. 硝酸甘油：通过减少冠状动脉痉挛来增加氧供应，通过减少心室前负荷来减少氧消耗。持续缺血性不适的患者应每 5 min 接受舌下含服硝酸甘油，共三剂，之后应评估静脉注射硝酸甘油的需求。静脉注射硝酸甘油适用于缓解持续的缺血性不适、控制高血压或管理肺充血。不应给收缩压＜ 90 mmHg 或低于基线≥ 30 mmHg 或严重心动过缓（＜ 50 次 / 分）、心动过速（＞ 100 次 / 分）或疑似右心室梗死的患者服用硝酸盐。对于在过去 24 h 内（他达拉非为 48 h）因勃起功能障碍而接受磷酸二酯酶抑制剂治疗的患者，不应使用硝酸盐
     c. 足够的镇痛：硫酸吗啡 2 ～ 4 mg 静脉注射，最初以 2 ～ 8 mg 静脉注射为增量，间隔 5 ～ 10 min，可用于硝酸甘油未缓解的严重疼痛。吗啡可以减少焦虑和疼痛引起的儿茶酚胺激增，特别是前壁心肌梗死患者，这反过来可以降低心率和肺毛细血管楔压（PCWP），增加心脏作功量和氧气需求，导致缺血和肺充血减少。吗啡引起的低血压可以用盐水进行细致静脉水合来治疗。如果出现窦性心动过缓伴低血压，可使用阿托品（0.5 ～ 1.0 mg 静脉注射每 5 min 必要时使用，总剂量为 2.5 mg）。吗啡引起的呼吸抑制可用纳洛酮 0.8 mg 逆转。硫酸吗啡和硝酸甘油应避免用于右心室受累的患者，这些患者通常出现心动过缓和低血压。在这些情况下，疼痛管理前应优先进行静脉注射哌替啶 25 ～ 50 mg，每 4 h，并联合非那根 12.5 mg，以防止恶心和（或）呕吐。用生理盐水支持血压对维持足够的血流动力学至关重要，直到实现最佳的血运重建
     d. 阿司匹林 162 ～ 325 mg 口服应粉碎和咀嚼，以增强药物

吸收和输送效果。应尽快给药并无限期持续，每日 81 mg。根据临床和心电图结果，如果患者被怀疑冠状动脉解剖需要冠状动脉旁路移植术而不是冠状动脉介入治疗，应继续服用阿司匹林。应避免使用 P2Y12 拮抗剂（坎格雷洛除外），因为它们会增加围术期出血风险；氯吡格雷和替卡格雷治疗后，非体外循环手术应推迟至少 24 h。如果血运重建的益处超过出血的风险，可以考虑在氯吡格雷或替卡格雷治疗后 24 h 内进行非体外循环手术。然而，如果冠状动脉疾病可能受益于单独的经皮冠状动脉介入治疗，那么负荷剂量的氯吡格雷 600 mg 或 300 mg 或替卡格雷 180 mg 口服或普拉格雷 60 mg 应尽早给药，且不晚于经皮冠状动脉介入治疗后 1 h。P2Y12 拮抗剂应在急性冠脉综合征或初次经皮冠状动脉介入治疗后至少持续使用 1 年。普拉格雷仅在接受血运重建的心肌梗死患者中显示出显著的净临床益处（MACE 与出血并发症），不应用于未进行血运重建的患者。替格雷洛或氯吡格雷可用于进行或未进行基于导管血运重建的心肌梗死患者。坎格雷洛是最新的直接作用的 P2Y12 拮抗剂。它的化学结构与 ATP 相似，半衰期为 3 ～ 6 min，对 P2Y12 拮抗剂不敏感的患者在初次经皮冠状动脉介入治疗时给予静脉推注加 120 min 输注。它是在 2015 年冠军凤凰城试验后获得 FDA 批准的。氯吡格雷和普拉格雷应在其输注结束后开始。替卡格雷负荷剂量可在输注过程中给予。考虑到快速起效和清除时间，在诊断为高危急性心肌梗死时，可以在急诊室开始使用坎格瑞洛，而不考虑手术或基于导管的血运重建术

2. 对于仅接受纤溶药物治疗或不植入支架的球囊血管成形术患者，P2Y12 拮抗剂可仅给药 14 天。氯吡格雷建议用于纤溶后患者
3. NSTEMI 和 STEMI 的所有患者（纤溶治疗或侵入性血运重建术）都建议使用普通肝素（UFH）。由于肝素诱导的血小板减少症的风险，在没有持续适应证的情况下，经皮冠状动脉介入治疗或纤溶治疗后，UFH 输注不应超过 48 h。与 UFH 相比，接受缺血指导治疗的 NSTEMI 患者，低分子量肝素（LMWH）显示出比 UFH 更好的 MACE 结果。

这种益处在血运重建患者中并不显著。与 UFH 相比，比伐卢定与 STEMI 患者较低的 MACE 和出血事件相关。然而，它增加了支架内血栓形成的风险。在接受经皮冠状动脉介入治疗的 NSTEMI 患者可以使用 LMWH、比伐卢定和 UFH

4. β 受体阻滞剂一般应用于所有没有休克迹象的患者。表 28-6 总结了 STEMI 患者的 β 受体阻滞剂治疗建议。β 受体阻滞剂有助于降低心肌耗氧量和防止快速性心律失常。

表 28-6　β 受体阻滞剂治疗 ST 段抬高型心肌梗死（STEMI）的建议

推荐	推荐类别	证据等级
对于没有以下任何症状的 STEMI 患者，应在最初 24 h 内开始口服 β 受体阻滞剂： 心力衰竭迹象或低输出状态证据增加 心源性休克的风险 *： • 年龄＞ 70 岁 • 收缩压＜ 120 mmHg • 窦性心动过速＞ 110 次 / 分或心率＜ 60 次 / 分 • 自 STEMI 症状出现后发作时间增加 口服 β 受体阻滞剂的其他相对禁忌证： • PR 间期长于 0.24 s • 二度或三度心脏传导阻滞 • 活动性哮喘或反应性气道疾病	Ⅰ	B
所有 STEMI 且无禁忌证的患者住院期间和住院后都应继续使用 β 受体阻滞剂	Ⅰ	B
在 STEMI 后的前 24 h 内首次出现 β 受体阻滞剂禁忌证的患者应重新评估，以确定其随后的使用资格	Ⅰ	C
初次采取静脉注射 β 受体阻滞剂治疗 STEMI 患者是合理的，高血压或持续缺血的患者没有禁忌证	Ⅱa	B

* 存在的风险因素越多，发生心源性休克的风险就越高

Modified from O'Gara PT et al：2013 ACCF/AHA guideline for the management of ST-elevation myocardial infarction：a report of the American College of Cardiology Foundation/American Heart Association Task Force on Practice Guidelines，J Am Coll Cardiol 2013；61：e78. In Zipes DP：Braunwald's heart disease，a textbook of cardiovascular medicine，ed 11，Philadelphia，2019，Elsevier.

早期静脉注射 β 受体阻滞剂（最初 24 h 内），然后进行口服维持方案，也能有效减少复发性梗死和缺血。对于没有以下任何症状［心力衰竭迹象、低输出状态证据、窦性心动过速、心源性休克风险增加或其他使用禁忌证（心动过缓、PR 间期长于 0.24 s、二度或三度心脏传导阻滞、活动性哮喘或反应性气道疾病）］的心肌梗死患者，应在最初 24 h 内开始口服 β 受体阻滞剂

对于所有心肌梗死且无禁忌证患者，住院期间和住院后应继续使用，至少使用 2 年。在心肌梗死后的前 24 h 内有首次使用 β 受体阻滞剂禁忌证的患者应重新评估，以确定其随后的使用资格。在出现心肌梗死的患者中静脉注射 β 受体阻滞剂是合理的，高血压或持续缺血患者无禁忌证

5. 在急性心肌梗死患者中，使用药物洗脱支架治疗可降低死亡率，与使用裸金属支架的治疗相比，减少重复血运重建治疗的需要
6. DAPT 疗法和原发性 PCI 时代的血小板膜糖蛋白（GP）Ⅱb/Ⅲa 抑制剂未能显示出“上游”治疗的益处。阿昔单抗可能在初次经皮冠状动脉介入治疗中出现大血栓负荷时有用。对于接受比伐卢定作为主要抗凝剂的患者，不建议常规辅助使用 GP Ⅱb/Ⅲa 抑制剂，但在选定的病例中，可考虑将其作为辅助或“保释（bail-out）”治疗。对于具有高风险特征且未经 P2Y12 拮抗剂充分预处理的急性冠脉综合征患者，在经皮冠状动脉介入治疗时给予 GP Ⅱb/Ⅲa 抑制剂是有用的。

慢性期治疗

- 所有心肌梗死患者的出院药物（除非禁忌）应包括抗缺血药物（如硝酸甘油、β 受体阻滞剂）、降脂药物和抗血小板治疗［阿司匹林和（或）P2Y12 拮抗剂］
- 阿司匹林，每日 81 mg，但应无限期持续，除非不耐受（如胃肠道出血）。心肌梗死（MI）患者，氯吡格雷 75 mg 每日口服；每日 90 mg 替卡格雷或 10 mg 普拉格雷，可与阿司匹林联合使用，并应在放置药物洗脱支架后至少 12 个月内持续使用，不得中断；而阿司匹林应该无限期持续下去。在高出血风险或明显出血的情况下，考虑在 6 个月后停用 P2Y12 拮

抗剂（图 28-6）。P2Y12 拮抗剂与阿司匹林联合使用可降低复发心肌梗死和支架内血栓形成的风险。如果有一个选择性的手术干预悬而未决，建议推迟手术，直到 P2Y12 拮抗剂治疗的整个过程完成

- 血管紧张素转化酶抑制剂（ACEI）应在心肌梗死的前 24 h 内开始应用于所有心肌梗死伴前壁梗死、肺充血或左心室射血分数＜ 40%，且无低血压的患者。在急性心肌梗死期间和之

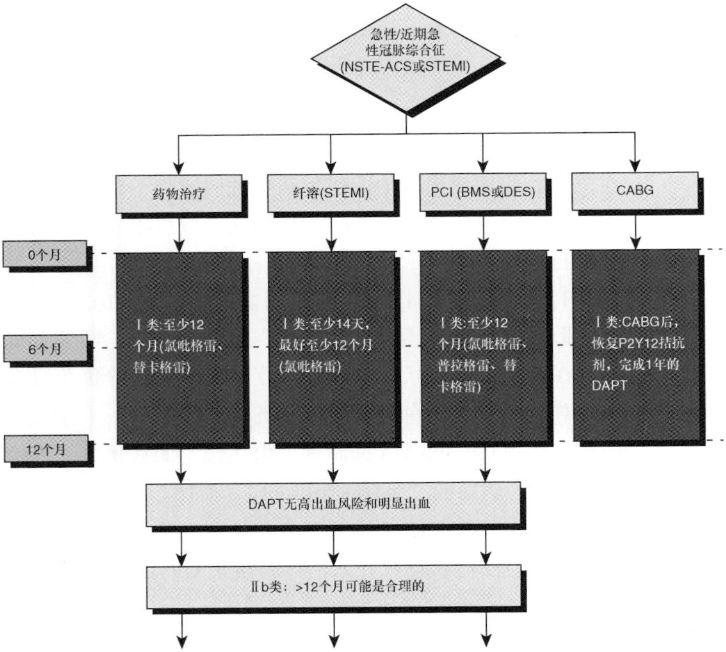

图 28-6　ACC/AHA 指南对近期急性冠脉综合征（ACS，包括 STEMI）患者抗血小板药物的持续时间和选择的建议。阿司匹林治疗通常在急性冠脉综合征后无限期持续。在 DES 植入后接受双重抗血小板治疗（DAPT）的患者中，出血风险高（如使用口服抗凝剂治疗、有重大颅内手术）或出现明显出血的患者，6 个月后停止 P2Y12 拮抗剂治疗 ACS 可能是合理的。没有确定延长的 DAPT 最佳持续时间。BMS，裸金属支架；CABG，冠状动脉旁路移植术；DES，药物洗脱支架；NSTE-ACS，非 ST 段抬高型急性冠脉综合征；PCI，经皮冠状动脉介入治疗；STEMI，ST 段抬高型心肌梗死。（Modified from Levine GN et al：2016 ACC/AHA guideline focused update on duration of dual antiplatelet therapy in patients with coronary artery disease，J Am Coll Cardiol 2016；68（10）：1082-115. In Zipes DP：Braunwald's heart disease，a textbook of cardiovascular medicine，ed 11，Philadelphia，2019，Elsevier.）

后，它们可减少左心室功能障碍和扩张，并减缓心力衰竭的进展。血管紧张素受体阻滞剂（ARB）应给予有适应证但对 ACEI 不耐受的患者。由于有低血压的风险，不应在 STEMI 的前 24 h 内给予静脉注射 ACEI。ARB 与 ACEI 相比没有优势，只能在对 ACEI 不耐受的患者中使用

1. 常用的 ACEI 最初为雷米普利 2.5 mg 2 次 / 日口服、卡托普利 12.5 mg 2 次 / 日口服、依那普利 2.5 mg 2 次 / 日口服和赖诺普利 2.5 ～ 5 mg 1 次 / 日口服，随后根据需要进行滴定。雷米普利的死亡率比大多数 ACEI 低
2. 无并发症且 6 ～ 8 周后无左心室功能障碍迹象的患者可停用 ACEI
3. 对于左心室功能受损（射血分数＜ 40%）或临床心力衰竭的患者，ACEI 应无限期持续使用

- 对于没有明显肾功能不全（男性肌酐≤ 2.5 mg/dl，女性≤ 2.0 mg/dl）或高钾血症的心肌梗死后患者，如果已经服用 ACEI、一种 β 受体阻滞剂，且左心室射血分数＜ 40%，且有心力衰竭或糖尿病症状，则应给予长期醛固酮受体拮抗剂治疗
- 2018 年末，美国心脏病学会（ACC）推荐动脉粥样硬化性心血管疾病二级预防的 LDL 目标为＜ 70 mg/dl。高强度他汀类药物（阿托伐他汀 40 ～ 80 mg/d 或瑞舒伐他汀 20 ～ 40 mg/d）应尽早在所有心肌梗死患者中开始使用，无论其脂质状态如何，不仅是因为其降脂作用，还因为其抗炎特性（JUPITER 试验），可以稳定破裂的斑块。阿托伐他汀 80 mg/d 可以使用（PROVE-IT-TIMI 22 和 MIRACL 试验）。IMPROVE-IT 试验表明，在他汀类药物治疗中加入依泽替米贝可以减少心肌梗死患者的复发性心肌梗死和缺血性卒中。美国食品和药物管理局还批准了两种 PCSK9（前蛋白转化酶枯草杆菌蛋白酶 / kexin 9 型）抑制剂（alirocumab 和 evolocumab），用于接受最大耐受剂量他汀类药物的杂合子家族性高胆固醇血症患者或需要降低低密度脂蛋白水平的临床动脉粥样硬化性心血管疾病患者。新的 2018 年血脂指南建议对高强度他汀类药物和依泽替米贝治疗下低密度脂蛋白未达标的高危动脉粥样硬化性心血管疾病患者开始使用 PCSK9 抑制剂。由于成本问题，在开始使用 PCSK9 抑制剂之前，应始终考虑在高强度他汀类药

物中加入依泽替米贝。在住院治疗的前 24 h 内，应检查空腹血脂水平，如果合适，可停止强化治疗
- 在糖尿病患者中，HbA1c 的目标应该是低于或大约 7.0%，以减少微血管和大血管并发症。口服降糖药 GLP1（胰高血糖素样肽）激动剂（利拉鲁肽）和 SGLT2（钠-葡萄糖共转运蛋白）抑制剂（empagliflozin）对有冠心病病史的 2 型糖尿病患者的死亡率有显著益处
- ACC/AHA 2017 高血压指南建议对临床心血管疾病且平均 SBP ≥ 130 mmHg 或舒张压≥ 80 mmHg 患者开始使用降压药物，使目标血压< 130/80 mmHg

心肌梗死并发症

- 心源性休克：急诊血管重建术，PCI 或 CABG 是推荐的治疗方法
- 持续性室性心动过速：埋藏式心脏复律除颤器治疗（ICD）适用于在 STEMI 手术后超过 48 h 出现持续性室性心动过速 / 心室颤动的患者，前提是心律失常不是由短暂或可逆的缺血、再梗死或代谢异常引起的
- 心肌梗死时起搏：临时起搏适用于有症状的缓慢性心律失常，对药物治疗和血运重建无反应患者。下壁心肌梗死时的房室传导阻滞和缓慢性心律失常通常是短暂的，不需要长期起搏，通常在事件发生后 2 ～ 4 周内消退。相反，房室传导阻滞、缓慢性心律失常或前壁心肌梗死者新出现 LBBB 通常是希氏束严重破坏的标志，通常需要永久性起搏器
- 心肌梗死后心包炎：心肌梗死后心包炎可在心肌梗死后早期发生。德雷斯勒（Dressler）综合征是心肌梗死后对心肌抗原的自身免疫性炎症反应。心包炎的症状通常发生在心肌梗死后 2 ～ 3 周。心肌梗死后心包炎患者建议用阿司匹林治疗。糖皮质激素和非甾体抗炎药对 STEMI 后心包炎的治疗有潜在的危害
- 乳头肌破裂（1%）、室间隔破裂（0.2%）和游离壁破裂（1% ～ 3%）引起的严重二尖瓣反流是急性心肌梗死后可能发生的三种主要机械并发症。超声心动图有助于诊断乳头肌破裂、室间隔破裂和游离壁破裂。需进行右心导管术来显示右心室水平的氧饱和度“升高”。急诊外科修复是心室游离壁破裂、室间隔破裂和乳头肌破裂的首选治疗方法

对心肌梗死后患者的评价

- 出院前应进行无创性缺血检测，以评估未进行冠状动脉造影术且无冠状动脉造影术高危临床特征的 STEMI 患者中诱导性缺血的存在和程度。出院前可考虑评估先前在血管造影和（或）出院前确定的非梗死性动脉狭窄的功能意义，以指导出院后的运动处方
- 左心室功能评估：应测量所有 STEMI 患者的左心室射血分数。超声心动图排除疑似大面积梗死（更常见于前壁心肌梗死）患者的附壁血栓；如果怀疑有附壁血栓，则加做超声对比造影

  心脏性猝死的风险评估：最初左心室射血分数降低（＜ 40%）的患者，如果可能接受 ICD 治疗，应在第 90 天（如果没有进行血运重建，则为第 42 天）对左心室射血分数进行重新评估。当 LVEF 在 NYHA Ⅱ级或Ⅲ级心力衰竭患者中保持＜ 35% 时，或在 LVEF 患者中无论症状如何均＜ 30% 时（如果预期寿命＞ 1 年），建议使用 ICD
- 建议 STEMI 患者实施心脏康复 / 二级预防计划

预后

心肌梗死后的预后取决于多种因素：

- 新的束支传导阻滞、莫氏Ⅱ型传导阻滞和三度心脏传导阻滞对结局有不利影响
- 梗死面积：越大，心肌梗死后死亡率越高。前壁心肌梗死后，大多数患者出现显著的心肌顿抑，随后心室功能改善。较低水平的肌酸激酶，坏死范围的评估，是功能恢复的独立预测因素
- 梗死部位：下壁心肌梗死比前壁心肌梗死预后好；然而，下壁心肌梗死和右心室受累的患者有发生心律失常并发症和心源性休克的高风险
- 心肌梗死后射血分数：左心室射血分数越低，心肌梗死后死亡率越高。左心室功能障碍、心力衰竭或两者兼有的患者在心肌梗死后的前 30 天死亡风险较高
- 心肌梗死后心绞痛的存在提示死亡率很高
- 低水平运动试验的表现：试验期间 ST 段变化的存在是第一年高死亡率的预测因素
- 心包炎在心肌梗死急性期的出现增加了 1 年的死亡率

- A 型行为（竞争驱动力、雄心、敌意）与症状性心肌梗死后较低的死亡率相关
- Killip 分类是全因 30 天死亡率的独立预测因子：
  1. Killip Ⅰ级包括没有心力衰竭临床症状的个体。死亡率为 6%
  2. Killip Ⅱ级包括肺部有啰音、S3 奔马律和颈静脉压升高的个体。死亡率为 17%
  3. Killip Ⅲ级描述了患有急性肺水肿的个体。死亡率为 38%
  4. Killip Ⅳ级描述了处于心源性休克或低血压（收缩压＜90 mmHg）和外周血管收缩（少尿、发绀或出汗）的个体。死亡率为 67%
- 自我报告的急性心肌梗死前一年适度饮酒与 1 年死亡率降低相关
- 心肌梗死患者的出院药物应包括降脂药物。他汀类药物还可以通过降低低密度脂蛋白胆固醇以外的机制降低血管炎症和损伤。急性心肌梗死患者早期开始他汀类药物治疗与 1 年死亡率降低相关
- 其他不良预后因素包括吸烟、高血压或既往心肌梗死史、急性心肌梗死中存在 ST 段压低、年龄较大、糖尿病和女性（尤其是 50 岁以上的女性）。Lammintausta 和 Fonarow 报道，独居的单身男女患心脏病的风险高 60% ～ 70%。此外，研究表明，与已婚或与家人生活在一起的人相比，这些群体中猝死的风险增加了 160% 以上
- 美国每年约有 150 万患者接受经皮冠状动脉介入治疗。根据当地的实践和使用的诊断标准，这些患者中 5% ～ 30% 有围术期心肌梗死的证据。据肾小球滤过率评估估计，肾脏疾病，即使是轻微的，也是心肌梗死后心血管并发症的主要危险因素
- 尽管黑人心肌梗死患者的预后比白人患者差，但在调整患者因素和护理地点后，这些差异并没有持续存在

重点和注意事项

专家点评

- 美国每年约有 150 万患者接受经皮冠状动脉介入治疗。根据

当地的实践和使用的诊断标准，这些患者中 5% ～ 30% 有围术期心肌梗死的证据

- 如果犯罪病变在左回旋支动脉（LCX），12 导联心电图对心肌梗死的检测灵敏度较低。如果最初的 12 导联心电图不能诊断，并且高度临床怀疑急性冠脉综合征，则额外加做后胸导联（V_7 ～ V_9）来检测 LCX 闭塞是合理的
- 低血压、颈静脉压升高和肺区听诊清晰是下壁急性心肌梗死患者右心室梗死的提示。由于低血压，禁用硝酸甘油。静脉输液、正性肌力药物支持和早期再灌注是治疗的主要方面

相关内容

急性冠状动脉综合征（相关重点专题）

心绞痛（相关重点专题）

冠状动脉疾病（相关重点专题）

推荐阅读

2013 ACCF/AHA guideline for the management of ST-elevation myocardial infarction: a report of the American College of Cardiology Foundation/American Heart Association Task Force on practice guidelines, *Circulation* 127:e362-e425, 2013. Published online before print December 17.

Amsterdam EA et al: 2014 AHA/ACC guideline for the management of patients with non-ST-elevation acute coronary syndromes: executive summary: a report of the American College of Cardiology/American Heart Association Task Force on practice guidelines, *Circulation* 130:2354-2394, 2014.

Anderson JL, Morrow DA: Acute myocardial infarction, *N Engl J Med* 376:2053-2064, 2017.

Aronow WS: Office management after myocardial infarction, *Am J Med* 123:593-595, 2010.

Bagai A et al: In-hospital switching between clopidogrel and prasugrel among patients with acute myocardial infarction treated with percutaneous coronary intervention insights into contemporary practice from the National Cardiovascular Data Registry, *Circ Cardiovasc Interv* 7:585-593, 2014.

Bangalore S et al: Outcomes with invasive vs conservative management of cardiogenic shock complicating acute myocardial infarction, *Am J Med* 128:601-608, 2015.

Bangalore S et al: Trend in percutaneous coronary intervention volume following the COURAGE and BARI-2D trials—insight from over 8.1 million percutaneous coronary interventions, *Int Journal Cardiol* S0167-S5273(15):30123-30126, 2015.

Bangalore S et al: Complete versus culprit-only revascularization for ST-segment–elevation myocardial infarction and multivessel disease—a meta-analysis and trial sequential analysis of randomized trials, *Circ Cardiovasc Interv* 8(4):e002142, 2015.

Body R et al: Rapid exclusion of acute myocardial infarction in patients with undetectable troponin using a high-sensitivity assay, *J Am Coll Cardiol* 58:1332-1339, 2011.
D'Ascenzo F et al: Meta-analysis of randomized controlled trials and adjusted observational results of use of clopidogrel, aspirin, and oral anticoagulants in patients undergoing percutaneous coronary intervention, *Am J Cardiol* 115:1185-1193, 2015.
ESC Guidelines for the management of acute myocardial infarction in patients presenting with ST-segment elevation, *Eur Heart J* 33:2569-2619, 2012.
Giustino G et al: Impact of clinical presentation (stable angina pectoris vs unstable angina pectoris or non ST-elevation myocardial infarction vs ST-elevation myocardial infarction) on long-term outcomes in women undergoing percutaneous coronary intervention with drug-eluting stents, *Am J Cardiol*, in press.
Heart disease and stroke statistics—2013 update: a report from the American Heart Association, *Circulation* 127:e6-e245, 2013. Published online before print. [Accessed 12 December 2012].
Henderson RA et al: 10-year mortality outcome of a routine invasive strategy versus a selective invasive strategy in non–ST-segment elevation acute coronary syndrome—the British Heart Foundation RITA-3 Randomized Trial, *J Am Coll Cardiol* 66:511-520, 2015.
Katz G et al: Drug-eluting stents: the past, present, and future, *Curr Atheroscler Rep* 17:11, 2015.
Mehta SR et al: Complete revascularization with multivessel PCI for myocardial infarction, *N Engl J Med* 381(15):1411-1421, 2019.
Moussa ID et al: Consideration of a new definition of clinically relevant myocardial infarction after coronary revascularization—an expert consensus document from the society for cardiovascular angiography and interventions (SCAI), *J Am Coll Cardiol* 62:1563-1570, 2013.
Pancholy SB et al: Sex differences in short-term and long-term all-cause mortality among patients with ST-segment elevation myocardial infarction treated by primary percutaneous intervention—a meta-analysis, *JAMA Intern Med* 174(11):1822-1830, 2014.
Shah B et al: Temporal trends in clinical characteristics of patients without known cardiovascular disease with a first episode of myocardial infarction, *Am Heart J* 167:480-488, 2014, e1.

第 29 章　急性冠脉综合征
Acute Coronary Syndrome

Michael Johl，Pranav M. Patel

张路　译　童瑾　胡晶晶　刘娅妮　审校

基本信息

急性冠脉综合征（acute coronary syndrome，ACS）代表了一系列临床疾病，包括不稳定型心绞痛（unstable angina，UA）、非 ST 段抬高型心肌梗死（non-ST-elevation myocardial infarction，NSTEMI）和 ST 段抬高型心肌梗死（ST-elevation myocardial infarction，STEMI）。尽管 ACS 的三个亚群之间疾病严重程度有所不同，但它们具有共同的临床表现和病理生理特征。该综合征通常由动脉粥样硬化性冠状动脉疾病（coronary artery disease，CAD）和冠状动脉血流突然减少引起。在该范围内，UA 和 NSTEMI 在心电图上表现为在适当的临床环境下 ST 段抬高的缺失（即胸部不适）。NSTEMI 的另一个特点是心脏生物标志物阳性，因为缺血严重到足以导致心肌损伤。在适当的临床环境中，STEMI 的特征为心电图（ECG）上 ST 段抬高或推测新发的左束支传导阻滞。ACS 应被视为一个连续的疾病谱，因为如果不及时治疗，UA 通常会进展为心肌梗死（表 29-1）。由于这一连续性，2014 年美国心脏病学会 / 美国心脏协会（ACC/AHA）指南将 UA 和 NSTEMI 归为一类，称为非 ST 段抬高型 ACS（non-ST-elevation ACS，NSTE-ACS）。

表 29-1　急性冠脉综合征

急性冠脉综合征疾病谱			
	不稳定型心绞痛	NSTEMI	STEMI
胸部不适	1	1	1
心脏生物标志物	2	1	1
ECG 改变	TWI 和（或）ST 段压低	TWI 和（或）ST 段压低	ST 段抬高或推测为新发的左束支传导阻滞
病理生理	部分 / 短暂血栓闭塞	部分 / 短暂血栓闭塞	完全性血栓闭塞

ECG，心电图；NSTEMI，非 ST 段抬高型心肌梗死；STEMI，ST 段抬高型心肌梗死；TWI，T 波倒置

同义词

ACS
不稳定型心绞痛
NSTEMI
STEMI
急性心肌梗死

ICD-10CM 编码

I20.0　不稳定型心绞痛
I21.0 ～ I21.3　ST 段抬高型心肌梗死（STEMI）
I21.4　非 ST 段抬高型心肌梗死（NSTEMI）
I24.9　未特指的急性缺血性心脏病

流行病学和人口统计学

发病率：在美国，心血管疾病每年导致约 84.1 万人死亡。据估计，美国心脏病发作的年发病率为 72 万例新发和 33.5 万例复发。约 70% 的心肌梗死被列为 NSTEMI，其余被列为 STEMI。NSTE-ACS 患者比 STEMI 患者有更多的心脏和非心脏并发症。动脉粥样硬化性 CAD 这一基础疾病，是第一大死亡原因。

好发性别和年龄：在评估胸痛时，男性和年龄较大作为基础因子是确定 ACS 的重要临床因素。男性首次心肌梗死的平均年龄为 65.6 岁，女性为 72.0 岁。在 2005—2011 年由（美国）国家心、肺和血液研究所主办的研究中，35 ～ 84 岁患者每 1000 人中，经年龄校正的首次 MI 或致死性冠心病的平均发生例数为白人男性 3.7 例，黑人男性 5.9 例，白人女性 2.1 例，黑人女性 4.0 例。正如这项研究所指出的，心脏病对非裔美国人的影响较大（不成比例）。心脏病也是女性死亡的主要原因，超过了所有类型的癌症。

危险因素：高血压，糖尿病，血脂异常，吸烟和早发 CAD 家族史（年龄小于 55 岁的男性或年龄小于 65 岁的女性的一级亲属患有 CAD）均为 CAD 的相关危险因素。CAD 也有女性特有的危险因素，包括妊娠疾病和绝经期提前。关于危险因素的详细列表，请参见“心绞痛”一章。这些危险因素的存在导致血管内皮损伤和冠状动脉粥样硬化斑块进展。

体格检查和临床表现

- 常见症状（但不总是），包括胸部不适，可能描述为放射至肩部、颈部、下颌或背部的压榨感。典型的心绞痛位于胸骨后，由情绪或体力活动引起，休息和（或）含服硝酸甘油可缓解。与 ACS 事件相关的疼痛和不适通常是弥漫性的，而不是局部的，常伴出汗

- 女性、糖尿病、老年人（> 75 岁）和术后患者通常具有 ACS 的非典型表现
- 不稳定型心绞痛有三种典型表现：
  1. 静息型心绞痛：心绞痛发作于静息状态，持续时间通常超过 20 min
  2. 新发心绞痛：至少加拿大心血管学会（Canadian Cardiovascular Society，CCS）Ⅲ级症状的新发心绞痛（表 29-2）
  3. 心绞痛加重：既往诊断的心绞痛明显变得更频繁，持续时间更长或阈值更低（即，严重程度增加≥ 1 个 CCS 分级至至少 CCS Ⅲ级）
- “心绞痛等效症状”可能包括呼吸困难，恶心，呕吐和乏力
- NSTE-ACS 的 ECG 可能显示一过性 ST 段抬高，ST 段压低，和（或）新发 T 波倒置。确定 STEMI 的 ECG 会显示两个相邻导联 ST 段抬高至少 1 mm 或临床表现中新发左束支传导阻滞
- 单纯的体格检查结果不足以诊断 ACS。体格检查可为鉴别诊

表 29-2　心绞痛 CCS 分级

分级	阶段描述
Ⅰ	“日常体力活动不会引起……心绞痛”，如步行或爬楼梯。剧烈、快速或长时间用力工作或娱乐时会发生心绞痛
Ⅱ	“日常体力活动轻微受限”。心绞痛发生在快速行走或爬楼梯，步行上坡，饭后行走或爬楼梯，寒冷、受风或情绪紧张时；或仅在醒后的几个小时内。在正常情况下以一般速度平地步行 2 个街区和爬 1 层楼梯时发生心绞痛
Ⅲ	“日常体力活动明显受限。”在正常情况下以一般速度步行 1 ～ 2 个街区和爬 1 层楼梯时发生心绞痛
Ⅳ	“不能舒适地进行任何体力活动——休息时可能出现心绞痛症状。”

Adapted with permission from Campeau L. Grading of angina pectoris（letter），Circulation 54：522-523，1976. © 1976，American Heart Association，Inc.

From Braunwald E et al：ACC/AHA guidelines for the management of patients with unstable angina and non-ST-segment elevation myocardial infarction. A report of the American College of Cardiology/American Heart Association Task Force on Practice Guidelines（Committee on the Management of Patients With Unstable Angina），J Am Coll Cardiol 36：970-1062，2000.

断提供线索，如主动脉夹层（手臂之间的脉搏和血压差异，主动脉瓣反流杂音），心包炎（摩擦音），心脏压塞（奇脉）和气胸（呼吸音差异）。在 ACS 中，评估患者的血流动力学稳定性非常重要，因为可能存在心力衰竭的迹象。这些迹象包括颈静脉压（jugular venous pressure，JVP）升高，存在 S3 奔马律和外周水肿。心力衰竭伴 MI 的程度可以用 Killip 分级表示，Killip 分级越高，观察到的死亡率越高：

1. Killip 分级 1 级为无心力衰竭患者
2. Killip 分级 2 级包括检查有啰音、JVP 升高和 S3 的患者
3. Killip 分级 3 级包括明显肺水肿的患者
4. Killip 分级 4 级描述了心源性休克或低血压伴血管收缩证据的患者

病因学

动脉粥样硬化性 CAD 是基础病因。ACS 的高危特征是易损动脉粥样硬化斑块，通常具有薄的纤维帽和大的脂质核心。这种易损斑块最终破裂，从而导致血小板活化和聚集，导致血栓形成。STEMI 通常由冠状动脉的血栓完全性闭塞导致，而 NSTE-ACS 通常是部分闭塞。血管造影显示，在 2/3 的 STEMI 病例中，通常是冠状动脉临界病变（血管直径狭窄 30% ～ 50%）导致血管次全或完全闭塞。

Dx 诊断

鉴别诊断

类似 ACS 的胸痛可能是各种基础疾病的结果，其中一些还伴有 ECG 变化和（或）心脏生物标志物释放。例如急性肺栓塞，急性主动脉夹层，心包炎，心肌炎，肋软骨炎，肺炎，张力性气胸，穿孔性溃疡或 Boerhaave 综合征。有关胸痛的更详细鉴别诊断，请参见“心绞痛”“冠状动脉疾病”和“心肌梗死”章节。

评估

重点评估病史和体格检查、12 导联 ECG、心脏生物标志物和胸片（chest radiograph，CXR）。在疾病进程的早期，初始生物标志物可能不呈阳性。通常每 6 ～ 8 h 采集一系列生物标志物，共采集三组，以排除心肌梗死（myocardial infarction，MI），或直至达到峰值

以确定已确诊 MI 的严重程度。超声心动图可发现新的局部室壁运动异常或新的 LV 功能下降或动脉瘤形成。图 29-1 总结了对急性冠脉综合征患者的评估流程。

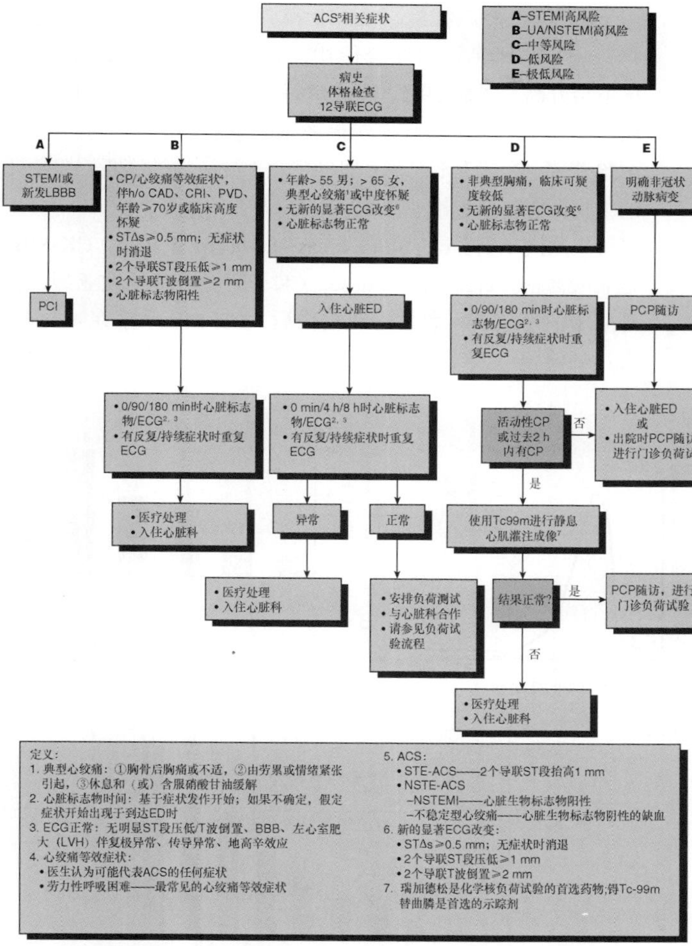

图 29-1　对急性冠脉综合征（acute coronary syndrome，ACS）患者的评估流程。CAD，冠状动脉疾病；CP，胸痛；CRI，慢性肾功能不全；ECG，心电图；ED，急诊科；h/o，病史；BBB，束支传导阻滞；NSTE，非 ST 段抬高；NSTEMI，非 ST 段抬高型心肌梗死；PCP，初级保健医生；PVD，周围血管疾病；STE，ST 段抬高；STEMI，ST 段抬高型心肌梗死。（From Adams JG et al：Emergency medicine，clinical essentials，ed 2，Philadelphia，2013，Elsevier.）

实验室检查：

- 生物标志物，特别是上升和（或）下降模式在急性冠脉综合征（ACS）的早期发现和诊断中起着重要作用。虽然肌钙蛋白对急性心肌梗死的诊断至关重要，但其他标志物也证实可用于急性胸痛和 ACS。CK-MB 和肌红蛋白是两种传统标志物，经常与肌钙蛋白联合使用，在 NSTEMI 或 STEMI 的情况下会升高。见图 29-2，A 表示每个生物标志物释放的时间。肌钙蛋白 I 是心肌细胞损伤最敏感的生物标志物，也可预测 ACS 患者 42 天的死亡率。肌钙蛋白 I 被认为是诊断心肌梗死的生物标志物金标准（图 29-2，B）
- 肌酸激酶同工酶（creatinine kinase-myocardial band，CK-MB）是肌酸激酶（creatinine kinase，CK）的心脏特异性亚型，在心肌中浓度较高。急性心肌损伤后，CK-MB 水平在 4 ～ 6 h 内达到峰值。其半衰期较短，可在事件发生后 24 ～ 48 h 内

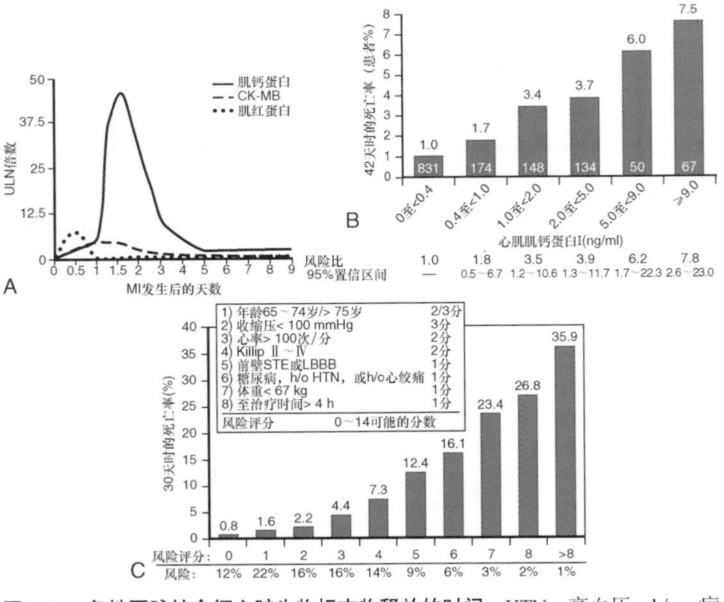

图 29-2　急性冠脉综合征心脏生物标志物释放的时间。HTN，高血压；h/o，病史；LBBB，左束支传导阻滞；MI，心肌梗死；STE，ST 段抬高；ULN，正常值上限。（Modified from Shapiro BP，Jaffe AS：Cardiac biomarkers. In Murphy JG，Lloyd MA［eds］：Mayo Clinic cardiology：concise textbook，ed 3，Rochester，MN：Mayo Clinic Scientific Press and New York，2007，Informa Healthcare USA，pp 773-780；and Anderson JL et al：J Am Coll Cardiol 50：e1-e157，2007，Fig. 5.）

恢复正常。因此，CK-MB 在评估患者再梗死可能时尤其有用，因为肌钙蛋白水平通常在急性心肌梗死后 2 周内持续升高

- 不能认为心肌梗死是肌钙蛋白水平升高的唯一原因。心脏疾病，包括心律失常、低血压 / 高血压、心力衰竭和心肌炎，是一些可导致其水平升高的常见疾病。非心脏疾病，包括肾衰竭、败血症、呼吸衰竭和神经系统疾病，也可能导致肌钙蛋白升高
- 同时，其他生物标志物也具有显著的预后价值。B 型利钠肽（BNP）检测在 2014 年 NSTE-ACS 指南中被推荐为Ⅱb 类，用作 MI 患者的预后工具。STEMI 初次就诊时 BNP ＞ 80 预示死亡风险较高

风险模型和风险评分

风险模型和评分，如 TIMI（参见“心肌梗死”一章中的“风险评估”）、PURSUIT，和基于临床、心电图和实验室数据的 GRACE 有助于区分短期和中期不良结局的高风险与低风险患者（图 29-2，C）。

影像学检查

- CXR 辅助评估容量超负荷和可能的纵隔增宽，这可能提示主动脉夹层。CXR 可用于评估肺炎、气胸和其他引起胸痛的肺部原因
- 对于 ECG 和心脏生物标志物不能诊断但根据病史高度怀疑 ACS 的患者，超声心动图可能有助于评估左心室（left ventricular，LV）功能和局部室壁运动异常
- 12 导联心电图结果正常、肌钙蛋白结果阴性和无冠状动脉疾病史的可能患有 ACS 的患者可以进行冠状动脉 CT 血管造影（Ⅱa 类）
- 心脏负荷试验（平板 ECG，负荷超声心动图或负荷核素灌注显像）可能有助于进一步诊断这些患者并对其进行危险分层（参见“冠状动脉疾病”一章）
- 冠状动脉造影 / 心导管术将显示冠状动脉管腔不规则 / 狭窄病变。在接受冠状动脉造影的 ACS 患者中，大约 25% 的患者患有单支血管病变，25% 患有两支血管病变，25% 患有三支血管病变，10% 的患者有左主干病变，15% 的患者冠状动脉狭窄程度＜ 50% 或冠状动脉正常

Rx 治疗

NSTE-ACS 患者的总体治疗目标是缓解心肌缺血和预防心血管事件复发。需要抗血栓治疗以减轻血栓负荷，防止血栓进一步形成，改善冠状动脉血流。需要血运重建以防止进一步事件发生和改善冠状动脉腔内的血流。对于 STEMI 患者，目标是即刻再灌注治疗，无论是药物（即溶栓）还是器械［即经皮冠状动脉介入治疗（percutaneous coronary intervention，PCI）］，从缺血发作到血运重建的时间是重要的预后因素。到具有 PCI 能力的医院就诊的 STEMI 患者应在首次医疗接触后 90 min 内接受直接 PCI 治疗（图 29-3 和图 29-4）。在无

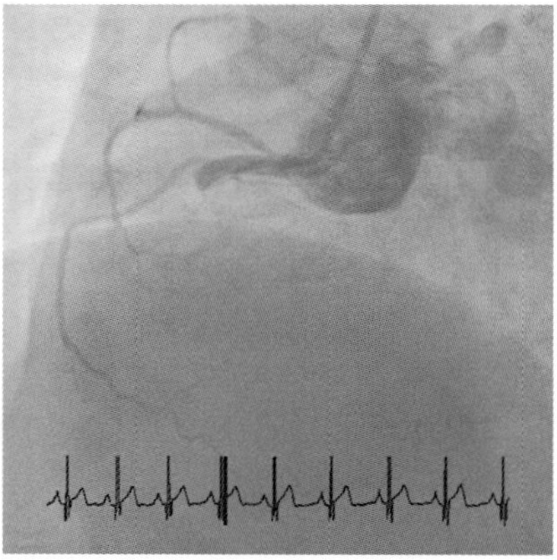

图 29-3　ST 段抬高型心肌梗死时右冠状动脉近端完全闭塞

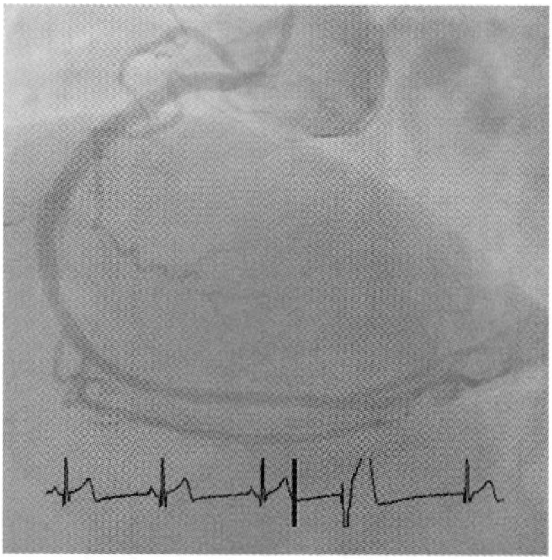

图 29-4　成功行经皮冠状动脉支架植入术后的 ST 段抬高型心肌梗死患者的右冠状动脉显影

PCI 能力的医院，首次就诊至接受球囊扩张时间超过 120 min，如果不存在禁忌证，应给予纤溶治疗；初步诊断 STEMI 后 24 h 不应给予纤溶治疗。纤溶治疗的绝对禁忌证包括：有颅内出血史，已知的结构性脑血管病变，已知的颅内肿瘤，近 3 个月的缺血性卒中，疑似主动脉夹层，活动性出血，近 3 个月的头部创伤或近 2 个月的颅内手术。相对禁忌证包括 3 个月以前的缺血性卒中，痴呆，3 周内的大手术，目前口服抗凝治疗，和创伤性或长时间心肺复苏（CPR）。

非药物治疗

- STEMI 是一种医学急症，需要立即进行再灌注治疗；最好的选择是经心导管术直接 PCI。指南要求目标：就诊至血管球囊扩张时间≤ 90 min
- NSTE-ACS 患者应结合心脏会诊服务进行风险分层。风险评分，如 TIMI 和 GRACE 评分，可以用来决定是采取早期侵入性策略还是缺血指导策略。总体而言，在风险较高（即，TIMI 评分＞ 3 或 GRACE ＞ 140）的患者中，早期侵入性策略与较好的结局相关，包括发病 4 ～ 24 h 内心导管术及随后的 PCI 或冠状动脉旁路移植术（coronary artery bypass grafting，CABG）的血运重建。缺血指导策略包括积极的药物治疗及血运重建，仅在缺血复发或由无创性检查记录到时进行。这仅适用于经选择的低风险评分患者（TIMI 评分 0 ～ 2）。早期侵入性策略可根据时间进一步分层：
  1. 即刻（2 h 内）：有顽固性或复发性心绞痛的患者，尽管采取了最佳初始治疗，但有心力衰竭症状或体征，新发或恶化的二尖瓣反流，血流动力学不稳定，持续性室性心动过速或心室颤动
  2. 早期（24 h 内）：无直接特征，但有新的 ST 段压低，GRACE 风险评分＞ 140 或肌钙蛋白的时间性变化
  3. 延迟侵入性（25 ～ 72 h）：无即刻或早期特征，但肾功能不全，左心室射血分数＜ 40%，早期梗死后心绞痛，在过去 6 个月内有 PCI 史，既往冠状动脉旁路移植术，GRACE 风险评分 109 ～ 140 或 TIMI 评分≥ 2
- 建议对所有 ACS 患者进行连续心电图监测。对于动脉血氧饱和度低于 90%、呼吸窘迫或其他低氧血症高危特征的患者，应给予补氧。应使用手指脉搏血氧饱和度来评估动脉血氧饱和度

急性期治疗

- 表 29-3 总结了 NSTE-ACS 患者管理早期的医院治疗阶段标准药物治疗建议

表 29-3　非 ST 段抬高型急性冠脉综合征（non-ST-elevation acute coronary syndromes，NSTE-ACS）患者管理早期的医院治疗阶段标准药物治疗建议

建议	COR	LOE
氧气		
仅在氧饱和度＜ 90%、呼吸窘迫或存在低氧血症的其他高风险特征时给予吸氧	Ⅰ	C
硝酸酯类		
每 5 min 给予舌下 NTG 共 3 次以治疗持续性缺血性疼痛，然后评估是否需要 IV NTG。	Ⅰ	C
对持续性缺血、HF 或高血压给予 IV NTG。	Ⅰ	B
近期使用磷酸二酯酶抑制剂者禁用硝酸酯类药物	Ⅲ：有害	B
镇痛治疗		
硫酸吗啡治疗尽管已给予最大耐受限度的抗缺血药物仍持续存在的缺血性胸痛可能是合理的	Ⅱb	B
NSAIDs（阿司匹林除外）不应在 NSTE-ACS 住院初期开始使用，并应停止使用，因为使用它们会增加 MACE 的风险	Ⅲ：有害	B
β 受体阻滞剂		
在无 HF、低输出量状态、心源性休克风险或其他 β 受体阻滞剂禁忌的情况下，在第一个 24 h 内开始口服 β 受体阻滞剂	Ⅰ	A
推荐使用琥珀酸美托洛尔缓释剂、卡维地洛或比索洛尔等 β 受体阻滞剂用于 NSTE-ACS、稳定型心力衰竭和收缩功能下降的患者的治疗	Ⅰ	C
重新评估以确定最初有 β 受体阻滞剂禁忌证患者的后续使用资格	Ⅰ	C
对于 LV 功能正常的 NSTE-ACS 患者，继续 β 受体阻滞剂治疗是合理的	Ⅱa	C
当存在休克的危险因素时，IV β 受体阻滞剂是潜在的有害因素	Ⅲ：有害	B

续表

建议	COR	LOE
钙通道阻滞剂（calcium channel blockers，CCB）		
在无 LV 功能不全、心源性休克风险增加、PR 间期＞0.24 s 或未应用心脏起搏器的二度或三度房室传导阻滞的情况下，具有复发性缺血和 β 受体阻滞剂禁忌的患者给予非二氢吡啶类 CCB 初始治疗	Ⅰ	B
在无禁忌证的情况下，使用 β 受体阻滞剂和硝酸酯类药物后复发性缺血的患者给予口服非二氢吡啶类钙通道阻滞剂	Ⅰ	C
当 β 受体阻滞剂不成功、禁用或引起不可接受的副作用时，推荐使用 CCB 治疗缺血性症状 *	Ⅰ	C
建议冠状动脉痉挛患者使用长效 CCB 和硝酸酯类药物	Ⅰ	C
在没有 β 受体阻滞剂的情况下，禁用速释硝苯地平	Ⅲ：有害	B
胆固醇管理		
无禁忌证的患者开始或继续高强度他汀类药物治疗	Ⅰ	A
最好在 24 h 内获得空腹血脂谱	Ⅱa	C

* 应避免使用短效二氢吡啶类钙通道阻滞剂

COR，推荐类别；HF，心力衰竭；IV，静脉内；LOE，证据等级；LV，左心室；MACE，主要不良心血管事件；N/A，不可用；NSAIDs，非甾体抗炎药；NTG，硝酸甘油。

From Amsterdam EA et al：2014 AHA/ACC guideline for the management of patients with non-ST-elevation acute coronary syndromes：A report of the American College of Cardiology/American Heart Association task force on practice guidelines. J Am Coll Cardiol 64：e139-228，2014 in Zipes DP：Braunwald's heart disease，a textbook of cardiovascular medicine，ed 11，Philadelphia，2019，Elsevier.

- 抗血栓治疗（表 29-4）对治疗 ACS 的基础病理生理状态至关重要。包括给予抗血小板药物和抗凝药物（表 29-5）
- 抗血小板药物（表 29-6）抑制血小板活化和聚集。阿司匹林是一种环氧化酶抑制剂，可以阻止血小板聚集，应在没有禁忌证的情况下应用于所有 ACS 患者
- 所有 ACS 患者应接受 162 ～ 325 mg 负荷剂量非肠溶的阿司匹林咀嚼片，以提供其抗血小板作用的高血药浓度。此后，每日剂量 81 mg 应无限期维持
- 氯吡格雷是一种噻吩吡啶类药物，可抑制血小板活化和聚集。所有 ACS 患者均应使用该药，时间取决于临床情况和管理策略。需要 300 ～ 600 mg 的负荷剂量，然后是每日 75 mg。

表 29-4　抗血栓治疗建议摘要

建议	剂量，特殊注意事项	COR	LOE
阿司匹林			
所有患者就诊后立即给予非肠溶阿司匹林	162 ～ 325 mg	Ⅰ	A
阿司匹林维持剂量无限期持续	81 ～ 325 mg/d*	Ⅰ	A
P2Y12 拮抗剂			
无法服用阿司匹林的患者在氯吡格雷负荷剂量后接受每日维持剂量	75 mg	Ⅰ	B
除阿司匹林外，P2Y12 拮抗剂用于最初接受早期侵入性或初始缺血指导策略治疗的患者疗程长达 12 个月：		Ⅰ	B
• 氯吡格雷	300 或 600 mg 负荷剂量，然后 75 mg/d		
• 替格瑞洛	180 mg 负荷剂量，然后 90 mg 每日 2 次		
在接受冠状动脉支架治疗的 PCI 术后患者中，P2Y12 拮抗剂治疗（氯吡格雷、普拉格雷或替格瑞洛）持续至少 12 个月	N/A	Ⅰ	B
对于接受早期侵入性或缺血指导策略治疗的患者，替格瑞洛优于氯吡格雷	N/A	Ⅱa	B
糖蛋白（Glycoprotein，GP）Ⅱb/Ⅲa 抑制剂			
GP Ⅱb/Ⅲa 抑制剂在接受早期侵入性策略和具有中 / 高风险特征（例如肌钙蛋白阳性）的 DAPT 治疗患者中的应用	首选药物为依替巴肽或替罗非班	Ⅱb	B
肠外抗凝和纤溶治疗			
住院期间或直至行 PCI 给予 SC 依诺肝素	1 mg/kg SC，每 12 h 一次［CrCl ＜ 30 ml/min 的患者减	Ⅰ	A

续表

建议	剂量，特殊注意事项	COR	LOE
	量至 1 mg/（kg·d）SC］ 经选患者初始 30 mg IV 负荷剂量		
比伐卢定仅用于早期侵入性策略患者，直至进行诊断性血管造影或 PCI	负荷剂量 0.10 mg/kg，随后 0.25 mg/（kg·h），仅在同时接受 DAPT 治疗的患者中临时使用 GP Ⅱb/Ⅲa 抑制剂	Ⅰ	B
住院期间或直至行 PCI 给予 SC 磺达肝癸钠	每天 2.5 mg SC	Ⅰ	B
如果患者在磺达肝癸钠治疗期间进行 PCI，则给予具有抗Ⅱa 活性的额外抗凝剂	N/A	Ⅰ	B
IV UFH 48 h 或直至进行 PCI	初始负荷剂量 60 IU/kg（最大 4000 IU），初始输注 12 IU/（kg·h）（最大 1000 IU/h）调整至治疗性 APTT 范围	Ⅰ	B
NSTE-ACS 患者不推荐 IV 纤溶治疗	N/A	Ⅲ：有害	A

* 与替格瑞洛联合使用的阿司匹林的推荐维持剂量为每日 81 mg。

APTT，活化部分凝血活酶时间；COR，推荐类别；CrCl，肌酐清除率；DAPT，双联抗血小板治疗；IV，静脉内；LOE，证据等级；N/A，不适用；NSTE-ACS，非 ST 段抬高型急性冠脉综合征；PCI，经皮冠状动脉介入治疗；SC，皮下；UFH，普通肝素。

Modified from Amsterdam EA et al：2014 AHA/ACC guideline for the management of patients with non-ST-elevation acute coronary syndromes：a report of the American College of Cardiology/American Heart Association task force on practice guidelines. J Am Coll Cardiol 64：e139-228，2014，in Zipes DP：Braunwald's heart disease，a textbook of cardiovascular medicine，ed 11，Philadelphia，2019，Elsevier.

表 29-5　2014 年非 ST 段抬高型急性冠脉综合征患者使用抗血栓药物的指南建议

抗血小板治疗
所有就诊时无禁忌证的患者均应给予非肠溶、咀嚼式阿司匹林（162 ～ 325 mg），并无限期持续给予维持剂量的阿司匹林（81 ～ 325 mg/d）
在因超敏反应或严重胃肠道不耐受而无法服用阿司匹林的患者中，应以负荷剂量氯吡格雷（300 或 600 mg），随后每日维持剂量 75 mg 替代
氯吡格雷或替格瑞洛最初可与早期侵入性或缺血指导策略联合使用（COR Ⅰ，LOE B）。

续表

作为初始治疗，替格瑞洛可能优于氯吡格雷（COR Ⅱa，LOE B）
在接受替格瑞洛治疗的患者中，首选阿司匹林维持剂量为 81 mg/d
仅在接受冠状动脉支架的患者中使用普拉格雷（COR Ⅰ，LOE B）
糖蛋白（GP）Ⅱb/Ⅲa 抑制剂的使用主要保留在 P2Y12 拮抗剂预治疗不充分的高危患者（COR Ⅰ，LOE A）或 P2Y12 拮抗剂预治疗充分但具有高危特征的患者（COR Ⅱa，LOE B）PCI 时
大手术前至少 5 天应停用氯吡格雷和替格瑞洛（COR Ⅰ，LOE B），至少 7 天应停用普拉格雷（COR Ⅰ，LOE C）
抗凝治疗
建议在就诊时使用依诺肝素（COR Ⅰ，LOE A）；其他选择包括普通肝素（UFH）（COR Ⅰ，LOE B）和磺达肝癸钠（COR Ⅰ，LOE B）。如果计划早期侵入性策略，也可以选择比伐卢定（COR Ⅰ，LOE B）
如果最初使用磺达肝癸钠，在 PCI 术前或术中添加 UFH 或比伐卢定以预防导管相关血栓形成（COR Ⅰ，LOE B）
在行 PCI 的高出血风险患者中比伐卢定优于 UFH 加 GP Ⅱb/Ⅲa 抑制剂（COR Ⅱa，LOE B）
如果依诺肝素用作初始抗凝剂，则在 PCI 期间使用它是合理的（COR Ⅱb，LOE B）

COR，推荐类别；LOE，证据等级；PCI，经皮冠状动脉介入治疗。
Modified from Eisen A，Giugliano RP. Antiplatelet and anticoagulation treatment in patients with non-ST-segment elevation acute coronary syndrome：comparison of the updated North American and European guidelines. Cardiol Rev 24：170-6，2016；and Amsterdam EA et al：2014 AHA/ACC guideline for the management of patients with non-ST-elevation acute coronary syndromes：a report of the American College of Cardiology/American Heart Association Task Force on Practice Guidelines. J Am Coll Cardiol 64：e139-228，2014，in Zipes DP：Braunwald's heart disease，a textbook of cardiovascular medicine，ed 11，Philadelphia，2019，Elsevier.

表 29-6　急性冠脉综合征治疗中常用的口服抗血小板药物的药理学特征

特征	阿司匹林	ADP 受体拮抗剂		
		氯吡格雷	普拉格雷	替格瑞洛
分类	COX 抑制剂	噻吩并吡啶（第二代）	噻吩并吡啶（第三代）	环戊基三唑并嘧啶
靶点	COX-1	P2Y12	P2Y12	P2Y12
剂量	162～325 mg 负荷剂量；75～325 mg/d 维持剂量	300～600 mg 负荷剂量；75 mg/d 维持剂量	60 mg 负荷剂量；10 mg/d 维持剂量	180 mg 负荷剂量；90 mg bid 维持剂量

续表

特征	阿司匹林	ADP 受体拮抗剂		
		氯吡格雷	普拉格雷	替格瑞洛
前体药物	否	是	是	否
起效时间[a]	＜ 1 h	4 ～ 6 h[b]	＜ 1 h	＜ 1 h
药物半衰期	20 min	数分钟	数分钟	12 h
可逆性	否	否	否	是

ADP，二磷酸腺苷；bid，每日 2 次；COX，环氧化酶

[a] 负荷剂量后

[b] 在入组 COMMIT 试验且未接受负荷剂量的患者中，在第 1 个小时后观察到抗血栓获益增加，但在 4 ～ 6 h 后才观察到最大效应

From Hoffman R et al：Hematology，basic principles and practice，ed 7，Philadelphia，2018，Elsevier.

CABG 前应停用至少 5 天。如果患者在过敏或严重胃肠道不耐受的情况下无法服用阿司匹林，则应开始服用负荷剂量的氯吡格雷，然后进行每日维持治疗

- 可以替代氯吡格雷的其他抗血小板药物包括普拉格雷和替格瑞洛。替格瑞洛的半衰期为 12 h，起效更快，效用更强。与氯吡格雷相比，应用替格瑞洛的 NSTE-ACS 患者因血管原因、MI 和卒中导致的死亡减少。这种获益仅限于每天服用阿司匹林 75 ～ 100 mg 的患者。普拉格雷不推荐用于 NSTE-ACS 患者。多项研究证实，服用普拉格雷的患者，尤其是有脑血管事件病史的患者，出血发生率增加。坎格雷洛是一种静脉注射 ADP-P2Y12 拮抗剂，考虑到其初始作用和快速血小板恢复时间，可在侵入性策略之前在急诊科用作初步负荷。通常，所有的 ACS 患者都应该使用两种抗血小板药物，并且应该持续 12 个月，无论是缺血指导策略还是侵入性策略
- 糖蛋白（GP）Ⅱb/Ⅲa 抑制剂（表 29-7）可考虑用作除阿司匹林之外的静脉抗血小板治疗，用于计划进行侵入性策略的中或高风险 NSTE-ACS 患者（Ⅱb 类）。对于 NSTE-ACS 患者，依替巴肽和替罗非班是优于阿昔单抗的首选药物；然而，对于接受直接 PCI 的 STEMI 患者，静注阿昔单抗具有与替罗非班和依替巴肽相同的Ⅱa 类适应证
- 所有 ACS 患者均应给予抗凝药物，无论初始治疗策略如何。

表 29-7 急性冠脉综合征中应用的静脉抗血小板药物的药理学特征

特征	GP Ⅱb/Ⅲa 抑制剂			ADP 受体拮抗剂
	阿昔单抗	依替巴肽	替罗非班	坎格雷洛
分类	Fab 片段	非肽类	环七肽	非噻吩并吡啶
起效	快速	快速	快速	快速
药物半衰期	10 ～ 30 min	2 h	2.5 h	3 ～ 6min
血小板抑制的可逆性	缓慢	快速	快速	快速
排泄	未知	肾脏：40%～70%	肾脏：50%	去磷酸化

ADP，二磷酸腺苷；GP，糖蛋白

From Hoffman R et al：Hematology，basic principles and practice，ed 7，Philadelphia，2018，Elsevier.

（译者注：原文有误；依替巴肽应属环七肽类，替罗非班应属非肽类抑制剂）

治疗选择包括普通肝素（unfractionated heparin，UFH），或低分子量肝素（依诺肝素），或Ⅹa 因子抑制剂如磺达肝癸钠，或直接凝血酶抑制剂如比伐卢定（表 29-8）

- 对于 STEMI，可使用磺达肝癸钠进行抗凝。与 UFH 或 LMWH 相比，已证实其可减少出血并发症。但是，由于存在导管血栓形成的风险，不应将其作为 PCI 的唯一抗凝剂
- 比伐卢定是一种可逆的直接凝血酶抑制剂，在接受直接 PCI 的 STEMI 患者（HORIZONS AMI 试验）中可考虑作为 UFH 和 GP Ⅱb/Ⅲa 抑制剂的替代药物。当在 STEMI 和 PCI 患者中比较比伐卢定与 UFH 联合 GP Ⅱb/Ⅲa 抑制剂时，观察到出血更少以及短期和长期心脏事件和总死亡率减少。比伐卢定没有肝素诱导的血小板减少症的风险，观察到更少的出血，并且可以通过活化凝血时间在干预期间监测抗凝效果。在 ACUITY 试验的报告中，UA/NSTEMI 患者单用比伐卢定与依诺肝素 /UFH 联合 GP Ⅱb/Ⅲa 抑制剂相比结果相似
- β 受体阻滞剂通过减少心肌耗氧量来减少缺血。应在 ACS 发病后 24 h 内开始口服治疗，除非存在心力衰竭和休克的体征或症状或因心律失常无法使用。首选口服给药，调整剂量至心率 50 ～ 60 次 / 分。高血压或持续缺血的 STEMI 患者可静脉注射 β 受体阻滞剂；如果患者出现以下任何一种情况，应

表 29-8 急性冠脉综合征患者中常用的胃肠外抗凝剂的药理学特征

	未分级肝素	依诺肝素	比伐卢定	磺达肝癸钠
给药途径	IV	SC（首剂 IV[a]）	IV	SC（首剂 IV[a]）
给药频率	持续 IV 输注	每日两次；如果 CrCl < 30 ml/min，每日一次	持续 IV 输注	每日一次注射
清除	主要为非肾脏	肾脏	肾脏，蛋白水解裂解	肾脏
中度肾损害 ACS 患者用药	是	是（减量）	是（减量）	是[b]
在接受透析的 ACS 患者中的使用	是	无经验	是（减量）	无经验[c]
常规实验室监测	是	否	否[d]	否
剂量	根据 APTT 结果调整剂量	固定，根据体重调整	固定，根据体重调整	固定
肾衰竭蓄积	无	有	有	有
非抗凝副作用	过敏，HIT	HIT（罕见）	—	—
非出血禁忌证	过敏，免疫性 HIT	过敏，免疫性 HIT	过敏	过敏
解毒剂	硫酸鱼精蛋白	硫酸鱼精蛋白部分逆转	无	无

APTT，活化部分凝血活酶时间；CrCl，肌酐清除率；HIT，肝素诱导性血小板减少症；IV，静脉注射；SC，皮下注射

[a] 在 TIMI-11B（心肌梗死溶栓治疗 11B）和 EXTRACT-TIMI 25（依诺肝素和急性心肌梗死溶栓再灌注治疗，心肌梗死溶栓治疗 25）研究中，依诺肝素首次给药通过静脉途径给予。在 OASIS-6（干预措施的最佳抗血小板策略 6）试验中，磺达肝癸钠首次给药通过静脉途径给予

[b] 肌酐水平 ≤ 265 μmol/L 的急性冠脉综合征患者有资格入选 OASIS-5 和 -6 试验（相当于 70 岁、体重 70 kg 的患者估计的肌酐清除率是 15 ～ 20 ml/min）

[c] 磺达肝癸钠禁用于重度肾损害的静脉血栓栓塞患者

[d] 肌酐清除率低于 30 ml/min 的患者需要监测和调整剂量

From Hoffman R et al：Hematology，basic principles and practice，ed 7，Philadelphia，2018，Elsevier.

避免使用：

1. 心力衰竭征象
2. 低输出状态的证据
3. 心源性休克风险增加
4. 其他 β 受体阻滞剂的相对禁忌证（PR 间期＞ 0.24 s，二度或三度心脏传导阻滞，活动性哮喘或气道反应性疾病）

- 硝酸甘油是一种血管扩张剂，用于缓解所有 ACS 患者的胸部不适。可先舌下含服，最多 3 次，如症状持续，再静脉给药。在下壁 STEMI 的情况下，有必要在硝酸甘油给药前通过右胸心电图排除右心室（right ventricular，RV）梗死。这是因为 RV 梗死具有前负荷依赖性，硝酸甘油通过舒张静脉降低前负荷，在这种情况下会导致低血压。这可以通过停用硝酸甘油和开始静脉推注液体来纠正。近期接受过磷酸二酯酶抑制剂治疗的患者不应使用硝酸酯类药物。硝酸甘油对 ACS 患者无死亡率获益
- 对于呼吸短促、急性心力衰竭征象、心源性休克或动脉血氧饱和度低于 90% 的患者，推荐吸氧。2014 ACC/AHA 指南报告 NSTE-ACS 氧状态正常的患者常规吸氧无已证实的获益；相反，新出现的数据表明常规吸氧可导致不良反应，如冠状动脉血管阻力增加、冠状动脉血流量减少和死亡率增加
- 如果尽管接受了最大耐受剂量的抗缺血药物治疗，仍存在持续性缺血性胸痛，吗啡可静脉应用于 NSTE-ACS 患者（Ⅱb 类）
- 钙通道阻滞剂（非二氢吡啶类）可用于尽管接受了 β 受体阻滞剂和硝酸甘油治疗，但症状仍持续或反复的患者。它们具有负性变力和变时效应，导致冠状动脉血管扩张。在 β 受体阻滞剂禁用患者和冠状动脉痉挛患者中尤其有用。钙通道阻滞剂不应用于严重的 LV 功能不全、肺水肿患者，会增加心源性休克或高度心脏传导阻滞风险
- ACS 前常规服用非选择性和 COX-2 选择性非甾体抗炎药（nonsteroidal antiinflammatory drugs，NSAIDs）（阿司匹林除外）的患者在就诊时应停用这些药物，因为使用这些药物会增加死亡、再梗死、高血压、心力衰竭和心脏破裂的风险
- 对于所有 LV 功能下降［射血分数（EF）＜ 40%］和有高血压、糖尿病或稳定慢性肾脏病史的患者，可加用血管紧张素转化酶抑制剂（ACEI），并应在 ACS 发作后 24 h 内使用。血

管紧张素受体阻滞剂（ARB）应用于 ACEI 不耐受的患者

- 表 29-9 总结了 ST 段抬高型心肌梗死患者辅助药物治疗的适应证和注意事项

表 29-9　ST 段抬高型心肌梗死患者辅助药物治疗的适应证和注意事项

治疗	适应证	需注意情况
β 受体阻滞剂	口服：无禁忌证的所有患者 IV：无禁忌证的难治性高血压或持续性缺血患者	充血性心力衰竭体征 低输出状态 心源性休克风险增加 长期一度或高度房室传导阻滞 气道反应性疾病
血管紧张素转化酶抑制剂（ACEI）	前壁心肌梗死且 LVEF ≤ 40% 或充血性心力衰竭 无禁忌证的所有患者	低血压 肾衰竭 高钾血症
血管紧张素受体阻滞剂（ARB）	不耐受 ACEI	低血压 肾衰竭 高钾血症
他汀类药物	无禁忌证的所有患者	通过 CYP3A4 代谢的药物，贝特类 监测肌病、肝毒性 针对血脂目标调整剂量
硝酸甘油	持续性胸痛 高血压和充血性心力衰竭	疑似右心室梗死 SBP < 90 mmHg（或低于基线 30 mmHg） 近期使用 5 型 PDE 抑制剂
氧气	临床显著低氧血症（SpO_2 < 90%） 充血性心力衰竭 呼吸困难	慢性阻塞性肺疾病和 CO_2 潴留
吗啡	疼痛 焦虑 肺水肿	昏睡或濒死患者 低血压 心动过缓 已知超敏反应

IV，静脉内；LVEF，左心室射血分数；PDE，磷酸二酯酶；SBP，收缩压

From Zipes DP：Braunwald's heart disease，a textbook of cardiovascular medicine，ed 11，Philadelphia，2019，Elsevier.

慢性期治疗

- ACS 后药物治疗包括阿司匹林、他汀类药物、β 受体阻滞剂和第二种抗血小板药物，如氯吡格雷、替格瑞洛或普拉格雷
- 对于已接受口服抗凝药物治疗其他诊断（如房颤）的患者，应尽量减少三联治疗的持续时间。表 29-10 总结了最大限度降低三联疗法（双联抗血小板治疗和口服抗凝药物）治疗患者出血风险的策略。WOEST 试验表明，使用氯吡格雷联合口服抗凝药物但不联合阿司匹林可显著减少接受口服抗凝药物、阿司匹林和氯吡格雷三联治疗患者的出血并发症。对于冠状动脉血运重建术后 CHADS-VASc 评分为 2 或以上的心房

表 29-10　三联疗法（双重抗血小板治疗和口服抗凝剂）患者出血风险最小化的策略

拟定方法	依据
阿司匹林维持剂量≤ 100 mg/d	较高的阿司匹林维持剂量会增加出血，没有证据表明它们能提高疗效
PPI，倾向于对 CYP 2 C19 干扰较小的药物（例如泮托拉唑）	大多数大量出血来自胃肠道。使用对 CYP 2C19 干扰较小的抑酸剂可最大限度地降低与氯吡格雷的负相互作用
首选非维生素 K 拮抗剂口服抗凝剂	达比加群 110 mg 每日 2 次和阿哌沙班 2.5 或 5.0 mg 每日 2 次与比华法林更低的出血率相关
对于华法林，目标 INR 为 2 ～ 2.5	一些证据表明，限制目标 INR 范围可降低出血风险
于抗凝专科管理华法林的使用	与常规治疗相比，专科门诊获得了 INR 的更高 TTR
缩短三联治疗的持续时间	出血风险在前 30 天内最高，但长期治疗仍会升高
避免使用 NSAID	NSAID 是上消化道出血的常见原因
避免使用普拉格雷和替格瑞洛	不推荐使用普拉格雷和替格瑞洛，因为它们比氯吡格雷更有效，并且导致更多的出血

CYP，细胞色素 P450；INR，国际标准化比值；NSAID，非甾体抗炎药；PPI，质子泵抑制剂；TTR，治疗窗内时间

From Hoffman R et al：Hematology，basic principles and practice，ed 7，Philadelphia，2018，Elsevier.

颤动患者，建议考虑同时使用氯吡格雷和口服抗凝剂（表 29-11），但不使用阿司匹林，这是Ⅱb 类建议。同样，2019 年的 AUGUSTUS 试验表明，与 P2Y12 拮抗剂和单独口服抗凝药物相比，三联治疗（ASA、P2Y12 拮抗剂、DOAC 或华法林）与出血显著增加相关，但血栓保护作用未提升

- 在 MIRACL 研究等试验中评价了他汀类药物的降脂作用，其

表 29-11　用于急性冠脉综合征长期管理的Ⅲ期试验中评价的华法林和新型口服抗凝剂的药理学特征

特征	华法林	利伐沙班	阿哌沙班
靶点	VKORC1	Xa 因子	Xa 因子
前体药物	否	否	否
生物利用度（%）	100	80	60
剂量	可变，每日 1 次	固定剂量，2.5 或 5 mg，每日 2 次[a]	固定剂量，5 mg 每日 2 次（经选患者 2.5 mg 每日 2 次）
半衰期	平均 40 h（范围：20 ～ 60 h）	7 ～ 11 h	12 h
肾清除率（%）	无	66[b]	25
常规监测凝血	是（INR）	否	否
药物相互作用	多重	CYP3A4 和 P-gp[c] 的强效抑制剂	CYP3A4 和 P-gp[c] 的强效抑制剂
解毒剂	有（维生素 K、PCC、FFP）	有（Andexanet alfa）	有
批准用于 ACS 管理	是	是，在欧洲	否

ACS，急性冠脉综合征；CYP3A4，细胞色素 P450 3A4；FFP，新鲜冰冻血浆；fXa，活化因子 X；INR，国际标准化比值；PCC，凝血酶原复合物浓缩物；P-gp，P- 糖蛋白；VKORC1，维生素 K 环氧化物还原酶 C1 亚基。这是旨在最大限度降低接受三联治疗（双联抗血小板治疗和口服抗凝剂）患者出血风险的策略

[a] 在心房颤动中测试了每日 1 次给药方案

[b] 一半经肾清除的利伐沙班以原型药形式清除，一半以非活性代谢物形式清除

[c] CYP3A4 和 P- 糖蛋白的强效抑制剂包括唑类抗真菌药（如酮康唑、伊曲康唑、伏立康唑、泊沙康唑）和蛋白酶抑制剂，如利托那韦。CYP3A4 的强效抑制剂包括唑类抗真菌药、大环内酯类抗生素（如克拉霉素）和蛋白酶抑制剂（如阿扎那韦）

From Hoffman R et al：Hematology，basic principles and practice，ed 7，Philadelphia，2018，Elsevier.

中高剂量阿托伐他汀 80 mg 在 ACS 后 24 ～ 96 h 内早期给药，可降低 16 周时的死亡、MI 和心脏事件。A-Z 试验和 PROVE IT-TIMI 22 试验证明了在 ACS 患者中 LDL 目标＜ 70 mg/dl 的早期高强度他汀类药物治疗的获益

- 可加用 ACEI 治疗高血压，应在所有 LV 功能下降（EF ＜ 40%）或肺血管充血患者中使用。ARB 应用于 ACEI 不耐受的患者
- 无严重肾功能不全（男性肌酐＞ 2.5 mg/dl 或女性肌酐＞ 2.0 mg/dl）或高钾血症（K^+＞ 5.0 mmol/L）、射血分数低于 40% 且已接受治疗剂量 ACEI 和 β 受体阻滞剂的 MI 后患者应使用醛固酮受体拮抗剂
- 建议在出院时进行心脏康复和监测运动计划
- 积极的危险因素管理，包括戒烟、减肥、饮食和运动、控制糖尿病等，对于未来事件的二级预防至关重要

转诊

- 所有 ACS 患者均应结合心内科相关领域专家处理意见进行治疗
- 在适当的时候，为了 CABG 和心脏团队的治疗，转诊给心脏外科医生可能是必要的
- 出院时，应转诊患者进行心脏康复治疗

重点和注意事项

专家点评

- ACS 是美国常见的主要死亡原因
- 诊断取决于基础内容——病史和体格检查、心电图、生物标志物和 CXR
- 请记住胸部不适的潜在致死性非 ACS 原因，包括急性肺栓塞和急性升主动脉夹层
- 到具有 PCI 能力的医院就诊的 STEMI 患者应在首次医疗接触后 90 min 内接受直接 PCI 治疗
- 到无 PCI 能力的医院就诊的 STEMI 患者和在首次医疗接触 120 min 内不能转至 PCI 中心并接受 PCI 的 STEMI 患者应在住院 30 min 内接受纤溶治疗，除非存在纤溶治疗禁忌证
- 有关该主题的其他讨论，请参见“心绞痛”和“心肌梗死”章节

预防

ACS 的一级预防是基于识别 CAD 的主要危险因素：

- 应建议患者通过制订戒烟计划终止所有烟草使用，其中可能包括药物治疗或转诊至戒烟组织
- 血压≥ 130/80 mmHg 的患者应根据耐受情况接受降压药物治疗，最初使用 β 受体阻滞剂和（或）ACEI 治疗，根据需要加用其他药物以达到目标血压
- 所有患者都应得到关于生活方式改变的建议：控制体重；增加体力活动；饮酒适度；低钠；强调增加新鲜水果、蔬菜和低脂乳制品的摄入
- 通过鱼或鱼油胶囊中补充 ω-3 脂肪酸用于减少心血管疾病可能也是合理的
- 应鼓励患者进行 30 ～ 60 min 的中等强度有氧运动，每周至少 5 天
- 应在每次就诊时评估体重指数和腰围，并鼓励患者将体重指数维持 / 达到 18.5 ～ 24.9 kg/m^2
- 糖尿病患者应在初级保健医生或内分泌科医生的护理下严格控制血糖和 HbA1c。二甲双胍是一线治疗药物。可考虑目标 HbA1c ≤ 7%
- 对于近期有心肌梗死或 CABG 的患者，筛查抑郁症是有益的
- 所有符合条件的患者都应接受全面的心脏康复计划
- 急性 MI 后至少 40 天 LV 功能下降（射血分数＜ 35%）的患者可从埋藏式心脏复律除颤器（implantable cardioverter defibrillator，ICD）预防心脏性猝死中获益

相关内容

心绞痛（相关重点专题）
冠状动脉疾病（相关重点专题）
心肌梗死（相关重点专题）
高血压（相关重点专题）

推荐阅读

Amsterdam EA et al: 2014 AHA/ACC guideline for the management of patients with non-ST-elevation acute coronary syndromes: executive summary, *Circulation* 130:e344-e426, 2014.

Armstrong PW et al: Fibrinolysis or primary PCI in ST-segment elevation myocardial infarction, *N Engl J Med* 368:1379-1387, 2013.

Benjamin EJ et al: On behalf of the American Heart Association Statistics Committee and Stroke Statistics Subcommittee: heart disease and stroke statistics—2017 update: a report from the American Heart Association, *Circulation.* [Epub ahead of print, January 25, 2017]

Kazi DS et al: Cost-effectiveness of genotype-guided and dual antiplatelet therapies in acute coronary syndrome, *Ann Int Med* 160:221-232, 2014.

Libby P: Mechanisms of acute coronary syndromes and their implications for therapy, *N Engl J Med* 368:2004-2013, 2013.

Menees DS et al: Door-to-balloon time and mortality among patients undergoing primary PCI, *N Engl J Med* 369:901-909, 2013.

Mozaffarian D et al: AHA Statistical Update, *Circulation* 131:e29-e322, 2015.

Mozaffarian D et al: On behalf of the American Heart Association Statistics Committee and Stroke Statistics Subcommittee: heart disease and stroke statistics—2016 update: a report from the American Heart Association, *Circulation* 133:e38-e360.

O'Gara et al: 2013 ACCF/AHA guideline for the management of ST-elevation myocardial infarction, *Circulation* 127:e362-e425, 2013.

Sharma A et al: Duration of dural antiplatelet therapy after drug-eluting stent implantation in patients with and without acute coronary syndrome: a systematic review of randomized controlled trials, *Mayo Clin Proc* 91(8):1084-1093, 2016.

Thygesen K, Alpert JS, Jaffe AS et al: Third universal definition of myocardial infarction, *Circulation* 126:2020-2035, 2012.

Valgimigli M et al: Bivalirubin or unfractionated heparin in acute coronary syndromes, *N Engl J Med* 375:999-1009, 2015.

第 30 章　原发性高脂血症
Hyperlipoproteinemia，Primary

Fred F. Ferri

卢萌萌　李玲玲　译　陈俊文　审校

基本信息

定义

- 原发性高脂血症是血液中脂质转运蛋白的一组遗传疾病，表现为受影响患者血清中胆固醇或（和）甘油三酯的水平异常升高
- 通常定义为总胆固醇，低密度脂蛋白，甘油三酯或脂蛋白 A 水平高于第 90 百分位或高密度脂蛋白或载脂蛋白 A-1 水平低于一般人群的第 10 百分位数。图 30-1 展示了脂蛋白结构。血浆脂蛋白组成如表 30-1 所述

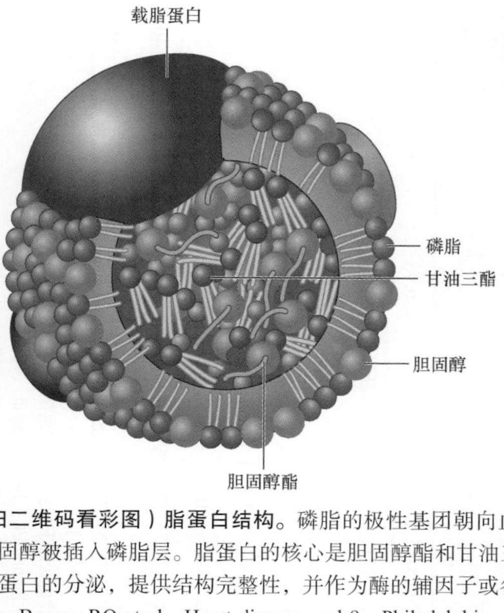

扫二维码看彩图

图 30-1 （扫二维码看彩图）脂蛋白结构。磷脂的极性基团朝向血浆的水环境。游离胆固醇被插入磷脂层。脂蛋白的核心是胆固醇酯和甘油三酯。载脂蛋白参与脂蛋白的分泌，提供结构完整性，并作为酶的辅因子或各种受体的配体。（From Bonow RO et al：Heart disease，ed 9，Philadelphia，2012，WB Saunders.）

表 30-1 血浆脂蛋白组成

组成	起源	密度（g/ml）	大小（nm）	蛋白质（%）	血浆胆固醇[†]	空腹血浆甘油三酯（mmol/L）[‡]	载脂蛋白	
							主要的	其他
乳糜微粒 *	肠	＜ 0.95	100 ～ 1000	1 ～ 2	0.0	0.0	B48	A-Ⅰ，Cs
乳糜微粒残留物	乳糜微粒的新陈代谢	0.95 ～ 1.006	30 ～ 80	3 ～ 5	0.0	0.0	B48，E	A-Ⅰ，A-Ⅳ，Cs
VLDL	肝	＜ 1.006	40 ～ 50	10	0.1 ～ 0.4	0.2 ～ 1.2	B100	A-Ⅰ，Cs
IDL	VLDL	1.006 ～ 1.019	25 ～ 30	18	0.1 ～ 0.3	0.1 ～ 0.3	B100，E	
LDL	IDL	1.019 ～ 1.063	20 ～ 25	25	1.5 ～ 3.5	0.2 ～ 0.4	B100	
HDL	肝，肠	1.063 ～ 1.210	6 ～ 10	40 ～ 55	0.9 ～ 1.6	0.1 ～ 0.2	A-Ⅰ，A-Ⅱ	A-Ⅳ
脂蛋白（a）	肝	1.051 ～ 1.082	25	30 ～ 50			B100，（a）	

HDL：高密度脂蛋白；IDL：中间密度脂蛋白；LDL：低密度脂蛋白；VLDL：极低密度脂蛋白

* 在禁食状态下，血清（或血浆）不应含有乳糜微粒或其残留物

[†] 单位为 mmol/L；换算成 mg/dl，则乘以 38.67

[‡] 单位为 mmol/L；换算成 mg/dl，则乘以 88.5

From Bonow RO et al：Heart disease，ed 9，Philadelphia，2012，WB Saunders.

同义词

高脂血症

ICD-10CM 编码

E78.0　纯高胆固醇血症

E78.2　混合性高脂血症

E78.1　纯高甘油三酯血症

E78.4　其他高脂血症

E78.3　高乳糜微粒血症

流行病学和人口统计学

发生率：常见的类型是脂蛋白 A 过量、高甘油三酯血症和合并高脂血症。

- 杂合子型家族性高胆固醇血症发病率为 1∶500
- 纯合子型家族性高胆固醇血症发生率为 1∶100 万
- 家族性高胆固醇血症：常染色体显性遗传疾病
- 家族性复合高脂血症：可能是一种常染色体显性遗传疾病
- 多因素影响结果：在大多数受累个体中明显

遗传学

- 家族性脂蛋白脂肪酶缺乏：常染色体隐性遗传，导致血浆乳糜和甘油三酯升高
- 家族性凋亡蛋白 C Ⅱ缺乏：常染色体隐性遗传，导致血清乳糜、极低密度脂蛋白（VLDL）增多和高甘油三酯血症
- 家族性 3 型高脂蛋白血症：单基因缺陷，需要促发因素
- 家族性高胆固醇血症：LDL 受体的常染色体显性缺陷，导致血清胆固醇水平升高，甘油三酯正常
- 家族性高甘油三酯血症：常见的，常染色体显性缺陷，导致 VLDL 和甘油三酯升高
- 复合脂蛋白型高脂血症：常染色体显性遗传，表现为孤立性高胆固醇血症、孤立性高甘油三酯血症或高脂血症
- 多基因高胆固醇血症：多因素结果
- 多基因高 α 脂蛋白血症：常染色体显性或多基因，引起高密度脂蛋白升高
- 血脂异常的分类及其临床表现和治疗总结见表 30-2

表 30-2　血脂异常：临床表现和治疗

紊乱类型	黄色瘤	心血管	胃肠	神经	眼科	其他发现	治疗
Ⅰ型	发疹性 肌腱的 黄斑瘤	无	急腹症，肝脾肿大，胰腺炎	无	视网膜脂血症，视网膜静脉阻塞	糖尿病，脂血症	控制饮食，血浆置换
Ⅱ型	扁平的，尤其是交错的、肌腱的、结节状的	广泛的动脉粥样硬化	无	无	角膜弓	无	Ⅱa 型：胆汁酸螯合剂、他汀类、烟酸、鱼油 Ⅱb 型：他汀类、烟酸类、贝特类
Ⅲ型	扁平的，尤其是手掌的、结节状的	动脉粥样硬化	无	无	无	糖耐量异常，高尿酸血症	他汀类、贝特类
Ⅳ型	发疹性的，结节状的	动脉粥样硬化	急腹症，肝脾大，胰腺炎	无	视网膜脂血症	肥胖	他汀类、贝特类、烟酸类
Ⅴ型	发疹性的，结节状的	动脉粥样硬化	急腹症，肝脾大，胰腺炎	无	视网膜脂血症	肥胖 高胰岛素血症	烟酸类、贝特类
丹吉尔（Tangier）	斑疹，活检可见泡沫细胞	动脉粥样硬化	急腹症，肝脾大	周围神经病变	角膜浸润	扁桃体肿大，淋巴结肿大	

续表

紊乱类型	黄色瘤	心血管	胃肠	神经	眼科	其他发现	治疗
载脂蛋白 A-Ⅰ和 C-Ⅲ缺乏	扁平的和肌腱黄色瘤，活组织检查中可见泡沫细胞	动脉粥样硬化	正常	正常	角膜云翳	无	
HDL 缺乏伴扁平黄色瘤	扁平的黄色瘤，活组织检查中可见泡沫细胞	动脉粥样硬化	肝大	正常	角膜混浊	无	

HDL，高密度脂蛋白

From Paller AS，Mancini AJ：Hurwitz clinical pediatric dermatology：a textbook of skin disorders of childhood and adolescence，ed 5，2016，Elsevier.

体格检查和临床表现

- 家族性脂蛋白脂酶缺乏症：婴儿期反复出现腹痛，发疹性黄色瘤，肝大，脾大，视网膜脂血症
- 家族性凋亡蛋白 C Ⅱ缺乏：偶发性发疹性黄色瘤
- 家族性 3 型高脂血症：掌纹黄色瘤或结节性黄色瘤，黄斑，动脉性瘤，下肢坏疽
- 家族性高胆固醇血症：肌腱黄色瘤，角膜弓（老人环），黄斑瘤
- 家族性高甘油三酯血症：相关肥胖；发疹性黄色瘤可随病情加重而发展

病因学

- 引起脂质异常的遗传缺陷
- 环境影响，包括饮食、药物和酒精摄入

Dx 诊断

鉴别诊断

高脂血症的继发性病因：

- 甲状腺功能减退
- 糖尿病
- 胰腺炎
- 自身免疫性高脂血症
- 肾病综合征
- 胆道梗阻；表 30-3 描述了高脂血症和血脂异常的鉴别诊断

评估

- 早发性心脏病家族史
- 个人复发性胰腺炎病史
- 详细体检

实验室检查

- 标准脂质谱；表 30-4 总结了血脂异常的实验室检查结果
- 如果正常，进一步检测脂蛋白 A、apoB 和 apoA-Ⅰ
- 脂蛋白电泳和超速离心（用于表型分类）
- 继发性病因的检查：促甲状腺激素（TSH），空腹血糖，肝功能，肾功能，尿蛋白

表 30-3　高脂血症与血脂异常的鉴别诊断

高甘油三酯血症	高胆固醇血症	胆固醇和甘油三酯升高	低 HDL
原发异常 LPL 缺乏 apoC Ⅱ缺乏 家族性高甘油三酯血症 异常 β 脂蛋白血症 继发性疾病 糖尿病 甲状腺功能减退 高碳水化合物饮食 肾衰竭 肥胖和胰岛素抵抗 雌激素 乙醇 β 受体阻滞剂 蛋白酶抑制剂 糖皮质激素 维甲酸 胆汁酸结合树脂 抗精神病药 脂肪营养不良 利尿剂	家族性高胆固醇血症 家族性 apoB100 缺陷 多基因性高胆固醇血症 谷固醇血症 甲状腺功能减退 梗阻性肝病 肾病综合征 利尿剂	家族性复合高脂血症 异常 β 脂蛋白血症 糖尿病 甲状腺功能减退 糖皮质激素 免疫抑制剂 蛋白酶抑制剂 肾病综合征 脂肪营养不良	家族性低 α 脂蛋白血症 apoA- Ⅰ突变 LCAT 缺乏 ABCA1 缺乏 蛋白同化甾类 维甲酸

ABCA1，三磷酸腺苷结合匣式转运子；apo，载脂蛋白；HDL，高密度脂蛋白；LCAT，卵磷脂 - 胆固醇酰基转移酶；LPL，脂蛋白脂肪酶

From Melmed S et al：Williams textbook of endocrinology，ed 12，Philadelphia，2011，WB Saunders.

Rx 治疗

非药物治疗

- 治疗的基石：饮食治疗
  TLC（治疗生活方式的改变）饮食：见“高胆固醇血症”章节
- 降低风险因素包括戒烟、针对高血压治疗、运动
- 家族性脂蛋白脂酶缺乏和家族性载脂蛋白 C Ⅱ缺乏症：无脂肪饮食
- 除多基因高 α 脂蛋白血症外的其余病例：限制脂肪和胆固醇

表 30-4　血脂异常的实验室检查结果

紊乱类型	遗传	OMIM 编号	患病率	胆固醇	甘油三酯	VLDL	乳糜微粒	LDL	HDL	血清	病因
Ⅰ型	AR		1/百万	↑	↑↑↑	↑	↑	↓	↓↓↓	顶层呈奶油样	
a：家族性高乳糜微粒血症		239600，246650，615947									a：脂蛋白脂酶突变缺陷；LMF1；GPIHBP1
b：家族性载脂蛋白C2或A-Ⅴ缺乏症		207750，133650 118830									b：缺乏 apoC2 或 apoA5（见Ⅴ型）
c：一											c：血液中 LP 脂肪酶抑制剂
Ⅱ型			杂合子为1/500	↑	NI 或↑	↑	NI	↓	↓	清澈	
a：家族性高胆固醇血症	AD	143890，144010，603776									LDL 受体缺陷 60%～80%；APOB；PCSK9，各< 5%
	AR	603813									LDLRAP1
b：家族性复合性高脂血症	AD，AR	144250								清澈	多基因
											LDL 受体减少和 apoB100 功能异常

续表

紊乱类型	遗传	OMIM 编号	患病率	胆固醇	甘油三酯	VLDL	乳糜微粒	LDL	HDL	血清	病因
Ⅲ型 家族性 3 型高脂蛋白血症	AR	107741	1/10 000	↑	↑	↑	↑	↓	NI	混浊	apoE2 合成
Ⅳ型 家族性高甘油三酯血症	AD	144600	1/100	↑	NI ↑	↑	NI	↓	↓↓	混浊	肾脏疾病、糖尿病
Ⅴ型	AR	144650	罕见	↑	↑↑↑	↑	↑	↓	↓↓↓	顶层呈奶油样，底部混浊	apo A-Ⅴ（apoA5）缺乏

AD：常染色体显性；apo：载脂蛋白；AR：常染色体隐性；HDL：高密度脂蛋白；LDL：低密度脂蛋白；LP：脂蛋白；NI：正常；OMIM：人类孟德尔遗传数据库；VLDL：极低密度脂蛋白；↑：升高；↓：降低

From Paller AS，Mancini AJ：Hurwitz clinical pediatric dermatology：a textbook of skin disorders of childhood and adolescence，ed 5，2016，Elsevier.

饮食

急性期治疗

不需急性期治疗。

慢性期治疗

- 家族性脂蛋白脂肪酶缺乏，多基因高 α 脂蛋白血症，或家族性凋亡蛋白 C Ⅱ缺乏：无慢性药物治疗
- 家族性 3 型高脂蛋白血症：通常对继发性病因的治疗及饮食疗法有良好的反应；如果没有，可以尝试使用纤维酸
- 家族性高胆固醇血症：他汀类、胆汁酸螯合剂或烟酸。他汀类药物可以联合依折麦布以达到 LDL 的治疗目标。Alirocumab 和 evolocumab 是皮下注射的 PCSK9（前蛋白转化酶枯草杆菌蛋白酶 /kexin 9 型）抑制剂，作为经饮食和最大限度耐受剂量的他汀治疗成人杂合子家族性高胆固醇血症（HeFH）的辅助治疗，它们可与他汀类和依折麦布联合使用
- 家族性高甘油三酯血症：纤维酸（非诺贝特）、烟酸、含鱼油 ω-3 PUFA 胶囊——一种高度纯化的二十碳五烯酸酯，已被证明能降低高甘油三酯血症患者的甘油三酯水平和心血管风险
- 复合脂蛋白型高脂血症：针对主要脂质异常的药物治疗
- 最近的数据表明，脂蛋白异常患者的治疗目标应该基于非高密度脂蛋白胆固醇而不是低密度脂蛋白胆固醇
- FDA 已经批准 mipomersen 和 lomitapide 用于已经服用最大剂量其他降脂药物（而效果不佳的）纯合家族性高胆固醇血症患者。这两种药物都有肝毒性，而且非常昂贵
- 最近的试验表明，贝派度酸，作为一种可以降低 LDL 的 ATP 柠檬酸裂解酶抑制剂，与最大耐受剂量的他汀类药物联合治疗，可以显著降低 LDL

预后

- 多基因高 α 脂蛋白血症患者：生存期长、预后良好
- 家族性高胆固醇血症、家族性 3 型高胆固醇血症或复合脂蛋白型高脂血症患者：即使积极治疗，也存在加速性动脉粥样硬化和冠心病的风险

重点和注意事项

专家点评

- 患者信息可通过美国心脏协会获得（针对美国）
- 对于年龄≥ 10 岁的儿童，如果其 LDL-C 水平在 6 个月至 1 年的饮食调整后仍然非常高，建议给予降脂药物治疗。LDL-C 水平≥ 190 mg/dl 的儿童也可考虑药物治疗

相关内容

高胆固醇血症（相关重点专题）

推荐阅读

Bhatt DL et al: Cardiovascular risk reduction with icosapent ethyl for hypertriglyceridemia, *N Engl J Med* 380(1):11-22, 2019.

Last AR et al: Hyperlipidemia: drugs for cardiovascular risk reduction in adults, *Am Fam Physician* 95(2):7887, 2017.

Lozano P et al: Lipid screening in childhood and adolescence for detection of familial hypercholesterolemia: evidence report and systematic review for the US Preventive Services Task Force, *J Am Med Assoc* 316(6):645-655, 2016.

Ray KK et al: Safety and efficacy of bempedoic acid to reduce LDL cholesterol, *N Engl J Med* 380(11):1022-1032, 2019.

第 31 章　高胆固醇血症
Hypercholesterolemia

Fred F. Ferri

张路　译　刘娅妮　审校

基本信息

定义

高胆固醇血症是指血液中胆固醇含量≥ 200 mg/dl。

同义词

高脂血症
高胆固醇血症
血脂异常
Ⅱ型家族性高脂蛋白血症

ICD-10CM 编码

E78.0　纯高胆固醇血症

流行病学和人口统计学

- 在美国，超过 1.05 亿（37%）成人的血总胆固醇水平高于 200 mg/dl。在这一群体中，超过 3600 万的成年人（13%）有高于 240 mg/dl 的极高危胆固醇水平
- 对于 20 岁以上的男性，约 48% 的白人男性，45% 的黑人男性和 50% 的西班牙裔男性有高胆固醇血症
- 对于 20 岁以上的女性，约 50% 的白人女性，42% 的黑人女性和 50% 的西班牙裔女性患有高胆固醇血症
- 高胆固醇血症的患病率随年龄增长而增加
- 根据 NHANES 2009—2010 年的数据，约 47% 的成年人至少有三种心血管疾病危险因素中的一种——不受控制的高血压、不受控制的高水平低密度脂蛋白（LDL）胆固醇或目前吸烟

体格检查和临床表现

- 应详细记录用药史，因为一些药物可能影响血脂水平（例如，噻嗪类、皮质类固醇、β 受体阻滞剂和雌激素）
- 体格检查应包括 BMI 和 BP 的测量，甲状腺和肝脏的评估，以及检查包括颈动脉在内的外周血管搏动是否有杂音
- 体格检查结果，尤其是家族性形式，可能包括：
  1. 肌腱黄色瘤
  2. 黄斑瘤
  3. 角膜弓
  4. 动脉杂音（青年期）

病因

原发性：

- 遗传学
- 肥胖
- 膳食摄入量

继发性：

- 甲状腺功能减退
- 糖尿病
- 肾病综合征
- 梗阻性肝病：肝细胞瘤、肝外胆道梗阻、原发性胆汁性肝硬化
- 饮酒或吸烟
- 异常丙种球蛋白血症（多发性骨髓瘤、系统性红斑狼疮）
- 药物：口服避孕药、黄体酮、皮质类固醇、噻嗪类利尿剂、β 受体阻滞剂、类固醇雄激素、视黄酸衍生物、蛋白酶抑制剂

Dx 诊断

鉴别诊断

- 始终考虑胆固醇升高的潜在继发性原因
- LDL 胆固醇极高的患者通常有遗传形式的高胆固醇血症（见“原发性高脂蛋白血症”）。早期发现这些病例并进行家庭检

测，以确定同样受影响的亲属是很重要的

- 代谢综合征：
  1. 一组由代谢引起的脂质和非脂质危险因素
  2. 当存在以下 3 种或 3 种以上时诊断：腹型肥胖［男性腰围＞ 40 英寸（101.6 cm），女性腰围＞ 35 英寸（88.9 cm）］；空腹甘油三酯＞ 150 mg/dl；男性 HDL ＜ 40 mg/dl，女性 HDL ＜ 50 mg/dl；收缩压＞ 130 mmHg，舒张压＞ 85 mmHg；空腹血糖＞ 110 mg/dl

应筛查的人群

- 美国临床内分泌协会（AACE）建议对＞ 20 岁的患者每 5 年筛查一次胆固醇升高，＞ 45 岁的男性和＞ 55 岁的女性每 1 ～ 2 年筛查一次，＞ 65 岁的患者每年筛查一次，直至 75 岁，无论冠心病风险状态如何。75 岁以上有多种冠心病危险因素的患者每年仍应继续接受筛查
- 美国预防服务工作组（USPSTF）支持对年龄＞ 35 岁的男性和年龄＞ 45 岁的女性进行常规筛查，仅测量非空腹总胆固醇和高密度脂蛋白胆固醇
- 2010 年，USPSTF 建议对年龄＜ 20 岁的人群进行超重和肥胖的常规筛查
- 2011 年，ACC/AHA 建议通过非空腹测量筛查高甘油三酯血症。非空腹水平＜ 200 mg/dl 与最佳水平＜ 100 mg/dl 相称，无需进一步检测。然而，非空腹水平＞ 200 mg/dl 需要使用空腹血脂谱进行进一步检测

实验室检查

- 获取血脂谱。空腹血脂组合传统上优于非空腹血脂；然而，该建议受到质疑，加拿大和欧洲的专家共识声明建议将非空腹血脂检测作为血脂测量的新标准。在非空腹患者中，甘油三酯水平≥ 175 mg/dl 应视为与空腹＜ 150 mg/dl 组相比血脂水平升高；甘油三酯超过 400 mg/dl 的患者首选空腹血脂全套检查
- 如果有临床指征，进行继发性原因检查，如 TSH、代谢特征、肝功能检查（LFT）和空腹血糖

Rx 治疗

非药物治疗

- 一线治疗：饮食疗法可使 LDL 胆固醇水平降低 5% ～ 15%
- TLC 饮食组成：
  1. 总脂肪占总热量的 25% ～ 30%
  2. 多不饱和脂肪酸占总热量的 10%
  3. 单不饱和脂肪酸占总热量的 20%
  4. 饱和脂肪酸＜总热量的 7%
  5. 碳水化合物占总热量的 50% ～ 60%
  6. 蛋白质占总热量的 15%
  7. 胆固醇不超过 200 mg/d
  8. 膳食纤维 20 ～ 30 g/d
- 增加体力活动：鼓励 30 min 中等强度的体力活动，每周 4 ～ 6 次（例如快走，骑固定自行车，水中有氧运动）
- 维持健康体重
- 避免使用烟草制品
- CAD 危险因素询问（表 31-1）
- 以植物为基础的饮食（包括含甾烷醇的人造黄油、燕麦麸皮和坚果）已显示出控制血脂的有效性

急性期治疗

不需急性期治疗。

慢性期治疗

- 框 31-1 总结了治疗高胆固醇血症以降低成人动脉粥样硬化性

表 31-1　CAD 的危险因素

1. 吸烟
2. 高血压（BP ≤ 140/90 mmHg 或使用药物）
3. 低 HDL 胆固醇（＜ 40 mg/dl）*
4. 早发 CHD 家族史（一级亲属男性＜ 55 岁或一级亲属女性＜ 65 岁）
5. 年龄（男性≥ 45 岁，女性≥ 55 岁）

* HDL 胆固醇＞ 60 mg/dl 被视为阴性风险因素；若其存在可从总计数中删除一个风险因素

BP，血压；CHD，冠心病；HDL，高密度脂蛋白

框 31-1 2013 ACC/AHA 关于降低成人 ASCVD 风险的高胆固醇血症治疗关键建议摘要

A. 应鼓励所有人养成对心脏健康的生活习惯
B. 应开始或继续使用适当强度的他汀类药物治疗：
  1. 临床 ASCVD*
    a. 年龄 75 岁或以下且无安全性问题：高强度他汀类药物（Ⅰ类，A 级）
    b. 年龄 75 岁或有安全性问题：中等强度他汀类药物（Ⅰ类，A 级）*
  2. 一级预防：原发性 LDL-C 190 mg/dl 或更高
    a. 排除高脂血症的继发原因（Ⅰ类，B 级）
    b. 年龄 21 岁或以上：高强度他汀类药物（Ⅰ类，B 级）
    c. LDL-C 至少降低 50%（Ⅱa 类，B 级）
    d. 可考虑降低 LDL-C 的非他汀类药物治疗进一步降低 LDL-C（Ⅱb 类，C 级）
  3. 一级预防：糖尿病，40 ～ 75 岁，LDL-C 70 ～ 189 mg/dl
    a. 中等强度他汀类药物（Ⅰ类，a 级）
    b. 当使用汇集队列预测方程计算的 10 年 ASCVD 风险为 7.5% 或更高时，考虑使用高强度他汀类药物（Ⅱa 类，B 级）†‡
  4. 一级预防：无糖尿病，40 ～ 75 岁，LDL-C 70 ～ 189 mg/dl
    a. 在未接受他汀类药物的患者中，使用基于汇集队列预测方程的风险计算器估计 10 年 ASCVD 风险；每 4 ～ 6 年估计一次风险（Ⅰ类，B 级）
    b. 为了确定是否开始他汀类药物治疗，建议组织临床医生-患者讨论 ASCVD 风险降低、发生不良反应和药物相互作用的可能性，并考虑患者偏好
    c. 再次强调对心脏健康的生活习惯并解决其他危险因素（Ⅱa 类，C 级）
      i. 7.5% 或更高的 10 年 ASCVD 风险：中或高强度他汀类药物（Ⅰ类，A 级）
      ii. 10 年 ASCVD 风险为 5% ～ 7.5%：考虑中等强度他汀类药物（Ⅱa 类，B 级）
      iii. 需考虑的其他因素：LDL-C ≥ 160 mg/dl，早发 ASCVD 家族史，hs-CRP ≥ 2.0 mg/L，CAC 评分≥ 300 Agatston 单位，ABI ＜ 0.9，或终身 ASCVD 风险（Ⅱb 类，C 级）
  5. 当 LDL-C 低于 190 mg/dl 且年龄小于 40 岁或大于 75 岁，或 10 年 ASCVD 风险低于 5% 时，进行一级预防
    a. 在选定的个体中可考虑使用他汀类药物治疗（Ⅱb 类，C 级）
  6. NYHA 分级Ⅱ～Ⅳ级心力衰竭或正在接受维持性血液透析的个体，不常规推荐使用他汀类药物治疗
C. 通过脂质和安全性评估定期监测生活方式和药物治疗的依从性
  评估开始他汀类药物治疗或改变治疗后 4 ～ 12 周内的依从性、治疗反应和不良反应（Ⅰ类，A 级）

续表

a. 测量空腹血脂全套（Ⅰ类，A 级） b. 无需常规监测 ALT 或 CK，除非有症状（Ⅱa 类，C 级） c. 根据现行实践指南筛查和治疗 2 型糖尿病。应鼓励养成对心脏健康的生活习惯，以防止进展为糖尿病（Ⅰ级，B 级） d. 得到预期治疗反应：高强度他汀类药物组 LDL-C 相对于基线降低约 50% 或以上，中等强度他汀类药物组降低约 30% ～ 50%（Ⅱa 类，B 级） i. RCTs 中 LDL-C 或非 HDL-C 治疗目标的证据不足 ii. 对于基线 LDL-C 未知的患者，在高强度他汀类药物治疗 RCTs 中已观察到 LDL-C 低于 100 mg/dl e. 低于预期的治疗反应： i. 强化改善生活方式和药物治疗的依从性（Ⅰ类，A 级） ii. 如有指征，评价高脂血症的继发原因（Ⅰ类，A 级） iii. 增加他汀类药物强度，如果达到他汀类药物的最大耐受强度，则考虑在选定的高风险个体中添加非他汀类药物治疗（Ⅱb 类，C 级）[§] f. 一旦确定依从性，每 3 ～ 12 个月定期监测一次生活方式和药物治疗的依从性。并继续评估依从性，以达到最佳 ASCVD 风险降低和安全性（Ⅰ类，A 级） D. 在不耐受推荐强度的他汀类药物治疗个体中，使用其最大耐受强度的他汀类药物（Ⅰ类，B 级） 如果存在肌肉或其他症状，确定其与他汀类药物的相关性（Ⅱa 类，B 级）

* 临床 ASCVD 包括急性冠脉综合征、MI 病史、稳定型或不稳定型心绞痛、冠状动脉或其他动脉血运重建、卒中、TIA 或推测为动脉粥样硬化起源的周围动脉疾病

† 估计的 10 年或“hard”ASCVD 风险包括首次发生非致死性 MI、CHD 死亡以及非致死性和致死性卒中，由风险评估工作组在年龄、性别、吸烟状态、总胆固醇水平、HDL-C 水平、收缩压以及抗高血压治疗使用的基础上，制定汇集队列预测方程预测

‡ 这些因素可能包括原发性 LDL-C ≥ 160 mg/dl 或有其他遗传性高脂血症证据；有早发 ASCVD 家族史，一级男性亲属为＜ 55 岁或一级女性亲属为＜ 65 岁；hs-CRP ≥ 2 mg/L；CAC 评分为 300 Agatston 单位或年龄、性别和种族处于第 75 百分位数或更高；ABI 小于 0.9；或终身 ASCVD 风险。未来可以确定可能有助于个人风险评估的其他因素

§ 高风险个体包括临床 ASCVD，未治疗的 LDL-C ≥ 190 mg/dl（提示遗传性高胆固醇血症）或 40 ～ 75 岁糖尿病且 LDL-C 为 70 ～ 189 mg/dl 的个体

ABI，踝肱指数；ACC，美国心脏病学会；AHA，美国心脏协会；ALT，谷丙转氨酶——肝功能检查；ASCVD，动脉粥样硬化性心血管疾病；CAC，冠状动脉钙化；CHD，冠心病；CK，肌酸激酶——肌肉损伤检查；HDL-C，高密度脂蛋白胆固醇；hs-CRP，高敏 C 反应蛋白；LDL-C，低密度脂蛋白胆固醇；MI，心肌梗死；NYHA，纽约心脏协会；RCTs，随机对照试验；TIA，短暂性脑缺血发作

From 2013 ACC/AHA guideline on the treatment of blood cholesterol to reduce atherosclerotic cardiovascular risk in adults：a report of the American College of Cardiology/American Heart Association Task Force on Practice Guidelines，J Am Coll Cardiol 63（25 Pt B）：2889-2934，2014.

心血管疾病（ASCVD）风险的主要建议

- 指南确定了从他汀类药物治疗中获益的 4 类高危人群：
  1. 临床 ASCVD 患者（表 31-2，图 31-1）
  2. LDL ≥ 190 mg/dl 患者

表 31-2 动脉粥样硬化性心血管疾病

1. 冠心病：急性冠脉综合征，心肌梗死病史，稳定型或不稳定型心绞痛，冠状动脉或其他动脉血运重建
2. 卒中或短暂性脑缺血发作
3. 周围动脉疾病

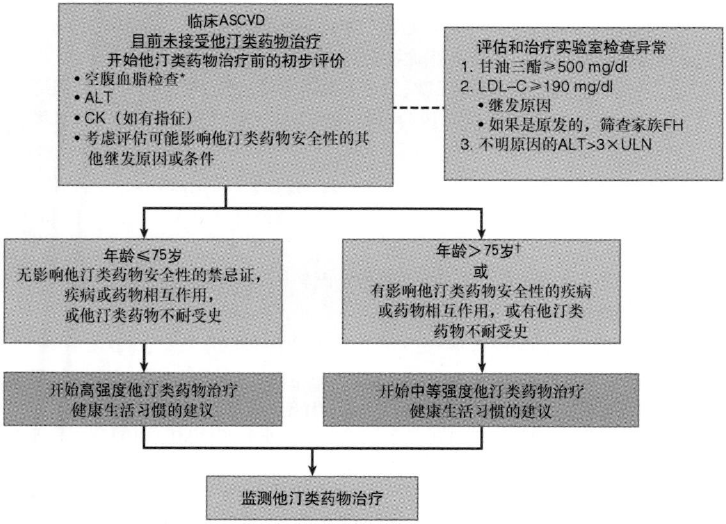

图 31-1 临床 ASCVD 患者开始他汀类药物治疗。 * 首选空腹血脂检查。在非空腹个体中，非空腹非 -HDL-C ＞ 220 mg/dl 可能提示需要进一步评估的遗传性高胆固醇血症或继发性病因。如果非空腹甘油三酯＞ 500 mg/dl，则需要进行空腹血脂全套检查。† 在 ASCVD ＞ 75 岁的个体中，评估 ASCVD 获益和不良反应的可能性，并考虑患者开始或继续使用中等或高强度他汀类药物是合理的。ALT，谷丙转氨酶；ASCVD，动脉粥样硬化性心血管疾病；CK，肌酸激酶；FH，家族性高胆固醇血症；HDL-C，高密度脂蛋白胆固醇；LDL-C，低密度脂蛋白胆固醇；ULN，正常值上限。（Modified from Stone NJ et al：2013 ACC/AHA guideline on the treatment of blood cholesterol to reduce atherosclerotic cardiovascular risk in adults：a report of the American College of Cardiology/American Heart Association Task Force on Practice Guidelines，J Am Coll Cardiol，2013. In Mann DL et al：Braunwald’s heart disease，ed 10，Philadelphia，2015，Elsevier.）

3. 年龄为 40 ～ 75 岁的糖尿病且 LDL 为 70 ～ 189 mg/dl 患者
4. 10 年 ASCVD 风险≥ 7.5% 且 LDL 为 70 ～ 189 mg/dl 患者

- 登录 http：//my.ame ricanheart.org/cvriskcalculator 使用风险计算器计算 10 年 ASCVD 风险
- 在上述各组中，使用最大耐受强度他汀类药物可最大程度地减少 ASCVD 事件（表 31-3 和表 31-4）

表 31-3　他汀类药物治疗强度

高强度（LDL-C 降低≥ 50%）	中等强度（LDL-C 降低 30% ～ 49%）
阿托伐他汀 40 ～ 80 mg	阿托伐他汀 10 ～ 20 mg
瑞舒伐他汀 20 ～ 40 mg	瑞舒伐他汀 5 ～ 10 mg
—	辛伐他汀 20 ～ 40 mg
—	普伐他汀 40 ～ 80 mg
—	洛伐他汀 40 mg
—	氟伐他汀 XL 80 mg
—	氟伐他汀 40 mg bid
—	匹伐他汀 2 ～ 4 mg

bid，每日 2 次；LDL-C，低密度脂蛋白胆固醇

From Stone N et al：2013 ACC/AHA guideline on the treatment of blood cholesterol to reduce atherosclerotic cardiovascular risk in adults：a report of the American College of Cardiology/American Heart Association Task Force on Practice Guidelines，J Am Coll Cardiol 63（25 Pt. B）：2889，2014.

表 31-4　他汀类药物获益组和相应推荐治疗

他汀类药物获益组	高强度	中等强度	附加检测
临床 ASCVD	是	考虑 †	无
原发 LDL-C ＞ 190 mg/dl	是	考虑 †	无
无 ASCVD 且 10 年风险≥ 7.5% 的糖尿病 *	是	考虑 †	无
无 ASCVD 且 10 年风险＜ 7.5% 的糖尿病 *	考虑 ‡	是	逐例进行
一级预防和 10 年风险≥ 7.5%*	考虑 ‡	是	逐例进行
一级预防和 10 年风险＜ 7.5%*	考虑 ‡	考虑 ‡	逐例进行

* 基于汇集队列风险方程

† 如果年龄＞ 75 岁或不适合高强度治疗

‡ 如果超敏 C 反应蛋白异常、冠状动脉钙化、踝肱指数异常、有终身风险

ASCVD，动脉粥样硬化性心血管疾病；LDL-C，低密度脂蛋白胆固醇

From Boyden TF et al：Implementing new guidelines in the management of blood cholesterol，Am J Med 127：705，2014.

- 其他因素，如 CRP ＞ 2 mg/L、原发性 LDL ＞ 160 mg/dl、遗传性高脂血症、早发 CHD 家族史、ABI ＜ 0.9 和使用 CT 评估的冠状动脉钙化评分（CAD）可用于不属于 4 个他汀类药物获益组之一且在其他方面不清楚是否决定开始他汀类药物治疗的患者。他汀类药物通常对中等风险患者和特定的临界风险患者有益，这些患者的钙化评分≥ 100，或其年龄、性别和人种处于第 75 百分位数或更高。在钙化评分 1 ～ 99 分的患者中，也应考虑使用他汀类药物，尤其是 55 岁或 55 岁以上的患者①
- 在 2018 年 AHA/ACC 修订版临床实践指南中，LDL 胆固醇降低百分比被用作依从性和治疗依从性指导。研究表明，与低强度 LDL-C 降低相比，更高强度的 LDL-C 降低可降低全因死亡率和心血管死亡率；基线 LDL-C 较高的患者获益更大
- 对于＞ 75 岁的个体，应继续中等强度的他汀类药物治疗进行二级预防。然而，在开始他汀类药物用于 ASCVD 一级预防之前，应考虑合并症、安全性和护理重点等因素
- 图 31-2 显示了在无临床 ASCVD 的个体中开始他汀类药物治疗
- 在加用非他汀类药物之前，应重申患者对生活方式和他汀类药物治疗的依从性
- 无法耐受推荐强度或完全不耐受他汀类药物以致对他汀类药物反应不佳的高风险患者可能从加用非他汀类降胆固醇药物（如依折麦布）中获益
- 表 31-5 总结了影响脂蛋白代谢的口服药物
- PCSK9（前蛋白转化酶枯草溶菌素 9）抑制剂［alirocumab（Praluent），evolocumab（Repatha）］适用于需要额外降低 LDL 胆固醇的杂合子家族性高胆固醇血症或临床动脉粥样硬化性心血管疾病成人患者，作为饮食和最大耐受剂量他汀类药物治疗的辅助治疗。在稳定型 CAD 和致动脉粥样硬化脂蛋白升高的患者中，尽管接受了他汀类药物治疗，但 PCSK9 抑制剂降低了缺血性心血管事件的风险。这些药物通过皮下注射给药，价格昂贵
- 代谢综合征的治疗包括减轻体重，增加体力活动，治疗高血

① Michos ED et al：Lipid management for the prevention of atherosclerotic cardiovascular disease，N Engl J Med 381（16）：1557-1567，2019.

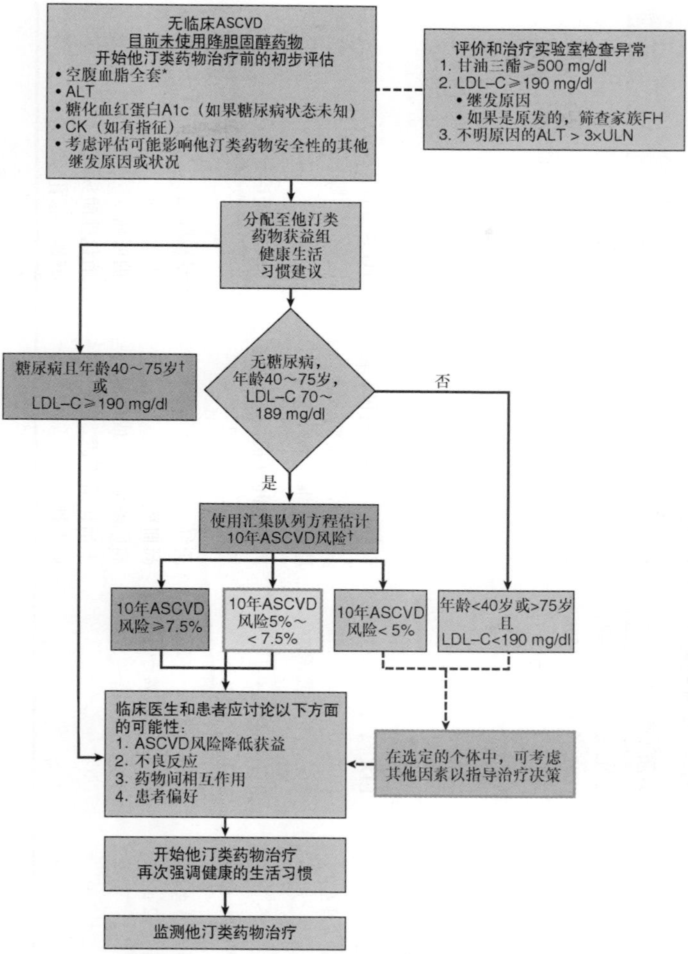

图 31-2　在无临床 ASCVD 的个体中开始他汀类药物治疗。 * 首选空腹血脂检查。在非空腹个体中，非空腹非 HDL-C ＞ 220 mg/dl 可能提示需要进一步评估的遗传性高胆固醇血症或继发性病因。如果非空腹甘油三酯＞ 500 mg/dl，则需要进行空腹血脂全套检查。† 汇集队列方程可用于估计有和无糖尿病个体的 10 年 ASCVD 风险。ALT，谷丙转氨酶；ASCVD，动脉粥样硬化性心血管疾病；CK，肌酸激酶；FH，家族性高胆固醇血症；LDL-C，低密度脂蛋白胆固醇；ULN，正常值上限。（Modified from Stone NJ et al：2013 ACC/AHA guideline on the treatment of blood cholesterol to reduce atherosclerotic cardiovascular risk in adults：a report of the American College of Cardiology/American Heart Association Task Force on Practice Guidelines，J Am Coll Cardiol，2013. In Mann DL et al：Braunwald's heart disease，ed 10，Philadelphia，2015. Elsevier.）

表 31-5　影响脂蛋白代谢的药物

药物类别	药物和每日剂量	脂质 / 脂蛋白效应	副作用	禁忌证
HMG-CoA 还原酶抑制剂（他汀类）	洛伐他汀（10 ～ 40 mg） 普伐他汀（10 ～ 80 mg） 辛伐他汀[†]（5 ～ 80 mg） 氟伐他汀（20 ～ 40 mg） 阿托伐他汀（10 ～ 80 mg） 瑞舒伐他汀（5 ～ 40 mg） 匹伐他汀（2 ～ 4 mg）	LDL ↓ 20% ～ 60% HDL ↑ 5% ～ 15% TG ↓ 7% ～ 30%	肌痛、肌炎 肝酶升高 新发糖尿病（接受强化治疗） 未证实的记忆丧失问题	活动性或慢性肝病 妊娠 同时使用某些药物 *
胆汁酸螯合剂	考来替泊（5 ～ 20 g） 考来维仑[‡]（2.6 ～ 3.8 g） 考来烯胺（消胆胺）（4 ～ 16 g）	LDL ↓ 15% ～ 30% HDL ↑ 3% ～ 5% TG 无变化或增加	胃肠道不适，便秘，药物相互作用，高甘油三酯血症 脂溶性维生素吸收减少	TG ＞ 300 mg/dl 胃肠动力障碍
ω-3 脂肪酸	鱼油（4 ～ 6 g）	TG ↓ 45% HDL ↑ 13%	出血时间延长 恶心	慎用抗凝治疗
烟酸	速释（niacin）（1.5 ～ 3 g） 缓释（Niaspan）（1 ～ 2 g）	LDL ↓ 5% ～ 25% HDL ↑ 15% ～ 35% TG ↓ 20% ～ 50%	潮红 高血糖 高尿酸血症（或痛风） 上消化道不适 肝毒性	慢性肝病 重度痛风 糖尿病 消化性溃疡病 妊娠 / 哺乳

续表

药物类别	药物和每日剂量	脂质 / 脂蛋白效应	副作用	禁忌证
纤维酸	吉非罗齐（600 mg 2 次 / 日） 非诺贝特（45 ~ 145 mg）	LDL ↓ 5% ~ 20% HDL ↑ 10% ~ 20% TG ↓ 20% ~ 50%	消化不良 胆结石 肌病（尤其是伴随使用吉非罗齐和他汀类药物时）	重度肾脏疾病（非诺贝特剂量调整） 重度肝病 慎用他汀类药物 可使 LDL 胆固醇水平恶化
依折麦布（胆固醇吸收抑制剂）	依折麦布（10 mg）	LDL ↓ 18% HDL ↑ 1% TG ↓ 8%	腹痛；肌痛	肝脏疾病 避免同时使用树脂和贝特类

* 环孢素、大环内酯类抗生素、各种抗真菌药和细胞色素 P-450 抑制剂（贝特类和烟酸应慎用）

† 不再推荐辛伐他汀 80 mg 剂量。由于与氨氯地平和雷诺嗪的潜在相互作用，保证每日剂量≤ 20 mg

‡ 考来维仑可降低血糖和 HbA1c 约 0.5%，已获批用于治疗糖尿病伴血脂异常

HDL，高密度脂蛋白胆固醇；HMG-CoA，3- 羟基 -3- 甲基戊二酰辅酶 A；LDL，低密度脂蛋白胆固醇；TG，甘油三酯

Modified from The National Cholesterol Education Program，JAMA 285：2486，2001. In Boyden TF et al：Implementing new guidelines in the management of blood cholesterol，Am J Med 127：705，2014.

压，高甘油三酯和低 HDL 胆固醇

- 根据最近的研究，他汀类药物治疗使 LDL 胆固醇每降低 40 mg/dl，ASCVD 降低 20%。换句话说，粗略估计，中等强度治疗使 ASCVD 的相对风险降低 30%，高强度治疗使 ASCVD 的相对风险降低 45%
- 最近的试验表明，ATP 柠檬酸裂解酶抑制剂 bempedoic acid 可降低 LDL 胆固醇。在最大耐受剂量的他汀类药物治疗中加用 bempedoic acid 未造成总体不良事件发生率高于安慰剂组，并导致 LDL 胆固醇显著降低①

处理和随访

- 应在开始他汀类药物治疗前和之后有临床指征时进行基线 LFT 检查
- 除非患者报告肌无力或肌痛，否则不建议监测肌酸激酶（CK）水平
- 他汀类药物治疗应在开始治疗后 4 ～ 12 周内通过重复血脂谱进行监测
- 每次随访都应提供有关行为生活方式改变和冠心病危险因素的咨询
- 他汀类药物相关糖尿病的不良反应因他汀类药物的强度而异：据报道，每 1000 例接受中等强度他汀类药物治疗的个体中有 1 例糖尿病附增病例，每 1000 例接受高强度他汀类药物治疗的个体中有 3 例糖尿病附增病例。肌病和出血性卒中的发病率约为每 10 000 名接受治疗的患者中就有 1 例
- 根据新指南，应建议在他汀类药物治疗期间出现糖尿病的患者继续服用，以降低其发生 ASCVD 事件的风险，并应坚持心脏健康饮食、进行体力活动、停止使用烟草和维持健康的体重（表 31-5）
- 仅当患者服用辛伐他汀 80 mg/d 12 个月或更长时间且无肌肉毒性证据时，方可维持辛伐他汀 80 mg/d 治疗
- 新接受治疗患者开始时不要使用辛伐他汀 80 mg/d
- 对接受辛伐他汀 40 mg/d 治疗未达到 LDL 目标的患者，进行替代性降 LDL-C 治疗以达到目标

---

① Ray KK et al：Safety and efficacy of bempedoic acid to reduce LDL cholesterol，N Engl J Med 380：1022-1032，2019.

转诊

对于患有罕见血脂异常、高脂蛋白血症，对治疗耐药，接受复杂治疗方案以及尽管接受治疗仍有疾病进展证据的患者应转诊至血脂治疗专家处就诊。

重点和注意事项

专家点评

- 与 2013 年指南相比，2018 年临床实践指南的新特征是支持在他汀类药物治疗中加用非他汀类药物（依折麦布或 PCSK9 抑制剂）用于极高风险患者的二级预防。在一级预防中，强烈建议在决定他汀类药物治疗前进行患者临床风险讨论。在中度风险患者中，当考虑使用他汀类药物时，建议确定增强风险的因素并进行冠状动脉钙化检测①
- 家族性高胆固醇血症（familial hypercholesterolemia，FH）以生命早期胆固醇浓度升高为特征。未经治疗的 FH 与成年期早发心血管疾病有关。筛查可以发现儿童 FH，儿童期降脂治疗可以在短期内降低血脂浓度，几乎没有证据显示有危害。一项他汀类药物治疗的 20 年随访研究表明，FH 患者儿童期开始他汀类药物治疗可减缓颈动脉内膜中层厚度的进展，降低成年期心血管疾病的风险②
- 美国儿科学会（American Academy of Pediatrics，AAP）指南（Pediatrics 122：198，2008）建议，如果存在其他风险因素，则考虑对 LDL ＞ 190 mg/dl 或＞ 160 mg/dl 的儿童进行药物治疗
- 高密度脂蛋白胆固醇流出能力是指高密度脂蛋白从巨噬细胞接受胆固醇的能力，这是胆固醇逆向转运的关键步骤。它与心血管事件的发生率呈负相关，与传统的危险因素相比，可能是一种有用的生物标志物

① Grundy SM et al：2018 Cholesterol Clinical Practice Guidelines：Synopsis of the 2018 American Heart Association/American College of Cardiology/Multisociety Cholesterol Guideline，Ann Intern Med 170（11）：779-783，2019.

② Luirink IK et al：20-year follow-up of statins in children with familial hypercholesterolemia，N Engl J Med 381（16）：1547-1556，2019.

相关内容

冠状动脉疾病（相关重点专题）

原发性高脂蛋白血症（相关重点专题）

他汀类药物诱导的肌肉综合征（相关重点专题）

推荐阅读

Chou R et al: Statins for prevention of cardiovascular disease in adults: evidence report and systematic review for the US Preventive Services Task Force, *J Am Med Assoc* 316(19):2008-2024, 2016.

Kenney JF et al: A pragmatic view of the new cholesterol treatment guidelines, *N Engl J Med* 370:275-278, 2014.

Last AR et al: Hyperlipidemia: drugs for cardiovascular risk reduction in adults, *Am Fam Physician* 95(2):78-87, 2017.

Navarese EP et al: Association between baseline LDL-C level and total and cardiovascular mortality after LDL-C lowering: a systematic review and meta-analysis, *J Am Med Assoc* 319:1566-1579, 2018.

Pletcher MJ et al: Non-optimal lipids commonly present in young adults and coronary calcium later in life: the CARDIA (Coronary Artery Risk Development in Young Adults) study, *Ann Intern Med* 153:137-146, 2010.

Rohatgi A et al: HDL cholesterol efflux capacity and incident cardiovascular events, *N Engl J Med* 371:2383-2393, 2014.

Stone NJ et al: Treatment of blood cholesterol to reduce atherosclerotic cardio-vascular disease risk in adults: synopsis of the 2013 American College of Cardiology/American Heart Association cholesterol guidelines, *Ann Intern Med* 160:339-343, 2014.

第 32 章　高血压
Hypertension

Tania B. Babar

姜艳艳　尹元刚　译　袁灿灿　陈俊文　周岳廷　审校

基本信息

定义

成人正常血压（BP）可定义为收缩压＜ 120 mmHg 和舒张压＜ 80 mmHg。血压升高定义为收缩压为 120 ～ 129 mmHg 或舒张压＜ 80 mmHg。高血压可分为① 1 期：收缩压 130 ～ 139 mmHg 或舒张压 80 ～ 89 mmHg；② 2 期：收缩压≥ 140 mmHg 或舒张压≥ 90 mmHg。该定义基于准确的测量结果，并且为≥ 2 次情况下≥ 2 个读数的平均值。

同义词

原发性高血压
特发性高血压
高血压

ICD-10CM 编码

I10　特发性原发性高血压
I15.0　肾血管性高血压
I15.1　继发于其他肾脏疾病的高血压
I15.2　继发于内分泌疾病的高血压
I15.8　其他继发性高血压
115.9　未特指的继发性高血压
O10.919　原有未特指的高血压并发于妊娠、未指定孕周
I67.4　高血压性脑病

流行病学和人口统计学

- 在美国，60 ～ 69 岁的人中有 50%、70 岁以上的人中约 75% 的人受到影响。据统计，全世界 35 ～ 70 岁的人群中有 41%

患有高血压，而其中只有 46.5% 的人会意识到高血压
- 峰值患病率随年龄增加，在美国非西班牙裔黑人成年人中发病率最高
- 高血压与心脏病、脑卒中、心力衰竭和肾脏疾病的高风险有关

体格检查和临床表现

除血压升高外，体格检查可完全在正常范围内。对高血压患者进行适当的初步体格检查应包括以下内容：
- 应使用适当尺寸的袖带（袖带的长度至少覆盖手臂周长的 2/3）并测量双臂［使用较高的（读）数］血压，表 32-1 描述了血压袖带的尺寸和测量误差
- 每次应测量 2 次血压，并至少间隔 1 ～ 2 min 以使滞留的血液回流
- 患者应在平静的环境中静坐至少 5 min，测量血压的手臂应与心脏保持同一水平

表 32-1　血压袖带尺寸和测量误差 *

袖囊尺寸	臂围		
	≤ 28 cm	29 ～ 42 cm	≥ 43 cm
常规（12 cm×23 cm）	准确	高估 收缩压的 4 ～ 8 mmHg 舒张压的 3 ～ 6 mmHg	高估 收缩压的 16 ～ 17 mmHg 舒张压的 10 ～ 11 mmHg
大（15 cm×33 cm）	低估 收缩压的 2 ～ 3 mmHg 舒张压的 1 ～ 2 mmHg	准确	高估 收缩压的 5 ～ 7 mmHg 舒张压的 2 ～ 4 mmHg
大腿（18 cm×36 cm）	低估 收缩压的 5 ～ 7 mmHg 舒张压的 1 ～ 3 mmHg	低估 收缩压的 5 ～ 7 mmHg 舒张压的 2 ～ 4 mmHg	准确

* 高估意味着血压正常的人可能被诊断为高血压；低估意味着实际患有高血压的人的血压读数可能正常。进一步讨论见正文

From McGee S：Evidence-based physical diagnosis，ed 4，Philadelphia，2018，Elsevier.

- 为了诊断直立（体位）性低血压，老年人应随时记录体位性血压的变化。通过测量仰卧位（休息 5 min 后）和站立位（休息 2 min 后）的血压来评估。收缩压下降≥ 20 mmHg，或舒张压下降≥ 10 mmHg，或出现脑灌注不足症状时提示直立（体位）性低血压
- 如果血压明显升高（＞ 180/110 mmHg）或有终末器官损害的证据，就可确诊高血压（HTN）。否则，这样的诊断应该等到＞ 2 次读数在＞ 2 次不同情况下发现 BP 升高时做出
- 非办公室（家庭、工作场所、24 h 门诊）血压测量以确定特定患者的 HTN 模式（持续性、"白大衣"或"隐蔽性"HTN）
- 测量心率、身高、体重、体重指数和腰围
- 提示筛选继发性 HTN 的一般临床线索包括：
  1. 严重或抵抗性 HTN
  2. 既往血压稳定的患者出现血压急剧升高
  3. 年龄小于 30 岁，非肥胖，非黑人，无 HTN 家族史
  4. 高血压突然发作或迅速升高
  5. 青春期前发病。如果怀疑有上述情况，则应针对继发性 HTN 进行其他检查，包括肾素、醛固酮、皮质醇水平、24 h 尿肾上腺素和血清儿茶酚胺
- 体格检查应包括寻找继发性原因和高血压后遗症
- 检查皮肤是否有咖啡牛奶斑（神经纤维瘤病）、尿毒症外观（肾衰竭）和紫纹（库欣综合征）
- 进行仔细眼底检查；检查是否有视乳头水肿，视网膜渗出，出血，动脉狭窄，动静脉压迫
- 检查颈部是否有颈动脉杂音、颈部静脉扩张和甲状腺肿大
- 广泛的心肺检查：检查心搏最大强度的侧向位移点，S3 或 S4，以及瓣膜杂音
- 触诊腹部检查肾肿块（嗜铬细胞瘤，多囊肾），听诊主动脉和肾动脉杂音
- 检查动脉搏动（股动脉搏动扩张或消失，上肢血压大于下肢，提示主动脉缩窄）
- 检查有无躯干肥胖（库欣综合征）和足部水肿［充血性心力衰竭（CHF）］
- 表 32-2 提供了可识别 HTN 病因评估指南

表 32-2 高血压病因评估指南

疑似诊断	临床线索	诊断测试
慢性肾病	估计 GFR＜60 ml/(min · 1.73 m^2), 尿白蛋白 / 肌酐比值≥30 mg/g	肾脏超声检查
肾血管疾病	血清肌酐新发升高、ACEI 或 ARB 治疗后血清肌酐显著升高、耐药性高血压、一过性肺水肿、腹部或胁腹部杂音	肾脏超声检查（萎缩肾）、CT 或 MR 血管造影、有创血管造影
主动脉缩窄	手臂脉搏＞腿部脉搏，手臂 BP＞腿部 BP，胸部杂音，胸片示肋骨切迹	MR 血管造影、TEE、有创血管造影
原发性醛固酮增多症	低钾血症、耐药性高血压	血浆肾素和醛固酮，口服盐负荷后 24 h 尿醛固酮和钾，肾上腺静脉取样
库欣综合征	躯干肥胖，宽而发白的紫纹，肌无力	1 mg 地塞米松抑制试验，地塞米松给药后尿皮质醇检测，肾上腺 CT
嗜铬细胞瘤	阵发性高血压、心悸、出汗和面色苍白；糖尿病	血浆中肾上腺素，24 h 尿中肾上腺素和儿茶酚胺、腹部 CT 或 MR 成像
阻塞性睡眠呼吸暂停	鼾声大、脖子粗、肥胖、嗜睡	多导睡眠监测

ACEI，血管紧张素转化酶抑制剂；ARB，血管紧张素受体阻滞剂；BP，血压；CT，计算机断层成像；GFR，肾小球滤过率；MR，磁共振；TEE，经食管超声心动图

From Goldman L，Schafer AI：Goldman's Cecil medicine，ed 24，Philadelphia，2012，WB Saunders.

- 表 32-3 总结了临床线索，以指导对有潜在遗传因素的年轻高血压患者进行检查

病因学

- 原发性 HTN（85%）
- 药物诱导或药物相关（5%）
  1. 非甾体抗炎药
  2. 口服避孕药
  3. 皮质类固醇
- 肾性 HTN（5%）
  1. 肾实质疾病（3%）

表 32-3 有潜在遗传因素的年轻高血压患者的临床检查线索

特定病因	家族性高血压的可能病因	临床线索
产生儿茶酚胺的肿瘤		
嗜铬细胞瘤 / 副神经节瘤	家族性病例＜30%，包括 MEN2A 和 MEN2B、von Hippel-Lindau 病、神经纤维瘤病和家族性副神经节瘤综合征（SDH 复合突变）	阵发性心悸、头痛、出汗、面色苍白；任何相关疾病的综合征特征
神经母细胞瘤（肾上腺）主动脉或肾血管病变	1% ～ 2% 的神经母细胞瘤为家族性	
主动脉缩窄	家族中比例过高，但无家族分布	上肢和下肢血压不对称，径向形式脉冲延迟；与 Turner 综合征、Williams 综合征和二叶式主动脉瓣相关
由纤维肌性发育不良或遗传性动脉壁病变引起的肾动脉狭窄	＜ 10% 有家族性 AD 模式	肾血管成像结果异常；幼年时颈动脉区域的血管疾病；常见于神经纤维瘤病和 Williams 综合征；也存在于结节性硬化症、Ehlers-Danlos 综合征和马方（Marfan）综合征
肾实质肾病 GN	Alport 病（X 连锁、AR 或 AD）、家族性 IgA 肾病（外显率不全的 AD）	蛋白尿、血尿、低 eGFR
PKD	ADPKD 1 型或 2 型，ARPKD	多发肾囊肿（30 岁以下的患者中可少至 3 个）
肾上腺皮质疾病–糖皮质激素可治疗的醛固酮增多症（家族性 I 型醛固酮增多症）	11 β - 羟化酶和醛固酮合成酶基因的 AD 嵌合融合	年轻时脑出血、脑动脉瘤；轻度低钾血症；高血浆醛固酮、低肾素
家族性醛固酮增多症	AD；未知缺陷	成年早期严重 2 期高血压；高血浆醛固酮、低肾素；对糖皮质激素治疗无反应

续表

特定病因	家族性高血压的可能病因	临床线索
家族性醛固酮增多症Ⅲ型	AD；未知缺陷	儿童期严重高血压伴广泛靶器官损害；高血浆醛固酮、低肾素；明显的双侧肾上腺增大
先天性肾上腺增生	11 β - 羟化酶或 21- 羟化酶的 AR 突变	多毛、男性化；低钾血症和代谢性碱中毒；低血浆醛固酮和肾素
单基因原发性肾小管缺陷		
Gordon 综合征	*KLHL3*、*CUL3*、*WNK1* 和 *WNK4* 的 AD 突变；*KLHL3* 的 AR 突变	肾功能正常的高钾血症和代谢性酸中毒
Liddle 综合征	上皮钠通道的 AD 突变	低钾血症和代谢性碱中毒；低血浆醛固酮和肾素
明显的盐皮质激素过多	2 型 11 β - 羟类固醇脱氢酶 AD 突变	低钾血症和代谢性碱中毒；低血浆醛固酮和肾素
Geller 综合征高血压-短指综合征	盐皮质激素受体 AD 突变，磷酸二酯酶 E3A 酶 AD 突变	低钾血症和代谢性碱中毒；低血浆醛固酮和肾素；妊娠期或接触螺内酯时血压升高
未知机制		
高血压-短指综合征	AD	短指（小指骨）和身材矮小；后颅窝血管迂曲压迫脑干
原发性高血压	多基因	当存在肥胖或代谢综合征时，患原发性高血压的可能性更高

AD，常染色体显性；ADPKD，常染色体显性遗传性多囊肾病；AR，常染色体隐性；ARPKD，常染色体隐性遗传性多囊肾病；BP，血压；eGFR，估算的肾小球滤过率；GN，肾小球肾炎；IgA，免疫球蛋白 A；MEN，多发性内分泌肿瘤；PKD，多囊肾病；SDH，琥珀酸脱氢酶

From Skorecki K et al：Brenner and Rector's the kidney，ed 10，Philadelphia，2016，Elsevier.

2. 肾血管性 HTN（RVH）（＜ 2%）
- 内分泌性 HTN（＜ 2%）
  1. 原发性醛固酮增多症（至少 5%）
  2. 嗜铬细胞瘤（0.2%）
  3. 库欣综合征和长期类固醇治疗（0.2%）
  4. 甲状旁腺功能亢进或甲状腺疾病（0.2%）
- 主动脉缩窄（0.2%）

Dx 诊断

评估

- 初步评估 HTN 的目的是确定 HTN 的诊断和分期。表 32-4 总结了高血压患者的初步实验室评估
- 收集诊室和非诊室的 BP 读数，并评估靶器官损伤（TOD）的存在，评估全球心血管疾病风险的水平，并制订个性化监测和治疗计划
- 病史询问和教育应是初步评估的重要内容
- 相关病史：
  1. HTN 的发病年龄，既往降压治疗情况
  2. HTN 家族史，脑卒中，心血管疾病
- 饮食、盐摄入量、咖啡因、酒精、药物（如口服避孕药、非甾体抗炎药、减充血药、类固醇）
- 职业、生活方式、疼痛、社会经济地位、心理因素
- 其他心血管危险因素：高脂血症、肥胖、糖尿病
- 继发性 HTN 症状：
  1. 头痛、心悸、多汗（可能为嗜铬细胞瘤）
  2. 乏力、多尿（考虑醛固酮增多症）
  3. 下肢跛行（见于主动脉缩窄）
  4. 大声打鼾，白天嗜睡，晨昏（可能需要评估睡眠呼吸暂停）

实验室检查

- 建议在开始治疗之前进行常规实验室检查，包括：
  1. 尿液分析和显微镜检查：肾小球疾病的表现
  2. 基本的代谢指标和钙：肾损害的表现、低钾血症（原发性醛固酮增多症和库欣综合征）、高钙血症（甲状旁腺功能亢进）

表 32-4 对高血压患者进行初步实验室评估，以调查是否存在共病情况、继发原因或已确定的靶器官损害

检验	临床实用性
血清肌酐（和估计的肾小球滤过率）	肾功能评估。确定肾实质疾病是否为可能的继发性病因以及确定的 TOD
血清钾	低钾（肾源性）提示盐皮质激素过量（原发性或继发性）、糖皮质激素过量、Liddle 综合征。高钾伴肾功能正常提示 Gordon 综合征。低钾时应谨慎使用噻嗪类和袢利尿药。高钾时禁止使用 ACEI、ARB、肾素抑制剂和保钾利尿剂
血清钠	如水平高，提示原发性醛固酮增多症。如水平低，提醒需要避免使用噻嗪类利尿剂
血清碳酸氢盐	如水平高，提示醛固酮过多（原发性或继发性）。如水平低伴肾功能正常，提示 Gordon 综合征（高钾）或原发性甲状旁腺功能亢进（高钙）
血清钙	如水平高，提示原发性甲状旁腺功能亢进
血清葡萄糖	识别糖尿病前期或糖尿病。在适当的情况下，提示糖皮质激素过多、嗜铬细胞瘤或肢端肥大症
血脂谱	识别高脂血症
红细胞 / 血细胞比容	如升高，在没有其他血液学异常或基础肺部疾病情况下，提示睡眠呼吸暂停
尿液分析 *	蛋白尿和血尿可识别可能的继发病因（肾小球肾炎）。蛋白尿也可能是 TOD 的标志物
心电图	识别左心室肥大、陈旧性心肌梗死或其他缺血性改变。识别可能妨碍使用 β 受体阻滞剂或非二氢吡啶类 CCB 的传导异常

最近的指南不推荐单独测量血尿素氮（BUN）

* 一些组织建议筛查微量白蛋白尿作为识别早期肾损伤的更敏感工具

ACEI，血管紧张素转化酶抑制剂；ARB，血管紧张素受体阻滞剂；CCB，钙通道阻滞剂；TOD，靶器官损害

From Skorecki K et al：Brenner and Rector’s the kidney，ed 10，Philadelphia，2016，Elsevier.

3. 全血细胞计数
4. 筛查可能对预后产生不利影响的并存疾病；血红蛋白 A1c 或空腹血糖水平，血脂水平
5. 可选测试包括尿白蛋白或白蛋白 / 肌酐比值的测量

影像学检查

- 心电图：检查左心室肥大（LVH）伴劳损的存在
- 可考虑对疑似肾血管性高血压（肾动脉狭窄）患者进行肾双功能超声检查、CT 血管造影或磁共振血管造影

Rx 治疗

非药物治疗

生活方式的改变（高血压的初始治疗应着重于生活方式的改变）：

- 超重者减轻体重［目标体重指数（BMI）＜ 25 kg/m^2］
- 男性限制酒精摄入量为每天 1 盎司（＜ 2 杯 / 天）或女性限制摄入量为 0.5 盎司（＜ 1 杯 / 天）
- 定期进行有氧运动（大多数情况下每天至少 30 min）
- 将钠摄入量降低到＜ 100 mmol/d（＜ 1.5 g 钠 / 天）
- 肾功能正常的患者维持足够的膳食钾摄入量（＞ 3500 mg/d）
- 戒烟
- 血压下降幅度 2 ～ 20 mmHg，最显著的是体重大幅下降，并实施了饮食控制高血压（DASH）膳食计划，该计划依赖于多水果和蔬菜的饮食，适度的低脂乳制品，低动物蛋白含量，但含有大量的豆类和坚果植物蛋白

急性期治疗

- 最近发表了许多有关血压目标和何时开始治疗的共识性文件
- 根据 2017 年 ACC/AHA/AAPA/ABC/ACPM/AGS/APhA/ASH/ASPC/NMA/PCNA 成人高血压预防、检测、评估和管理指南，治疗目标如下[①]：
  1. 对于确诊为高血压，已知心血管疾病（CVD）或 10 年动脉粥样硬化性心血管疾病（ASCVD）事件风险为 10% 或更高的成年人，建议 BP 目标值低于 130/80 mmHg

① Whelton P et al：2017 ACC/AHA/AAPA/ABC/ACPM/AGS/APhA/ASH/ASPC/NMA/PCNA Guideline for the Prevention，Detection，Evaluation，and Management of High Blood Pressure in Adults executive summary：a report of the American College of Cardiology/American Heart Association task force on clinical guidelines，J Am Coll Cardiol 2017.

2. 对于已确诊的高血压而没有额外心血管疾病风险增加标志物的成年人，血压目标值低于 130/80 mmHg 可能是合理的

- 另外，开始治疗的建议如下：
  1. 对于没有心血管疾病病史、预计 10 年 ASCVD 风险＜ 10% 且处于高血压 2 期的成年人，建议使用降压药一级预防 CVD
  2. 建议使用降压药物用于临床 CVD 患者复发 CVD 事件的二级预防，以及对 10 年 ASCVD 风险估计为 10% 或更高且患有 1 期高血压的成年人进行一级预防
  3. 针对 2 期高血压且血压高于目标值 20/10 mmHg 的成人，采用两种不同类别的一线药物开始抗高血压药物治疗
  4. 对于 1 期高血压且目标低于 130/80 mmHg 的成人患者，开始使用单一药物治疗是合理的
  5. 患有糖尿病和慢性肾脏疾病的患者被认为是高危人群
- 可以从发布于 2014 年的 JNC 8 指南①获得其他指导：
  1. 在一般非黑人人群中，首选的初始药物是噻嗪类利尿剂、血管紧张素转化酶抑制剂（ACEI）、钙通道阻滞剂（CCB）或血管紧张素受体阻滞剂（ARB）。在这一人群中，ACEI 或 ARB 是糖尿病患者和慢性肾病患者首选的初始药物
  2. 黑人人群（包括糖尿病患者）首选的初始药物是噻嗪类利尿剂或 CCB
  3. 选择药物时，尝试每天给药一次，以提高依从性。还要考虑药物的成本，代谢和主观副作用，以及药物与药物的相互作用
- 每一类药物的主要优点和局限性描述如下：
  1. 噻嗪类利尿剂：
     a. 优点：价格便宜，每天一次。有利于存在水肿状态、充血性心力衰竭、慢性肾脏疾病及老年患者（降低老年患者髋部骨折的发生率）
     b. 缺点：严重的新陈代谢不良反应（低血钾）、心律不齐、性功能障碍、痛风发作的风险增加，可能对血脂和血糖

① James PA et al：2014 Evidence-based guidelines for the management of high blood pressure in adults. Report from the panel members appointed to the eighth Joint National Committee（JNC8），JAMA 311（5）：507-520，2014.

水平产生不利影响

2. β 受体阻断剂：

a. 优点：非常适合患有缺血性心脏病或心肌梗死（MI）后状态的高血压患者；在运动过度，年轻患者（心动过速，宽脉压，心脏动力亢进）和稳定的 CHF 患者中受到青睐

b. 缺点：对生活质量的不利影响（疲劳、抑郁、阳痿的发生率增加）、支气管痉挛、低血糖、周围血管疾病、对血脂的不利影响、掩盖糖尿病患者的低血糖症状和体征

3. 钙通道阻滞剂：

a. 优点：对患有缺血性心脏病的高血压患者有用。对生活质量普遍有利；可用于患有支气管痉挛性疾病、肾脏疾病、周围血管疾病、代谢异常和盐敏感性的患者。钙通道阻滞剂（CCB）降低血压的作用与 Na^+ 摄入量无关

b. 缺点：收缩功能不全的 CHF 患者应避免使用地尔硫䓬和维拉帕米，因为它们具有负性肌力作用；硝苯地平和氨氯地平可能会导致脚部水肿；服用维拉帕米的老年患者便秘严重。与 CCB 相关的水肿本质上是体位性的，卧位时可缓解；其他策略包括转换 CCB 种类、减少剂量、在一天中晚些时候给药以及添加静脉扩张药（硝酸盐、ACEI 或 ARB）；利尿剂可以改善水肿，但以降低血浆容量为代价

4. ACEI：

a. 左心功能不全患者的一线治疗，有助于预防糖尿病肾病；有效降低左心室容积（LVH）和左心室重塑

b. 缺点：干咳是常见的副作用（发生于 5% ～ 20% 患者）；高钾血症可发生在糖尿病或严重肾功能不全的患者；容量不足的患者可能出现低血压；肾动脉狭窄患者肾衰竭风险增加；在怀孕期间禁用

5. ARB 药物：

a. 优点：耐受性好，对生活质量产生有利影响；对于因持续咳嗽而不能耐受 ACEI 的患者以及 CHF 和糖尿病患者有用；单日剂量。除非存在严重的双侧肾动脉狭窄，否则使用 ACEI 的发生肾功能不全患者并不排除将来会使用 ARB 治疗

b. 缺点：对于容量耗竭患者可能出现低血压；血钾过高；

肾动脉狭窄有导致肾衰竭的风险；在怀孕期间禁用

6. α 受体阻滞剂：

a. 优点：对血脂及胰岛素敏感性无不良影响；对良性前列腺增生有益

b. 缺点：直立（体位）性低血压、镇静；可以通过在睡前给予初始低剂量来避免晕厥。一般被认为是三线或四线替代治疗

7. 中枢性 α 受体阻滞剂：

a. 口服可乐定是治疗高血压急症的主要药物，因为使用方便且相对安全

b. 可乐定透皮贴剂；用于治疗不稳定的 HTN、不能口服药物的住院患者和清晨血压骤增的患者。在同等剂量下，经皮可乐定比口服可乐定更容易发生盐分沉淀和水分滞留

c. 剂量超过 0.4 mg 会导致疲劳、镇静、口干、盐和水潴留，以及突然停药后 HTN 反弹

8. α 和 β 受体联合阻滞剂：

拉贝洛尔、尼比洛尔和卡维地洛：当寻求 β 受体阻滞剂以外的降压效果时，可用于治疗复杂的高血压患者。静脉注射拉贝洛尔用于高血压急症。卡维地洛比美托洛尔对血糖控制的不良影响小，并能减少高血压糖尿病患者的尿蛋白排泄

9. 直接作用的平滑肌松弛剂：

a. 优点：与硝酸异山梨酯合用时，对黑人患者有益

b. 缺点：可能导致反射性心动过速，局部缺血恶化（最好与硝酸盐一起使用），高剂量或伴肾衰竭时可导致可逆性药物性狼疮

10. 肾素抑制剂——最新一类抗高血压药物阿利吉仑：

a. 优点：一般耐受性好；每天一次剂量；可单独使用或与其他抗高血压药物联合使用（因高钾血症而避免与 ACEI 或 ARB 联合使用）

b. 缺点：孕期禁忌；不应用于肾功能受损患者；费用过高；缺乏显示出获益的心血管结果数据

肾血管性高血压的治疗：治疗方法因肾血管性高血压（RVH）的原因而异（有关更多信息，请参阅其他分册“肾动脉狭窄”一章）。

- 药物治疗抵抗的纤维肌增生异常的年轻患者，可采用经皮腔

内肾血管成形术（PTRA）进行治疗

- 对于患有动脉粥样硬化性 RVH 的老年患者，药物治疗是可取的；有用的药物有：
  1. β 受体阻滞剂：对血浆肾素升高的患者非常有效
  2. ACEI：非常有效；但双侧肾动脉狭窄或单侧孤立肾且肾动脉狭窄患者应避免
  3. 利尿剂：常与 ACEI 联合使用
- 外科血运重建：最近的一项试验表明，在动脉粥样硬化性肾动脉狭窄、高血压或 CKD 患者中，肾动脉支架植入术与综合、多因素的药物治疗相比，在预防临床事件方面没有显著的益处①

妊娠期 HTN：

- HTN 使 5% ～ 12% 的妊娠复杂化
- 美国产科委员会将孕期任何时候血压 130/80 mmHg 定义为正常血压的上限
- 无论获得的绝对值如何，收缩压升高 30 mmHg 或舒张压升高 15 mmHg 也被视为异常
- 妊娠期高血压可能包括慢性 HTN、妊娠期 HTN、先兆子痫或先兆子痫叠加于慢性 HTN。区分病因很重要，因为先兆子痫对母亲和胎儿的风险更大
- 妊娠期慢性 HTN 的治疗方法如下：
  1. 初始治疗采用保守措施（适当的营养、有限的体力活动）
  2. 当需要药物治疗时，首选甲基多巴、肼屈嗪、拉贝洛尔或硝苯地平

     表 32-5 总结了用于治疗妊娠期高血压的药物
  3. ACEI 可导致胎儿和新生儿并发症；孕期应避免使用
  4. CCB 的安全性尚不清楚
  5. 利尿剂只有在有特定原因开始和维持使用时才应使用（例如，HTN 与严重液体过载或左心室功能不全相关时）

恶性 HTN、高血压亚急症和高血压急症：

定义：

- 当 HTN 出现Ⅲ级和Ⅳ级视网膜病变（渗出、出血和视乳头水

① Cooper CJ et al：Stenting and medical therapy for atherosclerotic renal-artery stenosis，N Engl J Med 370：13-22，2014.

表 32-5 用于治疗妊娠期高血压的药物

药物	起始剂量	最大剂量	备注
重度高血压的急性治疗			
肼屈嗪	5 ～ 10 mg IV，每 20 min 一次	20 mg*	避免用于心动过速和持续性头痛
拉贝洛尔	20 ～ 40 mg IV，每 10 ～ 15 min 一次	220 mg*	避免用于哮喘或充血性心力衰竭女性
硝苯地平	10 ～ 20 mg 口服，每 30 min 一次	50 mg*	避免用于心动过速和心悸
高血压的长期治疗			
甲基多巴	250 mg bid	4 g/d	
拉贝洛尔	100 mg bid	2400 mg/d	
硝苯地平	10 mg bid	120 mg/d	
噻嗪类利尿剂	12.5 mg bid	50 mg/d	

* 如果未达到目标血压水平，则换用另一种药物。bid，2 次 / 日

From Gabbe SG：Obstetrics，ed 6，Philadelphia，2012，WB Saunders.

肿）时，就会发生恶性 HTN

1. BP 升高的幅度是恶性 HTN 发生的关键因素
2. 恶性 HTN 的并发症和死亡率远高于原发性 HTN
3. 需要立即降低血压（不一定在正常范围内）以预防或限制靶器官疾病

- 当血压升高收缩压＞ 180 mmHg 和（或）舒张压＞ 120 mmHg 而没有新的或进行性器官功能障碍证据时为高血压亚急症。需要快速降低血压以防止终末器官损害
- 高血压急症是收缩压＞ 180 mmHg 和（或）舒张压＞ 120 mmHg 并伴有终末器官损害，应在出现后 24 h 内纠正

  大多数临床医生建议将 BP 降低至＜ 160 mmHg/＜ 100 mmHg，或将水平降低至不超过患者基线 BP 的 30%

治疗：治疗药物的选择因病因而异。高血压亚急症首选静脉注射药物。

- 硝普钠是治疗高血压性脑病、HTN 合并颅内出血、恶性 HTN、HTN 合并心力衰竭、主动脉夹层动脉瘤（与普萘洛尔合用）的首选药物，起效迅速。因为它被代谢成氰化物，所

以应仔细监测患者的毒性（精神状态变化，酸血症）
- 非诺多泮是一种血管扩张剂，在需要快速但可逆地降低血压时，可用于短期（最多 48 h）治疗严重的 HTN。青光眼患者应避免使用
- 其他常用的药物是静脉 CCB、尼卡地平和氯维地平（用于重症监护病房或手术室的 HTN 紧急治疗），β 受体阻滞剂艾司洛尔（用于主动脉夹层或术后 HTN）、拉贝洛尔联合使用 β 受体和 α 受体阻滞剂对冠心病患者有用、酚妥拉明（用于与儿茶酚胺相关的紧急情况）、静脉输注硝酸甘油（用于心脏缺血和高血压危重症患者）和肼屈嗪（用于妊娠期高血压急症）
- 表 32-6 总结了可用于高血压危象的静脉药物

以下是治疗高血压急症时要记住的要点：
- 在初步紧急治疗时制订长期治疗计划
- 降低动脉压的药物可导致肾潴留钠和水。因此，应同时伴随着谨慎使用利尿剂
- 抗高血压治疗的最初目标不是达到正常的血压，而是逐渐降低血压；如果 CKD 患者的平均血压状态为高血压，则可能发生脑灌注不足

重点和注意事项

专家点评

- 隐匿性高血压是指通过家庭或门诊监测发现高血压。在办公室血压低于 140/90 mmHg 的患者中，高达 40% 可能存在隐匿性高血压。自动血压监测仪对筛查隐匿性高血压很有用
- “白大衣高血压”是指在家中血压正常的情况下，在医务室检查时血压升高。在医务室血压升高的患者中，其患病率高达 30%。这些患者发生明显高血压的风险增加
- 对于高血压患者，血压每升高 20/10 mmHg，心血管事件发生的风险就会增加一倍
- 大多数患者将需要至少两种药物来控制血压
- 如果血压高于目标值 20/10 mmHg，则应使用两种药物进行启始治疗
- 耐药性 HTN：如果符合包括利尿剂在内的最佳三药治疗方

表 32-6　可用于高血压危象的静脉药物

药物名称和作用机制	适应证 / 优势 / 剂量	缺点 / 不良反应 / 代谢注意事项
硝普钠		
一氧化氮化合物；小动脉和静脉平滑肌的血管舒张 通过减少后负荷增加心输出量	适用于大多数高血压急症 起效快，起效时间 1 ～ 2 min 剂量：0.25 μg/（kg · min） 最大剂量：8 ～ 10 μg/（kg · min）	禁用于高输出量性心力衰竭、先天性视神经萎缩。贫血和肝病患者存在氰化物毒性风险：酸中毒、心动过速、精神状态改变、呼吸时有杏仁味。合并肾脏疾病时的硫氰酸盐毒性风险：精神病、反射亢进、癫痫发作、耳鸣。慎用于颅内压增高。使用最大剂量不得超过 10 min。通过胎盘
硝酸甘油		
直接与血管平滑肌上的硝酸盐受体相互作用	用于心肌缺血、心脏手术的围术期高血压症状	禁用于闭角型青光眼、颅内压增高。血压下降继发于前负荷、心输出量下降——当脑或肾灌注受损时应避免使用。警惕右心室梗死
主要扩张静脉床	初始剂量：5 μg/min	
降低前负荷	最大剂量：100 μg/min	
拉贝洛尔		
β - 和 α - 肾上腺素能阻断，α ：β - 阻断比为 1∶7	起效时间 2 ～ 5 min，持续时间 3 ～ 6 h 推注 20 mg，然后 20 ～ 80 mg，每 10 min 一次，最大剂量 300 mg	避免在支气管痉挛、心动过缓、充血性心力衰竭、大于一度心脏传导阻滞、中 / 晚期妊娠时使用。肝功能不全、吸入麻醉药（心肌抑制）慎用。进入母乳

续表

药物名称和作用机制	适应证 / 优势 / 剂量	缺点 / 不良反应 / 代谢注意事项
	以 0.5 ～ 2 mg/min 输注	
艾司洛尔		
心脏选择性 β_1- 肾上腺素能受体阻滞剂	用于主动脉夹层 在插管、术中和术后高血压期间使用 起效时间 60 s，持续时间 10 ～ 20 min，200 ～ 500 μg/（kg · min）持续 4 min，然后输注 50 ～ 300 μg/（kg · min）	参见拉贝洛尔。代谢不依赖于肾或肝功能（在红细胞中通过水解代谢）
非诺多巴		
突触后多巴胺 -1 激动剂；降低外周血管阻力；作为血管扩张剂的效力是多巴胺的 10 倍	可能对肾脏疾病有利，增加肾血流量，增加钠排泄，无毒性代谢产物 初始剂量：0.1 μg/（kg · min），每 15 min 滴定一次	禁用于青光眼（可能升高眼内压）或对亚硫酸盐过敏者；低血压，尤其是同时使用 β 受体阻滞剂时。每 6 h 检查一次血清钾。同时服用对乙酰氨基酚可能会显著增加血药浓度。注意剂量相关性心动过速
肼屈嗪	无推注	
主要扩张小动脉血管	主要用于妊娠 / 子痫剂量：每 20 ～ 130 min 10 mg；最大剂量 20 mg	反射性心动过速；同时给予 β 受体阻滞剂。可能恶化心绞痛。半衰期 3 h，影响血压 100 h。依赖于肝乙酰化失活

续表

药物名称和作用机制	适应证 / 优势 / 剂量	缺点 / 不良反应 / 代谢注意事项
	在 10 ～ 20 min 内降低血压 作用持续时间 2 ～ 4 h。	
酚妥拉明		
α - 肾上腺素能阻滞剂	主要用于治疗儿茶酚胺过量引起的高血压（如嗜铬细胞瘤） 剂量：5 ～ 15 mg 起效时间 1 ～ 2 min，持续时间 3 ～ 10 min	通常加用 β 受体阻滞剂来控制心动过速或心律不齐。与所有儿茶酚胺过量状态一样，不应首先给予 β 受体阻滞剂，因为 β - 肾上腺素能介导的血管舒张功能的丧失将使 α - 肾上腺素能介导的血管收缩不受阻碍并导致压力增加
尼卡地平		
二氢吡啶类钙通道阻滞剂；抑制钙离子跨膜流入心肌和平滑肌	起效时间 10 ～ 20 min，持续时间 1 ～ 4 h 初始剂量：5 mg/h 至最大 15 mg/h	合并充血性心力衰竭、心肌缺血时避免。不良反应包括心动过速、潮红、头痛
氯维地平		
短效二氢吡啶类钙通道阻滞剂	初始剂量：1 mg/h；可增加至 21 mg/h	降低血压而不会影响心脏充盈压或引起反射性心动过速
依那普利		
血管紧张素转化酶抑制剂	起效时间 15 ～ 20 min，持续时间 12 ～ 24 h 剂量：1.25 ～ 5 mg，每 6 h 一次	反应不可预测，在高肾素状态下可发生急性低血压。肾小球滤过率降低时出现高钾血症。妊娠时避免

续表

药物名称和作用机制	适应证 / 优势 / 剂量	缺点 / 不良反应 / 代谢注意事项
咪噻吩		
非去极化神经节阻滞剂；与乙酰胆碱竞争突触后受体	用于主动脉夹层 剂量：0.5 ～ 5 mg/min	不会增加心输出量。无心脏正性肌力作用。缺点包括副交感神经阻滞，导致麻痹性肠梗阻和膀胱弛缓无力，使用 24 ～ 96 h 后发生快速性反应

From Vincent JL et al：Textbook of critical care，ed 7，Philadelphia，2017，Elsevier.

案患者的血压无法降至目标水平以下，则认为 HTN 具有耐药性。难治性和抵抗性这两个术语可以互换使用。原因包括假性高血压，测量误差，药物不依从，容量超负荷和继发性 HTN

1. 老年人假性高血压：硬化和硬化的动脉不能被压缩，从而错误地抬高了血压测量误差
2. 测量误差：血压测量不正确（袖带小，支撑不当）

- 肾交感神经去神经支配：最近的一项盲法试验未显示与假对照组相比，肾动脉去神经支配后 6 个月抵抗性高血压患者的收缩压明显降低
- 血压控制的障碍：系统问题、提供者问题、患者问题和行为问题。医生根据循证医学结果采纳建议进行改变的速度可能相当缓慢，被形象地描述为"临床惰性"
- 表 32-7 描述了 HTN 患者专科转诊的指征

表 32-7 高血压患者专科转诊的指征

需要紧急治疗
高血压加重（重度高血压伴Ⅲ～Ⅳ级视网膜病变）
特别严重的高血压（＞ 220/120 mmHg）
即将发生的并发症（如短暂性脑缺血发作、左心室衰竭）
可能的潜在原因
既往病史或继发原因检查的任何线索（例如，低钾血症伴血浆钠升高或正常偏高）
血清肌酐升高
蛋白尿或血尿
高血压突然发作或恶化
年轻（任何高血压＜ 20 岁；需要治疗的高血压＜ 30 岁）
治疗问题
多种药物不耐受
多种药物禁忌证
持续不依从或不一致
特殊情况
异常血压变异性
可能的白大衣高血压
妊娠期高血压

From Floege J et al：Comprehensive clinical nephrology，ed 4，Philadelphia，2010，WB Saunders.

- 新的美国高血压治疗指南建议如下：
  1. 使用降压药物对患有心血管疾病且平均收缩压（SBP）≥ 130 mmHg 或舒张压（DBP）≥ 80 mmHg 的患者进行二级预防，对估计 10 年 ASCVD 风险＞ 10% 且平均 SBP ≥ 130 mmHg 或 DBP ≥ 80 mmHg 的成人进行一级预防
  2. 无心血管疾病病史且 10 年 ASCVD 风险小于 10% 的患者，平均收缩压（SBP）≥ 140 mmHg 或平均舒张压（DBP）≥ 90 mmHg 的患者推荐降压药物治疗

相关内容

子痫（相关重点专题）
嗜铬细胞瘤（相关重点专题）
先兆子痫（相关重点专题）
肾动脉狭窄（相关重点专题）

推荐阅读

Bhatt DL: A controlled trial of renal denervation for resistant hypertension, *N Engl J Med* 370:1393-1401, 2014.
Byrd JB, Brook RD: Hypertension, *Ann Intern Med* 170(9):ITC65-ITC80, 2019.
Carey RM: Prevention, detection, evaluation, and management of high blood pressure in adults: synopsis of the 2017 American College of Cardiology/American Heart Association hypertension guideline, *Ann Intern Med* 168:351-358, 2018.
Chow CK: Prevalence, awareness, treatment and control of hypertension in rural and urban communities in high-, middle- and low-income countries, *J Am Med Assoc* 310(9):959-968, 2013.
Evidence-based guideline for the management of high blood pressure in adults: report from the panel members appointed to the eighth JNC, *J Am Med Assoc* 311(5):507-520, 2014.
Holdiness A: Renin angiotensin aldosterone system blockade: little to no rationale for ACE inhibitor and ARB combinations, *Am J Med* 124:519, 2011.
Sacks F, Campos H: Dietary therapy in hypertension, *N Engl J Med* 362:2102-2112, 2010.
Salvo M: Reconciling multiple hypertension guidelines to promote effective clinical practice, *Ann Pharmacother* 48:1242-1248, 2014.
Schaer B: Risk for incident atrial fibrillation in patients who receive antihypertensive drugs, *Ann Intern Med* 152(2):78-84, 2010.
Vongpatanasin W: Resistant hypertension: a review of diagnosis and management, *J Am Med Assoc* 311(21):226-2224, 2014.
Whelton PK et al: 2017 ACC/AHA/AAPA/ABC/ACPM/AGS/APHA/ASH/ASPC/NMA/PCNA guideline for the prevention, detection, evaluation, and management of high blood pressure in adults: executive summary: a report of the American College of Cardiology/American Heart Association task force on clinical guidelines, *J Am Coll Cardiol*, 2017.

第 33 章　直立性低血压
Orthostatic Hypotension

Timothy W. Farrell，Hussain R. Khawaja

孟凡吉　译　高玉芝　王伟　审校

基本信息

定义

直立性低血压（OH）定义为至少存在下列情况之一：

- 直立后 3 min 内收缩压下降≥ 20 mmHg
- 直立后 3 min 内舒张压下降≥ 10 mmHg

这是一种生理症状，需要进一步检查来探究其潜在的病因。

最近的研究表明，直立后 1 min 内血压变化可能更有助于预测骨折、跌倒和其他低血压相关不良事件，对大多数患者来说，直立后 1 min 内测得的血压可能比 3 min 内测得血压更有效[①]。

同义词

直立性低血压

OH

ICD-10CM 编码

I95.1　直立性低血压

流行病学和人口统计学

- 直立性低血压在老年人中的发病率较高。研究表明，年龄超过 65 岁的成年人中约有 20% 存在直立性低血压
- 此外，自主神经功能障碍相关的疾病（如帕金森病、糖尿病）患者的发病率较高
- 直立性低血压可能导致 30% 的老年人晕厥，并且与 45 ～ 55 岁人群心力衰竭风险的增加有关，还与 55 岁及以上人群心血

① Juraschek SP et al：Associated of history of dizziness and long-term adverse outcomes with early vs. later orthostatic hypotension assessment times in middleaged adults，JAMA Intern Med 2017.

管疾病和全因死亡风险增加有关
- 老年群体中，直立性低血压与认知功能障碍有关

体格检查和临床表现

- 症状包括头晕、头昏、晕厥、视觉和听觉障碍、乏力、出汗、脸色苍白和恶心
- 直立性低血压可能是无症状的，特别是在伴有自主神经功能障碍的老年高血压患者中。这些患者在坐位或仰卧时容易出现收缩期高血压
- 直立性低血压与进食后（内脏血液流动增加）、锻炼、久站和炎热天气期间自主神经功能活跃有关
- 直立性低血压患者的仰卧和夜间高血压可能提示潜在的自主神经功能障碍

病因学

- 直立性低血压主要有两种机制：自主神经功能障碍和容量不足
- 正常情况下：由于重力、静脉回流减少、心输出量减少和动脉压降低，直立体位时导致下肢聚集约 500 ml 血液。由于颈动脉压力感受器活动的增加，交感神经张力随之增加，引起动脉和静脉收缩以及正性变时和变力作用，从而限制了直立性血压的下降。肾素-血管紧张素系统活性增强和心房利钠因子活性降低也导致外周血管收缩
- 自主神经功能障碍：压力感受器反射受损，如中枢（如帕金森病）或外周自主神经功能障碍（如糖尿病）和衰老，可能导致直立性低血压，因为降低的血压不能被上述调节机制补偿
- 容量不足：可能由利尿剂、呕吐、出血和高血糖引起。这些患者的直立性低血压机制与之前描述的类似，并且调节机制失效

Dx 诊断

鉴别诊断

常见的：

- 药物：抗高血压药、抗抑郁药（三环类）、抗精神病药（吩噻嗪类）、酒精、麻醉剂、巴比妥类药物、胰岛素、硝酸酯类

药、PDE-5 抑制剂、α 受体阻滞剂
- 血管内容量减少（出血、脱水、高血糖、低白蛋白血症）
- 餐后效应（尤其是老年人）
- 血管迷走神经性晕厥
- 去适应作用
- 中枢自主神经功能障碍（帕金森病）
- 外周自主神经功能障碍（糖尿病，吉兰-巴雷综合征）

罕见：
- 中枢自主神经功能障碍（Shy-Drager 综合征）
- 神经节后自主神经功能障碍：去甲肾上腺素释放受损
- 自身免疫性自主神经功能障碍：烟碱型乙酰胆碱受体自身抗体
- 副肿瘤自主神经功能障碍：AntiHu 抗体（见于小细胞肺癌）
- 直立性心动过速综合征（POTS）：通常发生于年轻女性，由于下肢自主神经功能障碍引起的静脉淤积，在直立位可以观察到心率不正常的明显增加，但由于血浆去甲肾上腺素过量，血压不受影响
- 心输出量受损（心肌梗死、主动脉狭窄、心律失常）
- 脑血管意外
- 肾上腺功能不全
- 去适应作用
- 颈动脉窦高敏症
- 焦虑、恐慌发作
- 癫痫
- 脓毒症
- 特发性

评估

- 获取详细的病史，包括药物史，近期潜在容量丢失病史，充血性心力衰竭、恶性肿瘤、糖尿病和酒精中毒病史，帕金森病、共济失调、周围神经病变或自主神经功能异常的病史和体检证据
- 在患者舒适休息后测量仰卧位血压。在评估直立性低血压时，患者仰卧和站立的时间长短存在争议

  有限的证据支持让患者仰卧 5 ～ 10 min 后测量仰卧位血压，然后于站立后 1 min 内测量血压，3 min 后再测量血压。

血压袖带必须保持与右心房同一水平，将袖带保持在这个水平以下会导致低估 5 ～ 10 mmHg 的血压

- 应进行全面的神经系统检查

实验室检查

- 血红蛋白和血细胞比容
- 如果怀疑是脱水，考虑尿素氮 / 肌酐
- 如果怀疑潜在的心脏原因，进行心电图检查
- 当可治疗的直立性低血压病因已被排除后考虑：
  1. 血压和心率监测与倾斜试验
  2. 血浆去甲肾上腺素测定（用于区分神经节后和神经节前自主神经功能障碍）
  3. 其他方法，使用 Valsalva 动作或出汗量测定作为间接评估自主神经系统的方法

影像学检查

无。

Rx 治疗

非药物治疗

- 患者教育（双腿交叉，早上第一次站立前长时间坐着，避免过度紧张和洗热水澡）
- 高盐饮食（例如，加用方形汤调料），如果有心力衰竭史，请谨慎
- 大量摄入液体
- 在一天的不同时间服用所需的抗高血压药物
- 晚上抬高床头
- 压力袜（促进静脉血液回流至心脏）
- 多餐低碳水化合物，避免餐后直立性低血压
- 避免摄入大量碳水化合物和过量饮酒

急性期治疗

- 纠正容量状态和改善脑灌注受损
- 评估正在服用的药物，暂停可能导致直立性低血压的药物

慢性期治疗

- 氟氢可的松：0.1 mg/d（可与 α_1 受体激动剂联合使用，以降低每种药物的剂量），监测电解质紊乱和仰卧位高血压
- 米多君（α_1 受体激动剂）：10 mg，一天 3 次，监测仰卧位高血压
- 促红细胞生成素（考虑是否贫血）
- 咖啡因（用于餐后低血压）

表 33-1 总结了老年人直立性低血压的管理。

其他治疗方法

- 吡啶斯的明（增强肾钠重吸收）：0.2 ～ 0.6 mg/d（FAD 未批

表 33-1　老年人直立性低血压的管理

识别和治疗可纠正的原因
减少或避免引起直立性低血压的药物
避免可能加重直立性低血压的情况：
• 站着不动
• 长期卧床
• 饱餐
• 天气炎热
• 热水淋浴
• 排便或排尿时紧张
• 等长运动
• 饮酒
• 过度换气
• 脱水
床头抬高 5° ～ 20°
穿齐腰高的定制弹力长袜和腹带
进行体能训练
使用倾斜台进行姿势控制训练
避免利尿剂并摄入含盐液体（除非发生充血性心力衰竭）
药物治疗：
• 咖啡因
• 氟氢可的松
• 米多君
• 去氨加压素
• 促红细胞生成素

From Fillit HM：Brocklehurst's textbook of geriatric medicine and gerontology，ed 8，Philadelphia，2017，Elsevier.

准用于此适应证）
- 奥曲肽：300 ～ 600 mg/d（FAD 未批准用于此适应证）
- 吲哚美辛（前列腺素抑制剂）
- 去氨加压素（实验阶段）
- 屈昔多巴（用于自主神经功能障碍患者，以增加去甲肾上腺素的水平）已被 FDA 批准用于治疗由原发性自主神经功能障碍或非糖尿病自主神经病变引起的症状性神经源性直立性低血压

重点和注意事项

专家点评

- 直立性低血压的存在应引发对潜在病因的研究
- 直立性低血压是通过观察血压变化而不是心率变化来诊断的
- 血容量不足会导致站立时心率增加，在这种情况下缺乏心率反应提示自主神经功能障碍
- 盐皮质激素药物治疗可能需要同时补充钾和监测高血压
- 支持药物干预治疗（包括米多君）直立性低血压的有效性的证据不足
- 在老年患者中，直立性低血压的病因通常是多因素的，但由于压力感受器反射减弱导致的对血容量不足的敏感性增高是常见原因之一。慢性维生素 D 缺乏与直立性低血压的进展有关
- 与参加收缩压干预试验（SPRINT）的社区老年人相比，强化血压控制并没有增加跌伤的发生
- 头晕、步态障碍和（或）跌倒患者的体格检查应包括直立性低血压评估。直立性低血压是老年人不明原因跌倒的独立预测因子
- 因为直立性低血压可能是无症状的，所以对高危人群的体检必须包括对仰卧位和直立位血压的评估

推荐阅读

Biaggioni I et al: Randomized withdrawal study of patients with symptomatic neurogenic orthostatic hypotension responsive to droxidopa, *Hypertension* 65:101-107, 2015.

Cremer A et al: Orthostatic hypotension and risk of incident dementia: results from a 12-year follow-up of the three-city study cohort, *Hypertension* 70:44-49, 2017.

Duval GT et al: Vitamin D deficiency and incident onset of orthostatic hypotension in older adults: preliminary results from the 'MERE' study, *J Am Geriatr Soc* 63:1245-1247, 2015.
Juraschek SP et al: Orthostatic hypotension and risk of clinical and subclinical cardiovascular disease in middle-aged adults, *J Am Heart Assoc* 7:10, 2018, https://doi.org/10.1161/JAHA.118.008884.
Logan IC, Witham MD: Efficacy of treatments for orthostatic hypotension: a systematic review, *Age Ageing* 41:587-594, 2012.
Menant JC et al: Depressive symptoms and orthostatic hypotension are risk factors for unexplained falls in community-living older people, *J Am Geriatr Soc* 64:1073-1078, 2016.
Parsaik AK: Midodrine for orthostatic hypotension: a systemic review and meta-analysis of clinical trials, *J Gen Intern Med* 28:1496-1503, 2013.
Supiano MA, Williamson JD: Applying the systolic blood pressure intervention trial results to older adults, *J Am Geriatr Soc* 65:16-21, 2017.

第 34 章 上腔静脉综合征
Superior Vena Cava Syndrome

Gaetane Michaud

苏俊 译 刘凯雄 张骅 审校

基本信息

定义

上腔静脉（SVC）综合征是指纵隔肿块压迫 SVC 或压迫引流到 SVC 的静脉，导致血流从头部、颈部、上躯干或四肢回到右心房的通路发生阻塞的一组症状。

同义词

SVC

ICD-10CM 编码

187.1　压迫静脉

S25.20XA　不明原因的上腔静脉损伤，初次发现

S25.29XA　其他特定的上腔静脉损伤，初次发现

流行病学和人口统计学

- 美国每年约有 15 000 人患 VSC 综合征
- 超过 50% 的 SVC 综合征患者存在恶性肿瘤的表现
- 由肺癌（尤其是小细胞癌）和淋巴瘤引起

体格检查和临床表现

该综合征病理生理学包括引流到 SVC 的静脉系统压力增加，产生头、颈部和上肢水肿。1/3 患者 2 周内出现症状，包括：

- 呼吸急促
- 胸痛
- 咳嗽
- 吞咽困难，声音嘶哑，喘鸣
- 头痛
- 晕厥

- 视觉问题

体征：

- 胸壁静脉扩张（图 34-1）
- 颈部静脉扩张
- 面部水肿，面部充血
- 上肢肿胀
- 发绀

病因学

- 肺癌（占所有病例 65%，其中一半是小细胞肺癌）
- 淋巴瘤（15%）
- 胸腺瘤
- 结核病
- 甲状腺肿
- 主动脉瘤（动脉硬化或梅毒）
- SVC 血栓形成：
  1. 原发性：与中心静脉导管有关
  2. 继发性：与上述原因相关 SVC 综合征的并发症

扫二维码看彩图

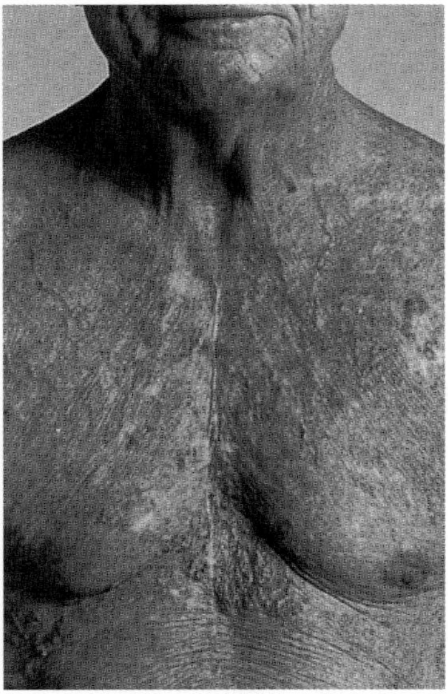

图 34-1 （扫二维码看彩图）患者特征性静脉扩张和面部水肿。（From Niederhuber JE：Abeloff's clinical oncology，ed 6，Philadelphia，2020，Elsevier.）

- 炎症过程，纤维性纵隔炎
- 图 34-2 示上腔静脉综合征的解剖

表 34-1 总结与 SVC 综合征相关的常见成人恶性肿瘤。

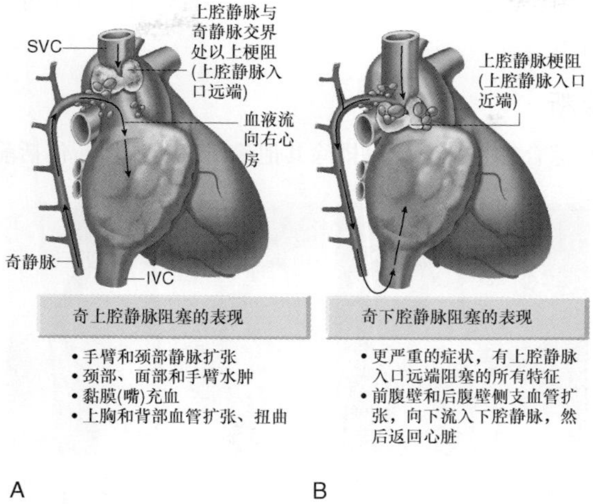

图 34-2　SVC 综合征解剖。淋巴结可能阻碍血液回流至奇静脉入口上方（**A**），导致面部、颈部、手臂水肿以及颈部、手臂和胸部上方的静脉扩张。奇静脉回流以下静脉梗阻（**B**）导致逆行奇静脉经侧支静脉流入下腔静脉（IVC），出现 **A** 图中所有症状体征外加腹部静脉扩张。（Modified from Skatin AT［ed］: Atlas of diagnostic oncology，ed 3，Philadelphia，2003，Elsevier.）

表 34-1　与成人 SVC 综合征相关的恶性肿瘤 *

肿瘤诊断	SVC 综合征百分比（%）	疾病相关 SVC 综合征百分比（%）
肺癌，3B 期或 4 期：	48 ～ 81	
小细胞肺癌		15 ～ 45
鳞状细胞癌		20 ～ 25
腺癌		5 ～ 25
大细胞癌		4 ～ 30
淋巴瘤：	2 ～ 21	
弥漫性大细胞淋巴瘤		64
淋巴母细胞淋巴瘤		33
乳腺癌	11	

* 包括肺癌、淋巴瘤和其他实体瘤的转移。75% ～ 85% SVC 综合征患者患有肿瘤

From Zipes DP et al（eds）：Braunwald's heart disease，ed 7，Philadelphia，2005，Saunders.

Dx 诊断

诊断成像（图 34-3 和图 34-4）：胸部 CT 扫描与对比是最有用的诊断方法。MRI 通常用于 SVC 梗阻的诊断，并有助于可能原因的鉴别诊断。

鉴别诊断

SVC 综合征特征性足以排除其他诊断。鉴别诊断包括前文列出

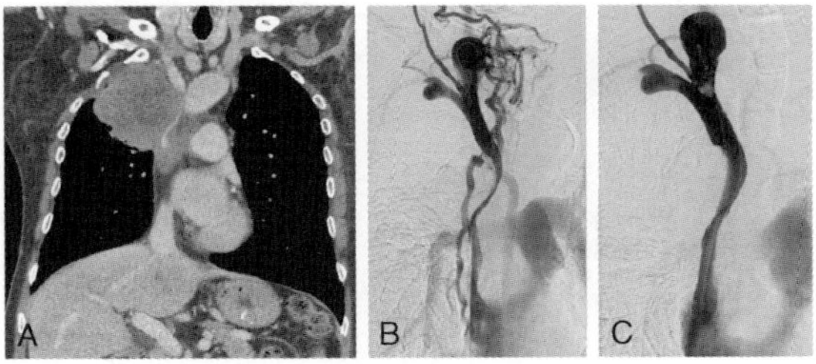

图 34-3 男性，58 岁，面部水肿，双侧上肢肿胀，呼吸急促。增强计算机断层成像的冠状面重建图像（**A**）显示一个大的右上叶肿块延伸至纵隔并严重压迫上腔静脉。静脉造影术（**B**）证实严重狭窄的上腔静脉与多个纵隔交通支血管。梗阻位于奇静脉下方与上腔静脉汇合处。患者接受血管内支架植入治疗（Wall Stent，Boston Scientific，Natick，MA）。支架植入后静脉造影术（**C**）显示上腔静脉的再通和纵隔交通支消失。症状 12 h 内改善。随后进行活检，确诊为小细胞肺癌。患者接受放射治疗。（From Niederhuber JE：Abeloff's clinical oncology，ed 6，Philadelphia，2020，Elsevier.）

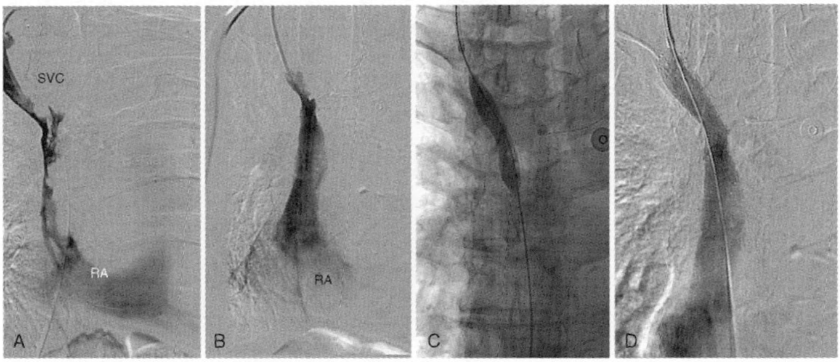

图 34-4 继发于上腔静脉受到肺部肿瘤外部压迫的 SVC 综合征与 SVC 血栓形成。A. 初始静脉图显示上静脉受压，腔静脉和血栓引起的充盈缺损。**B.** 导管溶栓 24 h 后的静脉造影示血栓消失，但有残余狭窄。**C.** 球囊扩张。**D.** 植入自膨胀支架后的最后血管造影。RA，右心房（From Zipes DP：Braunwald's heart disease，a textbook of cardiovascular medicine，ed 11，Philadelphia，2019，Elsevier.）

的潜在病因。

评估

- 胸片（纵隔增宽，胸腔积液）
- 增强胸部 CT，或 MRI（不能耐受对比剂患者）常可明确诊断
- 静脉造影：少用，只有在支架植入或手术时采用
- 经皮穿刺活检、支气管内超声引导下穿刺活检或纵隔镜是常用的组织学诊断方式
- 框 34-1 总结了上腔静脉阻塞治疗方法

框 34-1　上腔静脉阻塞治疗方法

通过体格检查和临床表现明确诊断（见正文）

- 应及时评估呼吸状态。极端情况下的患者立即接受放射治疗或支架植入治疗，无需组织学诊断。所有上腔静脉阻塞病例中不足 5% 患者需紧急治疗
- 诊断评估首先进行创伤最小的侵入性操作，必要时进行更多侵入性操作以获得组织学诊断：
  1. 胸片
  2. 痰细胞学检查
  3. 胸腔穿刺液细胞学检查
  4. 有明显的淋巴结可予淋巴结活检；若怀疑淋巴瘤，避免细针抽吸
  5. 支气管内超声伴纤维支气管镜检查
  6. 纵隔镜与视频辅助成像
  7. 用视频辅助成像进行胸造口术
- 评估可能因患者年龄和性别而异：
  1. 在老年人（≥ 50 岁）中 SVC 阻塞最常见原因是肺癌；而淋巴瘤、转移癌和良性病变不常见
  2. 在年轻人（< 50 岁）中 SVC 阻塞最常见原因是淋巴瘤（通常是大细胞淋巴瘤或淋巴母细胞淋巴瘤；霍奇金病少见）。肺癌和胸部恶性肿瘤较少见。生殖细胞癌（女性罕见）和良性病变罕见。更多侵入性手术之前，应进行以下评估，包括：
     a. 血清肿瘤标志物（即 β 人绒毛膜促性腺激素、α 甲胎蛋白和乳酸脱氢酶）
     b. 骨髓抽吸和活检

From Niederhuber JE：Abeloff's clinical oncology，ed 6，Philadelphia，2020，Elsevier.

Rx 治疗

- 治疗前通常需要组织病理诊断。支气管内超声检查（EBUS）是评估的第一步。若 EBUS 无法获得诊断，或者临床高度怀疑淋巴瘤，需进一步行纵隔镜检查
- 治疗基于症状的严重程度和潜在病因。表 34-2 列出恶性肿瘤所致上腔静脉阻塞治疗方法比较

表 34-2　与恶性肿瘤相关的上腔静脉阻塞治疗方法比较

方法	症状缓解时间	症状改善（%）	联合治疗的可能性
物理疗法	3 ～ 30 天	56 ～ 96	是
化学疗法	1 ～ 2 周	59 ～ 77	是
支架植入	0 ～ 72 小时	78 ～ 95	是

From Niederhuber JE：Abeloff's clinical oncology，ed 6，Philadelphia，2020，Elsevier.

- 多数 SVC 患者不需要紧急干预。呼吸衰竭或出现与颅内压升高相关中枢神经系统症状等危急情况下可进行急诊经验性放疗
- 潜在恶性肿瘤的治疗：
  1. 放疗：引起 SVC 综合征的大多数肿瘤对放疗敏感
  2. 全身化疗
- 抗凝或纤溶治疗用于 1 周内对治疗无反应的肿瘤患者或者既往有血栓栓塞患者
- 常使用袢利尿剂，但其作用有限
- 对于良性疾病继发的 SVC 综合征，采取直立体位和限制液体，有利于侧支通道建立和静脉回流
- 明确诊断后，使用类固醇（地塞米松 4 mg 每 6 h）可能有助于减轻淋巴瘤和胸腺瘤的肿瘤负荷
- 经皮自扩张支架可在局部麻醉后在放射操作下放置，用于 SVC 综合征的衔接治疗，特别是恶性肿瘤患者
- 外科旁路移植术很少用于治疗 SVC 综合征
- 图 34-5 总结上腔静脉阻塞的处理流程

转诊

转至胸外科医生、呼吸科专家或肿瘤学专家处。

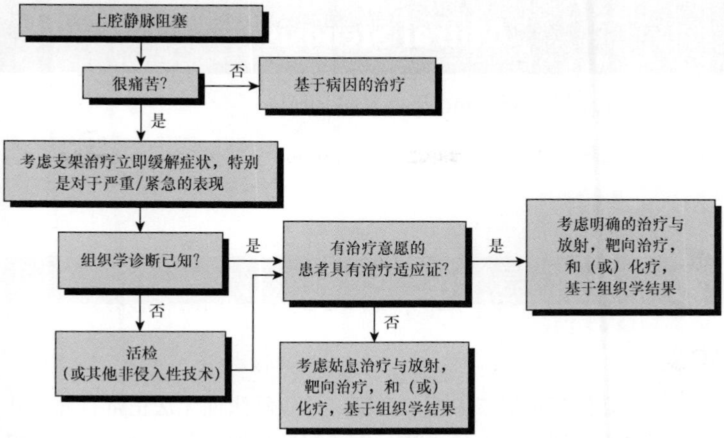

图 34-5　上腔静脉阻塞的处理流程。（From Niederhuber JE：Abeloff's clinical oncology，ed 6，Philadelphia，2020，Elsevier.）

第 35 章　二尖瓣狭窄
Mitral Stenosis

Vrinda Trivedi，Aravind Rao Kokkirala

杨小艳　译　王楠　审校

基本信息

定义

二尖瓣狭窄是指二尖瓣口变窄，导致舒张期无法正常打开，并阻碍从左心房到左心室的血流。由于瓣叶增厚，其运动受限。梗阻导致左心房、肺血管和心脏右侧的压力增加。正常孔口的横截面积为 4 ～ 6 cm^2。当开口＜ 2.5 cm^2 时，症状通常是随着运动而出现的，当开口＜ 1.5 cm^2 时，症状可能于静息状态下出现。

同义词

MS

ICD-10CM 编码

I05.0　风湿性二尖瓣狭窄

I05.2　风湿性二尖瓣狭窄伴关闭不全

I34.2　非风湿性二尖瓣狭窄

Q23.2　先天性二尖瓣狭窄

流行病学和人口统计学

- 二尖瓣狭窄的主要原因是风湿性心脏病；然而，在过去 30 年，由于适当使用抗生素导致风湿热发病率下降，二尖瓣狭窄的发生率在全球范围内（特别是在发达国家）有所下降
- 风湿性心脏病好发于二尖瓣、主动脉瓣，在某种程度上也好发于三尖瓣
- 二尖瓣狭窄的发病率在女性中较高（男女比例为 1：2）
- 风湿性心脏病在发展中国家的发病率很高
- 风湿热在美国的暴发是由于链球菌毒力增强或来自风湿热心脏病流行地区的移民增加所致

体格检查和临床表现

- 呼吸困难是最常见的症状，此外还有疲劳和运动量下降。这些症状的出现是由于心输出量无法增加，特别是运动时，以及肺毛细血管楔压升高，从而导致肺动脉压增加。二尖瓣狭窄的分期总结见表 35-1
- “二尖瓣面容”是由于低心输出量和血管收缩而出现的面颊上粉紫色斑块，通常表示严重的 MS
- 可能发生阵发性夜间呼吸困难（PND）和继发于左心房压力升高的端坐呼吸
- 急性肺水肿可能发生于通过二尖瓣的流量增加后，继发于心输出量或心率增加（劳累、快速性心律失常、发热、贫血等）
- 慢性肺毛细血管楔压升高引起的肺动脉高压可导致右心室功能障碍和右心衰竭的体征和症状（肝大、肝搏动、外周性水肿、腹水）
- 在二尖瓣狭窄时，左心室通常处于“保护”状态，处于低压力状态；然而，二尖瓣狭窄常常与二尖瓣关闭不全并存，偶尔还会伴有主动脉瓣功能不全，这两种情况都可能导致左心功能不全
- 左房压力骤增导致薄壁的支气管静脉扩张破裂，继发咯血
- 全身血栓事件是由左心房血栓引起的。由于二尖瓣狭窄会导致左心房增大，而左心房增大是房性心律失常的易感因素，因此 80% 的病例与心房颤动有关
- 心房颤动在更严重的 MS、年龄增加和其他瓣膜异常的患者中更为常见
- 在高达 15% 的患者中，胸痛可由右心室压力超负荷和（或）伴发冠心病引起
- 第一心音（S1）响，由瓣膜延迟关闭引起，随后突然打开，致左心室（LV）压力迅速升高
- 心尖部发出低沉的舒张期杂音。杂音的强度与狭窄的严重程度无关，但严重 MS 患者的持续时间是全舒张期的
- 打开咬合（OS）是在小叶尖端完全打开后，由于阀门小叶紧张而导致的。OS 比 S2 晚 0.03 ～ 0.14 s，由于左心房压增高，S2 至 OS 间期越短，MS 越严重
- 肺毛细血管楔压曲线上有明显的 A 波。这类似于在三尖瓣狭

表 35-1　二尖瓣狭窄分期

分期	定义	瓣膜解剖	瓣膜血流动力学	血流动力学后果	症状
A	**MS 风险**	舒张期瓣膜轻度隆起	二尖瓣血流速度正常	无	无
B	**进展型 MS**	风湿性瓣膜改变伴二尖瓣连合口融合和舒张期隆起 平坦化 MVA ＞ $1.5\ cm^2$	二尖瓣血流速度增快 MVA＞$1.5\ cm^2$ 舒张压减半时间＜ 150 ms	轻度或中度的 LA 扩大 静息时肺动脉压正常	无
C	**无症状的重度 MS**	风湿性瓣膜改变伴二尖瓣联合口融合和舒张期隆起 平坦化 MVA ≤ $1.5\ cm^2$（非常严重 MS 时 MVA ≤ $1\ cm^2$）	MVA ≤ $1.5\ cm^2$ （MVA ≤ $1\ cm^2$，严重 MS） 舒张压半衰期≥ 150 ms（非常严重 MS 时舒张压半衰期≥ 220 ms）	LA 重度扩大 PASP 升高，＞ 30 mmHg	无
D	**有症状的重度 MS**	风湿性瓣膜改变伴二尖瓣连合口融合和舒张期隆起 平坦化 MVA ≤ $1.5\ cm^2$	MVA ≤ $1.5\ cm^2$（非常严重 MS 时 MVA ≤ $1\ cm^2$） 舒张压半衰期≥ 150 ms（非常严重 MS 时舒张压半衰期≥ 220 ms）	LA 重度扩大 PASP 升高，＞30 mmHg	运动耐量下降 劳力性呼吸困难

应测定二尖瓣平均压差以确定 MS 的全部血流动力学效应，在严重 MS 时，二尖瓣平均压差通常＞ 5 ～ 10 mmHg；然而，由于平均压差会随心率和前向血流变化，因此它没有被包括在严重程度的标准中。

LA，左心房；MS，二尖瓣狭窄；MVA，二尖瓣口面积；PASP，肺动脉收缩压

From Mann DL et al：Braunwald’s heart disease，ed 10，Philadelphia，2015，Elsevier.

窄的体静脉压力描记中可见的显著 A 波

- 在心尖处可以感觉到舒张期的震颤，特别是当患者处于左侧卧位时
- 左胸骨旁隆起继发于右心室肥厚和肺动脉高压
- 肺动脉高压（非二尖瓣狭窄）患者可能存在由肺动脉瓣反流引起的 P2 加重和（或）舒张早期柔和的杂音（Graham Steell 杂音）
- 声音嘶哑是由于左心房扩大压迫喉返神经所致
- 胸部 X 线检查可见左心边界变直，提示左心房扩大
- 图 35-1 显示了左心室、主动脉和左心房（LA）的压力示意图，显示了轻度和重度 MS 的正常关系和改变

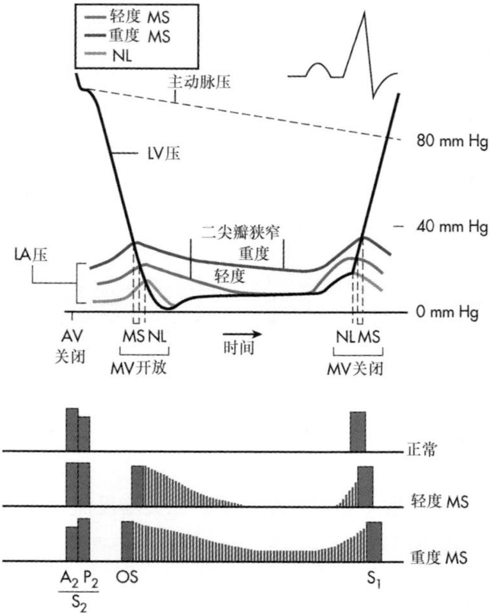

扫二维码看彩图

图 35-1 （扫二维码看彩图）左心室（LV）、主动脉和左心房（LA）压力示意图，显示了轻度和重度二尖瓣狭窄（MS）的正常关系和改变。底部显示了相应的 MS 经典听诊征象。重度 MS 患者左心房 V 波较高，导致压力交叉和二尖瓣（MV）开放时间提前，主动脉瓣（AV）关闭与开放瞬间（OS）之间的时间间隔缩短。左心房舒张压力较高伴严重 MS 也会导致二尖瓣关闭较晚。重度 MS 患者舒张期隆隆声变长，第二心音（S2）的肺性成分（P2）相对主动脉成分（A2）增大。NL，正常极限。（From Zipes DP：Braunwald's heart disease，a textbook of cardiovascular medicine，ed 11，Philadelphia，2019，Elsevier.）

病因学

- 风湿热（RF）是二尖瓣狭窄的主要病因，风湿热可导致小叶尖端增厚、连合融合以及腱索缩短和融合。这导致了舒张期小叶呈典型的穹顶，这是由于叶尖端在连合处融合而形成的。风湿热首先涉及小叶尖端，并呈环状进行性发展。这与二尖瓣环钙化相反，二尖瓣环钙化通常始于瓣环，并向外延伸至小叶尖端，严重时会导致二尖瓣狭窄
- 先天性缺陷症（降落伞瓣膜）通常有两个二尖瓣叶，但腱索不是分叉插入两块乳头肌，而是汇聚成一块主要的乳头肌，这使得这些瓣叶几乎不能移动，就像三房心（心脏有三个心房），其中有一层薄膜阻挡肺静脉血流并模拟二尖瓣狭窄
- 严重二尖瓣钙化罕见的原因通常出现在终末期肾病、心内膜弹力纤维增生症、恶性类癌综合征、系统性红斑狼疮、惠普尔病、法布里（Fabry）病、类风湿关节炎，以及使用3,4-亚甲基二氧基甲基苯丙胺（MDMA）的患者中
- 房间隔缺损合并风湿性二尖瓣狭窄称为Lutembacher综合征
- 药物：麦角生物碱（甲基丝氨酸和麦角胺）

Dx 诊断

鉴别诊断

- 左房黏液瘤
- 球瓣血栓
- 其他瓣膜异常（如三尖瓣狭窄、二尖瓣反流）
- 房间隔缺损

影像学检查

- 超声心动图（图35-2）
  1. 二维超声心动图可以直接平面法测量瓣膜面积，也可以用多普勒压力半衰法计算瓣膜面积（对于伴有舒张期功能障碍、房间隔缺损或主动脉瓣关闭不全的患者，以及最近接受二尖瓣成形术的患者，这种方法可能不准确），或者可以使用连续性方程来计算瓣膜面积。它也可以用近端等速表

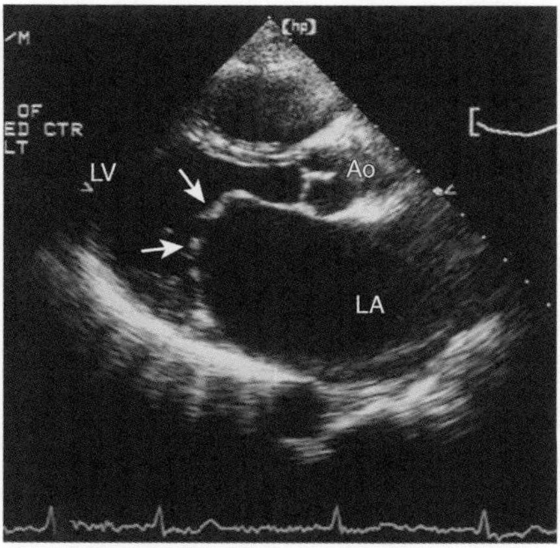

图 35-2　二尖瓣狭窄。胸骨旁二尖瓣狭窄患者的长轴切面和柔韧的非钙化性二尖瓣瓣叶。注意二尖瓣叶（箭头）的"穹顶"运动。具有这些形态特征的瓣膜是经皮球囊瓣膜切开术的理想选择。Ao，主动脉；LA，左心房；LV，左心室。（From Zipes DP et al [eds]：Braunwald's heart disease，ed 7，Philadelphia，2005，WB Saunders.）

面积法来测量。瓣膜面积≤ 1.5 cm^2 为重度 MS（≤ 1.0 cm^2 为非常严重 MS）。二尖瓣斜率也可以计算出来。平均梯度＞ 10 mmHg 为重度 MS，5 ～ 10 mmHg 为中度 MS，0 ～ 5 mmHg 为轻度 MS 或无 MS

2. M 型超声心动图将显示二尖瓣前叶舒张期 E-F 斜率明显减小。由于左心房压力升高或存在相关的心房颤动，可能会导致"A 波"丢失。在舒张期也有连合的融合，导致小叶的"穹顶"
3. 对瓣叶厚度、活动度、钙化、瓣下增厚（Wilkins 评分），每项指标评分 0 ～ 4 分可预测二尖瓣球囊成形术的血流动力学结果和预后（低于 8 分对球囊二尖瓣成形术有利，高分对二尖瓣球囊成形术不利）。得分高于 8 分的患者更倾向于手术治疗。此外，如果二尖瓣反流程度大于轻度，则不能进行二尖瓣球囊成形术
4. 多普勒超声心动图可以用来评估肺动脉高压，并估计休息和运动时的肺动脉收缩压
5. 已知的二尖瓣狭窄患者：建议进行后续超声心动图检查，以评估肺动脉压力和瓣膜梯度，并确定手术或经皮介入的

最佳时机。根据 2014 年美国心脏协会 / 美国心脏病学会的瓣膜指南，建议对二尖瓣面积< 1.0 cm^2 的重度 MS 患者每年做一次超声心动图检查，对二尖瓣面积≤ 1.5 cm^2 的重度 MS 患者每隔 1 ～ 2 年做一次超声心动图检查，对二尖瓣面积> 1.5 cm^2 的进展型 MS 患者每隔 3 ～ 5 年做一次超声心动图检查

- 胸部 X 线片：
  1. 左心房扩大引起的左心边缘变直
  2. 胸部侧位片显示左心房增大
  3. 肺动脉突出显示肺动脉高压
  4. 可能的肺充血和水肿（Kerley B 线）
- 心电图：
  1. 右心室肥厚；肺动脉高压所致电轴右偏
  2. 左心房增大（V_1 导联宽双相 P 波，Ⅱ导联 P 波持续时间> 0.11 s），称为“二尖瓣 P 波”
  3. 心房颤动
- 心导管检查：
  1. 允许测量休息或运动（仰卧、骑车或仰卧时用手臂举重）时的肺动脉压和二尖瓣压差
  2. 允许测量二尖瓣流量和计算瓣膜面积
  3. 常规不推荐用于 MS 的评估，但当超声心动图的发现是非诊断性的或与临床情况不符时，该方法很有用
  4. 在球囊二尖瓣成形术中，除超声心动图外，心导管检查也可用来监测血流动力学

Rx 治疗

非药物治疗

降低有症状患者的活动水平，如果出现肺充血则限制盐摄入。

急性期治疗

- 药物
  1. 用于预防 MS 患者系统性栓塞事件的抗凝治疗：
     a. 心房颤动：对于心房颤动和风湿性二尖瓣狭窄患者，建议使用维生素 K 拮抗剂抗凝，目标国际标准化比值（INR）

为 2.5。在这种情况下，直接口服抗凝剂（DOAC）的疗效还需进一步研究

b. 先前的栓塞事件

c. 有记录的左心房血栓或左心耳血栓

2. 使用 β 受体阻滞剂、非二氢吡啶类钙通道阻滞剂或洋地黄控制心室率（以延长舒张期），并积极治疗快速性心律失常
3. 使用袢利尿剂和限钠治疗充血性心力衰竭
4. 预防风湿热复发的抗生素治疗通常是不适用的，除非存在高危特征，如先前的心内膜炎、人工心脏瓣膜疾病、移植心脏的瓣膜疾病，以及某些发绀型先天性心脏病的病例
5. 体力活动和锻炼。窦性心律轻度 MS 且肺动脉压峰值＜50 mmHg 的患者，均可参加各种竞技运动。中度 MS、窦性心律或心房颤动伴肺动脉压峰值＜50 mmHg 的患者可参加低至中度的静态和动态运动。严重 MS 窦性心律患者，不应参加任何竞技运动。心房颤动患者有任何程度的 MS 并接受抗凝治疗时，应避免所有的竞技运动
6. 患有 MS 的女性，由于妊娠期间血流动力学变化，如心输出量增加，可能难以耐受妊娠。但轻度到中度的 MS 在妊娠期仅接受药物治疗是可以耐受的

- 表 35-2 总结了机械解除二尖瓣狭窄的方法
- 经皮二尖瓣球囊扩张术（PMBC）是有症状的 MS（瓣膜面积 ≤ 1.5 cm^2）伴瓣膜成形术评分良好、二尖瓣反流轻微或无二尖瓣反流且无左心房血栓患者的首选治疗方法。对于无症状的重度 MS 患者（二尖瓣面积 ≤ 1.0 cm^2），且无左心房血栓或中重度 MR（Ⅱa 类适应证）瓣膜形态良好的患者，PMBC 是合理的。PMBC 也被认为是患有风湿性 MS 和纽约心脏协会（NYHA）Ⅲ～Ⅳ级心力衰竭和（或）对适当治疗无效的孕妇的首选方法。此外，对于患有非常严重 MS（二尖瓣面积为 ≤ 1.5 cm^2）的有严重症状（NYHA Ⅲ / Ⅳ级）的患者，即使他们的瓣膜解剖状况欠佳（Ⅱb 类适应证），也可以考虑接受手术治疗，这些患者不适合手术或有很高的手术风险，需要定期随访。因为再狭窄可能会再次发生。只要瓣膜解剖结构保持良好，就可以进行重复干预；然而，在随后的手术中，瓣膜通常会有更多的纤维化和变形。7 年内重复干预的

表 35-2　机械性解除二尖瓣狭窄的方法探讨

方法	优势	劣势
闭合式二尖瓣切开术	便宜 相对简单 在选定的患者中获得良好的血流动力学结果 良好的长期结果	无法直接看到瓣膜 只有柔性的、非钙化的瓣膜才可行 MR 分级高于 2 +为禁忌证 全身麻醉下的外科手术
开放二尖瓣切开术	瓣膜可视化，可以直接进行瓣膜切开术 同期环状成形术治疗 MR 是可行的	活动良好、无钙化瓣膜可获得最佳效果 全身麻醉下的外科手术
瓣膜置换	无论瓣膜钙化的程度或 MR 的严重程度，在所有患者中都是可行的	全身麻醉下的外科手术 环乳头肌连续性丧失对左心室功能的影响 人工瓣膜 慢性抗凝 无法直接看到瓣膜
球囊二尖瓣切开术	经皮入路 局部麻醉 在选定的患者中获得良好的血流动力学结果 长期良好的结果	仅适用于柔性非钙化瓣膜 MR 分级高于 2 +为禁忌证

LV，左心室；MR，二尖瓣反流

From Zipes DP：Braunwald's heart disease，a textbook of cardiovascular medicine，ed 11，Philadelphia，2019，Elsevier.

概率约为 10%

- 对于中度到重度 MS 患者，当 PMBC 不可用或有禁忌证（瓣膜成形术评分≥ 8）或瓣膜钙化、MR 轻度以上、存在左心房血栓、手术风险可接受时，建议行二尖瓣手术。手术方法包括闭合式二尖瓣切开术、开放二尖瓣切开术和修补术（首选），以及无法修复时的二尖瓣置换术
- 表 35-3 总结了二尖瓣狭窄介入治疗指南

处理

- 除慢性肺动脉高压患者外，预后一般良好
- 在大多数机构，二尖瓣置换术的手术死亡率为 1% ～ 5%

表 35-3 ACC/AHA 二尖瓣狭窄介入治疗指南（MS）[1]

分类	适应证	LOE
Ⅰ	PMBC 适用于有症状的重度 MS 患者（MVA ≤ 1.5 cm^2，D 期），在没有禁忌证的情况下瓣膜形态良好	A
	二尖瓣手术适用于患有重度 MS（MVA ≤ 1.5 cm^2，D 期）的有严重症状（NYHA Ⅲ / Ⅳ级）的患者，这些患者无手术高风险，也不是 PMBC 的候选者或之前 PMBC 失败患者	B
	对于伴有重度 MS（MVA ≤ 1.5 cm^2，C、D 期）同时接受其他心脏手术的患者，可进行同期二尖瓣手术	C
Ⅱa	对于无禁忌证且瓣膜形态良好的无症状非常严重 MS 患者（MVA ≤ 1 cm^2，C 期），PMBC 是合理的	C
	如果有其他手术指征，对于有严重症状（NYHA Ⅲ / Ⅳ级）和重度 MS（MVA ≤ 1.5 cm^2，D 期）的患者，二尖瓣手术是合理的	C
Ⅱb	无症状的重度 MS 患者（MVA ≤ 1.5 cm^2，C 期），瓣膜形态良好，在没有禁忌证的情况下有新的房颤发作，可考虑采用 PMBC	C
	对于 MVA 大于 1.5 cm^2 的有症状患者，如果有证据表明有运动中血流动力学出现有意义变化的 MS，可以考虑使用 PMBC	C
	PMBC 可考虑用于有严重症状（NYHA Ⅲ / Ⅳ级）、重度 MS（MVA ≤ 1.5 cm^2，D 期）且瓣膜解剖不佳且不适合手术或具有较高手术风险的患者	C
	中度 MS（MVA，1.6 ～ 2.0 cm^2）的患者可考虑同时接受二尖瓣手术	C
	对于重度 MS（MVA ≤ 1.5 cm^2，C、D 期）且在接受充分抗凝的情况下反复发生血栓事件的患者，可以考虑二尖瓣手术和左心耳切除	C

[1] Nishimura R et al：2013 AHA/ACCF guideline for valvular heart disease：a report of the American College of Cardiology Foundation/American Heart Association Task Force on Practice Guidelines，J Am Coll Cardiol 63：e57-e185，2014.

LOE，证据等级；MVA，二尖瓣口面积；NYHA，纽约心脏协会；PMBC，经皮二尖瓣球囊扩张术

From Zipes DP：Braunwald's heart disease，a textbook of cardiovascular medicine，ed 11，Philadelphia，2019，Elsevier.

推荐阅读

Nishimura RA et al: AHA/ACC Guidelines for the management of patients with valvular heart disease, *Circulation* 129:e521–e643, 2014.

第 36 章　二尖瓣脱垂
Mitral Valve Prolapse

Maad M. Alhudairy，Uyen T. Lam

张路　译　刘娅妮　审校

基本信息

定义

二尖瓣脱垂（mitral valve prolapse，MVP）是指收缩期一个或两个二尖瓣瓣叶向左心房内膨出，超过瓣环平面上 2 mm。MVP 综合征是指一系列 MVP 症状及相关症状（如自主神经功能障碍、心悸）或其他身体异常（如漏斗胸）。表 36-1 描述了二尖瓣脱垂的分类。

同义词

MVP
二尖瓣喀喇音综合征
Barlow 综合征

表 36-1　二尖瓣脱垂的分类

二尖瓣脱垂综合征
年龄较小（20 ～ 50 岁）
主要为女性
体格检查时有喀喇声或杂音
超声心动图显示瓣叶变薄伴收缩期位移
与低血压、直立（体位）性低血压、心悸相关
长期良性病程
黏液瘤性二尖瓣疾病
年龄较大（40 ～ 70 岁）
主要为男性
瓣叶增厚、冗长
体格检查和超声心动图显示二尖瓣反流
疾病进展为需要二尖瓣手术的可能性高
继发性二尖瓣脱垂
马方（Marfan）综合征
肥厚型心肌病
Ehlers-Danlos 综合征
其他结缔组织病

Modified from Otto CM：Valvular heart disease，ed 2，Philadelphia，2004，WB Saunders，p. 369.

ICD-10CM 编码
I34.1　非风湿性二尖瓣脱垂
I34.0　非风湿性二尖瓣关闭不全

流行病学和人口统计学

- 通过超声心动图，可在一般人群中发现 1% ～ 2.4% 的 MVP，有研究认为女性多于男性
- 自身免疫性甲状腺疾病、Ehlers-Danlos 综合征、马方（Marfan）综合征、成骨不全、弹性假黄瘤、漏斗胸、神经性厌食症和贪食症患者发病率增加
- 与男性相比，MVP 女性的后叶脱垂（22% *vs.* 31%）、连枷（2% *vs.* 8%）、瓣叶增厚（32% *vs.* 28%）更少，重度二尖瓣反流（MR）（10% *vs.* 23%）也更少
- 尽管 MVP 在女性中比男性更常见，但男性更常发生需要手术干预的重度反流

体格检查和临床表现

- 心脏检查中最常见的听诊结果是收缩中期至晚期非喷射性喀喇音，在心尖部听得最清楚。它是由于瓣膜退化导致二尖瓣和左心室（LV）在收缩过程中的长度比例异常引起的。当瓣膜脱垂时，它会被瓣膜下结构卡住，导致突然停止，从而产生喀喇声
- 如果出现反流，则可听到逐渐加强的收缩期中晚期杂音，站立和做 Valsalva 动作时加重
- 心动周期内的咔哒声时间随左心室内的负荷条件而变化（即，站立或做 Valsalva 动作时可能较早发生，下蹲或呼气时可能较晚发生）
- 可能与胸部前后径小、脊柱侧凸、漏斗胸或低 BMI 相关
- 大多数 MVP 患者无症状；如果存在症状，主要包括胸痛、心悸、疲乏、呼吸困难和焦虑
- 神经系统异常［如短暂性脑缺血发作（transient ischemic attack，TIA）或卒中］罕见
- 二尖瓣脱垂时也可观察到一系列心律失常，主要是阵发性室上性心动过速、房性和室性期前收缩（早搏）等，与预激综合征和 QT 间期延长的相关性也有所增加

病因学

- 二尖瓣内结缔组织的黏液瘤样变性，通常累及多个瓣叶节段（例如：Barlow 病）。与之不同的是，老年患者中多为单叶弹性纤维缺乏
- 先天性二尖瓣及支撑结构畸形
- 继发于其他结缔组织病，如 Ehlers-Danlos 综合征、马方（Marfan）综合征或弹性假黄瘤；与其他结缔组织病的相关性表明，MVP 是胚胎来源间充质干细胞发生缺陷的结果

Dx 诊断

鉴别诊断

- 其他瓣膜异常［尤其是二尖瓣反流（mitral regurgitation，MR）］
- 焦虑或惊恐障碍
- 肺栓塞
- 非典型胸痛

评估

- 病史和体格检查，重点怀疑有其他结缔组织病表现的患者
- 仔细听诊有收缩期喀喇音或杂音的患者进行二维或三维超声心动图
- 心脏 MRI 是评价和诊断 MVP 的新兴工具，但尚未得到独立验证。但是，应考虑 MRI，因为当存在二尖瓣反流时，其可能有助于准确定量。ECG 通常正常，但在年轻患者中可能显示非特异性 ST-T 改变、QT 间期延长、Q 波突出或早期复极伴 J 点抬高

影像学检查

超声心动图（图 36-1）显示，在长轴切面上，收缩期有一个或多个瓣叶脱向左心房侧＞ 2 mm。二尖瓣叶可增厚（＞ 5 mm）伴黏液瘤样变性。MR 通常存在，但可能只发生在收缩期晚期或劳累时。如果中度或重度 MR 合并左心房扩大，LV 扩大和（或）功能异常，那么右心室（RV）收缩压升高可能也存在。MVP 患者中继发孔型房间隔缺损（atrial septal defects，ASD）的发生率增加，这也可以通过超声心动图来确定。

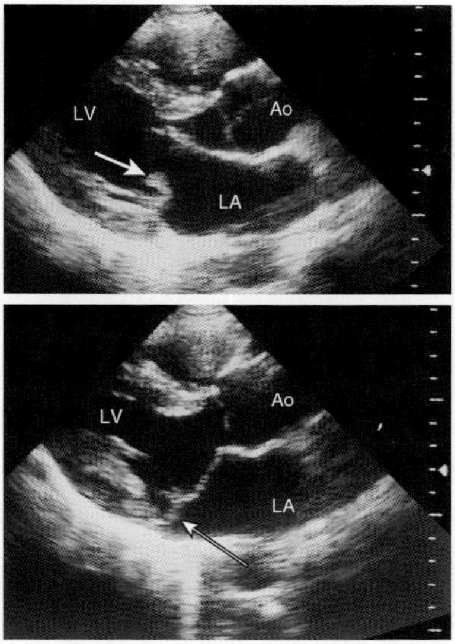

图 36-1　二尖瓣脱垂。二尖瓣脱垂和黏液瘤样改变患者舒张期（顶部）和收缩期（底部）胸骨旁长轴切面。在上图中，可见二尖瓣开放和二尖瓣后叶弥漫性增厚（箭头）。下图为收缩期。注意两个瓣叶均脱垂在二尖瓣环平面后。后叶脱垂更为显著（箭头）。Ao，主动脉；LA，左心房；LV，左心室。（From Zipes DP et al [eds]：Braunwald's heart disease，ed 7，Philadelphia，2005，WB Saunders.）

Rx 治疗

非药物治疗

心悸患者避免使用兴奋剂（如咖啡因、尼古丁）。有时安慰足以减轻许多患者症状的严重程度。

急性期治疗

β 受体阻滞剂可用于有症状的患者（如心悸、胸痛），以降低心率和收缩力，从而潜在减少脱垂瓣叶的牵拉。

慢性期治疗

并发症监测：

- 二尖瓣反流（最常见的并发症）；在极少数情况下，可因腱索断裂而急性发作

- 对于有二尖瓣反流迹象的患者，应根据以下时间间隔进行常规超声心动图监测：
  1. B 期伴轻度反流：每 3 ～ 5 年 1 次
  2. B 期伴中度反流：每 1 ～ 2 年 1 次
  3. C1 期（无症状重度 MR，无 LV 功能障碍）：每 6 ～ 12 个月一次
- 细菌性心内膜炎（风险是一般人群的 3 ～ 8 倍）；伴随反流的患者风险更高。但不推荐常规抗生素预防
- 瓣叶增厚患者的栓塞现象（来自纤维蛋白和血小板血栓）引起的 TIA 或卒中，年轻患者的风险每年＜ 0.05%。如果存在，阿司匹林（75 ～ 325 mg）适用于二级预防
- 心律失常，绝大多数为室上性和良性心律失常
- 猝死（罕见），最常与急性连枷状瓣叶相关或由其他结构性心脏病相关的室性心律失常引起
- MVP 并发症的发生率非常低（＜ 1% 每年）。并发症风险较低的预测因素包括二尖瓣叶厚度≤ 0.5 mm，＜ 45 岁的年轻患者，多普勒超声心动图显示无二尖瓣收缩期杂音或 MR。表 36-2 列出了二尖瓣脱垂临床结局的预测因素
- 预测并发症风险较高的危险因素为存在中度至重度 MR，LV 射血分数＜ 50%，左心房（LA）内径＞ 40 mm，年龄＞ 50 岁

表 36-2　二尖瓣脱垂临床结局的预测因素

预测因素	生存期	瓣膜手术	心律失常或猝死	心内膜炎
年龄	+++	+++	−	−
性别	++	++	−	−
瓣叶肥厚或冗长	+++	+++	++++	++++
二尖瓣反流严重程度	++++	++++	++++	++++
收缩期喀喇音	+	−	−	−
左心室扩大	+	++++	++	−
左心房扩大	−	++	+	−

符号表示每个变量对所列出的临床结局的相对预测值，其范围为无预测值（−）至强预测值（++++）。

From Bonow RO et al：Braunwald's heart disease：a textbook of cardiovascular medicine，Philadelphia，2012，WB Saunders.

外科转诊

根据瓣膜性心脏病指南，对于有手术指征的进展型 MR 患者，可能需要手术转诊（见“二尖瓣反流”一章）。

重点和注意事项

专家点评

- 最近的研究表明，MVP 的患病率及其引起症状和严重并发症的倾向在过去被高估
- MVP 综合征与心脏性猝死的关系尚不清楚。最佳证据表明，合并重度 MR，重度瓣膜畸形，复杂室性心律失常，QT 间期延长和晕厥病史的 MVP 患者亚组仅有轻度发生心脏性猝死的风险
- 无症状的 MVP 和轻度或无 MR 的患者可以每 3 ～ 5 年进行一次临床评估。高危患者（有症状，心律失常或明显反流者）应每年随访检查 1 次
- 2007 年，AHA 对感染性心内膜炎预防指南进行了修订，不再建议既往无心内膜炎的 MVP 患者预防性使用抗生素

患者和家庭教育

登录 www.themitralvalve.org

推荐阅读

Nishimura RA et al: 2014 AHA/ACC guideline for the management of patients with valvular heart disease: a report of the American College of Cardiology/American Heart Association Task Force on Practice Guidelines, *J Am Coll Cardiol* 63:e57–e185, 2014.

第 37 章　二尖瓣反流
Mitral Regurgitation

Maad M. Alhudiary，Uyen T. Lam

刘晨晨　译　刘娅妮　张骅　审校

基本信息

定义

二尖瓣反流（mitral regurgitation，MR）是由于二尖瓣装置任一部分的功能不全导致血液反流至左心房。这种情况可引起左心室衰竭，同时左心房和肺动脉压升高，进一步引起肺动脉高压和右心衰竭。

同义词

二尖瓣关闭不全

ICD-10CM 编码

134.0　非风湿性二尖瓣（瓣膜）关闭不全

105.1　风湿性二尖瓣关闭不全

105.9　未确诊的二尖瓣疾病

105.2　风湿性二尖瓣狭窄并关闭不全

Q23.3　先天性二尖瓣关闭不全

流行病学和统计学

在过去的 30 年中，二尖瓣反流发病率有所上升。这可能是由于超声心动图日益普及用于诊断二尖瓣反流，而不是这种病患病率的实际升高。

体格检查和临床表现

心音：

- 由于瓣膜不能正常对合导致 S1 减弱
- 因为左心室射血时间较短，S2 出现早于 A2 引起广泛 S2 分裂
- 严重的二尖瓣反流及收缩功能受损导致左心扩大，当大量的反流进入扩张左心室时出现 S3 心音

心脏杂音：

- 全收缩期。高亢"吹风样"的杂音是最容易听见的，放射至基底部、左腋窝及背部。收缩期杂音的强度与反流程度之间的相关性较差。然而，舒张早期至舒张中期的隆隆声（假性狭窄）提示重度 MR
- 急性二尖瓣反流杂音（例如乳头肌破裂引起的杂音）可以轻微而听不到，因为大量反流成分进入非顺应性的左心房，引起左心房压力急剧升高及左心室充盈压下降，收缩期左心室、左心房之间缺乏显著的压力梯度是导致杂音不显著的原因
- 心尖搏动增强，有时伴有明显的左心室抬高和心尖震颤
- 二尖瓣反流症状患者一般表现如下：
  1. 提示心力衰竭的症状（疲劳、呼吸困难、端坐呼吸、阵发性夜间呼吸困难、水肿）
  2. 咯血（由肺动脉高压引起）
  3. 心房颤动

病因学

原发性二尖瓣反流：

- 特发性二尖瓣黏液样变性，二尖瓣脱垂（发达国家二尖瓣反流最常见的原因）
- 乳头肌功能异常或断裂（通常是下壁心肌梗死的结果）
- 腱索断裂
- 感染性心内膜炎
- 二尖瓣环钙化
- 风湿性瓣膜病变（可能合并二尖瓣狭窄：在发展中国家常见）
- 系统性红斑狼疮（**Libma-Sacker** 内膜炎）
- 药物：氛硫胺、德芬富安、卡麦尔格林
- 先天性二尖瓣裂
- 冠状动脉多支病变缺血性乳头肌功能障碍引起的二尖瓣关闭不全

继发性二尖瓣反流

- 肥厚型心肌病
- 左心室扩张（例如继发于扩张型心肌病）

Dx 诊断

鉴别诊断

- 肥厚型心肌病
- 三尖瓣反流
- 主动脉狭窄
- 主动脉硬化
- 室间隔缺损
- 房间隔缺损

评估

- 诊断检查包括超声心动图、心电图和胸部 X 线，有时需要进行心脏导管检查来确定疾病严重程度
- 表 37-1 和表 37-2 总结了慢性原发性和慢性继发性二尖瓣反流的临床分期
- 最新研究表明，在重度无症状 MR 患者中，左心室功能正常，B 型利钠肽（BNP）升高，＞ 105 pg/ml 具有独立和附加的预测价值，可用于识别高危患者，并有助于早期手术患者的选择

影像学

- 超声心动图（图 37-1）：其表现包括左心房扩张、高动力左心室、腱索断裂时瓣叶摆动，以及彩色多普勒超声提示二尖瓣反流。超声心动图检查最重要的方面是二尖瓣反流严重程度的量化（表 37-3）。反流束颈部宽度＞ 0.7 cm，反流容积＞ 60 ml，近端等速度表面积（PISA）测定反流口面积＞ 0.40 cm^2，以及收缩期肺静脉血流反向均为重度二尖瓣反流声像图依据
- 胸部 X 线
  1. 左心房增大，左心室增大
  2. 可能有肺充血，但多数情况正常
- 心电图
  1. 左心房扩大
  2. 左心室肥大
  3. 心房颤动
- 心脏导管检查：为确认二尖瓣反流的严重程度，或排除手术

表 37-1　慢性原发性二尖瓣反流临床分期

等级	定义	瓣膜解剖学	瓣膜血流动力学 *	血流动力学结果 *	症状
A	有二尖瓣反流风险	轻度二尖瓣脱垂但对合正常 轻度瓣膜增厚，瓣叶开放受限	超声上无反流；或者细束中心性反流，反流束面积 /LA ＜ 20%； 反流束颈宽度＜ 0.3 cm	无	无
B	进展期二尖瓣反流	二尖瓣重度脱垂但对合正常 风湿性二尖瓣改变，瓣膜开放受限，对合错位 既往 IE	中心性反流，反流束面积 /LA 20% ～ 40% 或收缩晚期偏心性反流； 反流束颈部宽度＜ 0.7 cm； 反流量＜ 60 ml 反流分数＜ 50% 有效瓣口面积＜ $0.4\ cm^2$ 血管造影等级 1 ～ 2 ＋	左心房轻度扩大 左心室不扩大 肺动脉压力正常	无
C	重度 MR，无症状	二尖瓣重度脱垂，瓣叶对合错位或连枷瓣； 风湿性二尖瓣改变，瓣膜开放受限，对合错位； 既往 IE； 放射性心脏病，瓣膜增厚	中心性反流，反流束面积 /LA ＞ 40% 或全收缩偏心性反流； 反流束颈部宽度≥ 0.7 cm； 反流量≥ 60 ml 反流分数≥ 50% 有效瓣口面积≥ $0.4\ cm^2$ 血管造影等级 3 ～ 4 ＋	左心房中-重度扩大； 左心室扩大； 静息状态下或负荷状态下肺动脉压力增高； C1：左心室射血分数＞ 60% 和左心室收缩末期内径＜ 40 mm C2：左心室射血分数≤ 60% 和左心室收缩末期内径≥ 40 mm	无

续表

等级	定义	瓣膜解剖学	瓣膜血流动力学 *	血流动力学结果 *	症状
D	重度 MR，有症状	二尖瓣重度脱垂，瓣叶对合错位或连枷瓣； 风湿性二尖瓣改变，瓣膜开放受限，对合错位； 既往 IE； 放射性心脏病，瓣膜增厚	中心性反流，反流束面积 /LA > 40% 或全收缩偏心性反流； 反流束颈部宽度 ≥ 0.7 cm； 反流量 ≥ 60 ml 反流分数 ≥ 50% 有效瓣口面积 ≥ 0.4 cm^2 血管造影等级 3 ～ 4 +	左心房中-重度扩大； 左心室扩大； 肺动脉压力增高	运动耐量下降；劳力性呼吸困难

IE，感染性心内膜炎；LA，左心房；LV，左心室；LVEF，左心室射血分数；MR，二尖瓣反流

* 提供了几种瓣膜血流动力学标准来评估二尖瓣反流严重程度，但不是每种类型的所有标准都适用于每个患者。二尖瓣反流严重程度分为轻度、中度或重度，取决于数据质量以及这些参数与其他临床证据的结合

From Nishimura RA et al：2014 AHA/ACCF guideline for the management of patients with valvular heart disease：a report of the American College of Cardiology Foundation/American Heart Association Task Force on Practice Guidelines，J Am Coll Cardiol 63：e57，2014.

表 37-2　慢性继发性二尖瓣反流的临床分期

等级	定义	瓣膜解剖学	瓣膜血流动力学 *	相关心脏表现	症状
A	有二尖瓣反流风险	患有冠心病或心肌病，正常的瓣叶、腱索和瓣环	超声上无二尖瓣反流或中央型反流面积 < 20%LA；反流束颈宽度 < 0.3 cm	左心室大小正常或轻度扩大伴有固定（心肌梗死）或可诱发（局部缺血）节段性室壁运动异常。 原发心肌病：左心室扩张和收缩功能不全	存在冠状动脉缺血或心力衰竭相关症状，血运重建和适当的药物治疗可缓解

续表

等级	定义	瓣膜解剖学	瓣膜血流动力学 *	相关心脏表现	症状
B	进展期二尖瓣反流	节段性室壁运动异常，瓣叶轻度牵拉； 瓣环扩张，瓣叶轻度对合不良	有效反流口面积＜ 0.2 cm²[†]； 反流量＜ 30 ml； 二尖瓣反流分数＜ 50%	节段性室壁运动异常并左心室收缩功能减低； 左心室扩张和原发性心肌病引起的收缩功能不全	存在冠状动脉缺血或心力衰竭相关症状，血运重建和适当的药物治疗可缓解
C	重度 MR，无症状	节段性室壁运动异常和（或）左心室扩张伴有瓣叶重度牵拉； 瓣环扩张，瓣叶重度对合不良	有效反流口面积≥ 0.2 cm²[†]； 反流量≥ 30 ml； 二尖瓣反流分数≥ 50%	节段性室壁运动异常并左心室收缩功能减低； 左心室扩张和原发性心肌病引起的收缩功能不全	存在冠状动脉缺血或心力衰竭相关症状，血运重建和适当的药物治疗可缓解
D	重度 MR，有症状	节段性室壁运动异常和（或）左心室扩张伴瓣叶重度牵拉； 瓣环扩张，瓣叶重度对合不良	有效反流口≥ 0.2 cm²[†]； 反流量≥ 30 ml； 二尖瓣反流分数≥ 50%	节段性室壁运动异常并左心室收缩功能减低； 左心室扩张和原发性心肌病引起的收缩功能不全	即使血运重建及药物治疗优化后，二尖瓣反流引起的心力衰竭症状仍持续存在；运动耐量下降；劳力性呼吸困难

LA，左心房；LV，左心室；MR，二尖瓣反流

* 提供了几种瓣膜血流动力学标准来评估二尖瓣反流严重程度，但不是每种类型的所有标准都适用于每个患者。二尖瓣反流严重程度分为轻度、中度或重度，取决于数据质量和这些参数与其他临床证据的结合

† 二维经胸超声心动图（TTE）测量的近端等速度表面积低估了真正的有效反流口，因为近端汇聚呈新月形

From Nishimura RA et al：2014 AHA/ACCF guideline for the management of patients with valvular heart disease：a report of the American College of Cardiology Foundation/American Heart Association Task Force on Practice Guidelines，J Am Coll Cardiol 63：e57，2014.

扫二维码看彩图

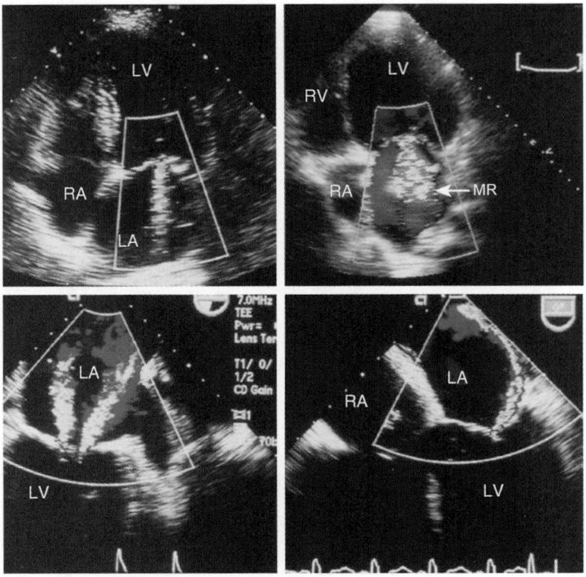

图 37-1 （扫二维码看彩图）四幅图片显示不同程度的二尖瓣反流。上两图为经胸心尖四腔心切面图：左图示二尖瓣轻度反流；右图示二尖瓣中-重度反流；左图中较细束的反流起自二尖瓣口，朝向左心房后壁；右图中较大的二尖瓣反流，占左心房腔的 40% 左右。下图是经食管超声心动图。左图中可见二尖瓣反流呈两束血流；右图可见沿左心房外侧壁的偏心性反流。LA，左心房；LV，左心室；RA，右心房；RV，右心室。（From Zipes DP et al［eds］: Braunwald's heart disease，ed 7，Philadelphia，2005，WB Saunders.）

表 37-3 二尖瓣反流严重程度 *

	Ⅰ	Ⅱ	Ⅲ	Ⅳ
MR 反流束 /LA 面积比值（% LA）	＜ 15	15 ～ 30	35 ～ 50	＞ 50
频谱多普勒	模糊	—	—	稠密
反流束颈宽度	＜ 3 mm	—	—	≥ 7 mm
肺静脉血流频谱	S ＞ D	正常至收缩期钝化	收缩期钝化	收缩期逆转
RV（ml）	＜ 30	30 ～ 44	45 ～ 59	≥ 60
有效反流口面积（cm^2）	＜ 0.2	0.2 ～ 0.29	0.3 ～ 0.39	≥ 0.40
近端血流汇聚	小	—	—	大

D，舒张期逆行血流；%LA，由二尖瓣反流束液包绕左心房面积百分比；RV，反流值；S，收缩期顺行血液

* 对于某些参数，观察值在二尖瓣反流严重程度的极端区间有效，中间区间（Ⅱ、Ⅲ度）有明显的重叠。在这些情况下，不提供任何价值

From Zipes DP et al（eds）: Braunwald's heart disease，ed 7，Philadelphia，2005，WB Saunders；and the 2017 American Society of Echocardiography Guidelines.

置换患者存在冠状动脉疾病的可能性

- 当超声心动图检查受限或左心室功能与大小处于临界状态，或临床情况与检查结果不一致时，可考虑心脏磁共振检查

Rx 治疗

非药物治疗

- 限盐
- 外科瓣膜修复或置换（见下文）

急性期治疗

- 药物治疗主要是针对其病因或并发症（如心房颤动、缺血性心脏病、感染性心内膜炎、高血压和心力衰竭）
  1. 根据二尖瓣反流的病因，降低后负荷以减轻反流量，增加心输出量。急性二尖瓣反流，静脉注射硝普钠显示有一些效果，长期使用口服减低后负荷的药物（例如 ACEI 或血管紧张素受体阻滞剂），虽然它们不能减缓二尖瓣反流进展，但如果存在高血压和左心功能障碍等其他适应证，则应实施
  2. 当心房颤动的患者出现快心室率，控制心室率。如有心房颤动，请使用抗凝剂。值得注意的是，目前的指南不考虑二尖瓣反流“瓣膜病”患者发生房颤的情况，非维生素 K 抗凝剂可用于卒中预防
  3. 利尿和达到等容状态可显著降低容量超负荷引起的功能性二尖瓣反流程度
- 手术：手术是二尖瓣反流唯一明确的治疗方法。虽然没有二尖瓣修复和置换术的随机试验存在，但在退行性二尖瓣疾病中，修复优于置换术，因为其围术期风险较低，无事件生存率较高，无人工瓣膜并发症，以及术后左心室功能较好。在有以下诊断的患者中手术为 I 类指征（图 37-2）：
  1. 急性重度二尖瓣反流
  2. 有症状的重度原发性二尖瓣反流患者，合理的药物治疗下，超声心动图提示左心室射血分数＞30%，左心室扩张，严重二尖瓣反流
  3. 无症状的重度二尖瓣反流患者，左心室功能下降（左心室

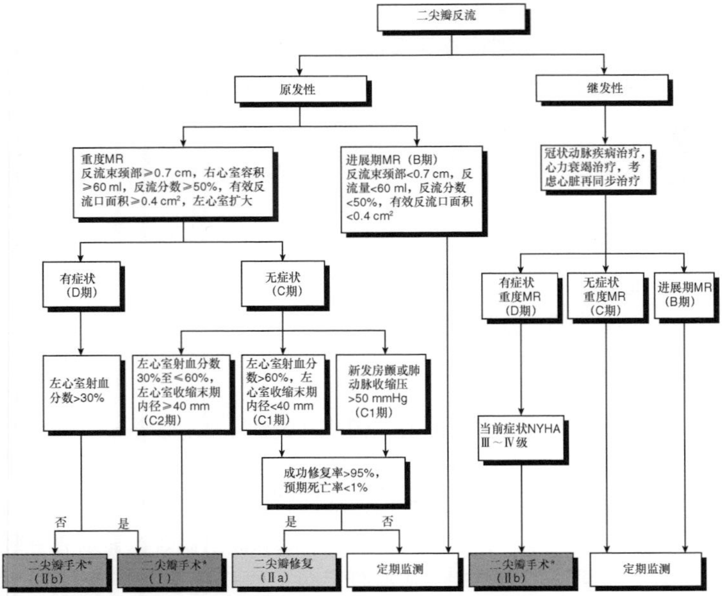

图 37-2 MR 手术适应证。 * 在可能的情况下，二尖瓣修补术比二尖瓣置换术更受欢迎。LV，左心室；MR，二尖瓣反流；NYHA，纽约心脏协会（From Nishimura RA et al：ACC/AHA focused update of valvular heart disease guideline，J Am Coll Cardiol 70：254-289，2017.）

射血分数＜ 60% 但＞ 30%）或进行性左心室扩张（收缩末期左心室＞ 40 mm）

4. 因其他指征接收心脏手术的患者，联合二尖瓣修复或二尖瓣置换可用于合并慢性原发性二尖瓣重度反流的患者

- 手术是Ⅱa 类（合理）建议的是：
  1. 重度二尖瓣反流伴新发房颤，即使没有症状也可以
  2. 无症状重度二尖瓣反流伴肺高压（静息≥ 50 mmHg 或运动后≥ 60 mmHg）
  3. 无症状重度二尖瓣反流继发于连枷瓣
  4. 最新的一项研究表明，与单纯药物治疗相比，对于无症状疾病患者继发于连枷瓣的重度二尖瓣反流，其早期干预显示出更好的长期生存率和更低的心力衰竭发生率

无症状的重度二尖瓣反流，LVEF 保留（＞ 60%）和大小尚可（收缩末期内径＜ 40%）的患者，成功修复可行性

大，95% 无残余反流，死亡率＜ 1%

- 手术属于Ⅱb 类建议的是，有症状的患者［纽约心脏协会（NYHA）分级Ⅲ～Ⅳ级］伴重度二尖瓣反流，且左心室功能减低或扩大（左心室射血分数＜ 30% 或收缩末期内径＞ 55 mm），其左心室功能减低不是引起二尖瓣反流的主要原因，而功能性二尖瓣反流是继发于左心室功能减低
- 二尖瓣反流定量分级是预测无症状二尖瓣反流的有力指标。一般情况下，反流口面积≥ 40 mm^2，应考虑立即手术，而开口直径在 20 ～ 39 mm^2 应密切关注
- 目前正在研究经皮二尖瓣修复方法。MitraClip 装置是 FDA 批准用于有明显症状性 MR（＞ 3 ＋）的患者，其接受外科手术风险过高。该装置是一种导管输送夹，在反流束的起始位置抓住并接近二尖瓣叶的边缘。早期的数据并不能充分证明相比较手术置换，该装置有显著的疗效；然而，在最近的一项试验中，研究人员比较了单纯采用指南指导下的药物治疗（GDMT）与经导管二尖瓣修复 MitraClip 联合 GDMT 对于不适应外科手术治疗的重度二尖瓣反流患者的疗效。24 个月后，MitraClip 组心力衰竭住院率为 36%，单纯药物治疗组为 68%。该装置的治疗改善了症状和生活质量，并降低了死亡率（MitraClip 治疗组为 29%，单纯药物治疗组为 46%）①
- 冠状动脉旁路移植术（CABG）时，是否应该修复中度或重度的二尖瓣反流，目前尚存争议。CABG 术中可以考虑对中度二尖瓣反流进行修复。当严重二尖瓣反流（存在基底段室壁瘤或运动异常）合并室壁运动异常导致的瓣叶牵拉，以及中重度左心室重塑（左心室舒张末期内径＞ 65 mm），进行二尖瓣修复是合理的（推荐类别Ⅱa）
- 表 37-4 总结了美国心脏病学会 / 美国心脏协会（ACC/AHA）关于慢性原发性二尖瓣反流的干预指南更新。表 37-5 总结了 ACC/AHA 关于慢性继发性二尖瓣反流的干预指南更新

预后

预后一般是好的。除非左心室功能有明显的损害或肺动脉压明显升高。大多数患者保持无症状多年（从诊断到出现症状的平均间

① Stone GW et al：Transcatheter mitral-valve repair in patients with heart failure. N Engl J Med 379：2307-18，2018.

表 37-4 ACC/AHA 关于慢性原发性二尖瓣反流的干预指南更新[1]

推荐类别	指示	证据等级
Ⅰ	二尖瓣手术重度治疗原发性二尖瓣反流（D 期）和左心室射血分数＞30% 的有症状患者	B
	二尖瓣手术治疗无症状重度原发性二尖瓣反流和左心室功能障碍的患者［左心室射血分数 30%～60% 和（或）左心室收缩末期内径≥40 mm，C2 期］	B
	对于重度原发性二尖瓣反流限于后叶的患者在手术治疗时二尖瓣修复优于二尖瓣置换	B
	对于重度原发性二尖瓣反流涉及前叶或两叶的患者进行手术治疗时，若可以成功且持久地修复则二尖瓣修复优于二尖瓣置换	B
	对于重度原发性二尖瓣反流心脏手术的患者因其他适应证接受心脏手术可同时进行二尖瓣修复或置换	B
Ⅱa	对于无症状的重度原发性二尖瓣反流（C1 期）、左心室功能保留（左心室射血分数＞60% 和左心室收缩末期内径＜40 mm）患者中进行二尖瓣修复是合理的，其经优秀心脏瓣膜团队治疗后没有残余二尖瓣反流的成功持久修复的可能性大于 95%，预期死亡率低于 1%	B
	对于无症状重度原发性二尖瓣反流且左心室功能保留（左心室射血分数＞60% 和左心室收缩末期内径＜40 mm）伴影像学检查示左心室大小逐渐增加或左心室射血分数逐渐降低的患者，二尖瓣手术是合理的（2017 年新增）	C
	对于无症状的重度非风湿原发性二尖瓣反流（C1 期）和左心室功能保留的获得成功且持久修复可能性高的患者，伴以下情况时进行二尖瓣修复是合理的：①新发房颤；或②静息性肺动脉高压（肺动脉收缩压＞50 mmHg）	B
	因其他适应证接受心脏外科手术的中度原发性二尖瓣反流（B 期）患者同时进行二尖瓣修复是合理的	C
Ⅱb	对于有症状的重度原发性二尖瓣反流且左心室射血分数为 30% 或更低的患者（D 期），二尖瓣手术可以考虑	C
	对于有合理预期寿命，症状严重（NYHA Ⅲ / Ⅳ级）伴有重度二尖瓣反流（D 期）的患者，若因严重并存疾病具有无法接受的外科手术高风险，可以考虑经导管二尖瓣修复	B

续表

推荐类别	指示	证据等级
Ⅲ	对于单纯性重度原发性二尖瓣反流仅限于二尖瓣后叶一半以下的患者，除非已尝试二尖瓣修复术但未成功，否则不应进行二尖瓣置换术	B

[1] Kapadia S，Stewart WJ，Anderson WN et al：Outcomes of inoperable symptomatic aortic stenosis patients not undergoing aortic valve replacement：insight into the impact of balloon aortic valvuloplasty from the PARTNER Trial（Placement of AoRtic TraNscathetER Valve Trial），JACC Cardiovasc Interv 8：324-333，2015.

ACC/AHA，美国心脏病学会 / 美国心脏协会；NYHA，纽约心脏协会

From Zipes DP：Braunwald's heart disease，a textbook of cardiovascular medicine，ed 11，Philadelphia，2019，Elsevier.

表 37-5　ACC/AHA 关于慢性继发性二尖瓣反流干预指南更新 [1]

推荐类别	指示	证据等级
Ⅱa	对于接受冠状动脉旁路移植术或主动脉瓣置换的慢性重度继发性二尖瓣反流患者，手术是合理的	C
	对于有严重症状（NYHA Ⅲ / Ⅳ级），慢性重度缺血性二尖瓣反流（D 期）且持续症状的患者（尽管接受心力衰竭指南指导下的药物治疗，选择保留腱索的二尖瓣置换术是合理的，而不是缩小的二尖瓣成形术。（2017 新增）	B
Ⅱb	对于有严重症状（NYHA Ⅲ / Ⅳ级）伴有慢性重度继发性二尖瓣反流（D 期）患者可考虑进行二尖瓣手术	B
	在患有慢性、中度或缺血性二尖瓣反流（D 期）的患者中，进行冠状动脉旁路移植术时，二尖瓣修复的有效性尚不确定（2017 修订）	B

[1] Kapadia S，Stewart WJ，Anderson WN et al：Outcomes of inoperable symptomatic aortic stenosis patients not undergoing aortic valve replacement：insight into the impact of balloon aortic valvuloplasty from the PARTNER Trial（Placement of AoRtic TraNscathetER Valve Trial）. JACC Cardiovasc Interv 8：324-333，2015.

ACC/AHA，美国心脏病学会 / 美国心脏协会

From Zipes DP：Braunwald's heart disease，a textbook of cardiovascular medicine，ed 11，Philadelphia，2019，Elsevier.

隔为 16 年）。慢性重度二尖瓣反流通常是进行性的，同时伴有其他症状或左心室功能障碍。

转诊

- 对于特定的患者应请外科会诊（见急性期治疗）。因心肌梗死后乳头肌或腱索断裂引起的急性 MR 患者通常需要急诊手术

- 对于手术风险过高的患者，也可通过经皮植入 MitraClip 装置来完成治疗，尽管这种手术的确切适应证仍在探索中

重点和注意事项

专家点评

- 虽然血管扩张剂和其他药物应该用于治疗重度二尖瓣反流的高血压患者，但没有证据表明其会延迟最终瓣膜手术的需求，而瓣膜手术是重度二尖瓣反流的最终治疗方法
- 2007 年，美国心脏协会（AHA）修订了感染性心内膜炎预防指南，不再推荐常规抗生素预防性治疗进行牙科或其他侵入性治疗，除非患者既往有心内膜炎症

推荐阅读

Acker MA et al: Mitral-valve repair versus replacement for severe ischemic mitral regurgitation, *N Engl J Med* 370:23-32, 2014.

Feldman T et al: Percutaneous repair of surgery for mitral regurgitation, *N Engl J Med* 364:1395-1406, 2011.

Foster E: Mitral regurgitation due to degenerative mitral valve disease, *N Engl J Med* 363:156-165, 2010.

Nishimura RA et al: ACC/AHA focused update of valvular heart disease guideline, *J Am Coll Cardiol* 70(2):254-289, 2017.

Nishimura RA et al: ACC/AHA guidelines for the management of patients with valvular heart disease, *J Am Coll Cardiol* 63(22):e57-e185, 2014.

Suri RM et al: Association between early surgical intervention vs watchful waiting and outcomes for mitral regurgitation due to flail mitral valve leaflets, *J Am Med Assoc* 310(6):609-16, 2013.

第 38 章　主动脉瓣狭窄
Aortic Stenosis

GerardH. Daly

刘岗　译　徐鹏　刘娅妮　审校

基本信息

定义

主动脉瓣狭窄（aortic stenosis, AS）是由于主动脉瓣增厚 / 钙化，产生显著的压力梯度（主动脉瓣口流速≥ 2 m/s）导致左心室流出道收缩性梗阻。在当瓣口面积＜ 1 cm^2 时，通常会出现症状（正常瓣口面积为 3 ～ 4 cm^2）。重度 AS 的诊断标准为瓣口面积＜ 1.0 cm^2、平均压力梯度＞ 40 mmHg 或峰值速度＞ 4 m/s，极重度定义为主动脉多普勒峰值速度＞ 5 m/s。

同义词

主动脉瓣狭窄

AS

ICD-10CM 编码

I35.0　非风湿性主动脉（瓣膜）狭窄

I35.2　非风湿性主动脉（瓣膜）狭窄伴不全

Q23.0　先天性主动脉瓣狭窄

病因学

- 特发性主动脉瓣钙化（北美和欧洲最常见的病因，年龄在 60 ～ 80 岁）
- 风湿性心脏病：以联合部融合呈中央一个小开口为特征（全世界最常见的病因）
- 先天性单叶瓣或二叶瓣进行性狭窄（人群中发病率 1% ～ 2%，单叶瓣发病年龄＜ 30 岁，双叶瓣发病年龄 40 ～ 60 岁）
- 不太常见的原因包括罕见的代谢性疾病（Fabry 病）、系统性红斑狼疮、辐射病、终末期肾脏疾病和梗阻性疣状赘生物 /

心内膜炎，所有这些都可能是早期出现 AS 的原因
- 由脂蛋白（2）水平介导的 LPA 位点的遗传变异，在多个种族中与主动脉瓣钙化和临床偶发的主动脉瓣狭窄相关

流行病学和人口统计学

- 主动脉瓣狭窄是北美和欧洲成年人中最常见的瓣膜病变
- 患病率与年龄密切相关，50 ～ 59 岁人群的患病率为 0.2%，60 ～ 69 岁人群的患病率为 1.3%，70 ～ 79 岁人群的患病率为 3.9%，80 ～ 89 岁人群的患病率为 9.8%

体格检查和临床表现

- 响亮的收缩中期、渐强渐减的杂音（图 38-1）在心底最清楚，并向上放射到颈部血管，通常伴随着震颤或喷射的咔哒声，心尖部也可以听到清晰的杂音
- 重度 AS 的体征包括第二心音消失或强度减弱和（或）颈动脉压上升缓慢、振幅延迟（细迟脉）、出现 S4 和第二心音的反常分裂
- 早期症状包括运动耐力下降、运动时呼吸困难、运动性眩晕或晕厥以及运动性心绞痛
- 晚期症状包括心绞痛［主要是冠状动脉血流量减少和左心室（left ventricle，LV）总需氧量增加］、晕厥和心力衰竭
- 表 38-1 总结了主动脉瓣狭窄的分期
- 病理生理学：在左心室流出道横截面积（通常为 3 ～ 4 cm^2）减少大约一半之前，前向运动速度仍正常。此时，随着阻力的增加，左心室收缩压开始增加，左心室开始适应性向心性肥厚。尽管存在左心室 / 外周动脉系统压力梯度，但肥厚可以使室壁应力正常化，并保持射血分数、心输出量和左心室舒张末期压力
- 左心室肥厚最终导致左心室舒张功能障碍，这可能是早期症状的前兆。也就是说，在狭窄变得严重（瓣膜面积＜ 1.0 cm^2、平均压力梯度＞ 40 mmHg 或峰值流速梯度＞ 4 m/s）之前，通常不会出现症状
- 对于大多数患者，在出现症状后，随着明显心力衰竭的体征和症状的发展，左心室收缩功能将开始下降（心输出量和每搏量减少）。这时，如果有症状的 AS 患者不接受瓣膜置换

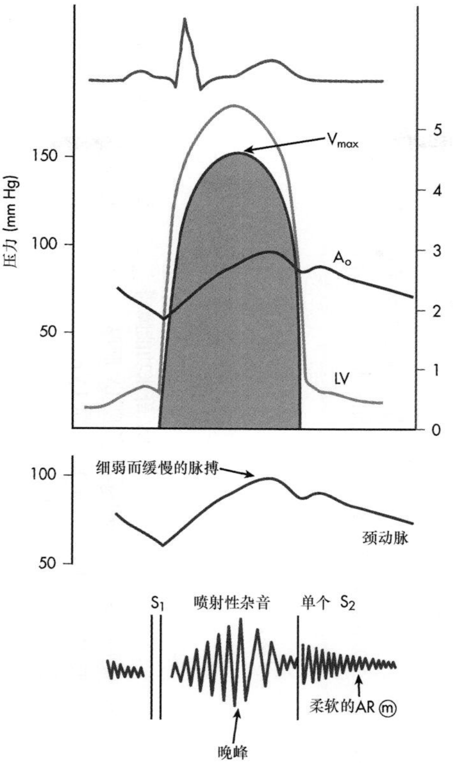

图 38-1 左心室（LV）、主动脉（Ao）压力与多普勒 AS 速度曲线之间的关系（红色）。在收缩期 LV 和 Ao 之间的压差是速度平方的四倍（伯努利方程）。因此，4.3 m/s 的最大速度（Vmax）对应于 LV 至 Ao 最大压差 74 mmHg 和平均收缩压差 44 mmHg。体格检查时，颈动脉脉搏的缓慢上升和延迟峰值（或细弱而缓慢的脉搏）与主动脉压力波形的轮廓相匹配。对应于多普勒速度曲线的刺耳的渐强-渐弱的晚峰收缩期杂音，在主动脉区（右上胸骨边缘）能最清楚地听到。通常，主动脉瓣关闭不全的渐弱的舒张期杂音也可听见。（From Bonow et al［eds］：Braunwald's heart disease，ed 9，Philadelphia，2012，Saunders.）

术，他们的死亡率会急剧增加

- 约 20% 的重度主动脉瓣狭窄患者可发生获得性血管性血友病，获得性血管性血友病可导致血管发育不良（海德综合征）患者的消化道出血，在主动脉瓣置换术后消化道出血可消失

表 38-1　主动脉瓣狭窄的分期

阶段	定义	瓣膜解剖	瓣膜血流动力学	血流动力学的后果	症状
A	**危险期**	二叶式主动脉瓣（或其他先天性瓣膜异常）	主动脉 Vmax < 2 m/s	无	无
B	**进展期**	二叶瓣或三叶瓣轻度至中度瓣叶钙化，收缩运动有所减少，或风湿性瓣膜改变伴有连合融合	**轻度 AS：** 主动脉 Vmax 2.0 ～ 2.9 m/s 或平均 ΔP < 20 mmHg **中度 AS：** 主动脉 Vmax 3.0 ～ 3.9 m/s 或平均 ΔP 20 ～ 39 mmHg	早期 LV 舒张功能障碍 可能表现为正常 LVEF	无
C	**无症状的重度 AS**				
C1	LVEF 保留的无症状重度 AS	小叶严重钙化或先天性狭窄，瓣叶开口严重缩小	**重度 AS：** 主动脉 Vmax ≥ 4 m/s 或平均 ΔP ≥ 40 mmHg AVA 通常 ≤ 1 cm^2（或 AVAi ≤ 0.6 cm^2/m^2） 非常严重的 AS 时主动脉 Vmax ≥ 5 m/s，或平均 ΔP ≥ 60 mmHg	LV 舒张功能障碍 轻度 LV 肥厚 正常 LVEF	无；运动测试适合于确认症状状态
C2	伴有 LV 功能障碍的无症状重度 AS	伴小叶开口严重缩小的瓣叶严重钙化或先天性狭窄	主动脉 Vmax ≥ 4 m/s 或平均 ΔP ≥ 40 mmHg AVA 通常 ≤ 1 cm^2（或 AVAi ≤ 0.6 cm^2/m^2）	LVEF < 50%	无

续表

阶段	定义	瓣膜解剖	瓣膜血流动力学	血流动力学的后果	症状
D	**有症状的重度 AS**				
D1	有症状的重度高压力梯度 AS	瓣叶严重钙化或先天性瓣膜狭窄伴瓣膜显著开放受限	**重度 AS：** 主动脉 Vmax ≥ 4 m/s 或平均 ΔP ≥ 40 mmHg AVA 通常≤ 1 cm^2（或 AVAi ≤ 0.6 cm^2/m^2），但混合性 AS/AR 病变时可能数值更大	LV 舒张功能障碍 LV 肥厚 可能存在肺动脉高压	劳力性呼吸困难或运动耐量降低 劳力性心绞痛 劳力性晕厥或晕厥先兆
D2	伴 LVEF 减少的有症状的重度低流速/低压力梯度的 AS	严重瓣膜钙化，瓣膜开放显著受限	AVA ≤ 1 cm^2，静息主动脉 Vmax ＜ 4 m/s，或平均 ΔP ＜ 40 mmHg 在任何流速下，多巴酚丁胺负荷超声心动图显示 AVA ≤ 1 cm^2、Vmax ≥ 4 m/s	LV 舒张功能障碍 LV 肥厚 LVEF ＜ 50%	HF、心绞痛、晕厥或晕厥先兆
D3	LVEF 正常的有症状的重度低压力梯度 AS 或反常低流量重度 AS	严重瓣膜钙化，瓣膜开放显著受限	AVA ≤ 1 cm^2，主动脉 Vmax ＜ 4 m/s，或平均 ΔP ＜ 40 mmHg，AVAi ≤ 0.6 cm^2/m^2 每搏量指数＜ 35 ml/m^2 当患者血压正常（收缩压＜ 140 mmHg）时测量	LV 相对壁厚增加 低每搏量低伴 LV 缩小 限制性舒张期充盈 LVEF ≥ 50%	HF、心绞痛、晕厥或晕厥先兆

AR，主动脉瓣反流；AS，主动脉瓣狭窄；AVA，主动脉瓣区；AVAi，主动脉瓣面积与体表面积指数关系；HF，心力衰竭；LV，左心室；LVEF，左心室射血分数；ΔP，压力梯度；Vmax，最大主动脉速度。From Nishimura RA et al：2014 AHA/ACCF guideline for the management of patients with valvular heart disease：a report of the American College of Cardiology Foundation/American Heart Association Task Force on Practice Guidelines. In Mann DL et al（eds）：Braunwald's heart disease，ed 10，Philadelphia，2015，Elsevier.

Dx 诊断

鉴别诊断

- 肥厚型心肌病
- 二尖瓣反流
- 室间隔缺损
- 主动脉瓣硬化，主动脉瓣狭窄与主动脉瓣硬化的区别在于瓣膜损伤的程度。在主动脉瓣硬化症中，瓣叶异常增厚，但流出道梗阻不明显或很小
- 瓣膜下或瓣上 AS
- AS 分期
  1. A 期＝有 AS 的风险，但并未真正发生 AS
  2. B 期＝进展期 AS（以前称为轻度和中度 AS）
  3. C 期＝无症状的重度 AS
  4. D 期＝有症状的重度 AS

评估

- 超声心动图：主要的诊断检查（见“影像学检查”）
- 心电图：可能显示左心室肥厚和（或）左心房异常
- 胸片：可能显示心脏增大，升主动脉狭窄后扩张也可能很明显
- 特定患者的心导管术（见“影像学检查”）
- 多巴酚丁胺负荷试验（适用于低压力梯度、低流速的 AS）

影像学检查

- 多普勒超声心动图：用于评估瓣膜的结构和解剖。血流动力学很容易评估；可以计算主动脉瓣面积和压力梯度，以确定 AS 的严重程度（图 38-2）。此外，还可以评估左心室的大小和功能以及肺动脉的压力
- 胸部 X 线检查：
  1. 升主动脉狭窄后扩张
  2. 主动脉尖部钙化
  3. LV 心尖部圆形
- 心电图：
  1. 左心室肥厚（80% 的患者）

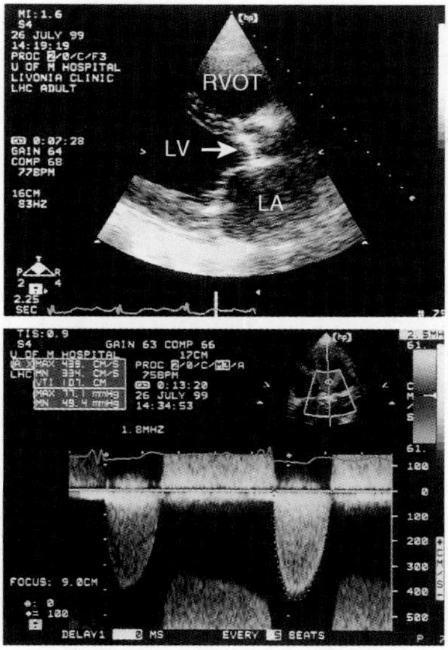

图 38-2　超声心动图示 1 例严重主动脉瓣狭窄。上图为收缩期的胸骨旁长轴切面。左心室功能减弱、主动脉瓣明显增厚及部分钙化，运动开放幅度明显减低，收缩期瓣膜似乎阻塞了瓣口（箭头所示）。下图是连续多普勒频谱记录了沿左心室心尖部至狭窄的主动脉瓣的取样线上的流速。注意基线下方的主动脉瓣狭窄血流频谱，峰值速度为 430 cm/s，对应的最大压力梯度为 77 mmHg，平均压力梯度为 49.4 mmHg。LA，左心房；LV，左心室；RVOT，右心室流出道。（From Zipes DP et al [eds]：Braunwald's heart disease，ed 7，Philadelphia，2005，Saunders.）

2. 左心房增大
3. 心房颤动（晚期）

- 心导管术：适用于等待主动脉瓣置换术（aortic valve replacement，AVR）期间有症状的患者，以便发现在主动脉瓣置换术的同时可能需要旁路移植的冠状动脉狭窄患者。过去，当无创检查不确定或无创检查与 AS 严重程度的临床结果不一致时，心导管术才用于有症状的患者。由于穿过瓣膜时卒中的风险增加，而且随着新的或改进的影像学检查（心脏 MR、PET-CT、TEE）的出现，直接测量跨瓣的压力梯度几乎不再使用
- 当需要测量主动脉环、主动脉大小以及计划经导管主动脉瓣置换术（transcatheter aortic valve replacement，TAVR）时可能需要 CT 增强扫描，CT 扫描对规划 TAVR 入路至关重要

- 运动试验：强烈建议任何 C 级“无症状”重度患者行运动试验以评估运动耐量，并观察运动时全身血压是否下降

Rx 治疗

一般治疗

药物治疗：

- 一旦出现症状，主要的治疗方法是更换瓣膜，因为这是一种外科疾病。图 38-3 总结了重度 AS 患者的治疗策略

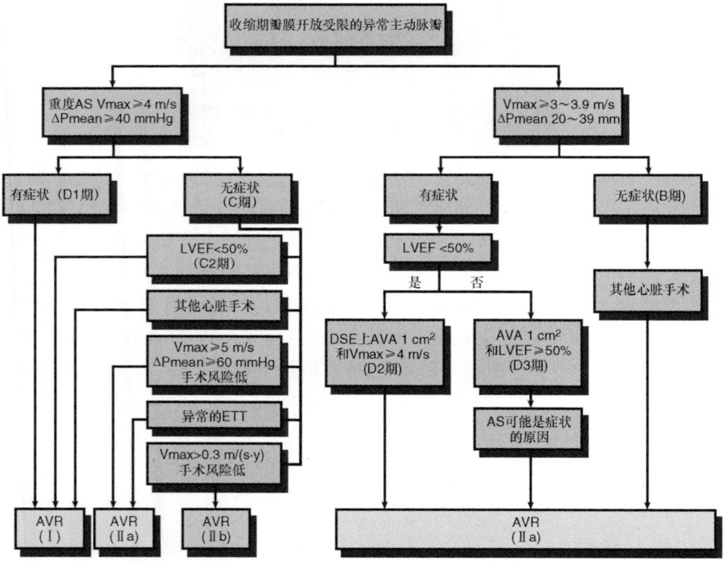

图 38-3　重度 AS 患者的管理策略。所有尚无 AVR 适应证的患者均需定期监测，包括无症状 AS（B 或 C 期）和不符合干预标准的低压力梯度 AS（D2 或 D3 期）的患者。AVR 应考虑在 D3 阶段仅当瓣膜阻塞是最可能引起症状的原因，每搏量指数＜ 35 ml/m^2，AVA 指数≤ 0.6 cm^2/m^2，记录数据显示患者血压正常（收缩压＜ 140 mmHg）时进行。AS，主动脉瓣狭窄；AVA，主动脉瓣面积；AVR，主动脉瓣置换术；BP，血压；DSE，多巴酚丁胺负荷超声心动图；ETT，运动平板试验；LVEF，左心室射血分数；ΔPmean，平均压力梯度；Vmax，最大速度。（From Nishimura RA et al：2014 AHA/ACC Guideline for the management of patients with valvular heart disease：a report of the American College of Cardiology /American Heart Association Task Force on Practice Guidelines. In Mann DL et al［eds］：Braunwald's heart disease，ed 10，Philadelphia，2015，Elsevier.）

- 通过保持正常的容量状态（对容量超负荷需要温和利尿，因为 AS 患者前负荷依赖）和控制高血压但又避免应用血管扩张剂（硝酸盐）来优化负荷状态；保持窦性心律
- 2007 年，AHA 修订了预防感染性心内膜炎的指南，除非患者先前就有心内膜炎，不再建议进行牙科或其他侵入性手术前常规抗生素预防

主动脉瓣置换术的适应证：瓣膜置换术是有症状患者的首选治疗方法，因为仅用药物治疗 2 年内的死亡率为 50%。如果患者术后预期寿命不超过 1 年或者主动脉瓣（置换术）不能改善患者的生活质量，那么就不应该考虑置换，而应该讨论姑息治疗。ACC/AHA 治疗主动脉瓣狭窄的主动脉瓣置换术指南总结于表 38-2。

表 38-2　ACC/AHA 关于使用 AVR 治疗 AS 的指南

推荐类别	适应证	LOE
Ⅰ	病史或运动试验显示有症状的重度高压力梯度的 AS（D1 期）	B
	无症状的重度（C2 期）且 LVEF ＜ 50% 的 AS 患者	B
	接受其他心脏手术的重度 AS（C 期或 D 期）患者	B
Ⅱa	对于无症状非常严重的 AS（C1 期，主动脉血流速度≥ 5 m/s）且手术风险较低的患者，AVR 是合理的	B
	对于无症状（C1 期）的重度 AS 和运动耐量降低或运动时血压下降的患者，AVR 是合理的	B
	低流速、低压力梯度、低 LVEF（D2 期）的重度有症状 AS 患者中，低剂量多巴酚丁胺负荷试验显示在任何剂量下出现瓣口面积≤ 1 cm^2、流速≥ 4 m/s（平均压差≥ 40 mmHg）时患者进行 AVR 是合理的	B
	有症状并伴有低流速、低压力梯度且血压正常和 LVEF ≥ 50% 的重度 AS 患者（D3 期），如果临床、血流动力学、解剖学的数据均支持患者的症状可能由瓣膜梗阻引起，那这样的患者进行 AVR 是合理的	C
	对于中度 AS（B 期）（主动脉血流速度 3.0 ～ 3.9 m/s）且正在接受其他心脏手术的患者，进行 AVR 是合理的	C
Ⅱb	无症状严重的 AS（C1 期）、病情进展快且手术风险低的患者可考虑行 AVR	C

LOE，证据等级；LVEF，左心室射血分数

Zipes DP：Braunwald's heart disease，a textbook of cardiovascular medicine，ed 11，Philadelphia，2019，Elsevier.

经皮主动脉瓣球囊瓣膜成形术对于不适合手术的重度患者是最好的姑息治疗，也是血流动力学不稳定的成年患者在手术前的一种过渡性治疗。对于适合瓣膜置换术的患者来说，这不是一种选择，因为大多数成年患者在 6 个月后就会发生再狭窄。最新的 ACC/AHA 关于选择手术治疗和经导管治疗主动脉瓣狭窄的指南总结于表 38-3 中。

表 38-3　ACC/AHA 关于手术治疗与经导管治疗 AS 比较的最新指南

推荐类别	适应证	LOE
Ⅰ	对于正在考虑 TAVR 或高危外科 AVR 的患者，心脏瓣膜团队的成员应该协作，以提供最佳的患者监护	C
	当手术风险为低或中等，符合 AVR 的适应证的重度 AS 患者（如表 37-2 所示，无论是否有症状）适合 AVR 治疗（2017 年修订）	B
	符合 AVR 适应证的、手术风险极高、预计 TAVR 后存活时间＞ 12 个月 AS 患者适合 TAVR 治疗（2017 年修订）	A
	符合 AVR 适应证且手术风险高的重度 AS 患者适合 TAVR 或外科 AVR 治疗（2017 年修订）	A
Ⅱa	对于有症状的重度 AS 和中度手术风险的患者，TAVR 是手术 AVR 的合理替代方案（2017 年新建议）	B
Ⅱb	对于有严重症状的重度 AS 患者，经皮主动脉瓣球囊扩张术可以被认为是外科手术或 TAVR 之前的过渡方案	C
Ⅲ	TAVR 不推荐用于那些现有的并存疾病会妨碍 AS 矫正带来的预期益处的患者	B

LOE，证据等级；AVR，主动脉瓣置换术；TAVR，经导管 AVR

Zipes DP：Braunwald's heart disease，a textbook of cardiovascular medicine，ed 11，Philadelphia，2019，Elsevier.

如果患者确实符合手术干预标准［术后预期寿命＞ 1 年、主动脉瓣（置换）可以改善患者的生活质量］，那么可以进一步考虑置换。

以下是主动脉瓣置换术的 **Ⅰ 类适应证**：

- D1 期：有症状的重度 AS
- C2 期：无症状的重度 AS，左心室射血分数（ejection fraction，EF）＜ 50%
- C1 或 C2 期：接受冠状动脉旁路移植术或主动脉瓣或其他心脏瓣膜手术的无症状重度 AS

以下是瓣膜置换术的 **Ⅱa 类适应证**：

- D2 期：低流速 / 低压力梯度（低 EF ＜ 50%），小剂量多巴酚

丁胺负荷超声试验阳性

- D3 期：正常左心室射血分数（≥ 50%）、瓣膜面积≤ 1.0 cm^2、每搏量指数＜ 35 ml/m^2 的有症状的低流速 / 低压力梯度的重度 AS 患者
- C 期：无症状的重度 AS 且运动中血压反应异常（收缩压降低）或运动耐量下降
- C 期：无症状的重度 AS（峰值流速＞ 5 m/s 或平均压力梯度＞ 60 mmHg），手术风险低
- B 期：中度 AS 患者，因其他适应证而接受心脏手术

以下是瓣膜置换术的 **Ⅱb 类适应证**：

- C 期：无症状的重度 AS，表现为病情快速发展的低风险患者［Vmax ＞ 0.3 m/（s · y）］
- 在决定置换策略时，无论外科主动脉瓣置换术（surgical aortic valve replacement，SAVR）还是经导管主动脉瓣置换术（transcatheter aortic valve replacement，TAVR），对所有病例，多学科心脏团队协作的方法都是Ⅰ类推荐。TAVR 是一种基于导管的技术，可以在不进行心脏直视手术的情况下植入人工瓣膜，缩短恢复时间和住院时间。从历史角度看，置换策略的发展一直受到患者手术风险的驱动。根据 TAVR 试验设计，依据 STS-PROM 评分将患者分为四类：极端高手术风险（绝对手术禁忌证）、高手术风险（STS-PROM 评分＞ 8）、中度手术风险（STS-PROM 评分 4 ～ 8）和低手术风险（STS-PROM 评分＜ 4）
- 对于**极端高手术风险**和**高手术风险**的患者（STS-PROM 评分＞ 8），如果 TAVR 方法可行，则建议采用 TAVR 方法。在一项大型荟萃分析中，那些适合手术的 AS 高危患者，经股动脉 TAVR（但不是经胸 TAVR）与 2 年时较低的死亡率相关。手术组新发房颤和大出血的发生率是对照组的两倍，但 TAVR 组瓣膜周围反流和血管并发症的发生率更高
- 对于**中等手术风险**（STS-PROM 4 ～ 8），如果 TAVR 入路可行，并且无增加经导管入路风险的高危解剖特征，则建议采用 TAVR 方法。上文提到的包含四项随机试验的大型荟萃分析证明：在这些中等手术风险患者中，经股动脉的 TAVR 与较低的死亡率相关，而非经股动脉 TAVR 在死亡率或致残性卒中发生率方面与外科主动脉瓣置换术相似。值得注意的区别是，TAVR 使主动脉瓣面积扩大较大，且急性肾损伤、严

重出血和新发房颤的发生率较低；而手术导致的主要血管并发症较少，主动脉瓣周围反流较少

- 对于低手术风险患者（STS-PROM ＜ 4），如果患者符合以下四个标准：＞ 65 岁、经导管介入治疗是可行的、主动脉瓣是三叶的、无增加经导管介入治疗风险的高危解剖特征，则建议采用 TAVR 方法。对于这些低手术风险患者，从 PARTNER 3 试验来看，主要终点事件（1 年时的总死亡率、卒中或再住院）发生率显著较低

预后

- 出现症状（即使轻微），也是 AS 患者存活率下降的一个指标。出现症状后平均存活时间为：心绞痛 5 年、晕厥 3 年、慢性充血性心力衰竭 2 年
- 除非更换主动脉瓣，否则约 75% 有症状的主动脉瓣狭窄患者会在出现症状后 3 年内死亡

转诊

- 心脏多学科团队推荐对所有有症状的 AS 患者进行瓣膜置换术（Ⅰ类适应证）。有研究正在针对中度或重度瓣膜钙化、主动脉喷射速度的快速增加和 BNP 的升高患者，以确定哪些是预后非常差指标，这些患者应考虑早期瓣膜置换术，而不是延迟到症状出现时才行手术
- 此外，应考虑对无症状的重度 AS 患者进行运动负荷试验，以确定他们是否真的没有症状（还是运动耐力低没有表现出症状）或血压是否随着运动而下降，这两者阳性都是转诊至专业心脏团队处的指征
- 对于无症状患者，建议每 6 ～ 12 个月对重度 AS 进行一次多普勒超声心动图检查，中度 AS 每 1 ～ 2 年进行一次，轻度 AS 每 2 ～ 3 年进行一次。若出现症状或检查结果的任何变化，重复超声心动图的适应证应放宽
- 对于任何患有重度 AS 的患者，尤其是那些低流速、低压力梯度（低射血分数）的症状性 AS 患者，应考虑转诊到相关心脏专科进行进一步检查（多巴酚丁胺负荷超声心动图检查）
- 球囊瓣膜成形术适用于婴儿和儿童或没有瓣膜钙化的不适合手术患者；它可以作为手术前稳定高危患者的过渡治疗措施

- 姑息治疗的作用：

　　如果主动脉瓣置换术（SAVR 或 TAVR）后的预期寿命小于 1 年或者患者的生活质量在主动脉瓣置换术后不太可能改善（由于共存的重大疾病），姑息治疗的咨询探讨就非常有价值，因为它侧重于共同决策以及在不中断保守医学治疗的情况下提高患者生活质量

推荐阅读

Abdel-Wahab M et al: Comparison of balloon-expandable vs self-expandable valves in patients undergoing transcatheter aortic valve replacement, the CHOICE randomized clinical trial, *JAMA* 311(15):1503-1514, 2014.

Auffret V et al: Predictors of early cerebrovascular events in patients with aortic stenosis undergoing transcatheter aortic valve replacement, *J Am Coll Cardiol* 68:673-684, 2016.

Coeytaux RR et al: Transcatheter aortic-valve implantation for aortic stenosis in patients who cannot undergo surgery, *N Engl J Med* 363:1597-1607, 2010.

Gargiuld G et al: Transcatheter aortic valve implantation versus surgical aortic valve replacement: a systematic review and meta-analysis, *Ann Int Med*, 2016.

Goldstone AB et al: Mechanical or biologic prosthesis for aortic-valve and mitral-valve replacement, *N Engl J Med* 377:1847-1857, 2017.

Grimard BH et al: Aortic stenosis: diagnosis and treatment, *Am Fam Physician* 93(5):371-378, 2016.

Hansson NC et al: Transcatheter aortic heart valve thrombosis: incidence, predisposing factors, and clinical implications, *J Am Coll Cardiol* 68: 2059-2069, 2016.

Holmes DR et al: Clinical outcomes at 1 year following transcatheter aortic valve replacement, *JAMA* 313:1019-1028, 2015.

Kang DH et al: Early surgery or conservative care for asymptomatic aortic stenosis, *N Engl J Med* 382:111-119, 2020.

Kapadia SR et al: Percutaneous treatment of aortic valve stenosis, *Clev Clin J Med* 75(11):805-812, 2008.

Kodali SK et al: Two-year outcomes after transcatheter or surgical aortic-valve replacement, *N Engl J Med* 366:1686, 2012.

Leon M et al: Transcatheter aortic-valve implantation for aortic stenosis in patients who cannot undergo surgery, *N Engl J Med* 363:1597-1607, 2010.

Leon MB et al: Transcatheter aortic-valve replacement for aortic stenosis: state of the evidence, *Ann Intern Med* 153:314-324, 2010.

Leon MB et al: Transcatheter or surgical aortic valve replacement in intermediate-risk patients, *N Engl J Med* 374(17):1609-1620, 2016.

Mack MJ et al: Transcatheter aortic-valve replacement with a balloon-expandable valve in low-risk patients, *N Engl J Med* 380:1695, 2019.

Mohammed AW et al: 1-year outcomes after transcatheter aortic valve replacement with balloon-expandable versus self-expandable valves. Results from the CHOICE randomized clinical trial, *J Am Coll Cardiol* 66(7):791-800, 2015.

Nishimura RA et al: AHA/ACC guideline for the management of patients with valvular heart disease: executive summary: a report of The American College of Cardiology/American Heart Association Task Force on Practice Guidelines. 2014. Available at http://circ.ahajournals.org/content/early/2014/02/27/CIR.0000000000000029.citation.

Nishimura RA et al: Guidelines update on indications for transcatheter aortic valve replacement, *JAMA Cardiol* 2(9):1036-1037, 2017.

Otto CM et al: Aortic-valve stenosis—from patients at risk to severe valve obstruction, *N Engl J Med* 371:744-756, 2014.

Popma JJ et al: Transcatheter aortic-valve replacement with a self-expanding valve in low-risk patients, *N Engl J Med* 380:1706-1715, 2019.

Reardon MJ, van Mieghen NM: Surgical or transcatheter aortic-valve replacement in intermediate-risk patients, *N Engl J Med* 376:1321-1331, 2017.

Reinohl J et al: Effect of availability of transcatheter aortic-valve replacement on clinical practice, *N Engl J Med* 373:2438-3447, 2015.

Singh I et al: Percutaneous treatment of aortic valve stenosis, *Cleve Clin J Med* 75:805-812, 2008.

Siontis GC et al: Transcatheter aortic valve implantation vs. surgical aortic valve replacement for treatment of severe aortic stenosis: a meta-analysis of randomized trials, *Eur Heart J* 37(47):3503, 2016.

Smith CR et al: Transcatheter versus surgical aortic-valve replacement in high-risk patients, *N Engl J Med* 364:2187, 2011.

Thanassoulis G et al: Genetic associations with valvular calcifications and aortic stenosis, *N Engl J Med* 368:503-512, 2013.

Thyregod HG et al: Transcatheter versus surgical aortic valve replacement in patients with severe aortic valve stenosis: 1 year results from the all-comers NOTION randomized clinical trial, *J Am Coll Cardiol* 65(20):2184, 2015.

第 39 章 主动脉缩窄
Aortic Coarctation

Ihab Alomari，Pranav M. Patel

杨小艳 译 祝杰 张骅 审校

基本信息

定义

主动脉缩窄是指发生在左侧锁骨下动脉起始处以远动脉韧带附近的主动脉狭窄。它会导致狭窄部位近端的流出道梗阻，从而导致左心室压力超负荷、肥厚和潜在的心力衰竭。狭窄可以是离散的，也可以是长的，可能有侧支血管。它通常与其他心脏畸形有关，如二叶式主动脉瓣、动脉导管未闭或室间隔缺损。

同义词

主动脉导管后狭窄

主动脉狭窄

先天性主动脉弓发育不全

主动脉缩窄

ICD-10CM 编码

Q25.1 主动脉狭窄

流行病学和人口统计学

主动脉缩窄的发病率约为每 10 000 名活产儿中就有 4 名，占所有先天性心脏病的 4% ～ 6%。它主要影响男性，男女比例为 1.5：1。

遗传学：虽然大多数病例都是散发的，也没有发现特定的基因突变，但也有家族性发生缩窄的报道。它与其他一些疾病相关联，如 WilliamsBeuren 综合征和 Sturge-Weber 综合征，也提示存在遗传易感性。最值得注意的是，多达 30% 的 Turner 综合征患者存在主动脉缩窄，而 5% ～ 15% 主动脉缩窄的女孩患有 Turner 综合征。

危险因素：大多数患者主动脉缩窄的原因尚不清楚。基因突变和环境因素均有可能。它也可由炎症性疾病发展而来，如大动脉炎或严重的动脉粥样硬化。

临床表现和体格检查

- 临床表现
  1. 主动脉缩窄的临床表现取决于发现的年龄、主动脉狭窄的严重程度和侧支循环的充分性
  2. 当动脉导管关闭时，严重缩窄的新生儿可能会出现心力衰竭和（或）休克。没有严重主动脉缩窄或持续动脉导管未闭的新生儿可能没有症状。心力衰竭很少发生在新生儿期以后
  3. 除了婴儿期，大多数患者都没有症状。症状由严重高血压引起，可能导致鼻出血、头痛、心力衰竭症状或主动脉夹层。在体力消耗的情况下，也可能出现下肢跛行
- 体格检查
  1. “肱-股”延迟，特征是股动脉搏动比肱动脉搏动减少或延迟
  2. 上肢收缩期高血压
  3. 下肢血压低或测不到
  4. 左胸骨上缘和左肩胛下区收缩期射血杂音
  5. 如果有较大的侧支，胸椎后方可以听到连续性杂音
  6. 如果同时存在心脏缺陷，可能会听到收缩期杂音（比如二叶式主动脉瓣的收缩期喷射性杂音）

病因学

- 确切的发病机制尚不清楚。可能的两个机制分别是顺行宫内血流减少，导致胎儿主动脉弓发育不良，和动脉导管组织延伸至胎儿胸主动脉壁
- 缩窄的主动脉壁有几种病理异常。狭窄前节段可见囊性中层坏死、僵硬、弹性降低、胶原增多以及平滑肌减少

Dx 诊断

鉴别诊断

- 左心发育不全综合征
- 主动脉弓中断
- 假性缩窄
- 左心室流出道梗阻，包括主动脉瓣下和瓣上狭窄

- 事先手术结扎
- 重症主动脉瓣狭窄
- 阻塞性周围动脉疾病
- 主动脉夹层

评估

- 应该测量双臂和双腿的血压，以寻找压差
- 对于疑似主动脉缩窄的患者，体检应包括同时触诊肱动脉和股动脉脉搏，以评估“肱–股”延迟，这是显著的主动脉缩窄的特征
- 心电图可能显示左心室肥厚、ST-T 异常和右心室传导延迟
- 应进行经胸超声心动图检查，包括胸骨上切迹声窗
- 每个主动脉缩窄的患者都应该至少做一次心血管 MRI 或 CT 扫描，以全面评估胸主动脉和颅内血管
- 当怀疑相关冠状动脉疾病或对狭窄进行治疗性干预时，需行心导管术

实验室检查

主动脉缩窄无特殊实验室检查。

影像学检查

- 框 39-1 总结了主动脉缩窄的影像学检查中的重要发现。与主动脉缩窄相关的异常在框 39-2 中描述

框 39-1　主动脉缩窄的影像学检查

动脉导管未闭
关闭
未闭
从主动脉到肺动脉的血流（典型的导管后缩窄）
从肺动脉向主动脉的血流（导管前缩窄或肺动脉高压）

侧支循环
稀缺（典型的 2 岁以下儿童）
丰富
缩窄段桥接
内乳–肋间–远端主动脉
到远端主动脉的肩胛周围通路

续框

其他主动脉弓异常和狭窄
主动脉弓中断
双主动脉弓伴一侧或双侧主动脉弓狭窄
左锁骨下动脉近端狭窄
Takayasu 主动脉炎、风疹、Williams 综合征、神经纤维瘤病、黏多糖增多症，以及其他导致非主动脉峡部狭窄的原因

锁骨下动脉畸形
左锁骨下动脉闭锁或狭窄
食管后右锁骨下动脉异常
缩窄处近端
缩窄处远端
缩窄处远端双侧锁骨下动脉的起源

伴发病变
心脏，如室间隔缺损或二叶式主动脉瓣
动脉瘤：
  在紧邻缩窄处的大动脉
  在导管中
  在肋间动脉中
  在 Willis 环中

Boxt LM，Abbara S：Cardiac imaging：the requisites，ed 4，Philadelphia，2016，Elsevier.

框 39-2　主动脉缩窄相关的异常

常见
二叶式主动脉瓣合并狭窄和反流
动脉导管未闭
室间隔缺损
特纳（Turner）综合征

罕见
大动脉转位
右心室双出口
Shone 综合征（降落伞二尖瓣、二尖瓣上环、主动脉瓣狭窄和主动脉缩窄）

Boxt LM，Abbara S：Cardiac imaging：the requisites，ed 4，Philadelphia，2016，Elsevier.

- 胸部 X 线检查（图 39-1）
  1. 第 3 ～ 8 后肋骨切迹是由于大侧支动脉的骨质侵蚀所致
  2. "3 字" 征是由主动脉壁在缩窄前和缩窄后的扩张形成的
- 超声心动图：
  1. 一般来说，超声心动图可以确定主动脉缩窄的诊断和严重

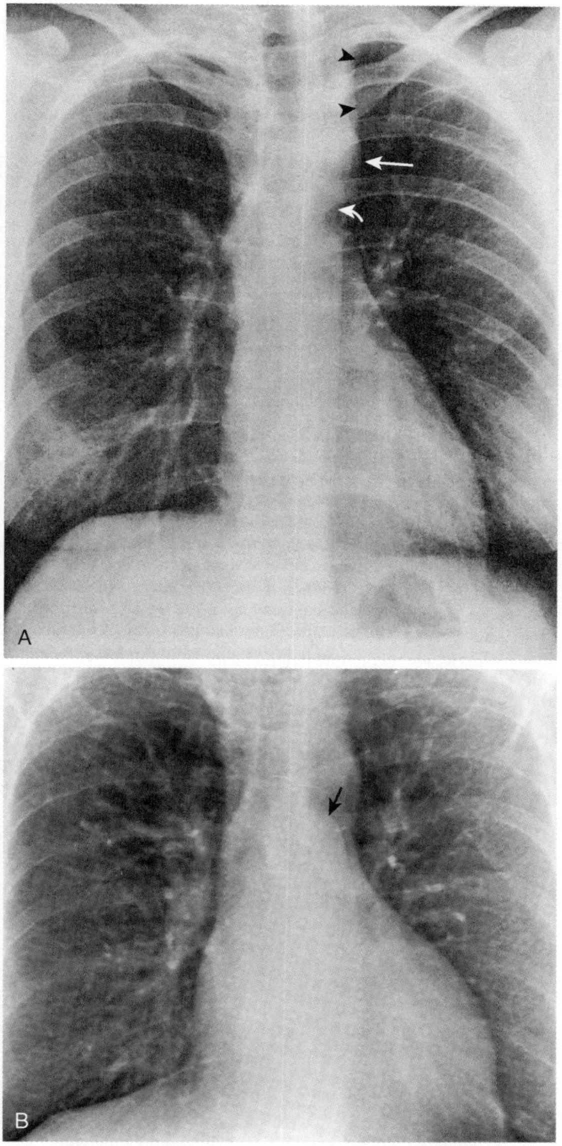

图 39-1　主动脉缩窄。A. 肋骨切迹最小。主动脉弓（直箭头）异常大，左锁骨下动脉（三角箭头）伸入左心尖。缩窄的部位（弯曲的箭头）是降主动脉的深凹陷。**B.** 主动脉旁横纹在肺动脉节段后方有一深凹痕（箭头）。（From Boxt LM，Abbara S：Cardiac imaging：the requisites，ed 4，Philadelphia，2016，Elsevier.）

程度，但对于术后患者或与儿童相比声窗不佳的成人患者，超声心动图的用处较小

2. 胸骨上切迹可见主动脉缩窄
3. 彩色血流成像和脉冲多普勒定位狭窄区域
4. 连续波多普勒超声可评估狭窄的严重程度。侧支循环的存在可能会降低狭窄处的压差梯度；相对于梗阻的程度，压差梯度可能没有预期得那么严重
5. 可以评估相关的心脏缺陷、心腔大小和左心室功能

- 磁共振成像（MRI）和计算机断层成像（CT）：
  1. 根据 ACC/AHA 成人先天性心脏病指南，每个患有主动脉缩窄的成人患者，都应至少做一次心血管 MRI 或 CT（图 39-2 至图 39-4）或对胸主动脉进行完整评估
  2. 该评估在发现主动脉缩窄及其相关异常方面具有很高的诊断准确率（＞ 95%）
  3. 两者都提供了很大的视野，可以同时显示升主动脉、主动脉弓、降主动脉、主动脉瓣和侧支
  4. 手术修复后，需要进行一系列的 CT 和 MRI 随访成像，以评估主动脉扩张或动脉瘤的形成

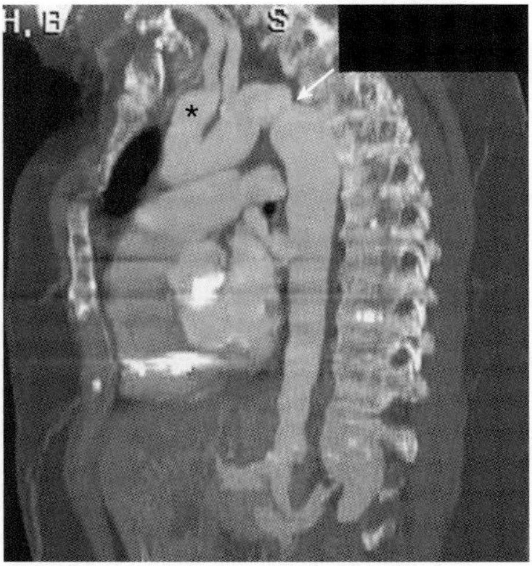

图 39-2　主动脉缩窄。重建的胸主动脉和腹主动脉 CT 血管成像显示近端胸主动脉缩窄（箭头），狭窄后明显扩张。头臂动脉也有动脉瘤性增大（*）。（Courtesy Ruchira Garg，MD. From Boxt LM，Abbara S：Cardiac imaging：the requisites，ed 4，Philadelphia，2016，Elsevier.）

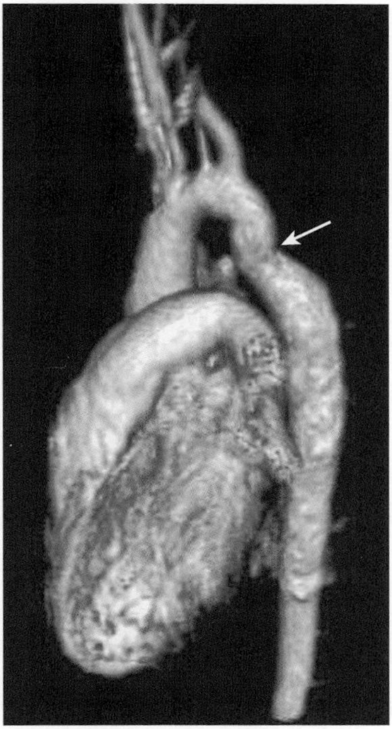

图 39-3　主动脉缩窄。Gd 增强的 3D 图像表面绘制的轻度狭窄（箭头）和一些曲折的峡部。静息状态下，这个病变处没有压力梯度。（Courtesy Ruchira Garg，MD. From Boxt LM，Abbara S：Cardiac imaging：the requisites，ed 4，Philadelphia，2016，Elsevier.）

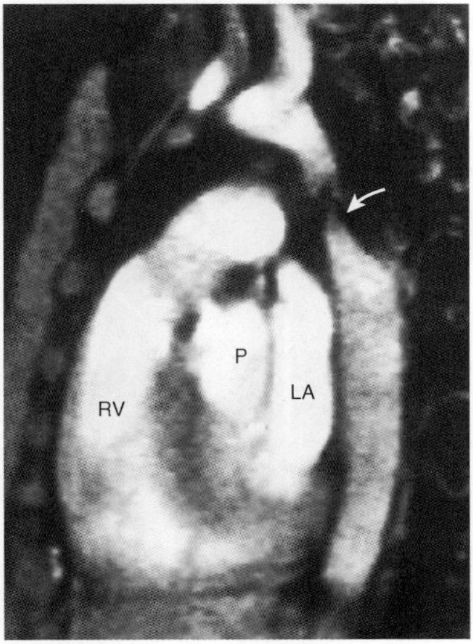

图 39-4　主动脉缩窄的梯度回波图像。在包含右心室（RV）、左肺动脉（P）和左心房（LA）的矢状面上，主动脉峡部从左锁骨下动脉远端开始有一个长的狭窄（弯曲的箭头）。（From Boxt LM，Abbara S：Cardiac imaging：the requisites，ed 4，Philadelphia，2016，Elsevier.）

5. 为了减少终身的辐射暴露，MRI 比 CT 更可取

- 心导管术（图 39-5）：可用于评估狭窄处的峰值压差，但通常与治疗性干预（球囊血管成形术或支架植入术）结合使用

Rx 治疗

急性期治疗

- 一旦动脉导管关闭，患有严重主动脉缩窄的婴儿有心力衰竭和死亡的风险。治疗方法包括：
  1. 持续静脉输注前列腺素 E1，保持动脉导管通畅
  2. 多巴胺和（或）多巴酚丁胺可以增加心力衰竭患者的心肌收缩力
  3. 患者稳定后进行外科手术修复

慢性期治疗

- 高血压患者应使用血管紧张素转化酶抑制剂、血管紧张素受体阻滞剂或 β 受体阻滞剂治疗
- 所有患有主动脉缩窄的患者都应该至先天性心脏病（先心病）专家处进行长期随访
- 修复后，应在术后 1 年进行修复部位的 CT 或 MRI 检查，然后根据解剖情况每隔 5 年或更短时间进行一次检查，以检测远期并发症

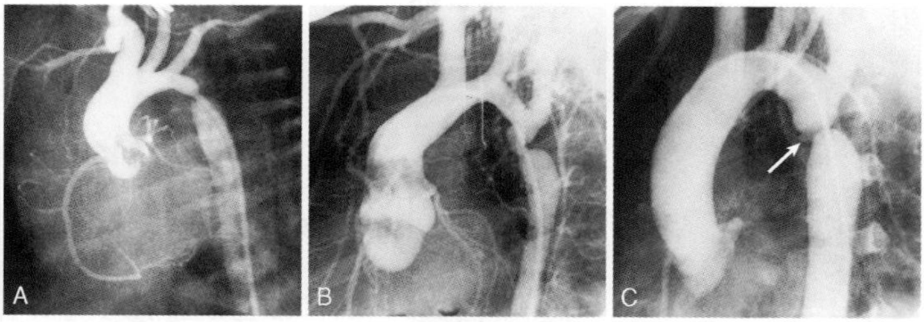

图 39-5　主动脉缩窄。左前斜位拍摄的三种不同类型主动脉缩窄的动脉造影。**A.** 主动脉瓣狭窄表现为二尖瓣的圆顶叶和升主动脉狭窄后扩张。在收缩之前，横弓通常发育不良。**B.** 二尖瓣的方向是前后向的。狭窄后有明显的狭窄后扩张。可见大的乳内动脉和桥状纵隔血管。**C.** 横弓大小正常。小憩室（箭头）表示动脉导管闭塞。（From Boxt LM，Abbara S：Cardiac imaging：the requisites，ed 4，Philadelphia，2016，Elsevier.）

非药物治疗

主动脉缩窄可以通过手术或经皮球囊血管成形术和（或）支架植入术来修复。介入治疗应基于个体的主动脉形态由多学科专家团队决定，其中包括心脏病专家、介入治疗专家和经验丰富的先心病心脏外科医生。

- 应该在婴儿期或儿童早期进行修复，以防止缩窄引起的常见并发症，包括系统性高血压、快速进展的冠状动脉疾病、卒中、心力衰竭和主动脉夹层
- 根据 ACC/AHA 成人先天性心脏病治疗指南，需要干预的适应证是：
  1. 峰–峰间收缩压差≥ 20 mmHg（证据 C 级）
  2. 峰–峰间收缩压差< 20 mmHg，有明显狭窄的解剖影像学证据（≥ 50% 狭窄），有明显侧支循环的放射学证据（证据 C 级）
- 外科：
  1. 选择包括狭窄切除和端–端吻合，狭窄区域的旁路移植，长节段狭窄的锁骨下瓣主动脉成形术，以及人工补片主动脉成形术
  2. 与球囊血管成形术相比，外科手术在降低早期干预后峰值收缩压差方面被证明是同样有效的
  3. 手术指征为：存在较长的再狭窄节段，主动脉瘤或假性主动脉瘤，或主动脉弓发育不全
- 球囊血管成形术和（或）支架植入术
  1. 球囊血管成形术是复发性、离散性狭窄患者的首选干预手段
  2. 对于 25 kg 以下的儿童，不推荐放置支架，因为鞘尺寸过大可能会导致血管并发症，而且在生长过程中需要反复干预以扩大支架的范围
  3. 经皮介入治疗的潜在并发症包括即时残压差、再狭窄、动脉瘤形成、夹层和股动脉并发症

主动脉缩窄与妊娠

患有主动脉缩窄的妇女应该接受孕前咨询，由成人先天性心脏病专家提供意见，以确定孕妇的心脏、产科风险和胎儿的风险。患有严重主动脉缩窄的孕妇有极高的产科死亡率和严重的并发症发病率，如果怀孕，应该讨论终止妊娠。

转诊

- 所有主动脉缩窄的患者，无论是否修复，都应该转诊至先天性心脏病专家处
- 干预应由成人先天性心脏病中心的心脏病学家、介入治疗专家和心脏外科专家组成的多学科团队参与

重点和注意事项

专家点评

- 主动脉缩窄最常见于左锁骨下动脉起始处远侧
- 主动脉缩窄的病理生理学查体结果是“肱-股”延迟
- 系统性高血压是未经治疗的主动脉缩窄最常见的长期并发症，但它也与加速冠状动脉疾病、卒中、主动脉夹层和心力衰竭相关
- 主动脉缩窄的患者应由成人先天性心脏病专家团队专业化监测随访

推荐阅读

Stout KK et al: 2018 AHA/ACC Guideline for the Management of Adults With Congenital Heart Disease: A Report of the American College of Cardiology/American Heart Association Task Force on Clinical Practice Guidelines. *J Am Coll Cardiol* 73(12):e81, 2019. Epub 2018 Aug 16.

Baumgartner H et al: Task Force on the Management of Grown-up Congenital Heart Disease of the European Society of Cardiology (ESC), Association for European Paediatric Cardiology (AEPC), ESC Committee for Practice Guidelines (CPG), ESC Guidelines for the management of grown-up congenital heart disease (new version 2010). *Eur Heart J* 31(23):2915-2957, 2010.

Brown M et al: Coarctation of the aorta lifelong surveillance is mandatory following surgical repair, *J Am Coll Cardiol* 62(11):1020-1025, 2013.

Silversides CK et al: Canadian Cardiovascular Society 2009 Consensus Conference on the management of adults with congenital heart disease: outflow tract obstruction, coarctation of the aorta, tetralogy of Fallot, Ebstein anomaly and Marfan's syndrome. *Can J Cardiol* 26(3):e80, 2010.

Feltes TF et al: Indications for cardiac catheterization and intervention in pediatric cardiac disease: a scientific statement from the American Heart Association, *Circulation* 123(22):2607-2652, 2013.

第 40 章　主动脉瓣反流
Aortic Regurgitation

Sarthak Khare，Argyro Papafilippaki

周岳廷　译　刘娅妮　审校

基本信息

定义

主动脉瓣反流（aortic regurgitation，AR）是由于主动脉瓣（AV）关闭不全引起的从主动脉到左心室的异常反向血流。它可以是急性的，也可以是慢性的。

慢性主动脉瓣反流的分期：

- A 期＝有主动脉瓣关闭不全（AI）的风险，甚至没有微量的主动脉瓣反流（例如，二叶式主动脉瓣、主动脉瓣硬化、升主动脉疾病、风湿性心脏病病史，或感染性心内膜炎）
- B 期＝进行性主动脉瓣关闭不全伴轻度至中度主动脉瓣反流，左心室射血分数（LVEF）保持不变
- C 期＝无症状重度主动脉瓣反流，左心室射血分数保留（C1 阶段）或减低（C2 阶段）
- D 期＝有症状重度主动脉瓣反流

同义词

主动脉瓣关闭不全

AI

AR

ICD-10CM 编码

135.1　非风湿性主动脉瓣关闭不全

135.2　非风湿性主动脉瓣狭窄伴关闭不全

106.2　风湿性主动脉瓣狭窄伴关闭不全

Q23.1　先天性主动脉瓣关闭不全

流行病学和人口统计学

如表 40-1 所示，患病率随 AR 的严重程度、年龄和性别而变化。

- 发展中国家最常见的原因是风湿性心脏病
- 发达国家最常见的原因是主动脉根部扩张、先天性二叶式主动脉瓣和钙化性瓣膜疾病
- 感染性心内膜炎（IE）是急性 AR 的最常见原因

表 40-1　主动脉瓣反流（AR）患病率

轻度 AR 患病率	男性	女性
年龄 50 ～ 59 岁	3.7%	1.9%
年龄 60 ～ 69 岁	12.1%	6%
年龄 70 ～ 83 岁	12.2%	14.6%
中-重度 AR 患病率	**男性**	**女性**
年龄 50 ～ 59 岁	0.5%	0.2%
年龄 60 ～ 69 岁	0.6%	0.8%
年龄 70 ～ 83 岁	2.2%	2.3%

From Singh JP et al：Prevalence and clinical determinants of mitral，tricuspid，and aortic regurgitation（the Framingham Heart Study），Am J Cardiol 83：897，1999.

体格检查和临床表现

临床表现取决于急性或慢性 AR。慢性 AR 耐受性好（继发于 IE 的除外），患者多年来无症状。左心室射血分数显著降低后的常见表现为劳累性呼吸困难、晕厥、胸痛和充血性心力衰竭（CHF）。慢性 AR 的分期见表 40-2。急性重度 AR 主要表现为心输出量突然下降引起的低血压和心源性休克。左心室舒张压的迅速升高导致冠状动脉血流进一步减少。

慢性 AR 的体格检查表现：

- 脉压增宽（收缩压明显升高，舒张压降低）。图 40-1 显示 AR 杂音的特征
- 与脉压增宽相关的发现：
  1. 跳跃、“水锤”或坍塌脉搏（**Corrigan 脉搏**）可在腕动脉或股动脉处触诊，是由收缩晚期动脉压迅速上升和突然“崩塌”引起的
  2. 头部随着每次心跳而“摆动”［**德穆塞（de Musset）征**］

表 40-2　慢性主动脉瓣反流的分期

分期	定义	瓣膜解剖学	瓣膜血流动力学	血流动力学后果	症状
A	有 **AR** 风险	二叶式主动脉瓣（或其他先天性瓣膜异常） 主动脉瓣硬化 主动脉窦或升主动脉疾病 风湿热病史或已知的风湿性心脏病 IE	无或轻微 AR 反流	无	无
B	进展期 **AR**	轻度至中度三叶瓣钙化 二叶式主动脉瓣（或其他先天性瓣膜异常） 扩张的主动脉窦 风湿性瓣膜改变 既往 IE	**轻度 AR**： 反流束宽度小于左心室流出道的 25% 反流束颈宽度< 0.3 cm 反流容积每搏< 30 ml 反流分数< 30% 有效反流口面积< 0.10 cm^2 血管造影 1 +级 **中度 AR**： 反流束宽度为左心室流出道的 25%～64% 反流束颈宽度 0.3 ～ 0.6 cm 反流容积每搏 30 ～ 59 ml	左心室收缩功能正常 左心室容积正常或轻度扩张	无

续表

分期	定义	瓣膜解剖学	瓣膜血流动力学	血流动力学后果	症状
			反流分数 30% ～ 49% 有效反流口面积 0.10 ～ 0.29 cm^2 血管造影术 2 +级		
C	**无症状重度 AR**	钙化性主动脉瓣疾病 二叶式主动脉瓣（或其他先天性畸形） 扩张的主动脉窦或升主动脉 风湿性瓣膜改变 IE 伴瓣膜异常闭合或穿孔	**重度 AR：** 反流束宽度大于左心室流出道的 65% 反流束颈宽度＞ 0.6 cm 近端腹主动脉全舒张期反向血流 反流容积每搏≥ 60 ml 反流分数≥ 50% 有效反流口面积≥ 0.3 cm^2 血管造影 3 +至 4 +级 此外，诊断慢性重度 AR 需要 LV 扩张的证据	C1：LVEF 正常（≥ 50%），左心室轻度至中度扩张（LVESD ≤ 50 mm） C2：左心室收缩功能异常，LVEF 降低（＜ 50%）或左心室严重扩张（LVESD ＞ 50 mm 或 LVESD 指数＞ 25 mm/m^2）	无；负荷试验可用于确认症状状态
D	**有症状重度 AR**	钙化性瓣膜疾病 二叶式主动脉瓣（或其他先天性畸形） 扩张的主动脉窦或升主动脉 风湿性瓣膜改变	重度 AR： 反流束宽度≥左心室流出道的 65% 反流束颈宽度＞ 0.6 cm 近端腹主动脉全舒张期反向血流 反流容积每搏≥ 60 ml	有症状的重度 AR 可出现收缩功能正常（LVEF ≥ 50%）、轻度至中度 LV 功能障碍（LVEF 40% ～ 50%）或重度 LV 功能障碍（LVEF ＜ 40%），中度至重度 LV 扩张	劳力性呼吸困难或心绞痛，或更严重的心力衰竭症状

续表

分期	定义	瓣膜解剖学	瓣膜血流动力学	血流动力学后果	症状
		既往 IE 伴瓣膜异常闭合或穿孔	反流分数≥ 50% 有效反流口面积≥ 0.3 cm^2 血管造影 3 +至 4 +级 此外，诊断慢性重度 AR 需要 LV 扩张的证据		

AR，主动脉瓣反流；HF，心力衰竭；IE，感染性心内膜炎；LV，左心室；LVEF，左心室射血分数；LVESD，左心室收缩末期内径

From Nishimura RA et al：2014 AHA/ACCF guideline for the management of patients with valvular heart disease：a report of the American College of Cardiology Foundation/American Heart Association Task Force on Practice Guidelines. J Am Coll Cardiol 63：e57，2014. In Mann DL et al：Braunwald's heart disease，ed 10，Philadelphia，2015，Elsevier.

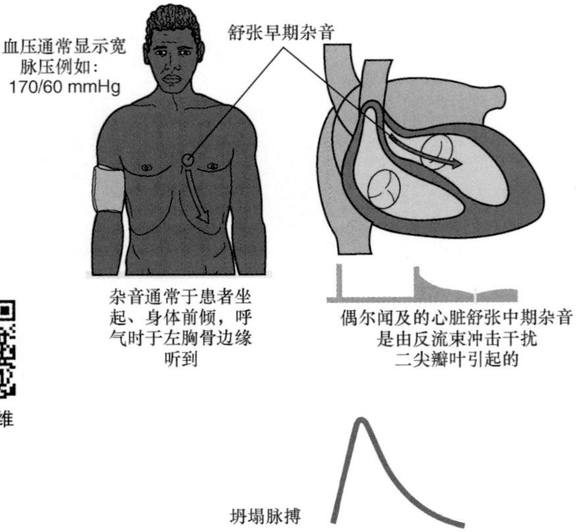

扫本章二维码看彩图

图 40-1 （扫本章二维码看彩图）主动脉瓣反流时舒张早期杂音的举例。（From Epstein O et al：Pocket guide to clinical examination，ed 4，St Louis，2009，Mosby.）

3. “股动脉枪击音”（**Traube 征**）描述了股动脉收缩和舒张时发出的巨大声音
4. 毛细血管搏动（**Quincke 征**）可能发生在嘴唇或甲床底部

- 可闻及间歇性股动脉杂音（**Duroziez 征**）伴股动脉轻度压迫。腘动脉收缩压高于肱动脉收缩压（**Hill 征**）；40 ～ 60 mmHg 的差异代表中度 AR，＞ 60 mmHg 的差异代表严重 AR
- 有些缺乏足够的敏感性和特异性的发现，虽然具有一定的历史意义，却没有确切的实际临床意义，包括：
  1. **Mueller 征**——悬雍垂收缩期搏动
  2. **贝克尔（Becker）征**——视网膜动脉和瞳孔可见搏动
  3. **Mayne 征**——与手臂处于标准位置时的值相比，随着手臂抬高舒张压下降幅度超过 15 mmHg
  4. **Rosenbach 征**——肝收缩期搏动
  5. 格哈德征——脾收缩期搏动

心脏听诊显示：

- 心尖搏动向左下移位
- 心尖闻及 S3 心音
- 胸骨左缘可闻及舒张期杂音

- 心尖舒张期隆隆样低频杂音（**Austin Flint 杂音**）——确切的病因尚不确定，但一般认为与 AR 后二尖瓣血流速度增加有关
- 早期收缩期射血音和收缩期射血杂音

急性主动脉瓣反流患者，缺少宽脉压和高心搏量。体格检查可能只发现短暂的、吹风样舒张期杂音。

病因学

- 瓣叶异常：
  1. 感染性心内膜炎
  2. 风湿性纤维化（发展中国家最常见的病因）
  3. 外伤伴瓣膜破裂
  4. 先天性心脏病（二叶式主动脉瓣——美国最常见的病因，主动脉窦瘤）
  5. 黏液瘤变性
  6. 钙化性主动脉瓣疾病
  7. 药物诱导（芬氟拉明、地塞米松、培高利特、卡麦角林）
  8. 系统性风湿性疾病（强直性脊柱炎、类风湿关节炎、系统性红斑狼疮）
- 主动脉根部或升主动脉异常：
  1. 主动脉瓣环扩张
  2. 遗传综合征［Ehlers-Danlos 综合征、马方（Marfan）综合征］
  3. 创伤
  4. 强直性脊柱炎
  5. 梅毒性大动脉炎
  6. 系统性高血压
  7. 主动脉夹层
- 术后 AR，通常是由于瓣周漏，在接受经导管主动脉瓣置换术（TAVR）的患者中发生率为 10% ～ 20%。TAVR 术后轻度以上 AR 患者较无 AR 患者预后差

Dx 诊断

鉴别诊断

- 动脉导管未闭、肺动脉瓣反流和其他瓣膜异常
- 心脏杂音的鉴别诊断

评估

- 超声心动图、胸片、心电图（ECG）、心脏磁共振（CMR）成像和心导管术（选择性患者）
- 病史和体检重点是劳累、晕厥、胸痛和心力衰竭引起的呼吸困难

影像学检查

- 胸片检查：
  1. 左心室肥大（LVH）（慢性 AR）
  2. 主动脉扩张
  3. 正常心脏轮廓伴肺水肿：急性 AR 患者可能存在
- 心电图对诊断没有帮助，但通常用于评估慢性 AR 患者，排除相关心律失常。心电图上典型的表现是由于容量负荷过重而导致的左心室肥厚
- 超声心动图（图 40-2）是诊断 AR 和评估左心室大小和功能的主要影像学方法。可以根据多普勒反流束颈部宽度（＞ 0.6 cm，为重度）、或计算有效反流口面积（＞ 0.30 cm^2，为重度）和（或）反流容积（每搏＞ 60 ml 为重度）对反流严重程度进行定量评估
- 对中度或重度 AR 和当超声心动图图像不能准确评估 AR 的严重程度以及左心室收缩功能和容积时，推荐心脏磁共振检查（Ⅰ类）
- 在超声心动图参数不确定的情况下，可对选定的患者进行心导管术，以评估左心室功能不全和 AR 的程度，并确定是否存在并存的冠状动脉疾病
- 对于二叶式主动脉瓣和主动脉内径＞ 4.0 cm 的患者，建议通过超声心动图、CMR 或 CT 血管造影对主动脉窦和升主动脉的内径和形态进行连续评估，根据主动脉扩张的程度、进展速度以及家族史决定检查间隔时间。主动脉内径＞ 4.5 cm 的患者应每年评估一次（Ⅰ级）

Rx 治疗

非药物疗法

- 对于严重 AR，有症状，射血分数＜ 50%，AR 与主动脉根部

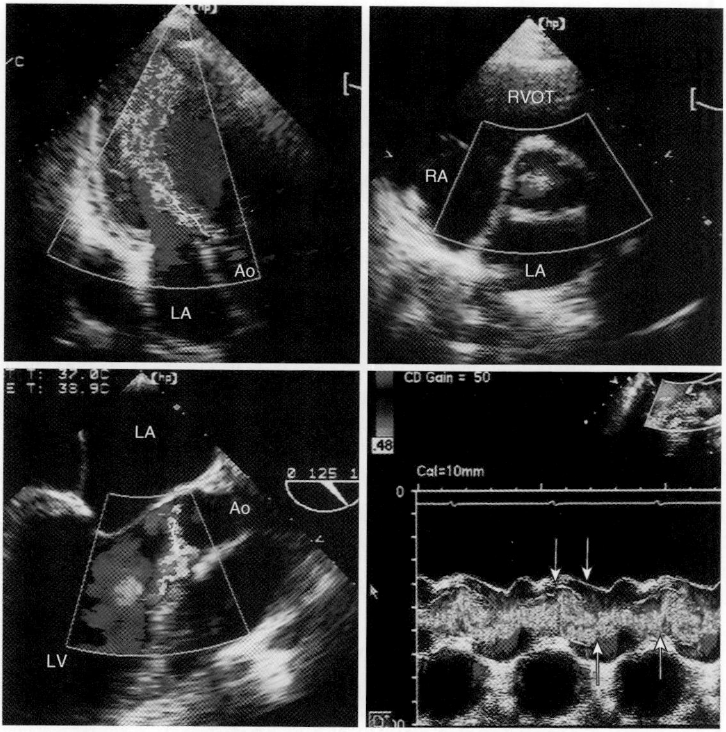

图 40-2 （扫本章二维码看彩图）主动脉瓣反流患者超声心动图的综合记录。在同一个患者身上记录了上两图，左侧显示心尖长轴视图，右侧显示胸骨旁短轴视图。在心尖长轴视图中，注意到相当广泛的来自近端主动脉的五彩纸屑状主动脉反流射流，横穿至左心室心尖部。还要注意的是，主动脉反流射流速度与二尖瓣流入速度合并，使得定量有问题。右上图是同一名患者的记录，显示中央主动脉反流。左下角是经食管超声心动图的纵向视图。注意高度偏心的主动脉反流射流，它似乎充满了左心室流出道的整个宽度。左心室流出道的这种明显充盈是由于从后到前的射流方向，而不是射流的实际宽度。在右主动脉舒张功能不全的情况下，超声心动图上显示的主动脉血流是正常的。两个向下的箭头表示收缩的持续时间，两个向上的箭头表示舒张的持续时间。Ao，主动脉；LA，左心房；LV，左心室；RA，右心房；RVOT，右心室流出道。（From Zipes DP et al［eds］：Braunwald's heart disease，ed 7，Philadelphia，2005，Saunders.）

扩张有关的患者，避免竞技体育和举重运动

- 限制盐的摄入
- 慢性 AR 患者，不推荐针对自然瓣进行侵入性手术用以预防心内膜炎；然而，对于有感染性心内膜炎病史或人工心脏瓣膜置换的患者，建议使用抗生素预防

急性期治疗

- 严重 AR，急诊主动脉瓣置换（首选）或修复
- 主动脉内球囊反搏禁忌进行
- 减低后负荷：血管紧张素转化酶抑制剂（ACEI）和血管扩张剂（即硝普钠）用于急性 AR；利尿剂用于肺水肿
- 避免使用会延长舒张期的 β 受体阻滞剂
- 心源性休克须急诊手术治疗

慢性期治疗

处理方法取决于患者是否有症状以及是否适合瓣膜手术。表 40-3 总结了 ACC/AHA 关于慢性主动脉瓣反流患者主动脉瓣置换术的指南。

- 适合行瓣膜手术的有症状的重度 AR 患者在对心力衰竭进行最佳药物纠正后，应进行瓣膜置换术。对于外科手术禁忌者，当前正在评估经皮主动脉瓣置换术（TAVR）治疗 AR 的疗效
- 无症状且有重度 AR 和收缩期功能障碍患者，不适宜手术治疗时，应接受 ACEI/ARB 治疗

表 40-3　ACC/AHA 主动脉瓣置换术（AVR）治疗慢性主动脉瓣反流（AR）指南

推荐类别	适应证	证据等级
Ⅰ	无左心室收缩功能（D 期）的重度 AR 患者的 AVR	B
	无症状慢性重度 AR 和 LV 收缩功能障碍（LVEF < 50%）患者的 AVR（C2 期）	B
	重度 AR（C 或 D 期）患者在接受其他适应证心脏手术时的 AVR	C
Ⅱa	对于左心室收缩功能正常（LVEF ≥ 50%）但左心室严重扩张（C2 期，LVESD > 50 mm）的无症状重度 AR 患者，AVR 是合理的	B
	AVR 在中度 AR（B 期）接受其他心脏手术的患者中应用是合理的	C
Ⅱb	对于无症状的重度 AR 和左心室收缩功能正常（C1 期，LVEF ≥ 50%）但有严重左心室扩张（LVEDD > 65 mm）而手术风险较低的患者，可考虑 AVR*	D

* 尤其是在进行性左心室增大的情况下

LV，左心室；LVEDD，左心室舒张末期内径；LVEF，左心室射血分数；LVESD，左心室收缩末期内径

From Zipes DP et al：Braunwald's heart disease，a textbook of cardiovascular disease，ed 11，Philadelphia，2019，Elsevier.

- AR 的其他医学治疗相关研究有限。β 受体阻滞剂的使用是有争议的，但它与重度 AR 患者更高的生存率有关。血管扩张疗法（硝苯地平和依那普利）在无症状、收缩功能正常的重度 AR 患者中未能显示出减少或延迟主动脉瓣置换的益处，但 ACEI/ARB 疗法可能确实有益于中重度 AR。合并高血压的患者可使用 ACEI 或硝苯地平进行长期血管扩张治疗。除了高血压控制外，目前还没有明确的针对主动脉瓣反流后负荷减低的药物治疗
- β 受体阻滞剂与 ACEI 联合应用于有症状的重度 AR 或 LV 功能障碍，因同时伴有并发症而不能进行手术的患者是合理的。在一项对 756 名慢性 AR 患者的回顾性队列研究中，β 受体阻滞剂治疗与死亡率降低相关。接受 β 受体阻滞剂治疗的患者可能同时服用 ACEI 和二氢吡啶类钙通道阻滞剂（53% *vs.* 40%）的治疗。在同一项研究中，进行 β 受体阻滞剂治疗并接受 AVR 治疗的患者也有死亡率减低的优势
- 应用利尿剂和限制钠以治疗心力衰竭
- 氯沙坦和阿替洛尔在抑制马方综合征的儿童和年轻人（6 个月至 25 岁）主动脉根部扩张生长方面具有相似的疗效，在主动脉反流严重程度、手术、主动脉夹层和 3 年死亡率方面具有相似的结果。图 40-3 描述了慢性重度 AR 患者的治疗策略

转诊

以下患者可接受手术转诊：

- 急性重度 AR 患者（如感染性心内膜炎）和心源性休克
- 有症状的重度 AR 患者，无论左心室收缩功能如何（Ⅰ类）
- 血流动力学稳定的重度 AR 患者接受冠状动脉旁路移植术或主动脉或其他心脏瓣膜手术
- 左心室射血分数低于 50% 的收缩功能不全及无症状慢性重度 AR 患者
- 无症状重度 AR 和左心室射血分数＞ 50%，但左心室扩张的患者：
  1. 超声心动图左心室收缩末期内径＞ 50 mm（Ⅱa 类证据水平）或；
  2. 超声心动图左心室舒张末期内径＞ 65 mm，手术风险低（Ⅱb 类）

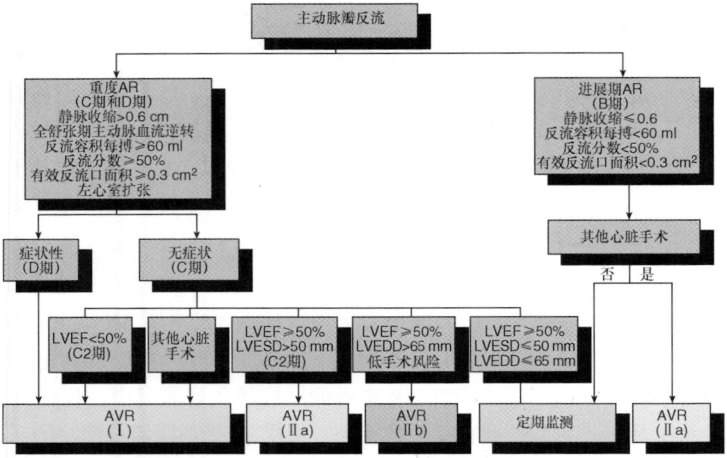

图 40-3　慢性重度主动脉瓣反流（AR）患者的治疗策略。AVR，主动脉瓣置换术（瓣膜修复可能适用于选定的患者）；LV，左心室；LVEDD，左心室舒张末期内径；LVEF，左心室射血分数；LVESD，左心室收缩末期内径。（From Zipes DP et al：Braunwald's heart disease，a textbook of cardiovascular disease，ed 11，Philadelphia，2019，Elsevier.）

推荐阅读

Enriquez-Sarano M, Tajik AJ: Clinical practice. Aortic regurgitation, *N Engl J Med* 351:1539, 2004.

Gilard M et al: Registry of transcatheter aortic valve implantation in high risk patients, *N Engl J Med* 366:1705-1715, 2012.

Nishimura RA et al: AHA/ACC focused update of the 2014 AHA/ACC guideline for the management of patients with valvular heart disease: executive summary: a report of the American College of Cardiology/American Heart Association Task Force on Clinical Practice Guidelines, *J Am Coll CardiolCirculation* 2017;135:e1159-e1195, 63(22):2438-2488, 2014.

Sampat U et al: Effect of beta-blocker therapy on survival in patients with severe aortic regurgitation results from a cohort of 756 patients, *J Am Coll Cardiol* 54:452, 2009.

Van Belle et al: Postprocedural aortic regurgitation in balloon-expandable and self-expandable transcatheter aortic valve replacement procedures: analysis of predictors and impact on long-term mortality: insights from the FRANCE2 Registry, *Circulation* 129:1415-1427.

Yoon SH et al: Transcatheter aortic valve replacement in pure native aortic valve regurgitation, *J Am Coll Cardiol* 70:2752-2763, 2017.

第 41 章　二叶式主动脉瓣
Bicuspid Aortic Valve

Maheswara Satya Gangadhara Rao Golla

张路　译　祝杰　审校

基本信息

定义

二叶式主动脉瓣（bicuspid aortic valves，BAV）是最常见的心脏先天性疾病。它是两个主动脉瓣小叶部分或完全融合的结果。最常见的是融合的瓣膜小叶形成一个中央嵴线，左右冠状窦融合在一起。BAV 引起的主动脉病变导致主动脉根部和升主动脉扩张，其原因可能与主动脉壁上的流变力和剪切力有关，导致主动脉壁中层囊性变性。

同义词

双瓣膜主动脉瓣

ICD-10CM 编码

Q23.1　二叶式主动脉瓣

流行病学和人口统计学

患病率：

- 总人口中 1% ～ 2% 人群患有 BAV
- BAV 是导致 65 岁以下人群主动脉瓣狭窄的最常见原因

好发性别和年龄：男性居多，男女比例为 2∶1。

危险因素：BAV 既可呈散发性（更常见），也可为家族聚集性。尚无明确的危险因素。然而，多种临床病症与之相关。

- 主动脉缩窄
- 特纳综合征
- Shone 综合征（二尖瓣瓣上环，主动脉瓣下狭窄，降落伞型二尖瓣，主动脉缩窄）
- 主动脉瓣上狭窄

- 主动脉窦瘤
- 室间隔缺损

临床表现和体格检查

症状和体征：

- 年轻人通常无症状。然而，由于血液流变力和剪切力，二叶式主动脉瓣比原生三叶式主动脉瓣退化更快，并导致主动脉瓣狭窄的快速进展。主动脉壁上的相似作用力引起主动脉根部和升主动脉扩张，从而导致主动脉瘤形成和主动脉瓣反流
- 喷射性喀喇音
- 早期峰值喷射性收缩期杂音
- 如果出现主动脉根部扩张和主动脉瓣反流则有舒张早期杂音

病因学

它是一种常见的先天性疾病。在胚胎学上，主动脉瓣尖部（cusp）未能分离，导致形成一个较大和一个较小的瓣尖。

Dx 诊断

鉴别诊断

- 主动脉瓣下隔膜
- 主动脉瓣狭窄
- 主动脉瓣上狭窄

实验室检查

对于诊断 BAV 没有可推荐的实验室检查。

影像学检查

- 经胸超声心动图
- 经食管超声心动图
- 心脏 CT 血管造影（CCTA）
- 心脏磁共振血管造影

Rx 治疗

- 需要进行超声心动图监测，以评估二叶式主动脉瓣狭窄、反

流和主动脉根部扩张的进展情况。若超声心动图不能准确测量主动脉根部和升主动脉的内径，需考虑主动脉磁共振血管造影或 CT 血管造影。随访周期由主动脉扩张的程度、进展速度以及家族史决定。如果主动脉内径大于 4.5 cm，则需要每年监测一次

- 外科主动脉瓣置换术（surgical aortic valve replacement，SAVR）适用于低至中等风险的无主动脉病变的症状性 BAV 患者
- 对于 BAV 和主动脉瘤直径≥ 5.5 cm 的患者，建议进行主动脉根部和（或）升主动脉修补术。中度至重度 BAV 狭窄可以考虑行 SAVR
- 对于 BAV 和主动脉瘤直径为 5.0 cm 的患者，如果有主动脉夹层、主动脉快速扩张（每年 3 ～ 5 mm）、主动脉缩窄或身材矮小的家族史，则推荐于外科行主动脉根部和（或）升主动脉修复术联合瓣膜置换术。SAVR 可考虑用于中度至重度 BAV 狭窄
- 如果患者因中度至重度 BAV 疾病接受 SAVR，则通过手术修复扩张至 4.5 cm 的主动脉根部和（或）升主动脉是合理的
- 对于中高手术风险的具有正常解剖结构（无主动脉病变）的症状性 BAV 狭窄患者来说，经导管主动脉瓣置换术（transcatheter aortic valve replacement，TAVR）是一个合理的选择。然而 TAVR 的注册数据显示，与三叶式主动脉瓣狭窄相比，BAV 狭窄患者卒中、瓣环破裂和需要永久起搏器植入的比例更高
- 2019 年，PARTNER Ⅲ试验显示，与 SAVR 相比，TAVR 的年死亡率、卒中或再住院风险显著降低。然而，这项试验排除了 BAV 狭窄患者

转诊

- 如果发现 BAV，需转诊至心脏病相关领域专家处进行随访监测
- BAV 合并 BAV 式主动脉病变的患者需由心脏病团队进行管理

重点和注意事项

- 一般人群中最常见的先天性心脏异常
- 最常与主动脉根部及升主动脉瘤相关
- 需要密切监测，以便早期诊断疾病进展，并在反流或狭窄变为重度或有症状时转诊给心脏外科医生或正规的心脏瓣膜团队

预防

- 没有确切的 BAV 预防数据
- PROCAS 试验和 ASTRONOMER 试验显示他汀类药物对延缓主动脉瓣退行性病变的进展无作用

患者和家庭教育

于初级保健医生（PCP）和心脏病专家处密切随访

推荐阅读

Nishimura et al: AHA/ACC guideline for the management of patients with valvular heart disease, *J Am Coll Cardiol* 63(22):e57-e185, 2014.

Yacoub et al: Importance of stress mapping of aortic wall in aortic valve disease, *J Am Coll Cardiol* 67(14):1755-1756, 2016.

第 42 章　三尖瓣狭窄
Tricuspid Stenosis

Reema Qureshi，Aravind Rao Kokkirala

杨小艳　译　王伟　审校

基本信息

定义

三尖瓣狭窄（tricuspid stenosis，TS）是一种不常见的瓣膜病变，由于三尖瓣口狭窄导致右心房排空受限。TS 最常由风湿病引起，常表现为反流合并狭窄。

同义词

三尖瓣狭窄

TS

ICD-10CM 编码

I07.0　三尖瓣狭窄

流行病学和人口统计学

- TS 最常见于风湿性心脏病，通常伴随二尖瓣或主动脉瓣疾病。在风湿性心脏病中，二尖瓣和主动脉瓣比三尖瓣受累更为常见
- 类癌综合征或人工瓣膜退行性变是美国 TS 最常见的病因
- 抗生素治疗已经使风湿性心脏病和 TS 在美国非常罕见
- 尸检发现，风湿性心脏病患者中有 15% 存在 TS，但具有临床意义的只有 5%

体格检查和临床表现

- 三尖瓣血流受阻，心输出量下降，并导致平均右心房压升高（即使压差只有 5 mmHg）
- 因此，大多数三尖瓣严重狭窄的患者都有体循环静脉淤血、颈静脉怒张、腹水和外周水肿

- 症状和体格检查通常取决于是否合并二尖瓣或主动脉瓣病变及其严重程度
- 右心衰竭的症状包括乏力、右上腹痛（肝淤血）、腹水、肝大和外周水肿。某些患者诉颈部扑动样不适，主要是由高“a”波所致。尽管三尖瓣狭窄常与二尖瓣狭窄并存，但单纯的三尖瓣狭窄患者肺野清晰
- 窦性心律时可见：颈静脉怒张；显著的 a 波，可能接近右心室收缩压水平；“y”波下降缓慢，极少能被识别；触及肝搏动
- 在胸骨右侧可触及右心房搏动，在胸骨左侧缘可触及随吸气而增加的舒张期震颤
- 在胸骨左缘下段第四肋间，最易闻及开瓣音和低频率的舒张期杂音。与二尖瓣狭窄相比，杂音更柔和，音调更高且持续时间更短。能增加静脉血回流到右心的动作都能使杂音增强，如吸气（Carvallo 征）、抬腿、等张运动和下蹲

病因学

- 风湿性心脏病引起从瓣尖开始的瘢痕形成、腱索缩短、瓣叶交界处融合，从而导致瓣叶固定和三尖瓣瓣口狭窄
- 其他病因包括：先天性、感染性（如心内膜炎）、代谢和酶异常（如类癌综合征、Whipple 病、Fabry 病）；系统性风湿性疾病（Libman-Sacks 心内膜炎）；右心房或转移性肿瘤；高嗜酸性粒细胞增多综合征；以及极少数情况下，起搏器安置导致的并发症——瘢痕形成和粘连。其他不常见的原因包括心内膜弹力纤维增生症和麦角碱（美西麦角或麦角胺）治疗的后遗症。大多数引起三尖瓣狭窄的病因也会导致三尖瓣关闭不全

Dx 诊断

鉴别诊断

- 先天性三尖瓣闭锁或狭窄：可见于 Noonan 综合征（以先天性心脏病为特征的常染色体显性遗传病，典型表现为肺动脉瓣狭窄和房间隔缺损）
- 右心舒张功能障碍：心内膜心肌纤维化、缩窄性心包炎或限

制性心肌病（但限制性心肌病和缩窄性心包炎的右心房压力曲线显示 y 波急剧下降）

- 右心室外源性压迫：严重漏斗胸、大量腹水、胸腔积液、心包积液或肿瘤
- 右心房排空障碍：右心房黏液瘤（尽管黏液瘤通常见于左心房）、转移性肿瘤、右心房血栓或三尖瓣赘生物（尤其与永久性起搏器电极相关）

评估

- 超声心动图：诊断和评估三尖瓣病变的首选检查
- ECG：被推荐查找右心房扩大所致的房性心律失常、心房颤动或心房扑动。三尖瓣狭窄患者心电图下壁导联可见高尖 P 波（肺性 P 波），P 波＞ 2.5 mm，而无右心室肥大
- 胸部 X 线：可显示右心房增大和下腔静脉扩张，无肺动脉段扩张
- 右心导管术：当超声心动图不能做出明确诊断时，右心导管术是一种选择。右心导管术可显示显著的 a 波和 y 波下降缓慢

影像学检查

- 超声心动图显示三尖瓣瓣叶增厚和缩短，瓣叶及瓣尖运动受限，瓣环直径缩小，舒张期瓣膜呈穹顶样改变。大多数病例都有右心房增大和下腔静脉扩张的迹象。对于重度 TS，心率在 60 ～ 80 次 / 分时，平均压差通常大于 5 mmHg。每搏输出量较低时压差也较低，合并三尖瓣反流时压差更大。经食管超声心动图通常不应用，因为三尖瓣是前部结构，很容易通过经胸超声心动图显示出来
- 多普勒超声心动图或心导管检查显示三尖瓣口面积减小（＜ 1 cm^2 提示重度 TS）、压力减半时间延长（＞ 190 ms 提示重度 TS），以及舒张期三尖瓣跨瓣压差（正常压差＜ 1 mmHg，平均跨瓣压差≥ 2 mmHg 即可诊断 TS）
- 胸片可能显示右心房增大、上腔静脉和奇静脉扩张、肺血容量减少

Rx 治疗

非药物治疗

限制盐和液体摄入是减少外周水肿的关键。

常规治疗

- 评估和治疗瓣膜病变的根本原因
- 抗生素：治疗细菌性心内膜炎
- 全身抗凝：治疗右心房血栓阻塞右心室流入道的情况（通常见于使用透析导管的患者）
- 手术切除：治疗右心房黏液瘤阻塞右心室流入道的情况
- 袢利尿剂：治疗右心房容量超负荷
- 控制心率的房室结阻滞剂和抗凝药：房性心律失常（心房颤动和心房扑动）患者

慢性期治疗

- 体循环静脉高压和淤血的症状可以通过利尿剂和血管紧张素转化酶抑制剂（ACEI）或血管紧张素受体阻滞剂（ARB）以及限制盐和液体来控制
- 球囊瓣膜成形术或扩张术治疗三尖瓣狭窄被证明是有效的，特别是对于跨瓣压差＞3 mmHg、瓣口面积＜1.5 cm^2 的患者。有体循环静脉高压和淤血临床证据的患者应考虑进行瓣膜切开术。但是，轻度以上的三尖瓣反流通常被认为是瓣膜切开术的禁忌证，因为这会进一步加重三尖瓣反流。肿瘤、赘生物和血栓也是瓣膜切开术的禁忌证
- 三尖瓣手术适用于重度 TS 患者在行左心手术时或单纯有症状的重度 TS 患者（Ⅰ类推荐）。TS 手术比经皮球囊分离术更受欢迎，这是因为大多数 TS 伴有反流。此外，还缺乏对经皮球囊分离术患者的长期随访数据
- 三尖瓣置换术通常优先选择大的生物瓣膜，但在长期随访中，与机械瓣膜相比存活率或不良事件方面没有重大差异。目前的建议是人工瓣类型的选择应该因人而异

预后

重度 TS 的自然病程尚不清楚。

转诊

TS 可能难以诊断，所以建议咨询心脏病相关领域专家。

重点和注意事项

- 风湿性心脏病占三尖瓣狭窄病因的 90% 以上
- 风湿性三尖瓣狭窄通常伴有二尖瓣病变，有时还伴有主动脉瓣病变
- 风湿性三尖瓣疾病大多数表现为三尖瓣反流或反流合并狭窄

专家点评

三尖瓣置换术 30 天的手术并发症发生率和死亡率为 5% ～ 7%，而且有右心血栓形成的高风险。因此，外科手术是为不适合球囊扩张术患者保留的。与二尖瓣狭窄患者不同，TS 患者通常不出现呼吸困难、端坐呼吸或夜间阵发性呼吸困难的症状。

推荐阅读

Nishimura RA et al: AHA/ACC Guideline for the management of patients with valvular heart disease: a report of the American College of Cardiology/American Heart Association task force on practice guidelines, *Circulation* 129:e521-e643, 2014.

Rodés-Cabau J et al: Diagnosis and treatment of tricuspid valve disease: current and future perspectives, *Lancet* 388:2431-2442, 2016.

第 43 章　三尖瓣反流
Tricuspid Regurgitation

Reema Qureshi，Aravind Rao Kokkirala

杨小艳　译　王伟　张骅　审校

基本信息

定义

三尖瓣反流（tricuspid regurgitation，TR）是指血流从右心室逆行流向右心房的异常现象（图 43-1）。

同义词

TR

三尖瓣关闭不全

三尖瓣功能不全

ICD-10CM 编码

I07.1　风湿性三尖瓣关闭不全

I07.2　风湿性三尖瓣狭窄伴关闭不全

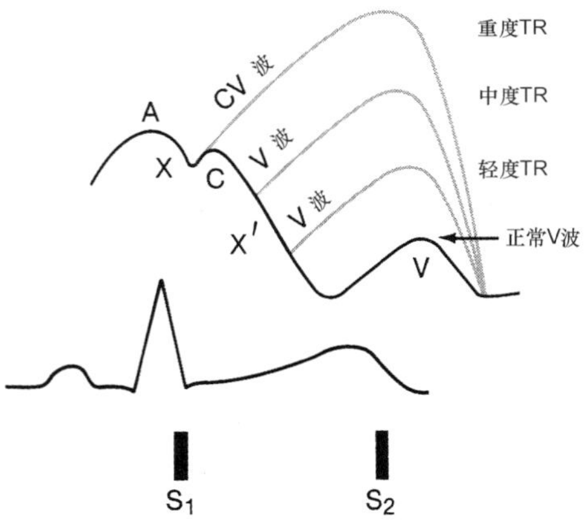

图 43-1　三尖瓣反流时的颈静脉搏动。颈静脉搏动波通常在心室收缩时下降。三尖瓣反流越严重，心室收缩时 CV 波越明显。TR，三尖瓣关闭不全。（From Conn R：Current diagnosis，ed 9，Philadelphia，1997，Saunders.）

I36.1　非风湿性三尖瓣关闭不全
I36.2　非风湿性三尖瓣狭窄伴关闭不全

流行病学和人口统计学

- 在成年人中，TR 的主要病因是功能性而非器质性的，常继发于右心室和三尖瓣环扩张
- 约 10% 的 TR 是原发性的
- 在青少年和年轻人中，大多数 TR 患者是先天性心脏异常引起的
- 在风湿性心脏病患者，TR 很少单独发生，常伴有二尖瓣或主动脉瓣病变
- 连枷样瓣叶不常见，但可出现在胸部创伤、心内膜心肌活检或植入起搏器时
- 约 70% 的正常成年人存在轻度的 TR（即极轻微到轻度）。在超声心动图上，这种“正常”程度的反流局限在瓣膜闭合附近，通常不会贯穿整个收缩期，而且信号强度低

体格检查和临床表现

- 单纯 TR 可能导致非特异性症状（如运动不耐受）
- TR 的症状和体征通常是基础病因造成的
- 右心衰竭引起的体征和症状（例如颈静脉怒张、外周水肿、胸骨旁抬举样搏动、腹水、肝肿大、右心室 S3）
- 左下胸骨旁区可闻及全收缩期杂音；吸气时（Carvallo 征）及增加静脉回流的动作（如下蹲、抬腿和等张运动）可使杂音更响亮
- 三尖瓣反流的颈静脉波形中出现显著的“c-V”波类似于重度二尖瓣反流的 Swan-Ganz 导管压力波形中显著的 V 波
- 重度 TR 可引起收缩期眼球搏动、搏动性静脉曲张、颈静脉收缩期震颤和杂音、（重度反流时）舒张中期杂音及收缩期肝搏动
- 心房颤动或心房扑动是常见的，这是右心房压力升高导致右心房扩大的结果
- 表 43-1 总结了三尖瓣反流的分期

表 43-1　三尖瓣反流的分期

分期	定义	瓣膜解剖	瓣膜血流动力学 *	血流动力学影响	症状
A	**有 TR 的危险因素**	**原发性：** 轻度风湿性改变 轻度脱垂 其他（如 IE 赘生物、早期类癌组织沉积、辐射） 瓣环内：右心室起搏器或 ICD 导线 心脏移植后（活检相关） **功能性：** 正常 早期瓣环扩张	无或极轻微的 TR	无	无，或与左心、肺/肺血管疾病相关的症状
B	**进展期 TR**	**原发性：** 进展性瓣叶退行性变/破坏 中到重度脱垂：部分腱索断裂 **功能性：** 早期瓣环扩张 中度瓣叶牵拉	**轻度 TR：** 中心射流面积 $< 5\ cm^2$ 缩流宽度未定义 射流的连续多普勒频谱密度和形态：柔和的、抛物线状 肝静脉血流：收缩期明显 **中度 TR：** 中心射流面积 $5 \sim 10\ cm^2$ 缩流宽度未定义，但 $< 0.70\ cm$	**轻度 TR：** RV、RA、IVC 内径正常 **中度 TR：** 无 RV 增大 无或轻度 RA 增大 IVC 内径无或轻度扩大伴呼吸时相变动正常 RA 压力正常	无，或与左心、肺/肺血管疾病相关的症状

续表

分期	定义	瓣膜解剖	瓣膜血流动力学 *	血流动力学影响	症状
			射流的连续多普勒频谱密度和形态：致密的、形态多变 肝静脉血流：收缩期变钝		
C	无症状重度 TR	**原发性：** 瓣叶连枷或严重扭曲 **功能性：** 瓣环重度扩张（> 40 mm 或 21 mm/m^2） 明显的瓣叶牵拉	**重度 TR：** 中心射流面积> 10 cm^2， 缩流宽度> 0.7 cm， 射流的连续多普勒频谱密度和形态：致密的、峰提前的三角形 肝静脉血流：收缩期逆转	RV、RA、IVC 内径扩张及 IVC 血流呼吸时相变动降低 RA 压力升高并有“c-V”波 可能存在舒张期室间隔变平	无，或与左心、肺/肺血管疾病相关的症状
D	有症状重度 TR	**原发性：** 瓣叶连枷或严重扭曲 **功能性：** 瓣环重度扩张（> 40 mm 或 > 21 mm/m^2） 明显的瓣叶牵拉	**重度 TR：** 中心射流面积> 10 cm^2 缩流宽度> 0.7 cm 射流的连续多普勒频谱密度和形态：致密的、峰提前的三角形 肝静脉血流：收缩期逆转	RV、RA、IVC 内径扩张及 IVC 血流呼吸时相变动降低 RA 压力升高并有“c-V”波 舒张期室间隔变平 晚期右心室收缩功能减退	疲劳、心悸、呼吸困难、腹胀、食欲不振、水肿

ICD，埋藏式心脏复律除颤器；IE，感染性心内膜炎；IVC，下腔静脉；RA，右心房；RV，右心室；TR，三尖瓣反流

* 有几种瓣膜血流动力学标准用于评估 TR 的严重程度，但并不是每种类型的所有标准都适用于每一位患者。将 TR 的严重程度分为轻度、中度或重度也取决于图像质量以及这些参数与临床表现相结合

From Nishimura RA et al：2014 AHA/ACCF guideline for the management of patients with valvular heart disease：a report of the American College of Cardiology Foundation/American Heart Association Task Force on Practice Guidelines，J Am Coll Cardiol 63：e57，2014.

病因学

- 瓣膜结构正常（功能性 TR）或异常（原发性 TR）均可出现三尖瓣功能障碍
- 功能性 TR：涉及导致三尖瓣环扩张或右心室增大的情况，包括：
  1. 任何原因导致的肺动脉高压［如慢性阻塞性肺疾病、肺栓塞、限制性肺疾病、胶原血管疾病、原发性肺动脉高压、左向右分流（即房间隔缺损、室间隔缺损、肺静脉回流异常）］
  2. 左心衰竭导致右心衰竭（这是右心衰竭最常见的原因）
  3. 扩张型心肌病
  4. 右心室梗死
  5. 二尖瓣狭窄或反流
- 原发性 TR：涉及直接影响三尖瓣的情况，包括：
  1. 风湿性心脏病
  2. 先天性疾病（如 Ebstein 畸形－三尖瓣瓣叶朝心尖移位，三尖瓣闭锁，原发孔型 ASD- 瓣裂合并房室管畸形）
  3. 累及右心室的缺血性心脏病伴乳头肌断裂
  4. 细菌性心内膜炎（尤其与静脉注射毒品有关）或消耗性心内膜炎（如系统性红斑狼疮、类风湿关节炎和腺癌）
  5. 三尖瓣脱垂或腱索断裂
  6. 类癌综合征——也可导致三尖瓣狭窄
  7. 马方综合征
  8. 医源性瓣膜损伤（如起搏器、ICD、心内膜心肌活检、食欲抑制药）
  9. 外部创伤（如减速创伤）
  10. 右心房黏液瘤
  11. 胶原血管疾病
  12. 伴三尖瓣脱垂的黏液瘤样变性
  13. 辐射损伤
  14. 心内膜心肌纤维化（非洲热带地区的重要原因）
  15. 心脏转移性肿瘤，如肾细胞癌等

Dx 诊断

TR 是通过无创的体格检查和影像技术（如超声心动图）来诊断的，在特定病例中通过有创的右心导管检查诊断。

鉴别诊断

在心脏听诊的基础上诊断 TR 时，可能与其他引起收缩期杂音的疾病相混淆，如二尖瓣反流、主动脉瓣狭窄、肺动脉瓣狭窄、室间隔缺损和肥厚型心肌病。

评估

任何疑似有严重 TR 的患者应进行以下检查：

- 胸部 X 线片
- ECG
- 超声心动图（确诊）（图 43-2）
- 右心导管术（特定病例）
- CMR（特定病例）

实验室检查

ECG 可以显示以下证据：

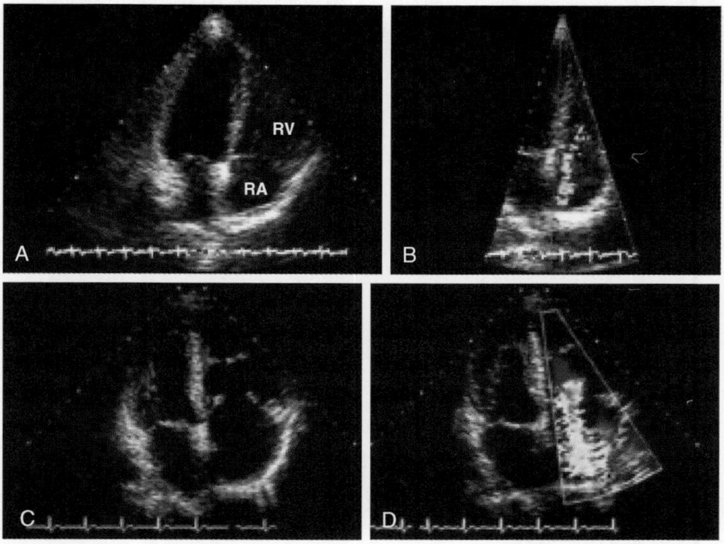

图 43-2 （扫二维码看彩图）类癌累及三尖瓣导致三尖瓣反流。 3 年后随访的二维超声心动图像（**A** 和 **C**）和彩色多普勒图像（**B** 和 **D**）。**C.** 3 年后，三尖瓣叶明显增厚固定，导致重度 TR 并伴有右心室（RV）和右心房（RA）增大。（From Møller JE et al：Factors associated with progression of carcinoid heart disease，N Engl J Med 348：1005，2003. In Mann DL et al：Braunwald 担 heart disease，ed 10，Philadelphia，2015，Elsevier.）

扫二维码看彩图

- 右心房增大（如Ⅱ、Ⅲ或 aVF 导联 P 波振幅＞ 2.5 mV）
- 右心室增大或肥大（如 V_1 导联 R/S ＞ 1、R_{V_1} ＞ 7 mm 或 R_{V_1} ＋ S_{V_5/V_6} ＞ 10.5 mm）
- 电轴右偏——QRS 波电轴平均在 100° ～ 270°
- 心房颤动

影像学检查

- 胸部 X 线片有以下显示：
  1. 慢性阻塞性肺疾病的证据（如横膈扁平、桶状胸、肺动脉扩张、胸骨后间隙增大）或限制性肺部疾病
  2. 右心房扩大
  3. 右心室扩大
  4. 肺动脉增大 / 突出
- 超声心动图（经胸或经食管）在以下情况进行：
  1. 鉴别原发性和功能性 TR
  2. 评估三尖瓣结构和动度、测量瓣环大小并识别其他心脏异常。通常不需要经食管超声心动图，因为三尖瓣是一个很容易在经胸超声心动图上评估的前部结构。中度到重度 TR 时，右心室、右心房和三尖瓣环通常扩大。三维超声心动图对分析复杂的瓣膜解剖结构以及怀疑起搏器或 ICD 导线牵拉时有帮助
  3. 评估 TR 的严重程度（缩流宽度＞ 0.7 cm 和肝静脉血流收缩期血流逆转）
  4. 评估肺动脉压力
  5. 排除赘生物、肿块或脱垂
  6. 评估左、右心室功能
- 心血管磁共振（cardiovascular magnetic resonance，CMR）
  1. 如果超声心动图评估不佳
  2. 定量评估 TR 反流量和反流分数
  3. 右心室容积
  4. 右心室收缩功能和射血分数
- 右侧心导管检查有以下显示：
  1. 评估右心房和右心室收缩期和舒张末期压力
  2. 大的 c-V 波

Rx 治疗

TR 的治疗通常是针对基础病因。

非药物治疗

氧疗对由肺泡缺氧引起的潜在肺动脉高压所致功能性 TR 患者是有益的。

急性期治疗

- 重度 TR 伴有右心衰竭时，通常使用袢利尿剂和醛固酮受体拮抗剂治疗
- 功能性 TR 伴左心衰竭时，应针对基础疾病治疗。如果存在左心室收缩功能障碍，标准治疗包括：减少前负荷、减少后负荷和正性肌力药（见“心力衰竭”章节）
- 功能性 TR 的改善可通过逆转肺动脉高压，如血管扩张药、肺动脉内膜血栓切除术或治疗二尖瓣狭窄来完成。器质性 TR 的治疗取决于基础疾病

慢性期治疗

- 表 43-2 汇总了美国心脏病学会 / 美国心脏协会关于三尖瓣病变 / 反流的外科治疗指南
- 无论肺动脉收缩压或左心室射血分数如何，任何原因的中度或重度 TR 均与死亡率增加相关
- 近年来，瓣环成形术已经成为治疗重度 TR 公认的手术方法。最近一项研究表明，用瓣环成形术修复三尖瓣（tricuspid valve，TV）可以改善长期结局
- 当瓣叶解剖结构不适合修复时，通常需要用低位机械瓣膜或生物瓣膜进行瓣膜置换。通常使用生物瓣，因为三尖瓣位的机械瓣导致血栓栓塞的发生率高
- 对于难治性心内膜炎（如静脉吸毒者）导致的 TR 患者，将病变的瓣膜完全切除以根除心内膜炎，并且不立即进行瓣膜置换以避免再次感染，术后恢复使用抗生素。最初，大多数患者可耐受三尖瓣全切。但是通常随后发生右心室功能障碍，因此在瓣膜切除和感染控制 6 ～ 9 个月后需要植入生物瓣膜
- 目前正在研究一些新的经导管治疗 TR 的方法，包括异位瓣

表 43-2 ACC/AHA 三尖瓣病变 / 反流的外科治疗指南[1]

推荐类别	适应证	LOE
Ⅰ	对于接受左心瓣膜手术的重度 TR 患者（C 期和 D 期），推荐行三尖瓣手术	C
	进行左心瓣膜手术的重度 TS 患者，推荐行三尖瓣手术	C
	对于单纯症状性重度 TS 患者，推荐行三尖瓣手术	C
Ⅱa	进行左心瓣膜手术伴有轻度、中度或更严重的功能性 TR（B 期）且有三尖瓣环扩张或有右心衰竭证据的患者，三尖瓣修补术可能是有益的	B
	对药物治疗无效的有症状的重度原发性 TR（D 期）的患者，三尖瓣手术可能是有益的	C
Ⅱb	进行左心瓣膜手术的中度功能性 TR（B 期）合并肺动脉高压的患者，可以考虑三尖瓣修复术	C
	无症状或轻微症状的重度原发性 TR（C 期）合并进行性中度或以上右心室扩张和（或）收缩功能障碍的患者，可以考虑三尖瓣手术	C
	既往接受过左心瓣膜手术且没有重度肺动脉高压或严重右心室收缩功能障碍的患者，但由于重度 TR（D 期）引起的持续症状，可以考虑再次手术进行单纯三尖瓣修复或置换	C
	没有 TR 的单纯症状性重度 TS 患者，可考虑经皮球囊瓣膜分离术	C

LOE，证据等级；TR，三尖瓣反流；TS，三尖瓣狭窄

[1] Nishimura R et al：2013 AHA/ACCF guideline for valvular heart disease：a report of the American College of Cardiology Foundation/American Heart Association Task Force on Practice Guidelines，J Am Coll Cardiol 63：e57-e185，2014.

From Zipes DP：Braunwald's heart disease，a textbook of cardiovascular medicine，ed 11，Philadelphia，2019，Elsevier.

膜（下腔静脉植入 Edwards-Sapiex XT 瓣膜）以及使用其他瓣膜的修复装置（如 MitraClip、Mitralign 或 Trialign 系统、TriCinch 系统和 Forma 间隔装置）

处理

- 不管什么病因，轻度以上的 TR 与存活率下降有关
- 在许多正常人中，彩色多普勒成像可以检测到临床意义不大的 TR。这不是常规随访或预防细菌性心内膜炎的指征

- 妊娠期间可耐受轻至中度的 TR。重度 TR 患者妊娠期间发生右心衰竭和房性心律失常的风险更高
- 右心室功能正常的单纯性 TR 不限制个人参与竞技运动

转诊

对于有明显症状的 TR 患者，建议进行心脏病相关领域专科咨询。

重点和注意事项

- 三尖瓣脱垂所致的 TR 常常与并发的 MV 脱垂相关
- 继发性 TR 常合并左心瓣膜病变。尽管纠正了左心瓣膜功能障碍，但 TR 通常没有改善
- 功能性三尖瓣关闭不全，如果不纠正，长远来看将带来严重的后果
- 对于仅有三尖瓣结构异常的患者，不再推荐牙科、胃肠道或泌尿生殖系统手术时预防性使用抗生素
- MV 手术时进行三尖瓣瓣环成形术可以改善功能，而不会增加围术期的并发症或死亡率
- 如果心脏移植后供体心脏出现 TR，用生物瓣进行三尖瓣置换治疗是一种安全、持久和有效的方法。这使得将来可以进行心肌内膜组织活检。应避免使用机械瓣
- 静脉吸毒者心内膜炎导致 TR 时，一般只切除病变的三尖瓣而不立即更换瓣膜，在用抗生素彻底治疗心内膜炎 6 ～ 9 个月后再进行三尖瓣置换，以避免再次感染生物瓣

推荐阅读

Nishimura RA et al: AHA/ACC guideline for management of patients with valvular heart disease: a report of the American College of cardiology/American heart association Task Force on Practice guidelines, *Circulation* 129(23): e521-e643, 2014.

第 44 章　主动脉夹层
Aortic Dissection

Marjan Mujib，Philip Stockwell

张丕芝　译　张宇琳　张骅　审校

基本信息

定义

主动脉夹层是一系列主动脉病变（急性主动脉综合征）的一部分，包括壁内血肿和动脉粥样硬化穿透性溃疡。当血液流经内膜撕裂时，就会发生主动脉剥离，使内膜与内侧层分离并形成假腔。壁内血肿（IMH）发生于内侧壁血管破裂时。IMH 不涉及内膜撕裂，除非出现剥离。17% 的 IMH 会转化成主动脉夹层。在广泛主动脉粥样硬化和高血压的情况下发生的动脉粥样硬化穿透性溃疡，破坏主动脉内膜并剥离主动脉中膜。动脉粥样斑块破裂，血液进入正中壁形成假性动脉瘤。图 44-1 示急性主动脉综合征。

扫本章二维码看彩图

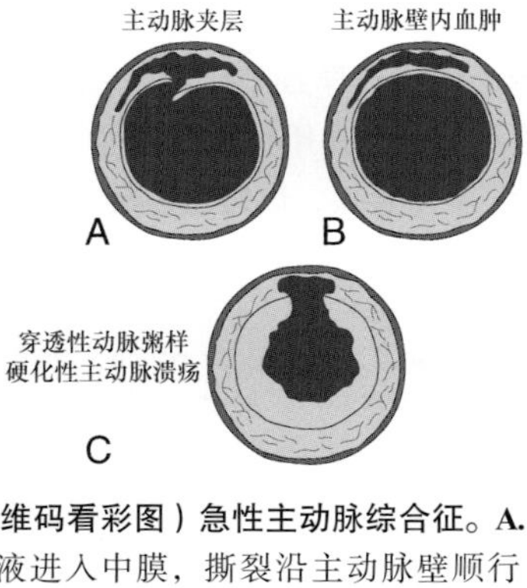

图 44-1 （扫本章二维码看彩图）急性主动脉综合征。A. 典型的主动脉夹层。血管内膜撕裂，血液进入中膜，撕裂沿主动脉壁顺行（有时逆行）传播。**B.** 主动脉壁内血肿（IMH）。在没有内膜撕裂或内膜皮瓣的情况下，滋养血管自发性出血，导致中膜内出血。**C.** 穿透性动脉粥样硬化性主动脉溃疡（PAU）。主动脉斑块破裂进入中膜，导致主动脉壁出现外囊或溃疡。这可能与 IMH 形成、假性动脉瘤或局灶性厚壁主动脉夹层有关。（From Zipes DP：Braunwald's heart disease，a textbook of cardiovascular medicine，ed 11，Philadelphia，2019，Elsevier.）

分型

主动脉夹层一般根据解剖位置进行分型（图 44-2）。表 44-1 总结了急性主动脉夹层的分型方案。

- Stanford（更常用的分类系统）：A 型破口位于升主动脉（近端），B 型破口位于降主动脉（远端）
- DeBakey：Ⅰ型破口位于升主动脉及降主动脉，Ⅱ型破口位于升主动脉，Ⅲ型破口位于降主动脉
- 主动脉夹层也按发病时间分类：超急性期（＜ 24 h），急性期（2 ～ 7 天），亚急性期（8 ～ 30 天）和慢性期（＞ 30 天）总

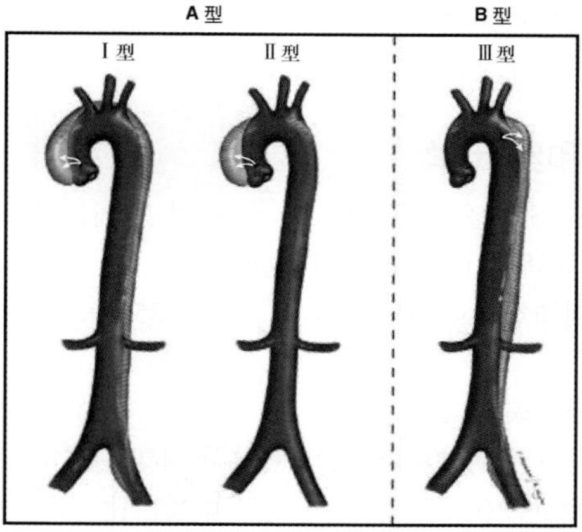

图 44-2 （扫本章二维码看彩图）急性主动脉夹层分型方案。（From Mann DL et al：Braunwald's heart disease，ed 10，Philadelphia，2015，Elsevier.）

表 44-1　急性主动脉夹层的分型方案

DeBakey 分型	
Ⅰ型	起源于升主动脉至少延伸至主动脉弓，经常延伸至降主动脉（及以上）
Ⅱ型	起源于升主动脉，局限于这个节段
Ⅲ型	起源于降主动脉，通常是左锁骨下动脉的远端，并向远端延伸
Stanford 分型	
A 型	涉及升主动脉的夹层（延伸或未延伸至降主动脉）
B 型	不涉及升主动脉的夹层

From Mann DL et al：Braunwald's heart disease，ed 10，Philadelphia，2015，Elsevier.

生存率与发病时间成反比，超急性期组生存率最高，慢性期组生存率最低

同义词

主动脉夹层动脉瘤
急性主动脉综合征
AAS

ICD-10CM 编码

I71.00　未指定部位主动脉夹层
I71.01　胸主动脉夹层
I71.02　腹主动脉夹层
I71.03　胸腹主动脉夹层

流行病学和统计学

发病率：每年每 10 万人中 2.6 ～ 3.5 人发病；冬季比其他季节发病更频繁，尽管目前还没有明确的原因。

好发性别和年龄：男性（65%），女性（35%），年龄 60 ～ 80 岁；平均 63 岁。

危险因素（表 44-2）：

- 高血压（主动脉夹层患者中所占比例高达 77%）
- 动脉粥样硬化（主动脉夹层患者中所占比例为 27%）
- 已经存在的主动脉瘤（主动脉夹层患者中所占比例为 16%）
- 年龄（60 ～ 80 岁）
- 主动脉瘤 / 主动脉夹层家族史
- 既往心脏手术、主动脉瓣置换术、主动脉内导管置换术史
- 胶原相关疾病［马方综合征，埃勒斯-当洛（Ehlers-Danlos）综合征］
- 血管炎（巨细胞性动脉炎、多发性大动脉炎、类风湿关节炎、梅毒性大动脉炎）
- 主动脉缩窄，二叶式主动脉瓣
- Turner 综合征
- 滥用可卡因（通常在最后一次使用可卡因后 12 h 内）
- 创伤
- 妊娠和分娩

表 44-2　主动脉夹层的危险因素

高血压
遗传性或遗传性胸主动脉疾病和综合征
马方综合征
洛伊斯-迪兹（Loeys-Dietz）综合征
家族性胸主动脉动脉瘤综合征
血管埃勒斯-当洛（Ehlers-Danlos）综合征
特纳综合征
先天性疾病或综合征
二叶式主动脉瓣
主动脉缩窄
法洛四联症
动脉粥样硬化
穿透性动脉粥样硬化溃疡
创伤、钝器伤或医源性损伤
导管 / 导丝
主动脉内球囊反搏
主动脉 / 血管手术
机动车事故
冠状动脉旁路移植术 / 主动脉瓣置换术 /TAVR
胸血管内动脉瘤修复术（TEVAR）
可卡因和甲基苯丙胺使用
炎症 / 传染病
巨细胞动脉炎
Takayasu 动脉炎
复发性阿弗他溃疡
主动脉炎
梅毒
妊娠（伴潜在的主动脉疾病）
举重（伴潜在的主动脉疾病）

TAVR：经导管主动脉瓣置换术

From Zipes DP：Braunwald's heart disease，a textbook of cardiovascular medicine，ed 11，Philadelphia，2019，Elsevier.

- 使用氟喹诺酮类
- 表 44-3 总结了与主动脉夹层相关的基因

体格检查及临床表现

- 突然出现的剧烈胸痛，呈撕裂样或刀割样疼痛。然而，大约 6.4% 的病例为无痛夹层

表 44-3 与主动脉夹层相关的基因

马方综合征（MFS）：	*FBN1* 突变所致结缔组织常染色体显性遗传疾病；发病率约为 1/5000；多系统表现，包括晶状体异位；二尖瓣脱垂、主动脉根部动脉瘤、主动脉夹层；骨骼特征（胸骨畸形、脊柱侧凸、蜘蛛软骨、屈曲过强、身形高大、手指和脚趾拉长）；硬脑膜扩张；自发性气胸
洛伊-迪茨综合征（LDS）：	由 *TGFBR1* 和 *TGFBR2* 突变引起的常染色体显性遗传疾病，与涉及主动脉和分支血管的动脉瘤和夹层有关，通常直径相对较小，年龄较小；表现包括颅面特征（眶距过宽、颅缝早闭、腭裂、双裂或宽悬雍垂）、巩膜青紫、动脉弯曲、天鹅绒状和透明皮肤、静脉易显见、畸形足、骨骼异常；表型可能不同，包括更明显的颅面特征和皮肤特征；在 LDS 中尚未有晶状体异位的描述；*TGFB2* 突变可导致 LDS 和 MFS 临床特征重叠的综合征
家族性胸主动脉瘤（FTAA）综合征：	常染色体显性遗传疾病的不同表达和外显率导致家族中不同年龄的胸主动脉瘤（TAA）和夹层；*ACTA2* 突变在 FTAA 病例中发生的比例为 10% ～ 15%，与二叶式主动脉瓣（BAV）、脑动脉瘤、网织瘤、虹膜小叶、PDA、烟雾病和早发冠状动脉疾病相关；引起家族性胸主动脉瘤夹层（TAAD）的基因突变包括 *ACTA2*、*TGFBR1*、*TGFBR2*、*FBN1*、*MYH11*、*MYLK*、*TGFB2*、*SMAD3*
血管性埃勒斯-当洛斯综合征（vEDS）：	*COL3A1* 基因突变导致的胶原合成常染色体显性遗传疾病，导致主动脉（通常为降主动脉和腹主动脉）和分支血管破裂及夹层；其表现为手指柔韧，皮肤透亮可见静脉，静脉曲张，典型面部表现，自发性子宫或肠破裂
二叶式主动脉瓣（BAV）：	约 1% 的人口患有先天性 BAV，约 9% 的病例为家族性疾病；通常伴随升主动脉扩张，并增加主动脉夹层的风险；基因突变包括 *NOTCH1* 和 15q、18q、5q、13q 位点；可能与家族性胸主动脉瘤（FTAA）综合征有关
特纳综合征（TS）：	1/2000 的出生女婴因第二性染色体全部或部分缺失而患遗传性疾病（XO，Xp）；患有 TS 的妇女通常有 BAV 和主动脉缩窄；与升主动脉扩张和主动脉夹层风险增加相关，特别是与 BAV、高血压和缩窄相关时
动脉瘤-骨关节炎综合征：	由 *SMAD3* 基因突变导致的常染色体显性遗传疾病，并伴有过早的骨关节炎、剥脱性骨软骨炎、骨骼特征、主动脉瘤、分支血管动脉瘤和动脉弯曲；与 LDS 表型重叠

From Mann DL et al：Braunwald's heart disease，ed 10，Philadelphia，2015，Elsevier.

- 前胸痛（79% 为 A 型，63% 为 B 型）
- 背痛、腹痛（43% 为 A 型，64% 为 B 型）
- 晕厥（19% 为 A 型，3% 为 B 型），通常继发于心脏压塞或卒中
- 充血性心力衰竭（CHF）
- 可表现为高血压（A 型为 28%，B 型为 66%），但 25% 表现为低血压（收缩压＜ 100 mmHg），提示出血、心脏压塞或严重的主动脉瓣反流。收缩压非常高的患者（A 型收缩压＞ 180 mmHg，B 型收缩压＞ 200 mmHg），以及收缩压 ≤ 100 mmHg 的患者，住院死亡率显著升高
- 因锁骨下动脉局部受压，19% ～ 31% 的患者出现双上肢血压差（双侧上肢血压差＞ 20 mmHg）
- 主动脉瓣反流在近端夹层患者中的比例为 18% ～ 50%，常伴有舒张期杂音减弱
- 冠状动脉闭塞引起心肌缺血，最常累及右冠状动脉
- 5% ～ 10% 的患者发生脑卒中（继发于颈动脉夹层或颈动脉血流减少）
- 3% ～ 5% 的病例发生肠系膜缺血，由于血管受压、瓣膜脱垂或夹层累及动脉口
- 霍纳综合征（上睑下垂、瞳孔缩小、无汗症）
- 声带麻痹或声音嘶哑（左侧喉返神经受压所致）

病因学

遗传学，加上前面列出的其他危险因素，有助于推动主动脉夹层的研究。

Dx 诊断

鉴别诊断

- 已知主要鉴别疾病：肺栓塞，急性冠脉综合征，主动脉瓣狭窄 / 主动脉瓣关闭不全，非解剖性动脉瘤，心包炎，胆囊炎，消化性溃疡，胰腺炎，肌肉骨骼疼痛
- 原因不明的卒中、胸痛、晕厥、急性心力衰竭、腹痛、背痛和四肢或内脏器官灌注不足的患者应考虑主动脉夹层。急性主动脉综合征可表现为非特异性体征和症状；高度怀疑主动脉夹层时必须尽早完善辅助检查，因近 2/3 的患者在死亡前

未得到明确诊断

- 在紧急情况下，快速而全面的检查对于缩短诊断时间延迟至关重要。这应包括临床评估、实验室数据（d- 二聚体和肌钙蛋白）、胸部 X 线、心电图（ECG）和适合于患者的主动脉影像学检查
- 主动脉夹层检测风险评分（ADD-RS）是急诊诊断主动脉夹层的常用有效工具。ADD-RS 包含一种或多种临床风险标志物，列举于表 44-4 中。ADD-RS 能有效地对急性主动脉夹层进行风险分层（评分 0 分为低风险，评分 1 分为中风险，评分≥ 2 分为高风险）。评分 0 分排除主动脉夹层的可能性为 95.6%

表 44-4 主动脉夹层检测风险评分（ADD-RS）

临床风险因素 *	分值
高危情况，如马方综合征，主动脉疾病家族史，已知的主动脉瓣疾病，已知的胸主动脉瘤，或既往主动脉操作，包括心脏手术	1
突然的、剧烈的或撕裂性的胸部、背部或腹部疼痛	1
体格检查发现灌注不足，包括脉搏减弱、收缩压差或局灶性神经功能缺损，或主动脉舒张期杂音、低血压 / 休克	1

* 每组中出现≥ 1 个因素者得分为 1，如果所有三个因素都出现，最大累积得分为 3

Modified from Erbel R et al：2014 ESC guidelines on the diagnosis and treatment of aortic diseases：document covering acute and chronic aortic diseases of the thoracic and abdominal aorta of the adult. The Task Force for the Diagnosis and Treatment of Aortic Diseases of the European Society of Cardiology（ESC），Eur Heart J 35：2873-926，2014；Hiratzka LF et al：2010 ACCF/AHA/AATS/ACR/ASA/SCA/SCAI/SIR/STS/SVM guidelines for the diagnosis and management of patients with thoracic aortic disease，Circulation 121：e266-369，2010；and Hiratzka et al：Surgery for aortic dilatation in patients with bicuspid aortic valves：a statement of clarification from the American College of Cardiology/American Heart Association Task Force on Clinical Practice Guidelines，J Am Coll Cardiol 67：724-31，2016.

- D- 二聚体联合 ADD-RS 能较单独使用两者进一步提高排除急性主动脉夹层或其他急性主动脉综合征的诊断可靠性。在低中风险患者（ADD-RS ＜ 2 分）中，D- 二聚体阴性（＜ 500 mg/dl）可以排除主动脉夹层的 99.7% 可能。在高风险患者（ADD-RS ≥ 2 分）中，D- 二聚体不具有诊断可靠性，有赖于明确的影像学评估

评估

心电图：虽有助于排除心肌梗死，但夹层可导致冠状动脉缺血。

实验室检查

- D- 二聚体在夹层中有较高的阴性预测价值，但在急性主动脉夹层的诊断中缺乏特异性。然而，D- 二聚体阴性不能排除壁内血肿或穿透性主动脉溃疡
- 可溶性 ST2 作为一种新的生物标志物，在鉴别急性主动脉夹层与其他急性胸痛综合征时可能比 D- 二聚体具有更优越的诊断性能。在 34.6 ng/ml 截断水平以下时，诊断急性主动脉夹层的敏感度和特异度分别为 99.1% 和 84.9%
- 其他几种具有不同诊断窗的生物标志物也可用于主动脉夹层的诊断
  1. 平滑肌肌球蛋白重链蛋白（从受损的内侧平滑肌释放）可用于检测近端主动脉夹层（灵敏度 91%，特异性 93%）。肌球蛋白重链在夹层后 3 h 内达到峰值，在主动脉损伤后 24 h 内清除
  2. CK-BB 同工酶在夹层 6 h 内也可达到峰值
  3. 钙调蛋白——平滑肌肌钙蛋白对应物，在主动脉夹层中增加，与平滑肌肌球蛋白重链和 CK-BB 相比，诊断窗更宽
  4. C- 反应蛋白、纤维蛋白原和可溶性弹性蛋白片段正处于研究中

影像学检查

- 多排螺旋 CT（图 44-3 和图 44-4）被认为是金标准，但由于涉及静脉造影剂的使用，其在肾衰竭患者中的应用可能受到限制
- 超声心动图（TEE）、多层螺旋 CT 和 MRI 都有高敏感度（98% ～ 100%）和特异度（95% ～ 98%）。治疗方案的选择取决于临床情况和医院情况
- TEE 是不稳定的 A 型夹层患者的选择，但依赖于操作者
- MRI 具有较高的敏感度和特异度，但可用性有限；不适用于不稳定患者；具有不兼容的起搏器、金属装置植入为禁忌证
- 可疑的中高风险患者，如果第一次诊断试验呈阴性，应进行第二次诊断试验

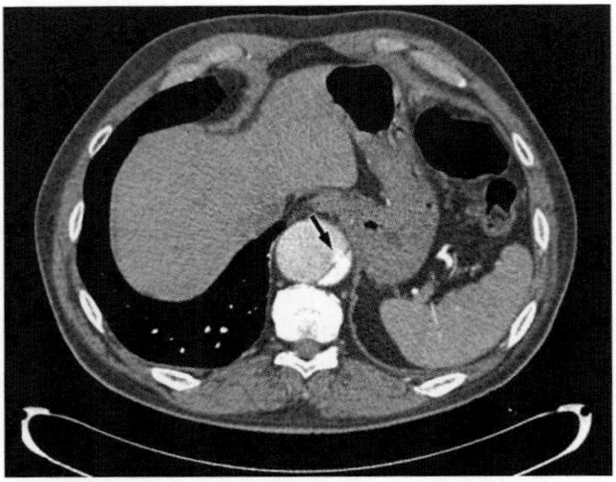

图 44-3　主动脉夹层计算机增强断层成像显示内膜瓣有一个开窗（箭头），对比剂从小、致密不透明的真腔流入主动脉较不透明、较大的假腔。（From Mann DL et al：Braunwald's heart disease，ed 10，Philadelphia，2015，Elsevier.）

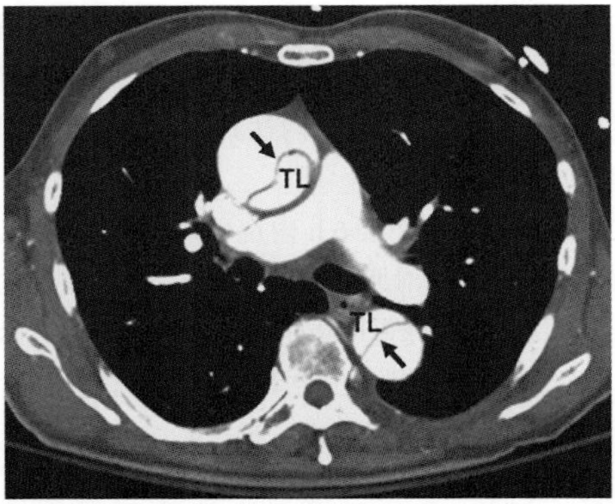

图 44-4　CT 增强成像显示急性 A 型主动脉夹层，升主动脉和降主动脉内膜瓣（箭头）增大。在本例中，真腔（TL）和假腔在对比材料下都是不透明的。（From Mann DL et al：Braunwald's heart disease，ed 10，Philadelphia，2015，Elsevier.）

- 冠状动脉计算机断层血管成像（CTA）可能是评估肺动脉栓塞、急性冠脉综合征和主动脉夹层的一种替代和有用的诊断方法
- 主动脉造影应用较少，不如 TEE、CT 或 MRI 敏感
- 胸片可显示纵隔增宽（A 型占 52%，B 型占 39%）和主动脉内膜钙化斑块移位。但有 29% ～ 36% 的主动脉夹层患者胸片正常

- 虽然经胸超声心动图诊断敏感度不理想（31% ～ 55%），但它有助于评估潜在的高危征象或并发症，如心包积液，并做出其他潜在的诊断。然而，经胸超声心动图阴性仍不能排除主动脉夹层

Rx 治疗

- 对于所有的胸主动脉夹层，无论解剖位置如何，都应进行紧急外科会诊。表 44-5 总结了不同情况下预防性主动脉根部或升主动脉瘤切除术的尺寸阈值

表 44-5　不同情况下预防性主动脉根部或升主动脉瘤切除术的尺寸阈值

情况	大小 *
进展性动脉瘤	≥ 5.5 cm
二叶式主动脉瓣	≥ 5.5 cm
有危险因素或手术风险低的二叶式主动脉瓣 †	≥ 5.0 cm
需要更换主动脉瓣的二叶式主动脉瓣	> 4.5 cm
马方综合征	≥ 5.0 cm
具有危险因素 ‡ 的马方综合征	> 4.5 cm
洛伊-迪茨（Loeys-Dietz）综合征 §	4.0 ～ 4.5 cm
家族性胸主动脉瘤综合征 ¶	4.5 ～ 5.0 cm
特纳综合征	> 2.5 cm/m^2

* 对于身材矮小的患者，根据体表面积或主动脉高度的情况，可以考虑降低干预阈值。年龄、体型、快速生长、家族史、手术风险以及患者和医生的意愿都可能影响主动脉干预的尺寸阈值

† 主动脉夹层家族史或主动脉增长率为每年 0.5 cm 或以上，或手术风险低（< 4%）的患者，手术应由在这方面有经验的主动脉外科团队进行。主动脉夹层的其他危险因素包括主动脉缩窄、高血压和二叶式主动脉瓣的根部表型

‡ 有主动脉夹层家族史，或主动脉快速生长（每年> 3 mm）或合并严重主动脉或二尖瓣反流的患者。如果有妊娠意愿，主动脉直径在 4.0 ～ 4.5 cm 的患者可考虑行预防性主动脉手术

§ 对于有洛伊-迪茨综合征或 *TGFBR1* 或 *TGFBR2* 突变且经食管超声心动图证实主动脉直径 4.2 cm 或以上，或 CT 或 MRI 证实主动脉直径 4.4 ～ 4.6 cm 或以上的患者，可考虑手术修复主动脉。当患者有严重的颅面特征、快速生长或主动脉夹层家族史时，可以建议进行较小直径的主动脉手术

¶ 预防手术尺寸阈值因涉及的特定基因突变而异。由 *ACTA2*、*SMAD3* 和 *MYLK* 引起的胸主动脉瘤（TAA）可能导致主动脉直径相对较小的夹层

From Zipes DP：Braunwald's heart disease，a textbook of cardiovascular medicine，ed 11，Philadelphia，2019，Elsevier.

- 近端夹层（急性 A 型）需要紧急手术以防止破裂或心包积液
- 远端夹层（Stanford B 型）通常采用药物治疗，除非远端器官受累或即将发生破裂
  1. 对于主动脉主干闭塞、夹层传播、动脉瘤扩大和主动脉破裂迹象等病程复杂的患者，有进行远端切除的手术干预
  2. 胸廓血管内主动脉修复术（TEVAR）是一种创伤性较小适用于复杂型 B 型主动脉夹层的手术方式，与药物治疗相比，有较低的短期和中期死亡率。表 44-6 总结了 B 型主动脉夹层的胸廓血管内主动脉修复适应证

表 44-6　B 型主动脉夹层的胸廓血管内主动脉修复适应证 *

破裂
即将破裂
主动脉重要分支的严重缺血
出血性胸腔积液
难治性疼痛
难治性高血压
动脉瘤扩张（＞ 55 mm）
直径迅速增大
复发的症状

* 如解剖结构不适于 TEVAR，可进行手术修补

From Zipes DP：Braunwald's heart disease，a textbook of cardiovascular medicine，ed 11，Philadelphia，2019，Elsevier.

  3. 对于急性 B 型夹层，外科治疗的住院死亡率为 33.9%，而血管内治疗的死亡率为 10.6%
  4. 远端夹层并发症和死亡的独立预测因子包括主动脉周围血肿和降主动脉直径＞ 5.5 cm，部分假腔血栓形成，原发撕裂＞ 10 mm，单入口撕裂，以及假腔＞ 22 mm
  5. 关于 TEVAR 在非复杂 B 型夹层解剖中可能发挥的有益作用，目前仍存在争论。数据显示，30% 的非复杂 B 型夹层将发展为动脉瘤

急性期治疗

- 重症监护治疗病房（ICU）监护治疗
- 目标：收缩压 100 ～ 120 mmhg；心率＜ 60 次 / 分，减轻主

动脉壁应力。使用 β 受体阻滞剂治疗可以提高所有急性主动脉夹层患者生存率

- 静脉注射 β 受体阻滞剂是治疗的基础，但可能需要多种药物联合
  1. 普萘洛尔每 3 ～ 5 min 1 mg，美托洛尔静脉注射每 5 min 5 mg，或拉贝洛尔 20 mg 静脉注射，然后每 10 min 20 ～ 80 mg，硝普钠 0.3 ～ 10 μg/（kg · min）
  2. 血管扩张剂不应在无 β 受体阻滞剂的情况下使用，因为它们可以诱导反射性交感神经刺激和增加主动脉剪应力
  3. 如果静脉注射 β 受体阻滞剂存在禁忌证，可使用具有负性肌力作用的钙通道阻滞剂（如维拉帕米、地尔硫䓬）
- 镇痛处理，通常使用吗啡

慢性期治疗

- 慢性主动脉夹层（＞ 2 周）积极控制血压；大多数患者目标＜ 120/80 mmHg
- 他汀类药物治疗降低低密度脂蛋白-胆固醇＜ 70 mg/dl
- 戒烟
- 尽量减少剧烈的体力活动，例如举重
- 考虑到早期存在较高的不稳定风险，应该在发病 1 个月、3 个月、6 个月和 12 个月时对主动脉进行连续成像检查，并进行多排螺旋 CT 或 MRI 检查，然后每年进行临床和影像学随访
- 如上所述，复杂的慢性 B 型夹层应考虑血管内修复，即当主动脉直径超过 5.5 cm，出现无法控制的疼痛或血压，或夹层动脉瘤快速生长（每年＞ 4 mm）

预后

- 未经治疗的 A 型夹层 2 周内死亡率为 90%
- 近端夹层是一种外科急症。时间是至关重要的因素；死亡率为每小时 1% ～ 3%，48 h 后接近 70%
- 总体而言，近端夹层的住院死亡率为 22%（手术治疗 27%，药物治疗 56%），远端夹层的住院死亡率为 10% ～ 17%
- 表 44-7 总结了无症状胸主动脉瘤的影像学监测建议

表 44-7 无症状胸主动脉瘤的影像学监测建议 *

首次发现动脉瘤	6 个月重复影像学检查证明其具有稳定性
进展性动脉瘤 †	
3.5 ～ 4.4 cm	每年 1 次成像
4.5 ～ 5.4 cm	1 ～ 2 年 1 次成像
MFS、BAV 伴 TAA 和家族性 TAA	
3.5 ～ 4.4 cm	1 年 1 次成像
4.5 ～ 5.0 cm	1 年 2 次成像
LDS ‡	
＜ 4 cm	至少每年 1 次成像
＞ 4 cm	1 年 2 次成像

BAV，二叶式主动脉瓣；LDS，Loeys-Dietz 综合征；MFS，马方综合征；TAA，胸主动脉瘤

* 对于生长迅速的动脉瘤，建议进行更频繁的影像学检查。TAA 的治疗必须考虑家族史、年龄、体型、性别、动脉瘤生长率和潜在疾病

† 对于影像学发现的相对较小的退行性动脉瘤，每年都是稳定的，可以每 2 ～ 3 年进行影像学检查（Hiratzka et al）。

‡ 部分推荐对 LDS 患者主动脉根部尺寸大于 4 cm 的患者进行手术，而美国心脏病学会 / 美国心脏协会的胸主动脉疾病指南推荐在 TEE 显示为 4.2 cm 时进行预防性手术，在 CT 或 MRI 显示为 4.4 ～ 4.6 cm 时进行预防性手术（Hiratzka et al）。

From Hiratzka LF et al：2010 ACCF/AHA/AATS/ACR/ASA/SCA/SCAI/SIR/STS/SVM guidelines for the diagnosis and management of patients with thoracic aortic disease：a report of the American College of Cardiology Foundation/American Heart Association Task Force on Practice Guidelines，American Association for Thoracic Surgery，American College of Radiology，American Stroke Association，Society of Cardiovascular Anesthesiologists，Society for Cardiovascular Angiography and Interventions，Society of Interventional Radiology，Society of Thoracic Surgeons，and Society for Vascular Medicine，Circulation 121：e266，2010.；Mann DL et al：Braunwald's heart disease，ed 10，Philadelphia，2015，Elsevier.

转诊

ICU 管理和外科干预。

重点和注意事项

- 控制血压至关重要，β 受体阻滞剂是一线药物选择
- 近端夹层是外科急症
- 心脏压塞在急性 A 型主动脉夹层患者中并不少见。晕厥、精神状态改变和胸片上表现为纵隔增宽提示压塞，需要紧急手术治疗

- 对于年龄≥ 70 岁的急性 A 型主动脉夹层患者可考虑行手术治疗，预后可接受

推荐阅读

Erbel R et al: 2014 ESC Guidelines on the diagnosis and treatment of aortic diseases, *Eur Heart J* 35(41):2873-2926, 2014.

Evangelista A et al: Insights from the International Registry of Acute Aortic Dissection: a 20-year experience of collaborative clinical research, *Circulation* 137(17):1846-1860, 2018, https://doi.org/10.1161/CIRCULATIONAHA.117.031264.

Fattori R et al: Interdisciplinary expert consensus document on management of type B aortic dissection, *J Am Coll Cardiol* 61(16):1661-1678, 2013.

Nazerian P et al: Diagnostic accuracy of the aortic dissection detection risk score plus D-dimer for acute aortic syndromes: The advised prospective multicenter study, *Circulation* 137:250-258, 2018, https://doi.org/10.1161/CIRCULATIONAHA.117.029457.

Pape LA et al: Presentation, diagnosis, and outcomes of acute aortic dissection: 17-year trends from the International Registry of Acute Aortic Dissection, *J Am Coll Cardiol* 66:350-358, 2015.

Takagi H et al: Meta-analysis of seasonal incidence of aortic dissection, *Am J Cardiol* 120:700, 2017.

第 45 章 颈动脉夹层
Cervical Artery Dissection

Thomas M. Triplett

毕研新 译 王伟 余婷 审校

基本信息

定义

颈动脉壁层间的撕裂。

同义词

颈动脉夹层

椎动脉夹层

ICD-10CM 编码

177.71 颈动脉夹层

177.74 椎动脉夹层

流行病学和人口统计学

最常见的颈动脉夹层（cervical artery dissection，CAD）是颈内动脉，椎动脉受累较少。血管壁的撕裂会导致血凝块形成，导致脑卒中，尤其是在年轻患者中。CAD 可发生在颅内（最常见）或颅外（罕见但预后更差）。

发病率：据报告，CAD 的年平均发病率为 2.6/100 000；然而，实际发病率可能更高，因为许多病例的临床症状具有自限性而没有被诊断。

患病率：在脑卒中的年轻人群中，患病率可能达到 15%。

好发性别和年龄：颈动脉夹层最常见于年轻人。颅外动脉夹层的平均年龄为 40 岁。颅内动脉夹层在 20 ～ 30 岁的人群中更常见。

遗传学：已被报道与 CAD 有关的疾病或情况包括：马方（Marfan）综合征，Ⅳ型 Ehlers-Danlos 综合征，囊性中膜坏死，5,10- 亚甲基四氢叶酸还原酶 *677TT* 基因型（*MTHFR 677TT*）。

危险因素：

- 季节性：58% 的颈动脉夹层发生在秋冬季，原因不明

- 血管因素：高同型半胱氨酸血症与 CAD 密切相关，特别是当同型半胱氨酸水平＞ 12 μmol/L 时
- 颈部按摩推拿常被列为危险因素，虽然缺乏证据，但有多个病例报告
- 颈部严重创伤：颈部过度伸展或旋转
- 虽然证据不那么充分有力，但感染和偏头痛也可能导致 CAD
- 动脉壁内在因素，比如动脉病，可能轻微创伤即导致动脉夹层。纤维肌性发育不良患者血管造影时发现有 10% ～ 15% 存在 CAD

体格检查和临床表现

年轻人轻微的头部或颈部创伤后，颈部僵硬、颈部疼痛、剧烈的枕部头痛是常见的临床表现。由于缺血引起的局灶性神经症状可能包括：

- 同侧面部疼痛和麻木：最常见的局灶性神经疾病
- 对侧的躯干和肢体失去痛觉、温度觉
- 可能出现：味觉丧失、呃逆、眩晕、吞咽困难、霍纳（Horner）综合征、单侧听力下降、耳鸣
- 与年轻患者相比，60 岁以上的患者很少报告有机械性触发事件或疼痛

病理生理学

动脉壁撕裂可以是自发性的，也可以是轻微创伤的结果。裂口使得血液在动脉压的作用下进入动脉壁，形成血肿或假腔。裂口有时是内膜下的，有时是外膜下的。内膜下夹层通常造成动脉管腔狭窄，然而外膜下夹层易于引起动脉扩张。

病因学

颈动脉夹层可能是自发的或创伤性的。大多数病例涉及轻微创伤。

Dx 诊断

- 超声检查：安全准确；但是表现为 Horner 综合征的 CAD 患者中有 31% 的假阴性结果
- CTA
- 血管造影（图 45-1）

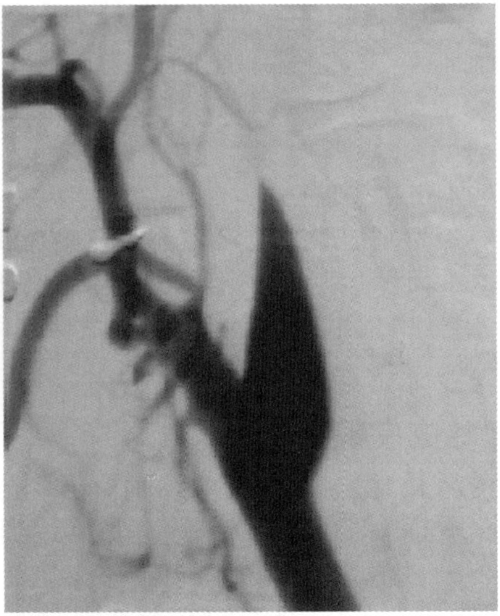

图 45-1 急性夹层数字减影血管造影（DSA）显示由于颈内动脉自发夹层导致锥形闭塞。（From Soto JA，Lucey BC：Emergency radiology，the requisites，ed 2，Philadelphia，2017，Elsevier.）

- MRA（图 45-2）是诊断的金标准

鉴别诊断

- 颈椎骨折
- 丛集性头痛
- 蛛网膜下腔出血
- 低血糖
- 脑卒中 / 短暂性脑缺血发作
- 偏头痛
- 其他颈部创伤

评估

- 实验室检查：除为了使用对比剂和了解凝血象对肾功能进行测定外，通常不需要其他检查。计划外科手术的病例必须获得血型和交叉配血结果
- 影像学检查：通过超声、血管造影、CTA 或 MRA 等影像学检查可做出最终诊断。超声的高假阴性率限制了其实用性，血管造影的高并发症发生率和不易获得性限制了其广泛应用

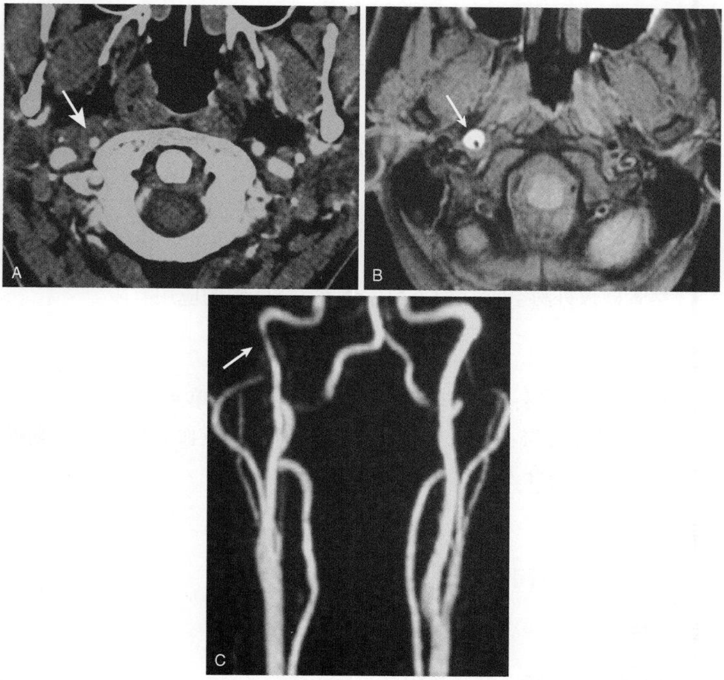

图 45-2　CTA 和 MRA 显示颈内动脉夹层。A. CTA 显示右侧颈内动脉管腔变窄，血管外径增加（箭头）。**B.** T1 加权脂肪抑制像显示血管腔狭窄与偏心性的高信号壁内血肿（箭头）。**C.** 时间飞跃法 MRA 显像显示右侧颈内动脉狭窄段（箭头）。（From Soto JA，Lucey BC：Emergency radiology，the requisites，ed 2，Philadelphia，2017，Elsevier.）

Rx 治疗

- 颈椎制动是治疗任何颈部创伤的第一步
- 如果怀疑 CAD，首先进行颈椎 CT 平扫检查以排除骨折；如果阴性，进一步完善 CTA 或 MRA 检查
- 如无禁忌证或高危因素，应进行抗凝治疗。外伤患者必须首先排除颅内出血和其他出血。先用肝素抗凝，随后改为华法林抗凝，是预防血栓栓塞的有效措施
- 抗凝治疗有禁忌证时，可以使用抗血小板治疗
- 未经产科医生会诊的孕妇，不能使用抗凝或抗血小板治疗
- 其他药物的治疗方法目前正在临床试验阶段

非药物治疗

血管内治疗包括血管成形术和支架植入术，仅适用于特定的患者，标准包括：

- 尽管足量的抗凝治疗，但仍有持续的缺血性症状
- 抗凝治疗禁忌证
- 血管内手术时发生的医源性夹层
- 脑血流明显受损

尽管建议外科会诊，但外科手术在 CAD 中的应用有限。

处理

- 创伤性夹层：收入有血管护理服务的创伤单元
- 自发性夹层：收入脑卒中单元；如果涉及血管性疾病，则推荐血管内介入治疗

转诊

转诊进行血管手术

并发症

- 闭塞导致缺血性脑卒中
- 血栓形成和栓塞导致短暂性脑缺血发作（TIA）
- 颅内动脉夹层可导致蛛网膜下腔出血
- 假性动脉瘤形成

重点和注意事项

年轻患者如果存在脑卒中样症状、急性发作的颈部疼痛或头痛，应考虑颈部动脉夹层。

推荐阅读

Blum CA et al: Cervical artery dissection: a review of the epidemiology, pathophysiology, treatment, and outcome, *Arch Neurosci* 2(4), 2015:e26670.

Debette S et al: Cervical-artery dissections: predisposing factors, diagnosis and outcome, *Lancet Neurol* 8(7):668-678, 2009.

Life in the Fast Lane Medical Blog: lifeinthefastlane.com/ccc/cervical-artery-dissection/

Traenka C et al: Cervical artery dissection patients ≥60 years: often painless, few mechanical triggers, *Neurology* 88:1313-1320, 2017.

第 46 章　腹主动脉瘤
Abdominal Aortic Aneurysm

Ryan J.W. Burris，Pranav M. Patel

刘凯雄　译　刘娅妮　张骅　审校

基本信息

定义

腹主动脉瘤（AAA）是腹主动脉的局限性全层扩张，在肾动脉水平上测量直径超过 1.5 倍，或超过腹主动脉的正常内径 50%。肾动脉水平的正常直径为 2 cm（1.4 ～ 3.0 cm），直径≥ 3 cm 通常考虑动脉瘤。

ICD-10CM 编码

I71.4　腹主动脉瘤，未破裂

I71.3　腹主动脉瘤，破裂

流行病学和人口统计学

- 美国每年约有 15 000 人死于 AAA
- AAA 主要是老年人发病，男性多见于女性（4∶1）
- 发达国家男性发病率为 4% ～ 9%
- 临床上，1% 的 55 ～ 64 岁男性 AAA ≥ 4 cm；患病率每 10 年增加 2% ～ 4%
- 发病高峰期为男性 70 岁左右
- 吸烟者发病率高于不吸烟者（8∶1），戒烟后其风险降低
- AAA 的危险因素与其他动脉粥样硬化性心血管疾病相似，包括年龄、高加索人种、吸烟、男性、家族史、高血压、高脂血症、周围血管疾病、其他部位大血管动脉瘤
- AAA 患者一级男性亲属患 AAA 的风险增加 2 ～ 4 倍
- 女性、非高加索人种和糖尿病患者 AAA 的风险低
- 大于 65 岁男性中，有 1% ～ 3% 发生 AAA 破裂
  1. 破裂是 55 岁以上男性死亡的第十大原因
  2. 破裂死亡率为 70% ～ 95%

3. 破裂的危险因素包括心脏或肾移植、严重阻塞性肺疾病、未控制的高血压、女性和持续吸烟

- 最近 AAA 发病率和相关死亡率下降是由于吸烟减少。然而，AAA 发病率仍是胸主动脉瘤的 9 倍以上

病因学

- 确切的病因尚不清楚，可能是多因素的
  1. 变性：
     a. 血管壁生物学中的改变导致血管结构蛋白和壁强度的丧失
     b. 最常见的关联是动脉粥样硬化。动脉粥样硬化是由 AAA 引起还是导致 AAA 尚不确定
     c. 烟草使用：＞ 90% 的 AAA 患者曾有吸烟史
  2. 遗传：常家族聚集发病。男性家庭成员患病率更高。遗传机制尚不清楚，可能与 α-1 抗胰蛋白酶缺乏或 X- 连锁突变有关。马方（Marfan）综合征和 Ehlers-Danlos 综合征也与 AAA 密切相关
  3. 炎症：AAA 为动脉壁进行性炎症性疾病。活化的 B 淋巴细胞通过产生免疫球蛋白、细胞因子和基质金属蛋白酶（MMPs）从而激活巨噬细胞、肥大细胞（MCs）和补体途径，导致胶原和基质蛋白的降解和主动脉壁重塑，从而促进 AAA
  4. 真菌、梅毒、沙门氏菌感染

自然病程

- AAA 多在肾下主动脉以下发生，平均每年扩张 0.2 ～ 0.5 cm
- 动脉瘤破裂的风险在很大程度上受动脉瘤大小、扩张率和性别有关。与破裂风险增加相关的因素包括持续吸烟、未控制的高血压和壁应力增加
- 腹主动脉压力高连同泡沫细胞、胆固醇晶体和基质金属蛋白酶的层积等组织病理改变，使腹主动脉壁更容易扩张和破裂
- 动脉瘤直径＞ 5.0 cm 无症状 AAA 的 5 年破裂率为 25% ～ 40%，4.0 ～ 5.0 cm 为 1% ～ 7%，＜ 4.0 cm 接近 0。动脉瘤＞ 5.5 cm 破裂风险增加；6 个月内动脉瘤增大＞ 0.5 cm 多见于持续吸烟和女性
- 破裂后死亡率可高达 90%，因为大多数患者无法及时到达医

院进行手术修复。在那些到达医院的人中，死亡率仍然高达 50%，而非破裂 AAA 的择期修复死亡率为 1% ～ 4%

筛查和监测

- USPSTF 建议对 65 ～ 75 岁有吸烟史的男性和 60 岁以上的父母或兄弟姐妹有 AAA 病史者进行一次性超声检查。这些人群已被证明具有较高的 AAA 患病率，并且筛选这一群体可降低 AAA 死亡率
- USPSTF 发现在超声阴性的男性中重复筛查无益，75 岁以上的男性不太可能从筛查中获益。目前证据不足以评估在 65 ～ 75 岁吸烟的妇女中筛查 AAA 的危害和获益
- 血管外科学会指南建议，对于直径 5.0 ～ 5.4 cm 的 AAA 患者，应每 6 个月进行一次超声或 CT 扫描监测。对于直径 4.0 ～ 4.9 cm 的 AAA 患者，则每 12 个月进行一次，对于直径 3.0 ～ 3.9 cm 的 AAA 患者，则每 3 年进行一次

体格检查和临床表现

- 大多数动脉瘤是无症状的，于影像学检查中偶然发现；症状性动脉瘤的破裂风险增加
- 体格检查对 AAA ＞ 5 cm 的敏感度为 76%，3.0 ～ 3.9 cm 的敏感度仅为 29%。肥胖明显降低体检的准确性
- 有症状患者可出现腹部、背部、侧腹或腹股沟疼痛
- 部分患者可触及搏动的上腹部肿块
- 在肾或内脏动脉狭窄的情况下可以出现腹部血管杂音
- 髂总动脉瘤可在下腹部象限触及。此外，有明显的股动脉和腘动脉搏动患者需要腹部超声和下肢超声检查
- 动脉瘤可压迫邻近肠管引起早期饱腹感、恶心和呕吐
- 髂静脉压迫可导致静脉血栓形成或功能不全
- 血栓栓塞可引起下肢疼痛和变色
- 输尿管梗阻和肾积水可引起腰痛和腹股沟疼痛，梗阻性肾衰竭
- AAA 破裂患者，50% 出现腹部或背部疼痛、低血压和腹部搏动性三联征
- 急性失血可能导致心肌梗死；动静脉瘘可表现为心力衰竭；主动脉瘘可表现为呕血或黑便，并伴有腹部和背部疼痛

Dx 诊断

鉴别诊断

接近 75% 的 AAA 患者是无症状的，通过常规检查发现，或者在其他症状就诊时偶然发现的。出现以下症状时的鉴别诊断需考虑 AAA：腹痛、背痛和（或）搏动性腹部肿块。AAA 的鉴别诊断包括消化性溃疡、肠系膜缺血、肾结石、肾盂肾炎和憩室炎。

实验室检查

常规实验室检查不能指示诊断。对于可疑的感染性或炎性动脉瘤，可以考虑 WBC、ESR/CRP 和血液培养。D- 二聚体升高可能表明动脉瘤内有血栓。图 46-1 显示腹主动脉瘤的诊治流程。

影像学检查

- 腹部超声检查（图 46-2）诊断 0.3 ～ 0.4 cm 大小 AAA 的敏感度和特异度接近 100%，在评估 AAA 累及肾动脉或髂动脉方面敏感度欠佳
- CT 扫描用于 AAA 术前评估（图 46-3），并将大小评估精确在 0.3 mm 范围以内。CT 扫描识别肾血管较超声更精确，无假阴性结果。CT 扫描是症状性 AAA 的首选影像学检查。不需要静脉造影来诊断 AAA 破裂。CT 还可以评估血管壁的完整性（图 46-4）并排除破裂
- 磁共振血管造影（MRA）也可以用于 AAA 的诊断，与 CT 一样准确
- 普通 X 线检查可以显示钙化主动脉动脉瘤的轮廓，诊断 AAA 不敏感
- 诊断性主动脉造影已被其他非侵入性成像方式（如 CT 或 MRA）所取代。术中血管造影仍用于确定治疗方案和疗效评估（图 46-5）
- 腔内动脉瘤修复（EVAR）术后需要对动脉瘤部位进行密切的终身随访以及时发现并发症，包括内渗漏、移植物异位、骨折、移植物感染以及动脉瘤增大甚至破裂。EVAR 并发症发生率约为 30%，其中 2% ～ 3% 需要重新干预。对比增强计算机断层成像（CTA）是 EVAR 随访金标准（图 46-6），但存在

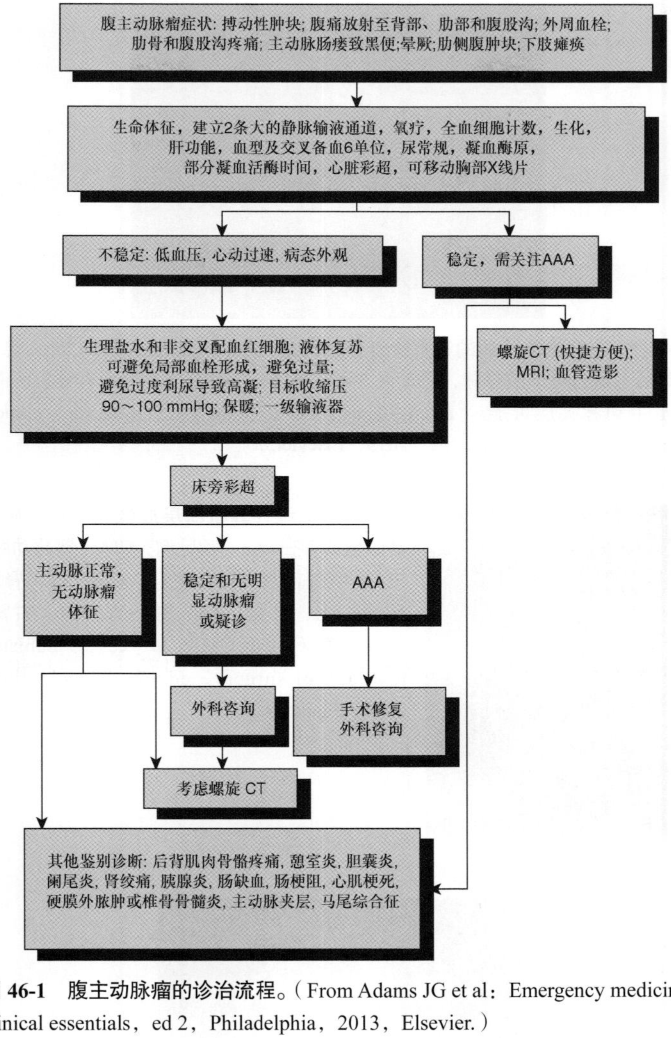

图 46-1　腹主动脉瘤的诊治流程。（From Adams JG et al：Emergency medicine，clinical essentials，ed 2，Philadelphia，2013，Elsevier.）

辐射增加和造影剂相关肾损伤风险。过去 20 年的多项研究显示，超声增强造影（CEUS）在 EVAR 后监测中的作用，具有良好的诊断效能，与 CTA 相比无辐射增加和造影剂相关肾损伤风险，成本低。大量的前瞻性研究和荟萃分析显示 CEUS 诊断内漏效能与 CTA 相当

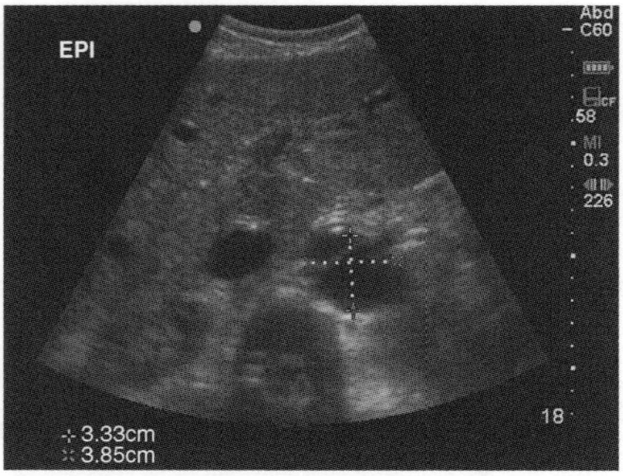

图 46-2　腹部主动脉瘤的超声检查横轴图，大小为 3.33 cm×3.85 cm。患者主动脉右侧可见下腔静脉，血管下方可见椎体。需注意主动脉内有异常回声，提示主动脉夹层可能。（From Adams JG et al：Emergency medicine，clinical essentials，ed 2，Philadelphia，2013，Elsevier.）

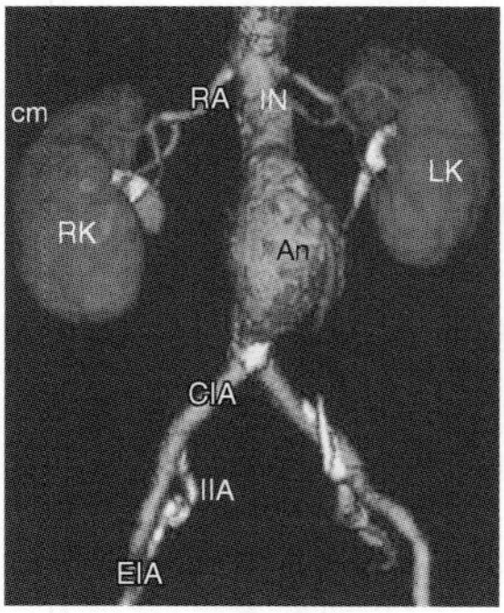

图 46-3　三维计算机断层成像显示肾下腹主动脉瘤的存在。An，动脉瘤；CIA，髂总动脉；EIA，髂外动脉；IIA，髂内动脉；IN，肾下瘤颈；LK，左肾；RA，肾动脉；RK，右肾。（From Townsend CM et al［eds］：Sabiston textbook of surgery，ed 17，Philadelphia，2004，Saunders.）

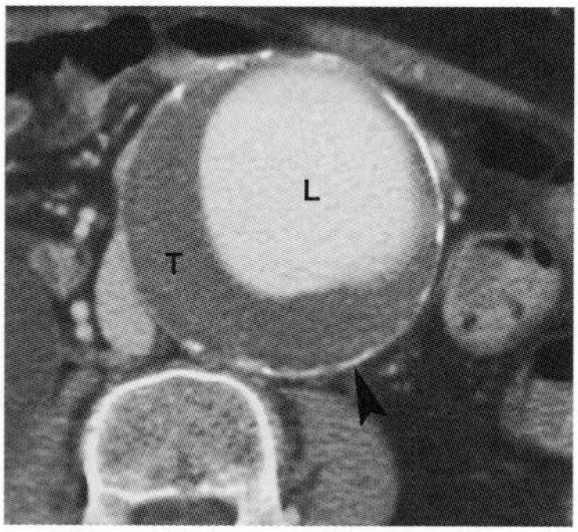

图 46-4　CT 显示腹主动脉瘤。可见大主动脉瘤，主动脉直径超过 5 cm。大量血栓（T）部分围绕管腔内对比剂（L）。注意动脉瘤壁的动脉粥样硬化钙化（箭头）

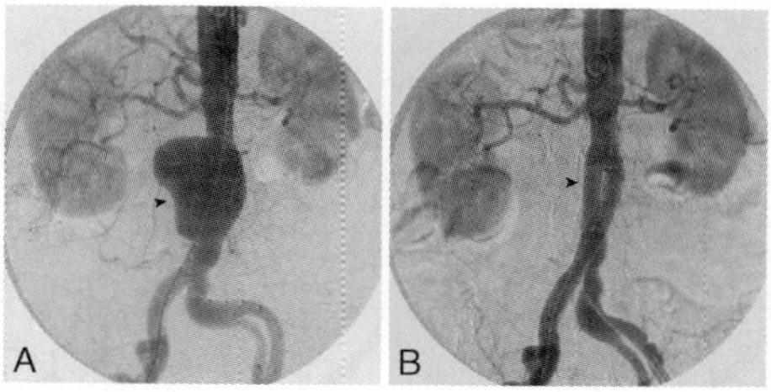

图 46-5　A. 常规的双侧标记导管造影显示肾下大分叶主动脉瘤（箭头），近端颈部长 4 cm，适合腔内修复。**B.** 血管内修复后的图像显示完全消除了动脉瘤（箭头），无内漏，保留了肾动脉和腹下动脉。（From Soto JA，Lucey BC：Emergency radiology：the requisites，ed 2，Philadelphia，2017，Elsevier.）

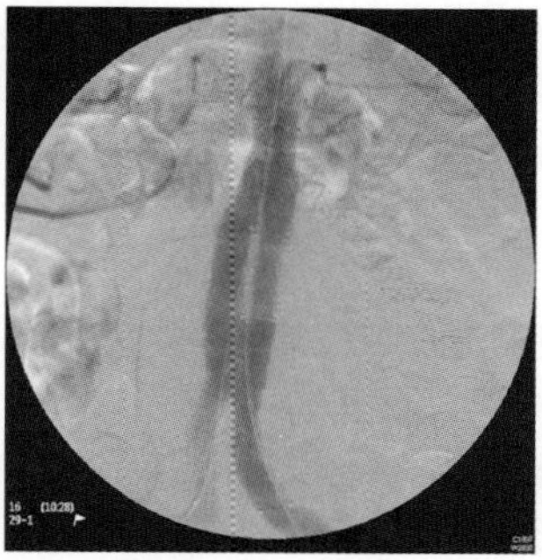

图 46-6　腔内动脉瘤修复后数字减影血管造影。（From Fillit HM：Brocklehurst's textbook of geriatric medicine and gerontology，ed 8，Philadelphia，2017，Elsevier.）

Rx 治疗

非药物治疗

- 尽管缺少治疗心脏病风险因素可降低 AAA 扩张速度的数据，但非药物治疗仍关注风险因素，最重要的是戒烟、饮食和运动。值得注意的是，适度运动不会增加动脉瘤扩张的速度或破裂的风险
- 系列研究表明当前吸烟者的 AAA 扩张比既往吸烟者快。建议已知 AAA 或有 AAA 家族史的患者停止吸烟并对其提供戒烟干预措施
- 治疗取决于动脉瘤的大小（详见慢性期治疗）

急性期治疗

- 使用开放式外科手术修复（OSR）或 EVAR 进行治疗。术式选择取决于解剖学因素、手术风险以及对 EVAR 是否能进行常规随访
- 紧急的 OSR 是传统的治疗方法。多项试验表明 EVAR 可以降低死亡率，缩短住院时间。对于符合某些解剖和生理标准的患者，越来越多的中心正在使用 EVAR
- 最近的一项 Cochrane 荟萃分析纳入四项研究显示 EVAR 与 OSR 比较治疗 AAA 破裂在 30 天病死率方面不存在差异。接受 EVAR 的患者再次干预的发生率较高，尽管再干预通常是导管的微创方法
- EVAR 的主要局限性包括解剖学因素（血管迂曲或直径小）以及无法随访患者以排除支架移植物的晚期失败和内漏的发生

慢性期治疗

- 应根据对动脉粥样硬化疾病患者的建议监测和控制血压和血脂。他汀类药物降低 AAA 修复后的死亡率，建议用于 AAA 患者以减少动脉粥样硬化的进展和心血管疾病的风险
- 最常用的破裂预测指标是 AAA 的最大直径
- 长期的 β 受体阻滞剂治疗减缓马方（Marfan）综合征患者的主动脉扩张速度并降低主动脉并发症的发生率。多项研究表明 β 受体阻滞剂治疗降低 AAA 扩张速度和破裂风险。但是缺乏确凿的证据
- 最近对 5362 名 AAA 患者进行的多中心研究发现，AAA 进展与他汀类、β 受体阻滞剂、血管紧张素转化酶抑制剂或血管紧张素Ⅱ受体阻滞剂的使用之间无显著相关性
- 已有研究证明多西环素（强力霉素）和罗红霉素等抗生素会限制小 AAA 进展
- 对于直径≥ 5.5 cm 的肾旁型或肾下型 AAA 患者，应进行 AAA 修复以消除破裂风险。AAA 直径≥ 5 cm 的女性可考虑进行修复。此外 6 个月内 AAA 直径增大大于 0.5 cm 的 AAA 需进行修复。所有有症状的患者，无论大小均需修复治疗。有症状的、未破裂的 AAA 的修复时机仍存在争议
- 对于小的无症状 AAA（＜ 5.5 cm），早期开放或腔内修复均无明显获益

- 对于解剖结构适宜的患者可在局部麻醉下行经皮血管内支架植入。接受 EVAR 的患者需进行长期监测评估是否有内漏、支架移位、动脉瘤大小改变以及是否需要再次治疗干预
- EVAR 联合近端开窗支架可替代开放修复治疗近肾腹主动脉瘤和短颈腹主动脉瘤（颈是指从动脉主干根部到动脉瘤起始部的距离）。文献表明其安全有效，特别适合于手术高风险患者
- 随机试验和荟萃分析显示，EVAR 较 OSR 可进一步降低 30 天死亡率、MI 发生率，缩短住院时间以及改善术后 12 个月内生活质量。但 EVAR 增加与支架相关的并发症，并且费用成本较高。此外最近的一项荟萃分析显示，与 OSR 相比，EVAR 术后 5 ～ 9 年的全因死亡率、再干预和继发破裂发生率更高。10 年后 EVAR 治疗患者再次介入和继发性破裂比率更高
- 目前资料显示只有不到 2% 的接受 EVAR 患者需要再次 OSR，并且所有早期内渗中大约一半在 30 天内可自行消失
- 对于预期寿命长的患者，首选 AAA 外科手术修复
- 血管内 AAA 修复是大多数预期寿命较长和具有适当解剖结构患者的优选方案
- 对于预期寿命有限的患者，不建议进行选择性 AAA 修复
- 血管内 AAA 修复需定期 CT 随访。腹部超声也广泛应用于术后随访。建议术后 1 个月和 12 个月进行随访，然后每年随访一次
- 在接受 AAA 修复的高危患者中，尤其是患有冠状动脉疾病的患者或具有多个临床危险因素的患者，术前应用 β 受体阻滞剂治疗使目标心率小于 60 次 / 分可降低因心脏病或非致命性心肌梗死所致死亡。术后 24 h 内给予 β 受体阻滞剂未有临床获益。已经服用 β 受体阻滞剂的患者需继续使用
- 合并慢性阻塞性肺疾病（COPD）的 AAA 患者发生临床并发症的风险更高，特别是管理不佳或同时存在心肾疾病时。术前 2 个月戒烟可降低肺部病死率
- 肾功能不全是病死率的强预测因子，肾功能不全者病死率高达 41%，而未合并肾功能不全者病死率为 6%

转诊

- 对于无症状的 AAA（约 4.5 cm）的患者，应转诊至血管外科
- 对于 6 个月内扩张速度超过 0.5 cm 的患者，需进行修复治疗。

小规模研究显示将 AAA 扩张作为手术标准临床获益尚未明确
- 术前合并症优化治疗至关重要

重点和注意事项

- 小于 5.5 cm 的无症状 AAA 修复治疗并未改善生存率，因为其破裂风险低于手术风险
- 迄今为止多项试验表明，无论采用开放式还是腔内修复、具体手术术式、年龄和 AAA 直径，立即进行小型 AAA（4.0～5.5 cm）修复均无临床获益。因此目前证据均不支持小型 AAA 的紧急开放或腔内修复
- 尽管短期疗效有所提高，AAA 修补术后 5 年生存率仍然很差，并且与手术时的 AAA 直径和年龄有关。改善接受 AAA 修复治疗患者的远期生存率和特定患者的选择是未来需进一步研究的课题

专家点评

- 大多数患者是肾下型 AAA，系肾动脉下方的血管壁层状结构蛋白减少导致血管壁强度降低
- 合并冠状动脉疾病、肺部疾病或慢性肾衰竭患者的手术风险增加。缺血评估和积极的围术期血流动力学监测有助于确定高危患者，减少术后并发症
- ＜5 cm 的 AAA 大约以每年 0.2～0.3 cm 的速度扩张，而＞5 cm 的 AAA 大约以每年 0.3～0.5 cm 的速度扩张

推荐阅读

Badger S et al: Endovascular treatment for ruptured abdominal aortic aneurysm, *Cochrane Database Syst Rev* 5:CD005261, 2017.

Brewster DC et al: Guidelines for the treatment of abdominal aortic aneurysms, Report of a subcommittee of the Joint Council of the American Association for Vascular Surgery and Society for Vascular Surgery, *J Vasc Surg* 37:1106-1117, 2003.

Cantisani V et al: EVAR: benefits of CEUS for monitoring stent-graft status, *Eur J Radiol* 84(9):1658-1665, 2015.

De Bruin JL et al: Long-term outcome of open or endovascular repair of abdominal aortic aneurysm, *N Engl J Med* 362:1863-1871, 2010.

Filardo G et al: Surgery for small asymptomatic abdominal aortic aneurysms, *Cochrane Database Syst Rev* 8(2):CD001835, 2015.

IMPROVE Trial Investigations: Comparative clinical effectiveness and cost effectiveness of endovascular strategies vs. open repair for ruptured abdominal aortic aneurysms. Three year results of the IMPROVE randomized trial, *BMJ* 359:148-159, 2017.

Jackson RS et al: Comparison of long-term survival after open vs endovascular repair of intact abdominal aortic aneurysm among Medicare beneficiaries, *JAMA* 307(15):1621-1628, 2012.

Kayssi A et al: Health-related quality-of-life outcomes after open versus endovascular abdominal aortic aneurysm repair, *J Vasc Surg* 62(2):491-498, 2015.

Kent KC: Abdominal aortic aneurysms, *N Engl J Med* 371:2101-2108, 2014.

Kent KC et al: Analysis of risk factors for abdominal aortic aneurysm in a cohort of more than 3 million individuals, *J Vasc Surg* 52:539-548, 2010.

Kouvelos G et al: Late open conversion after endovascular abdominal aortic aneurysm repair, *J Vasc Surg* 61(5):1350-1356, 2015.

Lederle FA et al: Long-term comparison of endovascular and open repair of abdominal aortic aneurysm, *N Engl J Med* 367:1988-1997, 2012.

Lederle FA, Noorbaloochi S, Nugent S, et al: Multicentre study of abdominal aortic aneurysm measurement and enlargement, *Br J Surg* 102:1480-1487, 2015.

Lederle FA et al: Open versus endovascular repair of abdominal aortic aneurysm, *NEJM* 380:2126-2135, 2019.

Lefevre ML: Screening for abdominal aortic aneurysm: US Preventive Services Task Force Recommendation Statement, *Ann Intern Med* 161:281-290, 2014.

Li B et al: A systematic review and meta-analysis of the long-term outcomes of endovascular versus open repair of abdominal aortic aneurysm, *J Vasc Surg* 70(3):954-969, 2019.

Mohan PP, Hamblin MH: Comparison of endovascular and open repair of ruptured abdominal aortic aneurysm in the United States in the past decade, *Cardiovasc Intervent Radiol* 37(2):337-342, 2013.

Norman PE et al: Understanding the effects of tobacco smoke on the pathogenesis of aortic aneurysm, *Arterioscler Thromb Vasc Biol* 33(1473), 2013.

Ou J et al: A systematic review of fenestrated endovascular repair for juxtarenal and short-neck aortic aneurysm: evidence so far, *Ann Vasc Surg* 29(8):1680-1688, 2015.

Paravastu SCV et al: Endovascular repair of abdominal aortic aneurysm, *Cochrane Database Syst Rev* 1:CD004178, 2014.

RESCAN Collaborators et al: Surveillance intervals for small abdominal aortic aneurysms: a meta-analysis, *JAMA* 309(8):806-813, 2013.

Rooke TW et al: 2011 ACCF/AHA Focused update of the guideline for the management of patients with peripheral artery disease (updating the 2005 guideline), *J Am Coll Cardiol* 58(19):2020-2045, 2011.

Sweeting MJ, et al: Ruptured Aneurysm Trialists, Ruptured Aneurysm Trials: the importance of longer-term outcomes and meta-analysis for 1-year mortality, *Eur J Vasc Endovasc Surg* 50(3):297-302, 2015.

Takayama T, Yamanouchi D: Aneurysmal disease: the abdominal aorta, *Surg Clin N Am* 93:877, 2013.

The United Kingdom EVAR Trial Investigators: Endovascular repair of aortic aneurysm in patients physically ineligible for open repair, *N Engl J Med* 362:1872-1880, 2010.

The United Kingdom EVAR Trial Investigators: Endovascular versus open repair of abdominal aortic aneurysm, *N Engl J Med* 362:1863-1871, 2010.

Thomas DM et al: Open versus endovascular repair of abdominal aortic aneurysm in the elective and emergent setting in a pooled population of 37,781 patients: a systematic review and meta-analysis, *ISRN Cardiol* 149243(2014), 2014.

Wanhainen A et al: European Society for Vascular Surgery (ESVS) 2019 Clinical Practice Guidelines on the Management of Abdominal Aorto-iliac Artery Aneurysms, *Eur J Vasc Endovasc Surg* 57(1):8-93, 2019.

Zhang L, Wang Y: B lymphocytes in abdominal aortic aneurysms, *Atherosclerosis* 242(1):311-317, 2015.

第 47 章　肾动脉狭窄
Renal Artery Stenosis

James Simon

李云雷　译　刘娅妮　张骅　审校

基本信息

定义

肾动脉狭窄（renal artery stenosis，RAS）是进行性的肾动脉变窄，最常见的病因是动脉粥样硬化或纤维肌发育不良（fibromuscular dysplasia，FMD）。RAS 是引起高血压、缺血性肾病、不稳定心脏综合征的一个重要、潜在且可逆的病因。RAS 增加肾动脉闭塞的风险，取决于狭窄程度的进展。

同义词

纤维肌性疾病

FMD

RAS

肾血管性疾病

ICD-10CM 编码

I70.1　肾动脉粥样硬化

I15.0　肾血管性高血压

I77.9　动脉和小动脉疾病，未分类

Q27.1　先天性肾动脉狭窄

流行病学和人口统计学

- RAS：
  1. 动脉粥样硬化性 RAS（ARAS）大约占所有病例的 90%。真实的流行情况并不清楚。
     a. 一般人群的尸检研究：10%，50 岁以上 27%；高血压患者 0.2% ～ 5%
     b. ＞ 65 岁的一般人群中，多普勒超声诊断 RAS 概率为 6.8%

（女性 5.5%，男性 9.1%，非裔美国人 6.7%，高加索人 6.9%）。这些 ARAS 患者中，12% 为双侧病变

c. 在恶性高血压患者中，高加索人群的发病率是 43%，非裔美洲人是 7%。轻度高血压患者中的发病率＜ 1%

d. 在周围动脉疾病的患者中，发病率是 22% ～ 59%

2. FMD 大约占慢性 RAS 的 10%。最常见于女性（90%）。以前认为 FMD 是在有少数危险因素的年轻人和健康人中发病，但是最近的数据显示诊断的平均年龄是 54 岁，并且 26% 有双侧病变

病因学

- 动脉粥样硬化：ARAS 有与其他血管床粥样硬化类似的过程，且有类似的危险因素：家族史，吸烟，糖尿病，高血压，高脂血症。ARAS 最常累及肾动脉开口及主干近端 1/3
- 纤维肌发育不良（FMD）（图 47-1 和图 47-2）：病因不明。根据累及动脉壁结构层次的不同分为三类：中膜 FMD（＞ 90%），内膜 FMD（＜ 10%），外膜 FMD（＜ 1%）。FMD 典型地累及肾动脉主干远端及肾内分支

发病机制

- 纤维肌发育不良的发病机制不明。纤维肌发育不良引起肾动脉异常缩窄和扩张，导致血管造影时典型的“串珠样”表现

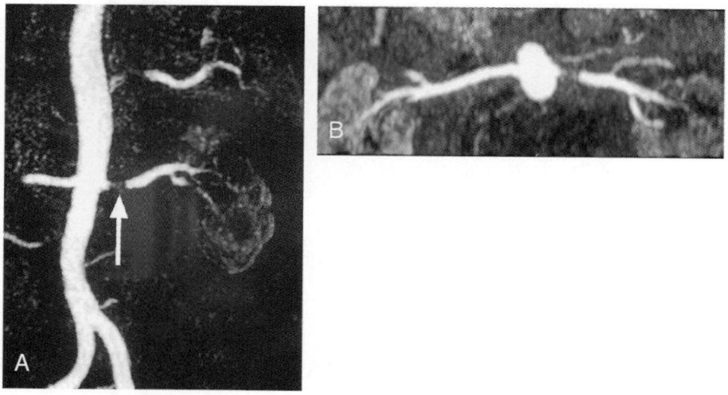

图 47-1 磁共振造影。**A.** 一位左肾动脉明显狭窄患者的冠状位最大密度投影（MIP）（白色箭头）。**B.** 同一患者横断面 MIP。（From Adam A et al：Grainger & Allison’s diagnostic radiology，ed 5，2007，Churchill Livingstone. In Grant LA：Grainger & Allison’s diagnostic radiology essentials，ed 2，2019，Elsevier.）

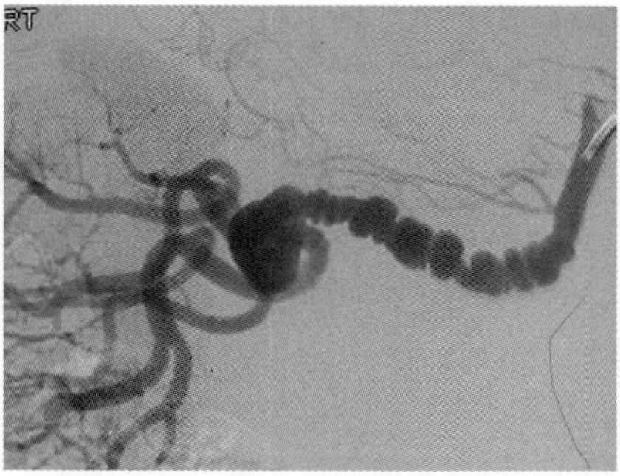

图 47-2　纤维肌发育不良。一例选择性右前斜位（RAO）数字减影血管造影，清晰的显示典型的囊状扩张和网状狭窄。（From Adam A et al：Grainger & Allison's diagnostic radiology，ed 5，2007，Churchill Livingstone. In Grant LA：Grainger & Allison's diagnostic radiology essentials，ed 2，2019，Elsevier.）

- ARAS 的发病机制和其他血管床动脉粥样硬化相似
- 肾血管性高血压的发病机制与肾缺血导致的神经激素瀑布反应相关。肾致密斑能感受动脉狭窄引起的血流减少导致的动脉血压降低。肾低灌注或缺血引起血浆肾素增加，导致血管紧张素Ⅰ转化为血管紧张素Ⅱ，引起血管收缩以及醛固酮分泌、钠潴留、钾排出。由于对侧肾也会产生高血压性损伤，故即使单侧 RAS 的患者也可引起高血压并自我维持
- 缺血性肾病的发病机制目前是一个有争议的话题。肾功能不全是单纯由于血管进行性狭窄相关的持续性缺血，还是由于反复小的缺血性打击以及炎症介质上调，均需要进一步明确
- "一过性"或突发性肺水肿，常见于双侧 ARAS，是由交感神经系统上调以及水钠潴留引起的

自然病程

- 纤维肌发育不良引起的 RAS 极少导致肾动脉闭塞或缺血性肾病
- ARAS 极少进展为完全闭塞。一项 RAS 患者的超声研究显示，＞ 60% 狭窄的患者，1 年内只有 5% 进展为完全闭塞；2 年后另外 11% 进展为完全闭塞

体格检查和临床表现

进展性 RAS

- 所有＜ 30 岁的找不到其他原因的白人女性高血压患者，或任何＞ 50 岁的新发顽固性高血压患者，或突然并急剧恶化的稳定高血压患者，均需考虑肾动脉狭窄
- RAS 最常为临床无症状性发现。表现可以包括肾血管性高血压，缺血性肾病，或一过性肺水肿
- 无心脏疾病的一过性肺水肿最常提示严重的双侧肾动脉狭窄
- 采用包括三种降压药（包括利尿药）最大剂量的方案，如果血压控制仍不理想，需要考虑肾血管性高血压
- 如果肾功能急剧恶化或影像显示实质变小，尤其是双侧病变，需考虑缺血性肾病
- 血管紧张素转化酶抑制剂（ACEI）或血管紧张素受体阻滞剂（ARB）治疗后血肌酐急性升高（＞ 30%）可见于双侧病变
- 腹部听诊在左上或右上部听到杂音可能提示 RAS。ARAS 患者常可在其他血管床部位听到杂音

Dx 诊断

筛查

美国心脏病学会和美国心脏协会（ACC/AHA）指南规定了需要筛查 RAS 的患者：

- ＜ 30 岁起病的高血压或＞ 55 岁的重度高血压
- 临床提示与特发性高血压不同的继发性高血压，同时缺乏继发性高血压可能的病因（如嗜铬细胞瘤）
- 恶性高血压：高血压合并急性终末器官损害［急性肾衰竭，急性失代偿期心力衰竭，新发视觉或神经障碍，和（或）晚期视网膜病变］的证据
- 急进性高血压：既往控制的高血压突然并持续恶化
- 抵抗性高血压：包括应用利尿剂在内的三种药物最大剂量
- 突发难以解释的肺水肿
- ACEI 或 ARB 开始治疗后新出现的氮质血症或急性肾损伤
- 难以解释的肾萎缩或双肾大小改变＞ 1.5 cm，较小的肾可能由 RAS 引起
- 长度差异≥ 1.5 cm 的不对称肾需要考虑筛查

实验室检查

- 基本的生化检查包括钠、钾、血尿素氮和血肌酐
- 尿液分析
- 怀疑肾血管性高血压（RVH）的患者，深静脉肾素取样有助于明确一侧或双侧肾过度产生肾素。阳性结果有高度的预测价值。然而，50% 无单侧病变证据的患者仍可对单侧干预产生反应。这项技术极少在专业高血压中心以外的机构开展

影像学检查

肾脏双功能多普勒超声造影、CT 血管造影，以及磁共振血管造影（MRA）均是有效的诊断筛查手段。影像方式的选择取决于可用的诊断设备、每一种诊断方法的经验和局部准确性，以及患者特征（包括体格大小、肾功能、造影剂过敏史、之前植入支架）。

肾多普勒超声

- 肾多普勒超声是一种无创、便宜的筛查手段，它可以明确狭窄是否＞ 60%
- RAS 的异常结果：
  1. 收缩期峰流速（PSV）＞ 250 cm/s
  2. 舒张期峰流速＞ 150 cm/s
  3. 肾 / 主动脉比值（RAR）＞ 3.5
  4. 加速时间＞ 100 s
  5. RAS 肾多普勒阳性的绝对标准因机构而异
- 与肾血管造影相比，多普勒检查表现有差异，敏感度为 84%～98%，特异度为 62% ～ 99%
- 局限性包括高的操作者差异性。准确的检查结果需要操作者进行大量的检查以降低操作者误差。如果在特定机构中存在明显的操作者差异，则应该在诊断流程中排除使用肾多普勒。大体型的患者可能有受限的影像结果。多普勒的敏感度和特异度不及 MRI 或 CT。RAS 的检测限于狭窄程度为 60% ～ 99% 的范围
- 双功能多普勒超声对放置支架后开通性的监测是一种很好的工具

磁共振血管造影

- MRA 可以良好显示主肾动脉和副肾动脉。这项检查的敏感度高（90% ～ 100%），特异度为 76% ～ 94%。MRA 优于肾多

普勒超声造影，与 CT 造影相当
- 优点包括没有碘造影剂或放射线的暴露
- 局限性包括幽闭恐惧，费用高，不能用于既往放置金属支架的患者。另外，钆暴露在肾小球滤过率（GFR）< 30 ml/（min · 1.73 m^2）的 CKD 患者中相对禁忌，因为有包括肾源性系统性纤维化的风险

CT 血管造影

- CT 血管造影快捷并且有效。与血管造影相比，CT 的敏感度为 59% ～ 96%，特异度为 82% ～ 99%。优于肾多普勒超声，与 MRA 相当。造影剂在肾的吸收还可以用来评估受影响肾的活力
- CT 具有良好的空间分辨能力，并且可用来探查金属支架植入后的再狭窄
- 与 MRA 相比，CTA 可更便捷地用于肥胖或幽闭恐惧症患者
- 局限性包括放射线暴露，潜在的肾毒性，CKD 患者碘造影剂的暴露。严重钙化的动脉可能显示得比实际上更狭窄

直接血管造影

- 静脉数字减影血管造影（DSA）的敏感度为 88%，特异度为 90%。这是 RAS 解剖学诊断的金标准。它并不是一线筛查工具，但可作为非侵袭性检查阳性后的推荐检查。DSA 还可以用于临床高度怀疑、非侵袭性检查未明确，以及已经诊断但校正狭窄有临床获益的患者。DSA 可以在操作同时进行支架血管成形术。DSA 时可用肾血流储备分数评估最大血管舒张内径时 RAS 严重程度
- 这种方式保留用于高度可能需要介入治疗的患者
- 局限性包括其具有侵袭性，需要主动脉内置管而有可能导致主动脉和肾动脉创伤，有可能导致撕裂、破裂、血栓形成或栓塞
- 操作需要一个对 RAS 熟练的介入团队（影像科医师、心内科医师或血管外科医师）
- 操作需要用碘造影剂，CKD 患者须谨慎使用。二氧化碳造影剂造影以及限制摄片数量可降低肾损伤的风险

核素肾脏造影（不用卡托普利）

在有肾萎缩时，用来显示有差异的肾功能而实施的一项无创检查。当评估肾血管性高血压的萎缩肾是否需要移除或者肾血管重建

时，这是有用的。萎缩肾的肾功能差异< 20% 时，不太可能会导致肾功能继续恶化，但仍可能导致肾血管性高血压。

Rx 治疗

急性期治疗

肾动脉狭窄的治疗，必须取决于临床表现：

- 无症状 RAS 不需要治疗
- 偶然发现 RAS 的慢性高血压患者，仅需降压药物治疗
- 怀疑 RVH 的患者，开始需要降压治疗，尤其是阻断肾素-血管紧张素-醛固酮系统的药物。如同后面讨论到的，充分药物控制血压失败是考虑肾血管重建的一个原因
- 缺血性肾脏病患者，仅当肾功能快速下降或双侧肾动脉狭窄出现一过性肺水肿时需要考虑干预

药物治疗

- 由于 RAS 中肾素-血管紧张素-醛固酮系统的激活，故建议用 ACEI 或 ARB，且耐受性良好。开始或滴定这些药物时，需密切监测肾功能，尤其是在双侧 RAS（耐受性 78%）或存在孤立肾的单侧血管狭窄时，以避免加重急性肾损伤（AKI）
- 合并充血性心力衰竭或一过性肺水肿的患者，需要考虑利尿剂
- 动脉粥样硬化性 RAS 患者使用抗血小板治疗和他汀类药物治疗

非药物治疗

- 单纯药物不能控制血压，出现一过性肺水肿，或肾功能急性下降，出现任一项则倾向于肾血管造影、血管成形术，并可能有指征放置支架
- 不放置支架的血管成形术，由于即使充分扩张后的高失败率或高再狭窄率，对动脉粥样硬化性病变是不足够的
- RAS 导致的一个肾功能不全，有时候可以引起顽固性高血压。这种情况只有在单侧肾萎缩的深静脉肾素取样时能发现。对于这些患者，萎缩肾的肾切除可能是控制血压的最好方式
- 极少需要肾动脉旁路移植（搭桥）

- 如果考虑一过性肺水肿或肾功能快速下降是由 RAS 引起，则有可能是双侧病变，且如果被血管造影证实，双侧肾动脉均需要植入支架
- ARAS 患者的高血压很少能经血管重建治愈，因为其背景基础血压高。干预的目的是控制血压并减少降压药物的数量
- ACC/AHA 指南列出了明显狭窄时肾动脉血管重建的指征，包括：
  1. 急进性高血压，抵抗或恶性高血压（Ⅱa 级）
  2. 高血压伴单侧小肾（Ⅱa 级）
  3. 难以耐受药物的高血压（Ⅱa 级）
  4. 心脏不稳定综合征的治疗，如难以解释的心力衰竭急性加重，或一过性肺水肿发作（Ⅰ级），以及顽固性或不稳定型心绞痛（Ⅱa 级）
  5. 进展性肾脏病，双侧 RAS 或单侧功能肾的 RAS（Ⅱa 级）
- 许多符合上述标准的患者，并未显示出从肾血管重建中获益。必须严格筛选血管造影和介入治疗的患者
- 多项随机对照研究（如 ASTRAC、CORAL、DRASTIC、STAR）并未显示出经皮治疗与药物治疗相比的获益，终点是肾功能、心血管事件。不过这些研究有一些其内在的局限性
  1. DRASTIC 研究是一项小型的、仅有血管成形术的研究，显示血压无差异。但在干预组减少了降压药物的每日剂量和药物数量。从药物治疗组到干预组的交叉率较高
  2. ASTRAC 研究是在 RAS 中支架与药物对比的一项中型研究。显示在血压控制方面或为达血压控制而使用的降压药物数量方面没有差异。这组研究人群的 RAS 仅是中度狭窄，降低了寻找阳性结果的可能性
  3. CORAL 是一项大型前瞻性、多中心研究，在重度 RAS（＞60% 狭窄）中比较支架和药物。这项研究证实，对 ARAS 和高血压患者，支架并未改善临床结局，总体来看，肾动脉支架是徒劳的。研究中很多患者是重度 RAS，可能会削弱重度 RAS 干预后的获益结果
  4. CORAL 人群随访 3 年时，在血压控制、GFR 改变、终末期肾病或死亡方面，支架和药物治疗未显示出任何差异
- 注意到这些局限，血管重建和药物治疗相比，目前没有前瞻性随机对照研究显示出任何亚组的狭窄患者有获益。故而，

建议选择血管重建的患者，需要由处理高血压和肾动脉狭窄经验丰富、技术熟练的专科医师来决定

纤维肌发育不良

- 除非存在重度双侧病变（罕见），控制血压的药物治疗需要包括 ACEI 或 ARB
- 纤维肌发育不良（FMD）导致的 RVH，很多患者没有基础血压背景，故常经由肾动脉血管重建而治愈
- 大多数情况，患者应该首选肾动脉血管成形术，并无论血压能否被药物控制
- 支架不适用于 FMD 患者，因为单独血管成形术常有持久的效果。另外，FMD 复发常见，支架的存在会妨碍其他干预
- FMD 多次复发或血管成形术改善血压失败的患者，可能需要肾动脉旁路移植术

处理或转诊

- 多种药物未控制的高血压患者，应求助于高血压专科医师
- 除非有新的临床数据，经皮介入治疗 ARAS 必须谨慎选择

重点和注意事项

- 肾动脉狭窄最多是偶然发现的，且临床无症状
- 肾动脉狭窄可以表现为高血压、肾功能不全，或二者皆有，或一过性肺水肿
- 支架不适用于大多数 RAS 患者，仅在高风险患者或就诊于本领域专科医师后考虑
- 影像学检查方式取决于机构经验

相关内容

高血压（相关重点专题）

推荐阅读

Cooper CJ et al: Stenting and medical therapy for atherosclerotic renal-artery stenosis, *N Engl J Med* 370:13-22, 2014.

de Leeuw PW et al: Treatment of atherosclerotic renal artery stenosis: time for a new approach, *J Am Med Assoc* 309:663-664, 2013.

Ham SW et al: Late outcomes of endovascular and open revascularization for nonatherosclerotic renal artery disease, *Arch Surg* 145(9):832-839, 2010.

Kapoor N et al: Physiological assessment of renal artery stenosis: comparisons of resting and hyperemic renal pressure measurements, *Catheter Cardiovasc Interv* 76(5):726-732, 2010.

Lao D et al: Atherosclerotic renal artery stenosis, diagnosis and treatment, *Mayo Clin Proc* 86(7):649-657, 2011.

Seddon M, Saw J: Atherosclerotic renal artery stenosis: review of pathophysiology, clinical trial evidence, and management strategies, *Can J Cardiol* 27: 468-480, 2011.

Trinquart L et al: Efficacy of revascularization for renal artery stenosis caused by fibromuscular dysplasia: a systematic review and meta-analysis, *Hypertension* 56(3):525-532, 2010.

Tuttle KR et al: Effects of stenting for atherosclerotic renal artery stenosis on eGFR and predictors of clinical events in the CORAL trial, *Clin J Am Soc Nephrol* 11(7):1180-1188, 2016.

Weber BR et al: Renal artery stenosis: epidemiology and treatment, *Int J Nephrol Renovasc Dis* 7:169-181, 2014.

第 48 章　Takotsubo 心肌病
Takotsubo Cardiomyopathy

Mostafa Ghanim，Maxwell Eyram Afari

潘峰　译　祝杰　审校

基本信息

定义

Takotsubo 心肌病，也称为应激性心肌病（stress cardiomyopathy，SC），是一种以短暂性收缩和舒张功能不全为特征的综合征，其特异性表现为左心室（left ventricle，LV）心尖和（或）中段球样扩张。临床表现类似于急性心肌梗死（myocardial infarction，MI），但却没有心外膜冠状动脉阻塞的证据。通常（但并不总是）它之前会有严重的疾病或强烈的情绪、身体或心理压力。该病最初在日本于 20 世纪 90 年代被描述，左心室收缩造影有一个独特的形状，类似于一个窄颈圆底的 tako-tsubo 壶，日本渔民用它来捕捉章鱼。SC 的变异体包括心尖部（81.7%）、心室中段（14.6%）、基底部 / 反向 takotsubo（2.2%）和局灶性（1.5%）SC。

同义词

应激性心肌病（SC）

左心室心尖球形综合征（left ventricular apical ballooning syndrome，LVABS）

壶腹心肌病

心碎综合征

ICD-10CM 编码

151.81　Takotsubo 综合征

流行病学和人口统计学

发病率：估计每 10 万人中有 15 ～ 30 例新病例。

患病率：肌钙蛋白阳性的急性冠脉综合征（ACS）患者中 1% ～ 2% 有 SC。

好发性别和年龄：发病时，90% 为女性，80% 为＞ 50 岁女性。平均发病年龄为 68.8 岁。

风险因素：严重的医学疾病、强烈的心理社会应激或身体应激（亲人死亡、家庭虐待、激烈争吵、经济困难、严重疼痛、自然灾害等）或慢性应激 / 抑郁都可能引发 SC。一些积极的生活事件（开心综合征）也可以导致 SC。家族性病例增加了遗传易感性的可能。

体格检查和临床表现

- 最常见主诉是急性胸骨后疼痛、呼吸困难和晕厥（国际 Takotsubo 注册研究）
- 在体格检查中，可出现收缩期喷射性杂音（左心室流出道梗阻和二尖瓣反流）
- SC 可表现为心力衰竭（30%）、室性心律失常、心源性休克（10%）或心脏性猝死

病因学

提出的 SC 机制包括：

- 在绝经后妇女，雌激素缺乏会导致血管内皮舒缩功能障碍。缺乏内皮依赖性血管舒张功能导致冠状动脉血管过度收缩
- 急性事件中儿茶酚胺升高可直接对心肌产生毒性。心尖部 β 受体密度增加使其对儿茶酚胺更敏感，解释了心尖球样扩张的原因
- 微血管灌注受损导致缺血性心肌顿抑
- 图 48-1 描述了 SC 中诱因、致病因素和易感因素之间的相互作用

Dx 诊断

梅奥诊所提出的 SC 诊断标准（2008）：满足所有四项标准才能做出诊断。

- 超过单个心外膜血管分布区域的暂时性室壁运动障碍（图 48-2）。通常存在应激性触发因素（但并非总是）
- 无阻塞性冠心病或冠状动脉造影无急性斑块破裂的证据
- 新的心电图异常［ST 段抬高和（或）T 波倒置］或心肌肌钙蛋白轻度升高
- 无嗜铬细胞瘤或心肌炎

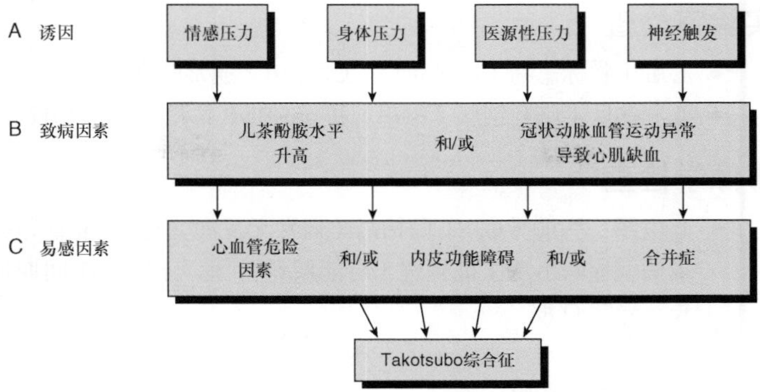

图 48-1　Takotsubo 心肌病的诱因、致病因素和易感因素之间的相互作用。（From Pelliccia F et al：Takotsubo syndrome［stress cardiomyopathy］：an intriguing clinical condition in search of its identity，Am J Med 127：699-704，2014.）

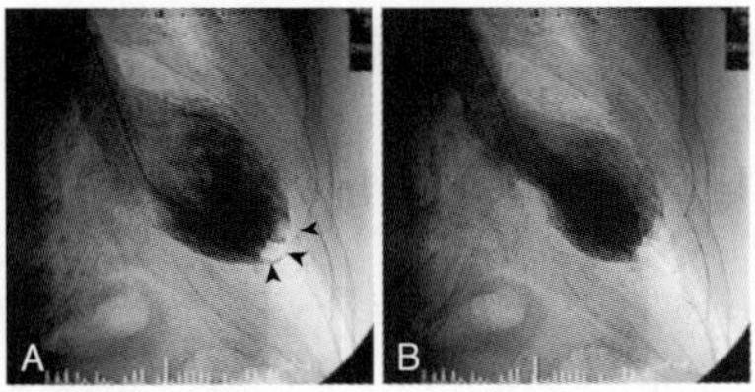

图 48-2　A 和 B. 左心室造影显示心尖部气球样改变，为应激性心肌病的特征。（From Mitsuma W et al：JACC 51［1］：cover，2008.）

鉴别诊断

- 急性冠脉综合征
- 心脏 X 综合征 / 微血管性心绞痛
- 变异型心绞痛
- 急性心肌炎
- 可卡因性心肌病
- 嗜铬细胞瘤相关心肌病

评估

- 当绝经后妇女在强烈应激下出现 ACS 时，需要引起高度怀疑
- 应立即进行心脏病专家会诊
- 需要排除阻塞性冠状动脉疾病

实验室检查

- 心脏生物标志物（肌钙蛋白、CK-MB）通常轻度升高
- 心利钠肽［脑利钠肽（BNP）和 pro-BNP］水平也经常升高

影像学检查

- 心电图：胸前导联 ST 段抬高（通常无反向变化），前壁导联或侧壁导联出现 T 波倒置（可能剧烈），还可出现 QT 间期延长、异常 Q 波
- 超声心动图显示典型的心尖球样扩张。超声造影对排除心尖部血栓非常有用
- 应通过冠状动脉造影排除阻塞性冠状动脉疾病
- 心脏磁共振成像（图 48-3）可显示晚期钆强化的缺失（见于心肌梗死）
- 冠状动脉 CT 血管造影可在特定临床情况下（如 MRI 声窗较差）评估心外膜冠状动脉狭窄

并发症

- 近 20% 患者有住院并发症，包括心力衰竭、需要机械支持的心源性休克、致命性心律失常、急性二尖瓣反流、左心室流出道（LV outflow tract，LVOT）梗阻、游离壁破裂和死亡
- 由于文丘里效应，二尖瓣收缩可导致 LVOT 梗阻和二尖瓣反流（14% ～ 45% 的患者），进而影响左心室收缩功能

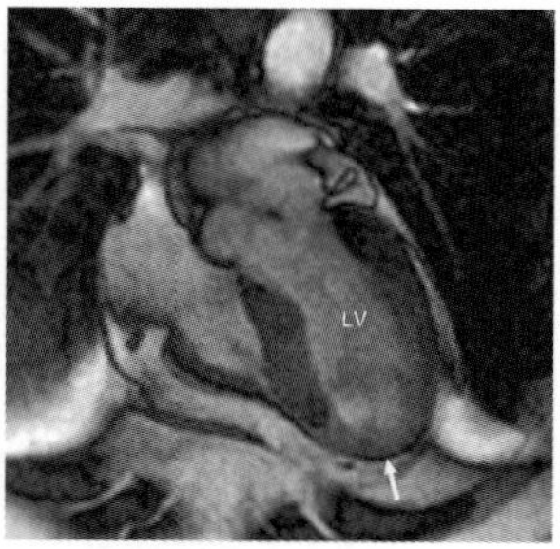

图 48-3　Takotsubo 心肌病。患者为 58 岁女性，心电图示 ST 段升高，生物标志物检测呈阳性，但冠状动脉造影显示无阻塞性疾病，建议转诊行心血管磁共振（cardiovascular magnetic resonance，CMR）。基于 CMR 图像，诊断为 Takotsubo 心肌病，图像显示左心室心尖失稳和气球样变（箭头）。LV，左心室。（From Mann DL et al：Braunwald's heart disease，ed 10，Philadelphia，2015，Elsevier.）

- 心律失常（25%），包括室上性心动过速和室性心律失常
- 全身血栓栓塞和卒中风险增加
- 心肌内出血和心脏破裂

Rx 治疗

在排除急性冠脉综合征之前，应按照急性冠脉综合征接受相应的治疗。

非药物治疗

支持性护理（如消除躯体或情绪触发因素）很重要。

急性期治疗

- 血流动力学稳定：使用利尿剂、血管扩张剂和静脉扩张剂（硝酸甘油、硝普钠）治疗
- 无 LVOT 梗阻的心源性休克：可能需要血管加压素类药物（苯肾上腺素、血管加压素）和正性肌力药（多巴酚丁胺、米力农、多巴胺）。当药物治疗无效时，需要经皮和外科机械循环支持
- 伴 LVOT 梗阻的心源性休克：如果没有明显的肺充血，通过抬高腿部和液体复苏增加前负荷。避免使用正性肌力药物，因为收缩力增加会加重 LVOT 梗阻。β 受体阻滞剂可改善阻塞。应谨慎使用苯肾上腺素，它可能增加后负荷，从而增加压力梯度

慢性期治疗

- 对射血分数降低的心力衰竭患者进行 3 ～ 6 个月的指导性药物治疗（β 受体阻滞剂、ACEI、血管紧张素Ⅱ受体阻滞剂、醛固酮受体拮抗剂、血管紧张素受体-脑啡肽酶抑制剂）
- 重复超声心动图检查（4 ～ 6 周内）以确定收缩功能正常
- 如发现颅内血栓，建议抗凝治疗 3 个月

处理

- 与 STEMI 或 NSTEMI 相比预后良好；住院死亡率高达 5%。复发率为每年 2% ～ 4%
- 在医疗保险队列中，年龄≥ 85 岁患者有更高的住院、30 天、1 年死亡率和 30 天再入院率；因此，良好的出院计划是关键

转诊

由心脏病相关领域专家随访。

重点和注意事项

专家点评

- takotsubo 一词的日本名字是章鱼陷阱（tako-tsubo），在左心室造影时，它与左心室收缩时的形状相似（图 48-2）
- 与急性冠脉综合征患者相比，Takotsubo 心肌病患者的神经或精神疾病患病率更高

预防

最大限度地减少应激可减少发病率，但没有数据支持这一点。

推荐阅读

Deshmukh A et al: Prevalence of Takotsubo cardiomyopathy in the United States, *Am Heart J* 164:66-71, 2012.

Ghadri JR et al: Happy heart syndrome: role of positive emotional stress in Takotsubo syndrome, *Eur Heart J* 37:2823-2829, 2016.

Jesel L et al: Ventricular arrhythmias and sudden cardiac arrest in Takotsubo cardiomyopathy: incidence, predictive factors, and clinical implications, *Heart Rhythm* 5:1171-1178, 2018.

Kim H et al: Natural history and predictors of mortality of patients with Takotsubo syndrome, *Int J Cardiol* 267:22-27, 2018.

Kosuge M et al: Simple and accurate electrocardiographic criteria to differentiate Takotsubo cardiomyopathy from anterior acute myocardial infarction, *J Am Coll Cardiol* 55(22):2514-2516, 2010.

Medina H et al: Stress cardiomyopathy diagnosis and treatment: JACC State-of-the-Art Review, *J Am Coll Cardiol* 72(16):1955-1971, 2018.

Murugiah K et al: Trends in short- and long-term outcomes for Takotsubo cardiomyopathy among Medicare fee-for-service beneficiaries, 2007 to 2012, *JACC Heart Fail* 4(3):197-205, 2016.

Pelliccia F et al: Pathophysiology of Takotsubo syndrome, *Circulation* 135(24):2426-2441, 2017.

Singh K et al: Meta-analysis of clinical correlates of acute mortality in Takotsubo cardiomyopathy, *Am J Cardiol* 419:1420-1428, 2014.

Templin C et al: Clinical features and outcomes of Takotsubo (stress) cardiomyopathy, *N Engl J Med* 373:929-938, 2015.

第 49 章　肥厚型心肌病
Cardiomyopathy, Hypertrophic

Christopher P. Blomberg

尹元刚　译　钟鸣　余婷　审校

基本信息

定义

肥厚型心肌病（HCM）最常见于常染色体显性遗传性心肌病，其特征为心肌细胞结构紊乱和左心室壁明显增厚（肥大）（≥ 15 mm），无心腔扩张，且不能用其他心脏或全身性疾病来解释。室间隔是最常见的肥厚部位，尽管肥大可能累及其他局灶区域或可能是向心性的。HCM 可能导致左心室流出道（LVOT）内显著的血流动力学阻塞和（或）左心室舒张功能受损。但约 1/3 的患者静息或激发时无梗阻。

同义词

肥厚型心肌病

特发性肥厚型主动脉瓣下狭窄（IHSS）

梗阻性肥厚型心肌病（HOCM）

非梗阻性肥厚型心肌病

不对称间隔肥大（ASH）

家族性肥厚型心肌病

ICD-10CM 编码

I42.1　梗阻性肥厚型心肌病（包括肥厚型主动脉瓣下狭窄）

I42.2　其他肥厚型心肌病（包括非梗阻性肥厚型心肌病）

I42.8　其他心肌病

I42.9　未指明的心肌病［包括未另行说明的心肌病（原发性，继发性）］

流行病学和人口统计学

- 美国、中国和日本一般人群的患病率估计为 1/500 ～ 1/200

（最常见的遗传性心血管疾病）

- HCM 是年轻运动员心脏性猝死的最常见原因（更常见于黑人）
- 男性和女性的患病率相同（在女性中可能诊断不足）
- 它发生在不同种族之间，可能在黑人中诊断不足
- 死亡率约为每年 1%，儿童高达每年 2%
- 该病最常见的形式是家族型（60% ～ 70% 的病例），它遵循常染色体显性遗传模式，表达多变
- 也可发生自发突变，约占病例的 20%。在其他方面与家族型难以区分
- 在老年人中观察到的一种变异型（5% ～ 10% 的病例）预后较好，它通常与心脏性猝死无关
- 家族型通常在年轻患者中诊断。最常见的原因是心脏肌节的收缩蛋白基因之一发生突变。更多详情请参见“病因”部分
- 引起“贮积病”（如 Fabry 病）的非肌节基因突变具有非常相似的临床表现
- 心尖肥厚型心肌病是一种在亚洲人中更常见的变体：见于 41% 的中国肥厚型心肌病和 15% 的日本肥厚型心肌病患者。临床上无 LVOT 梗阻

体格检查和临床表现

患者可能有进行性充血性心力衰竭（CHF）的细微症状。在诊断时，大多数患者无症状，常根据家族史被提及和诊断。

根据体格检查发现的异常可怀疑 HCM。典型结果包括：

- 胸骨左缘或心尖部粗糙的、收缩期、递增-递减型杂音

  杂音随着减少静脉回流或 LV 大小的操作（Valsalva 动作、站立）而增加，随着增加静脉回流或后负荷的操作（下蹲、握力、Valsalva 释放后）而减少。
- S2 反常分裂（如果存在左心室梗阻）
- 可能存在 S4
- 双重或三重 LV 心尖搏动（“三重波纹”：心房收缩、早期快速射血和晚期缓慢射血）
- 双侧搏动（颈动脉搏动触诊时双脉冲）

以下情况可能导致阻塞增加：

- 药物：洋地黄、β - 肾上腺素能刺激剂（异丙肾上腺素、多巴胺、肾上腺素）、硝酸甘油、血管扩张剂、利尿剂、酒精、吸

入硝酸异戊酯
- 低血容量
- 心动过速
- 瓦氏（Valsalva）动作
- 站立位

阻塞减少见于：
- 药物：β 受体阻滞剂、钙通道阻滞剂、丙吡胺、α-肾上腺素能激动剂
- 扩容
- 心动过缓
- 手握训练
- 蹲位
- Valsalva 动作的释放期

临床表现如下：
- 晕厥或先兆晕厥（通常见于运动时）
- 心绞痛
- 心悸
- 心脏性猝死
- 心力衰竭（通常为晚期）：劳力性呼吸困难、端坐呼吸、水肿、颈静脉压升高、夜间阵发性呼吸困难

病因学

- 遗传学：由编码心脏肌节蛋白和钙调节的多个基因突变引起的外显率可变的常染色体显性性状

  迄今为止，已在至少 13 个基因中发现＞1400 个突变，表型、表达性和外显率各不相同。

  最有力的证据表明，已知 8 个基因可明确引起 HCM：β-肌球蛋白重链、肌球蛋白结合蛋白 C、肌钙蛋白 T、肌钙蛋白 I、原肌球蛋白 α-1 链、肌动蛋白、调节轻链和必需轻链。HCM 可能是由两个等位基因中的一个的单一突变引起的；然而，5% 的患者至少有两个突变。肉瘤蛋白基因突变占 HCM 病例的 60%。
- 代谢：大多数为常染色体隐性遗传，但有些为 X 连锁遗传。最常见的是由于 Anderson-Fabry 病（一种溶酶体贮积病）所致。其他代谢病因包括糖原贮积病庞贝（Pompe）病和 Danon 病、

AMP 激酶（PRKAG2）和肉碱紊乱

- 线粒体：包括常染色体显性、常染色体隐性、X 连锁和母系遗传特征。最常见的是，它们源于呼吸链蛋白复合物的突变。发病年龄和受累严重程度各不相同
- 神经肌肉：这些最常与 Friedreich 共济失调相关，但也与 FHLI 相关
- 畸形综合征：这些病因包括努南（Noonan）（以前称为 LEOPARD）综合征、Costello 综合征和心面皮肤综合征
- 淀粉样变性：包括家族性 ATTR、野生型 TTR（老年性）和淀粉样轻链（AL）淀粉样变性
- 药物诱导：他克莫司、羟氯喹和类固醇
- 偶发

Dx 诊断

鉴别诊断

- 高血压性心脏病
- 主动脉瓣狭窄
- 主动脉瓣下狭窄
- 运动员心脏
- 血容量不足

诊断（图 49-1）

- 病史：不明原因的临床表现和（或）猝死家族史
- 体格检查：见“体格检查和临床表现”部分
- 遗传咨询伴或不伴检测
- 75% ～ 95% 的患者有 ECG 异常，尽管无特异性表现。典型表现包括：
  1. 高达 80% 的患者左心室（LV）肥厚（胸前导联 R 波异常高大）（图 49-2）
  2. 外侧和下壁导联异常 Q 波
  3. T 波倒置（与心尖肥厚为主的变异有关）
- 超声心动图（图 49-3）通常具有诊断价值，因为大多数患者有明显的 LV 肥大（详见“影像学检查”），应每 12 ～ 24 个月或根据临床需要重复进行一次

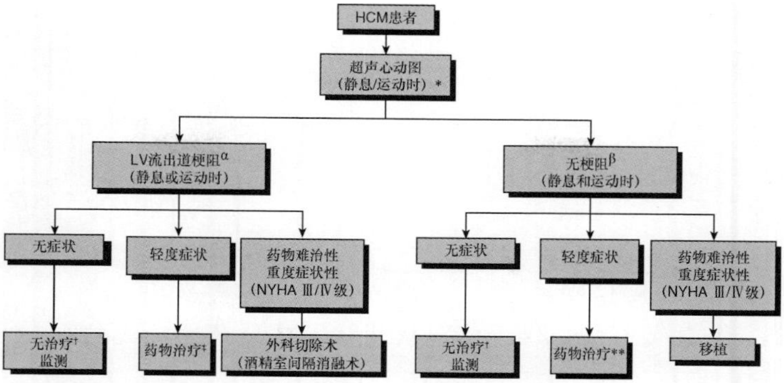

图 49-1　从超声心动图开始的心力衰竭管理策略。 * 静息时无 LV 流出道压差（＜ 30 mmHg）的患者应接受负荷（运动）超声心动图检查。† 没有关于药物治疗获益的数据，尽管在临床实践中 β 受体阻滞剂通常是预防性给药。** 慎用 β 受体阻滞剂、钙通道阻滞剂和可能的利尿剂。‡ 通常使用 β 受体阻滞剂或钙通道阻滞剂（维拉帕米）或丙吡胺。根据定义，α 通常被视为流出梯度 ≥ 30 mmHg，但当考虑间隔缩小干预（即，间隔肌切除术、酒精消融术）时 ≥ 50 mmHg。β 静息和运动时无或轻微（＜ 30 mmHg）流出梯度。HCM，肥厚型心肌病；LV，左心室；NYHA，纽约心脏协会。（From Maron BJ et al：State-of the art review：hypertrophic cardiomyopathy：present and future，with translation into contemporary cardiovascular medicine. J Am Coll Cardiol 2014；64：83，in Zipes DP：Braunwald's heart disease，a textbook of cardiovascular medicine，ed 11，Philadelphia，2019，Elsevier.）

- 应在初次诊断时以及随后发生心悸、头晕或晕厥的患者中进行 24 h 动态心电图监测，以筛查潜在致死性室性心律失常（梗阻性心肌病中晕厥或猝死的主要原因）。这些心律失常的存在确定了适合埋藏式心脏复律除颤器（ICD）治疗的患者
- 在不存在显著 LVOT 梗阻的情况下，运动试验适用于诊断时以及此后每年一次，以评价症状和运动反应。收缩压下降至少 20 mmHg 或运动后未能升高至少 20 mmHg 是预后不良的标志物，是转诊接受肌切开术 / 肌瘤切除术的指标。心肺运动试验可为疾病恶化提供客观证据，但仅需每 2 ～ 3 年进行一次
- 肥厚型心肌病心肌纤维化的生物标志物包括利钠肽和高敏心肌肌钙蛋白 T 和 I。其他实验室检查包括全血细胞计数、基础代谢检查、肝功能检查、促甲状腺激素、血清蛋白电泳、尿蛋白电泳游离轻链比值（κ / λ）

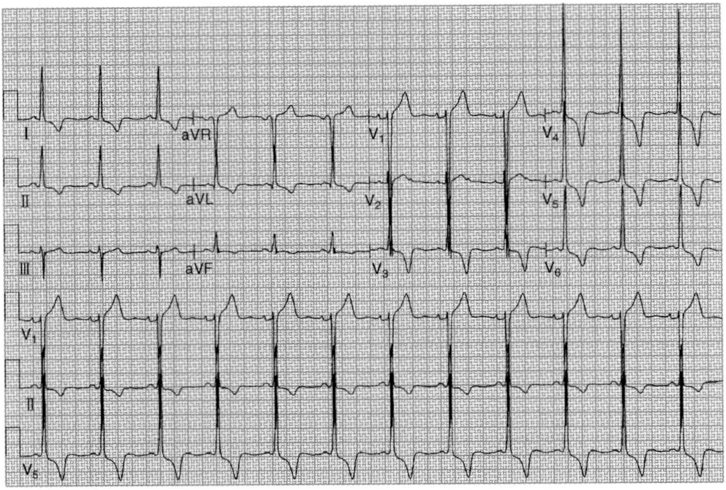

图 49-2　肥厚型心肌病。该 12 导联心电图（带有 V_5 节律条带）显示窦性心律伴明显左心室肥大和相关 ST-T 异常。1 例年轻晕厥患者的这些结果提示肥厚型心肌病的诊断，通过经超声心动图证实。（From Olshansky B et al：Arrhythmia essentials，ed 2，Philadelphia，2017，Elsevier.）

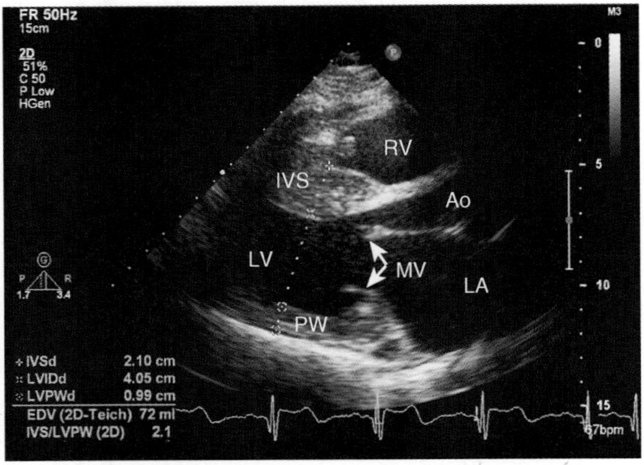

图 49-3　超声心动图显示肥厚型心肌病。肥厚型心肌病患者胸骨旁长轴切面显示不对称间隔肥厚。室间隔（用箭头标记）测量值为 2.1 cm；后壁测量值为 0.99 cm。Ao，主动脉；IVS，室间隔；LA，左心房；LV，左心室；MV，二尖瓣；PW，后壁；RV，右心室。（From Issa Z et al：Clinical arrhythmology and electrophysiology，ed 2，Philadelphia，2012，Saunders.）

- 筛查肥厚型心肌病患者家族成员肌节蛋白基因突变可以确定一个广泛的患者亚组，无论肌丝（粗、中或细）是否受累，左心室功能长期受损和不良结局的倾向增加
- 在不表达 HCM 表型的致病性突变个体中，建议基于患者的年龄和临床状态的变化定期随访心电图（ECG）、经胸超声心动图（TTE）和临床评估（儿童和青少年为 12 ～ 18 个月一次，成人约每 5 年一次）
- 如果广泛检测后诊断仍不确定，心内膜心肌活检可能有助于排除 HCM 以外的疾病

影像学检查

- 胸部 X 线检查可能正常或显示心脏肥大
- 二维超声心动图用于确立诊断，存在梗阻时评估梗阻的严重程度。LV 壁厚度通常 ≥ 15 mm（尽管一些可能为基因阳性，但表型为阴性），大多数患者（高达 95%）将存在不对称（间隔厚度与左心室壁厚度的比值＞ 1.3：1）LV 壁肥大。对称性 LV 肥大较少见。室间隔最常受累，其次为左心室中腔和心尖部。此外，25% ～ 30% 的患者将表现出二尖瓣前叶收缩期前向运动（SAM），导致 LVOT 阻塞和二尖瓣反流。二维应变成像超声心动图可用于鉴别肥厚型心肌病和心脏淀粉样变性与其他原因引起的心室壁增厚。高达 80% 的肥厚型心肌病患者还会出现舒张功能不全，可由脉冲二尖瓣流入模式的存在和组织多普勒佐证
- 当超声心动图检查技术不足以做出诊断，心脏 MRI 或心脏 CT 可能具有诊断价值。MRI 也可用于识别标准超声心动图检测不到的异常节段性肥大，并且可以使用晚期钆增强检测心肌替代纤维化（不良心脏结局和室性心律失常的独立预测因素）。疾病进展患者中可考虑每 5 年或每 2 ～ 3 年进行一次心脏磁共振检查

Rx 治疗

非药物治疗

- 避免血容量不足：左心室充盈不足导致肥厚的室间隔和二尖瓣前叶更紧密对合，加重流出道阻塞和二尖瓣反流，可能导

致头晕、低血压和（或）晕厥

- 运动限制：如上所述，HCM 患者运动增加了心脏性猝死的风险，快速心率可能导致 LV 充盈不足；因此，应避免参加竞技运动和剧烈体力活动

低强度有氧运动作为健康生活方式的一部分，是合理的。

- 避免饮酒：饮酒（即使是少量饮酒）可能导致左心室流出道阻塞增加。还应避免使用其他兴奋剂，如可卡因和其他拟交感兴奋类药物

急性期治疗

- 肥厚型心肌病的治疗旨在阻断儿茶酚胺的作用，通常避免使用血管扩张剂或利尿剂，以免加重动态左心室流出道梗阻
- β 受体阻滞剂对症状（主要是呼吸困难和胸痛）和运动耐量的有益作用似乎很大程度上是心率降低的结果，导致舒张期延长和被动心室充盈增加

  通过降低正性肌力反应，β 受体阻滞剂还可能降低心肌需氧量，降低运动时（交感神经张力增加）的左心室流出道前后压力梯度。建议将剂量滴定至静息心率低于 65 次 / 分。
- 非二氢吡啶类钙通道阻滞剂［如维拉帕米（首选）、地尔硫䓬］也可通过与 β 受体阻滞剂相似的机制减少左心室流出道梗阻。然而，它们主要是用于不能耐受 β 受体阻滞剂患者的二线药物，因为理论上它们也具有血管舒张特性，可能使严重的流出道压力梯度进一步恶化
- 丙吡胺是一种抗心律失常药，也是一种负性肌力药物，导致流出道压力梯度进一步降低。有时与 β 受体阻滞剂合用
- 根据美国心脏协会（AHA）指南，牙科、消化和泌尿生殖系统手术前不再推荐预防性使用抗生素
- 避免使用洋地黄、静脉正性肌力药、二氢吡啶类钙通道阻滞剂（如硝苯地平、氨氯地平）、硝酸酯类和血管扩张剂
- 利尿剂、血管紧张素转化酶抑制剂和血管紧张素受体阻滞剂应慎用
- 建议静脉给予去氧肾上腺素（或另一种纯血管收缩剂）治疗液体给药无效的梗阻性 HCM 患者的急性低血压
- 对于容易发生室性心律失常的 HCM 患者，ICD 是一种安全有效的疗法。在他们的实践指南中，主流的心脏病学协会

（AHA/ACC/HRS）强烈建议（Ⅰ类）在所有发生持续性室性心动过速或室颤的 HCM 患者中植入 ICD。此外，他们支持对具有一个或多个心脏性猝死主要风险因素（在“处理”中概述）的患者预防性植入 ICD（Ⅱa 类建议）。在接受最大限度药物治疗的纽约心脏协会（NYHA）功能Ⅲ级或Ⅳ级心力衰竭症状患者中，当射血分数（EF）≤ 50% 时，也可考虑使用 ICD

- 双腔起搏可缓解 LVOT 梗阻和药物治疗难治性症状
- HCM 患者的收缩功能不全定义为 EF ≤ 50%，此时药物治疗应遵循 EF 降低的心力衰竭指南（ACEI、血管紧张素受体阻滞剂、β 受体阻滞剂等）
- HCM 患者发生房颤（AF）以及全身血栓栓塞的风险增加。超过 20% 的 HCM 人群发生 AF。AF 是症状、发病率和死亡率的重要来源，与较差的预后相关。房颤的抗凝治疗独立于 CHA_2DS_2-VASc 评分，并且应旨在通过维生素 K 拮抗剂降低血栓栓塞风险（除非禁忌使用）和通过心律控制（由于房颤伴 HCM 的耐受性较差，通常首选）或心率控制来缓解症状。如果维生素 K 拮抗剂不能用于患者（由于无法维持治疗性 INR，无法充分进行 INR 监测，或其他副作用），2014 ESC HCM（Ⅰb 类）和 2014 ACC/AHA/HRS AF（Ⅰc 类）指南建议使用直接凝血酶或因子Ⅹa 抑制剂，即使没有关于其在 HCM 患者中使用的数据
- 图 49-1 总结了心力衰竭管理策略

处理

肥厚型心肌病不是一种静态疾病。一些成人可能出现壁厚的细微消退，而另一些（5% ～ 10%）反常演变为类似扩张型心肌病的终末期心肌病，以空洞扩大、左心室壁变薄和收缩功能障碍为特征。HCM 患者猝死的风险增加，尤其是如果症状开始于儿童期。静息状态下重度左心室流出道梗阻也是心力衰竭和死亡的强力、独立预测因素。

如果患者（尤其是年轻患者）具有以下任何高风险特征，应考虑植入 ICD 进行一级预防：

- 心脏性猝死或院外心搏骤停（主要风险因素）个人史
- 自发性持续性室性心动过速或室颤（主要风险因素）
- 可能由 HCM 引起的一级亲属过早死亡家族史

- 不明原因晕厥
- 动态心电图监测期间的非持续性室性心动过速
- 室间隔明显肥大（＞ 30 mm）
- 运动期间血压反应异常
- 在最近的一些研究中，心脏磁共振成像上延迟钆增强增加被认为是心脏性猝死风险增加的标志物

转诊

- 手术治疗（切除基底隔的隔切除术）是目前缓解流出道压力梯度较大（≥ 50 mmHg）和药物治疗无效的中至重度症状患者流出道梗阻的金标准

  手术不会改变心律失常导致猝死的风险。当这种手术由三级诊疗中心有经验的外科医生进行时，手术死亡率＜ 1%，许多患者术后能够达到接近正常的运动能力。＜ 5% 的患者可能需要二尖瓣成形术或折叠术联合心肌切除术。手术风险包括房室结传导阻滞、室间隔缺损和主动脉瓣反流（AR）。
- 酒精室间隔消融术是减小室间隔大小的非手术替代方法。这可以在药物治疗无效的 HCM 患者中完成，尤其是由于高手术风险或患者意愿而不适合心肌切除术的患者。该技术涉及在冠状动脉左前降支间隔穿支注射乙醇（图 49-4）产生室间

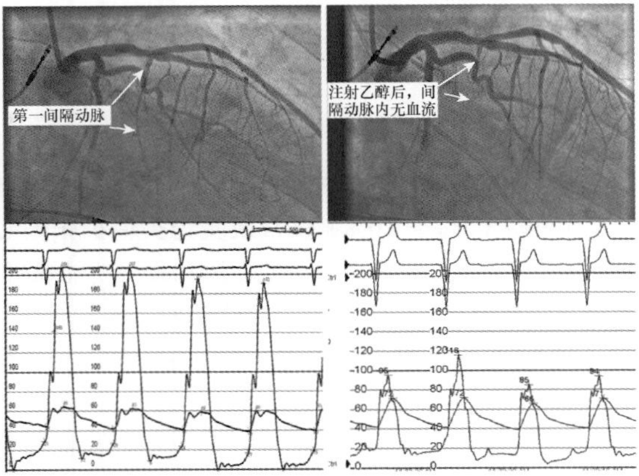

图 49-4　室间隔消融术治疗梗阻性肥厚型心肌病。左图：左心室和主动脉之间的较大压力梯度。发现了较大的近端间隔穿支动脉。右图：选择性注射乙醇后，间隔动脉内无血流，压力梯度显著降低。（From Bonow RO et al：Braunwald’s heart disease，a textbook of cardiovascular medicine，ed 9，St Louis，2011，Saunders.）

隔的受控心肌梗死，从而减少间隔质量，减小左心室流出道压力梯度。该方法可改善运动能力的主观和客观指标，但结果不如手术有效，因为其与心脏传导阻滞的高发生率相关，约 25% 的患者需要永久性起搏，和（或）发生梗阻和症状复发。这应仅在具有有经验操作者的中心进行

- 难治性终末期心力衰竭症状可用左心室辅助装置、双心室辅助装置或心脏移植治疗

重点和注意事项

专家点评

- 有指征用二维超声心动图和 ECG 对一级亲属进行临床筛查。从 12 岁开始，建议对 HCM 患者的后代和竞技运动员进行间隔为 12 ～ 18 个月的定期筛查。建议每隔 5 年对不参加竞技体育的一级成年家庭成员进行定期筛查，因为直到 60 岁才可能检测到肥大。如果初始索引（index）患者无明确的致病性突变，则无需对亲属进行基因检测
- 遗传咨询和筛查（图 49-5，表 49-1）推荐用于 HCM 患者的

表 49-1　使用超声心动图或心脏磁共振（和 12 导联心电图）检测 HCM 伴左心室肥大的临床筛查策略 *

年龄＜ 12 岁
可选，除非：
有 HCM 过早死亡或其他不良并发症的恶性家族史
强化训练项目中的竞技运动员
症状发作
其他临床疑似早期左心室肥大
年龄 12 ～ 21 岁 †
每 12 ～ 18 个月一次
年龄＞ 21 岁
症状发作时进行影像学检查，或至少在中年期间可能每 5 年进行一次；对于有恶性临床病程或晚发性 HCM 病史的家族，更频繁的影像学检查间隔是适当的

* 在未接受基因检测，或检测未完成或不确定的家庭成员中

† 年龄范围考虑了达到身体成熟度的个体差异，在一些患者中，可以在较早的年龄进行筛选；应在不晚于青春期早期完成初始评价

From Maron BJ，Maron MS，Semsarian C：Genetics of hypertrophic cardiomyopathy after 20 years：Clinical perspectives. J Am Coll Cardiol 60：705，2012，in Zipes DP：Braunwald's heart disease，a textbook of cardiovascular medicine，ed 11，Philadelphia，2019，Elsevier.

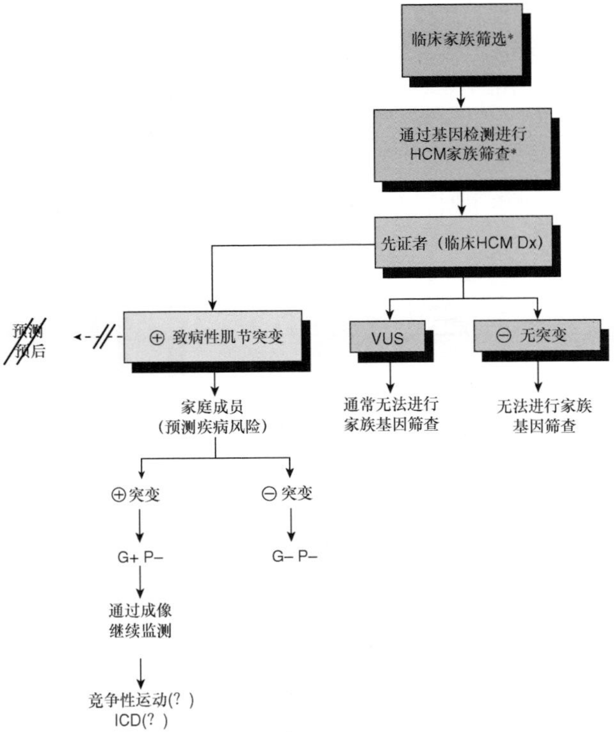

图 49-5 基因检测在肥厚型心肌病（HCM）家系筛查策略中的作用。对先证者家庭成员进行某种形式的 HCM 家庭筛查是普遍推荐的。临床检测家庭成员的首选步骤（*）通常是通过心脏成像和心电图来识别表型阳性亲属。在这种情况下，基因检测的主要作用是确定那些有发生疾病风险但无左心室（LV）肥厚的家庭成员。该策略是通过成功对具有临床表达 HCM 表型的先证者进行基因分型而启动的。未能确定先证者的致病突变是一个不确定的结果，不能提供有用的信息，排除了家庭成员的预测性检测。先证者获得阳性检测结果的可能性低于 50%，但所有引起 HCM 的基因尚未确定。此外，许多检测到的突变将不会被判定为致病性，从而使超过 50% 的家族无法选择基因分型来识别有 HCM 风险的相关个体。因此，先证者的基因检测结果仅在少数病例的家庭筛查方面可行。Dx，诊断；G + P −，基因型阳性，表型阴性；G − P −，基因型阴性，表型阴性；ICD，埋藏式心脏复律除颤器；VUS，意义不确定的变体。（Modified from Maron BJ，Maron MS，Semsarian C：Genetics of hypertrophic cardiomyopathy after 20 years：clinical perspectives，J Am Coll Cardiol 60：705，2012. In Mann DL et al：Braunwald's heart disease，ed 10，Philadelphia，2015. Elsevier.）

一级亲属。一级亲属的基因筛查可以完善或消除定期临床筛查的需要。已知至少 13 个基因可引起 HCM，其中包括：心肌肌球蛋白结合蛋白 -C、β - 肌球蛋白重链、肌钙蛋白 T、肌钙蛋白 I、α 原肌球蛋白、肌动蛋白调节轻链和必需轻链

阳性基因型的临床预测因子，如室性心律失常的存在、诊断时的年龄、左心室壁肥厚的程度和肥厚型心肌病的家族史，可能有助于患者选择基因检测，并增加心脏肌节基因筛查的产量。目前在所有病例中有 40% ～ 60% 可确定突变，呈散发性或家族性。

- 有生育意愿的 HCM 患者均应给予产前咨询，了解遗传给其后代的风险（约 50%），并应在专门针对高危妊娠的三级医疗中心进行随访。由于孕期循环血容量较高，大多数 HCM 患者对妊娠耐受良好
- HCM 的死亡率为每年 1% ～ 2%
- 约 1/3 的肥厚型心肌病患者不伴有静息或不稳定的流出道压力梯度差（即非梗阻性肥厚型心肌病），但需注意，在没有梗阻或症状的情况下，仍可发生致死性室性心律失常
- 心肌纤维化是肥厚型心肌病的标志。胶原代谢的生物标志物如血清 I 型前胶原 C 末端前肽（PICP）在无左心室肥厚的基因突变携带者和明显肥厚型心肌病受试者中显著高于对照组，表明生物标志物状态先于心脏 MRI 可识别的纤维化肥厚的发展

推荐阅读

Elliott PM et al: 2014 ESC Guidelines on diagnosis and management of hypertrophic cardiomyopathy, *Eur Heart J* 35(39):2733-2779, 2014.

Gersh BJ et al: 2011 ACCF/AHA guideline for the diagnosis and treatment of hypertrophic cardiomyopathy: a report of the American College of Cardiology Foundation/American Health Association Task Force on practice guidelines, *Circulation* 124:e783-e831, 2011.

Geske JB et al: Hypertrophic cardiomyopathy clinical Update, *J Am Coll Cardiol HF* 6(5):364-375, 2018.

Heitner SB et al: Mavacamten treatment for obstructive hypertrophic cardiomyopathy: a clinical trial, *Ann Int Med* 170:741-748, 2019.

Ho CY et al: Myocardial fibrosis as an early manifestation of hypertrophic cardiomyopathy, *N Engl J Med* 363:552-563, 2010.

Maron BJ et al: Clinical course and management of hypertrophic cardiomyopathy, *N Engl J Med* 379:655-668, 2018.

Maron BJ et al: Genetics of hypertrophic cardiomyopathy after 20 years: clinical

perspectives, *J Am Coll Cardiol* 60(8):705-715, 2012.
Semsarian C et al: New perspectives on the prevalence of hypertrophic cardiomyopathy, *J Am Coll Cardiol* 65(12):1249-1254, 2015.
van Venlzen HG et al: Value of genetic testing for the prediction of long-term outcome in patients with hypertrophic cardiomyopathy, *Am J Cardiol* 118:881-887, 2016.
Veselka J et al: Hypertrophic obstructive cardiomyopathy, *Lancet* 389:1253-1267, 2017.
Wang L et al: Narrative review: harnessing molecular genetics for the diagnosis and management of hypertrophic cardiomyopathy, *Ann Intern Med* 152:13, 2010.
Watkins H et al: Inherited cardiomyopathies, *N Engl J Med* 364:1643-1656, 2011.
Wilson W et al: Prevention of infectious endocarditis: guidelines from the American Heart Association, *Circulation* 116:1736, 2007.

第 50 章　扩张型心肌病
Cardiomyopathy，Dilated

Christopher P. Blomberg，Jennifer Bell

张路　译　王伟　审校

基本信息

定义

扩张型心肌病（dilated cardiomyopathy，DCM）是一组累及心肌的疾病，其特征是一侧或双侧心室扩大及收缩功能减退，而这些不完全是由高血压、冠状动脉粥样硬化、瓣膜功能障碍、先天性或其他结构性心脏病引起的。最终患者的心脏收缩功能减退，并可能会发生明显的心力衰竭，房性和（或）室性心律失常，以及猝死。如果排除 DCM 的原发性和继发性病因，则认为该疾病为特发性 DCM。

同义词

充血性心肌病

特发性心肌病

ICD-10CM 编码

B33.24　病毒性心肌病

I11.0　高血压心脏病伴心力衰竭

I42.0　扩张型心肌病（包括充血性心肌病）

I42.9　未特指的心肌病［包括心肌病（原发性，继发性）未特指］

I43　未分型的心肌病

I50.20 至 I50.9 （未指明，急性、慢性或慢性急性发作）+（收缩性、舒张性或混合性）（充血性）心力衰竭

O90.3　围生期心肌病

流行病学和人口统计学

发病率： 扩张型心肌病是最常见的心肌病，约占所有病例的 60%。

患病率： 在美国经年龄校正的 DCM 患病率约为 36/100 000 或 1∶2500。年发病率为（5～8）/100 000。

好发年龄： 虽然 DCM 可发生于任何年龄，但 30 ～ 40 岁男性发病率最高。

遗传学： 与白人相比非裔美国人发生 DCM 的风险增加 3 倍，与合并症或社会经济因素无关。

体格检查和临床表现

患者可有多种临床表现，病因最常通过获得明确的病史来阐明。患者可能表现出充血性心力衰竭的常见症状，可能是隐匿性或突发性的。患者也可能是无症状的，通过胸部 X 线检查偶然发现心脏扩大而诊断。可能没有典型的心力衰竭体征。当存在时，与其他心力衰竭综合征难以区分，包括：

- 颈静脉压升高
- 脉压变小
- 肺部啰音，肝大，外周水肿
- S3，S4
- 二尖瓣反流，三尖瓣反流（较少见）

病因学

DCM 可归因于遗传和非遗传病因，包括高血压、心脏瓣膜疾病、炎症性 / 感染性疾病以及毒素。

- 特发性（通常是无法确认的病毒感染）
- 感染［病毒（人类疱疹病毒 6 型，流感，埃可病毒，巨细胞病毒，柯萨奇 B 组，腺病毒，细小病毒，HIV），立克次体，分枝杆菌，弓形虫病，旋毛虫病，Chagas 病］
- 缺血性心脏病
- 酒精中毒（占西方国家 DCM 的 15% ～ 40%）
- 失控性快速性心律失常（“心动过速型心肌病”）
- 阻塞性或非阻塞性睡眠呼吸暂停
- 肝硬化（不一定是酒精所致）
- 终末期肾病
- 营养缺乏（硒、左旋肉碱、硫胺素缺乏）
- 围生期（从妊娠最后 3 个月至产后 6 个月风险最大）
- 化疗药物（蒽环霉素、阿霉素、柔红霉素）或其他药物（抗逆转录病毒药物、酚噻嗪类药物）（参见“化学源性心肌病”一章）

- 药物滥用（可卡因、海洛因、有机溶剂，“瘾君子心脏”）
- 心肌炎后
- 毒素（钴、铅、磷、一氧化碳、汞），结缔组织病（系统性狼疮、类风湿关节炎、多发性大动脉炎、皮肌炎、结节病）
- 家族遗传性神经肌肉疾病（如肌营养不良、强直性肌营养不良）
- 内分泌功能障碍（肢端肥大症、成骨不全症、黏液性水肿、甲状腺毒症、糖尿病）
- 血液系统（如镰状细胞贫血、遗传性铁粒幼细胞性贫血和地中海贫血、嗜酸性粒细胞增多症、遗传性血色素沉着病）
- 应激性（即 Takotsubo 心肌病或心碎综合征）
- 左心室（left ventricular，LV）心肌致密化不全
- 自身免疫［抗心脏抗体（anti-heart antibodies，AHA）包括：β-1 肾上腺素受体、α-肌球蛋白重链、β-肌球蛋白重链、肌球蛋白轻链］。基于动物研究提出 AHA 导致 DCM 假设，似乎适用于人类，因为在 38% 的特发性扩张型心肌病患者中可以检测到 AHA
- TTN 截短突变（编码肌节的肌联蛋白的 TTN 基因突变）是 DCM 的常见病因，发生在约 25% 的家族特发性 DCM 病例和 18% 的散发特发性 DCM 病例中

Dx 诊断

DCM 是一种排除性诊断，在排除了其他可能引起心肌功能障碍的病因后做出诊断。

鉴别诊断

- 冠状动脉粥样硬化，继发于心肌缺血和（或）心肌梗死的左心室功能不全
- 瓣膜功能障碍（尤其是主动脉瓣和二尖瓣反流）
- 其他心肌病（限制型、肥厚型）
- 肺部疾病（栓塞、阻塞性限制性）
- 心包异常（缩窄性心包炎、心脏压塞）
- 甲状腺功能减退 / 黏液性水肿
- 运动员心脏

评估

- 病史：重点关注呼吸困难症状、端坐呼吸、夜间阵发性呼吸困难、体重增加、心悸、疲乏，或全身性症状和肺栓塞症状，药物滥用史，可能的毒素暴露（尤其是职业性）
- 体格检查（见“体格检查和临床表现”）
- 检查（更多详情请参见“实验室检查”和“影像学检查”）：实验室检查，胸部X线，ECG，超声心动图，心导管检查；不建议常规进行心肌活检，除非考虑需要进行免疫抑制治疗的急性心肌炎（例如巨细胞性心肌炎）

实验室检查

- 化学物质/代谢物（缺乏）、肾功能检查（肾功能不全）
- 心脏生物标记物（心肌肌钙蛋白或利钠肽升高）
  心肌肌钙蛋白T水平持续升高是心肌病患者预后不良的标志
- 内分泌（尤其是甲状腺）检查
- 铁元素检测（血色素沉着病、缺乏症）
- 风湿病和炎症（抗核抗体、红细胞沉降率和C反应蛋白）检查
- 其他（HIV、莱姆病、神经激素）

影像学检查

胸部X线检查：

- 心脏轮廓增大（尤其是左心室）
- 肺血管再分布和充血（Kerley B线，肺门影增大），胸腔积液（可能表现为单侧，最常见于右侧）

ECG：

- ECG表现通常是非特异性的，窦性心动过速通常反映了潜在的心力衰竭。晚期可出现胸导联高电压和肢体导联低电压
- 心室内传导障碍和左束支传导阻滞
- 心律失常（心房颤动，室性或房性期前收缩，室性心动过速）

超声心动图（图50-1）：

- 射血分数降低伴心脏整体运动功能减退
- 心脏四腔增大（通常以左心室增大为主）
- 二尖瓣或三尖瓣反流（“继发性”反流是因为心室扩张造成瓣叶闭合不全导致的）

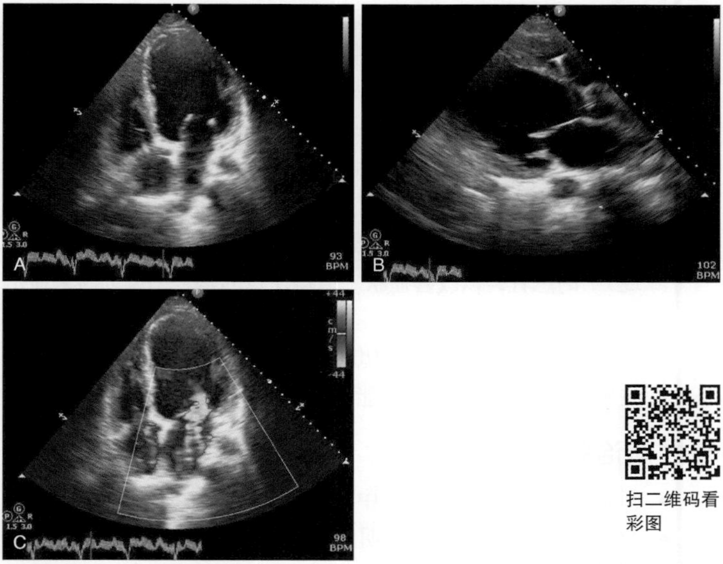

扫二维码看彩图

图 50-1 （扫二维码看彩图）**37 岁非缺血性扩张型心肌病男性患者的二维超声心动图显示左心室（LV）扩张，变薄。A.** 心尖四腔心。**B.** 胸骨旁左心室长轴。**C.** 二尖瓣反流（由于二尖瓣瓣叶闭合不全导致的“继发性”反流）。(Courtesy of J. Bell，MD.)

心导管检查：

- 初次就诊时排除阻塞性心外膜冠状动脉疾病

心脏磁共振成像（cardiac magnetic resonance imaging，CMRI）：

- 尤其是怀疑浸润性或炎症性病因时

Rx 治疗

非药物治疗

- 基础疾病（系统性红斑狼疮、酒精中毒）的治疗
- 限钠饮食（＜ 2 g/d）
- 在有限的试验中，运动训练已被证明可降低有心力衰竭病史患者的住院和死亡风险；参加正式的心脏康复项目可能有助于改善患者的功能状态

急性期治疗

- 在可能的情况下，识别并治疗急性加重的病因。一个有用

的记忆方法是“FAILURE”：不按时服药（**f**ailure to take medicine），贫血/心律失常（**a**nemia/**a**rrhythmia），缺血/感染/梗死（**i**schemia/**i**nfection/**i**nfarction），生活方式（饮食不当）（**l**ifestyle），高心输出量（甲状腺功能亢进或妊娠）（**u**pregulation of cardiac output），肾衰竭（**r**enal failure），栓子（肺）（**e**mbolus）

- 利尿剂适用于所有具有心力衰竭症状或病史、左心室射血分数（LVEF）降低伴容量超负荷证据（见“体格检查和临床表现”）的患者，以改善症状。值得注意的是，利尿剂尚未显示可降低死亡率
- 伴有冠状动脉粥样硬化的患者（心绞痛、ECG变化、心肌灌注显像的可逆性缺损）可能从经皮或手术血运重建中获益

慢性期治疗

- 利尿剂如“急性期治疗”中所述
- ACEI（和ARB）已被证明对心肌病患者的心室重构具有有利影响，并在这些患者中显示出明显的死亡率降低。它们还可降低后负荷并改善心输出量。建议所有LV收缩功能降低［射血分数（EF）≤40%］的患者使用，不论症状如何，除非存在特定禁忌证
- β受体阻滞剂通过抑制心室收缩功能不全（EF≤40%）患者的交感神经系统的不良反应而发挥作用。仅有卡维地洛、长效琥珀酸美托洛尔和比索洛尔在LV收缩功能不全患者中显示了死亡率获益。除非有明确的禁忌证，否则应在急性加重期缓解后开始并滴定至最大耐受剂量
- 醛固酮受体拮抗剂（螺内酯和依普利酮）在症状性心力衰竭和LV收缩功能降低（EF≤35%）的患者中，显示了死亡率获益以及心力衰竭住院率降低。应按照相关指南使用，并密切监测肾功能和钾
- 肼屈嗪/硝酸酯类药物可改善发病率和死亡率，应考虑用于以下人群：患者接受最佳药物治疗（β受体阻滞剂和ACEI或ARB）后，持续存在NYHA Ⅲ或Ⅳ级心力衰竭且EF＜40%的非裔美国人；以及由于不耐受、低血压或肾功能不全而无法服用ACEI或ARB的患者
- 地高辛因其对收缩功能障碍所致心力衰竭的正性肌力作用而使用。其无死亡获益，但已被证明可改善适当选择患者的生

活质量

- 血管紧张素受体-脑啡肽酶抑制剂（angiotensin receptor-neprilysin inhibitor，ARNI）沙库巴曲缬沙坦于 2015 年在美国获得批准，旨在阻断肾素-血管紧张素-醛固酮系统（renin-angiotensin-aldosterone system，RAAS）激活的有害影响，同时提高由脑啡肽酶降解的内源性血管活性肽水平，如利钠肽、缓激肽和肾上腺髓质素。心功能Ⅱ～Ⅳ级且 EF ≤ 40% 的心力衰竭患者进行最佳药物治疗基础上，用于替代 ACEI 或 ARB，与依那普利相比，可显著降低多个心力衰竭终点事件，包括死亡、住院和心血管死亡
- 依伐布雷定于 2015 年获得 FDA 批准，用于静息心率≥ 70 次 / 分的窦性心律且左心室射血分数≤ 35% 的稳定、有症状的慢性心力衰竭患者，且满足以下任一条件：①正在使用最大耐受剂量的 β 受体阻滞剂或②有使用 β 受体阻滞剂的禁忌证。通过阻断负责调节心率的心脏起搏器 If 电流的超极化激活环核苷酸门控（hyperpolarization-activated cyclic nucleotide-gated，HCN）通道发挥作用

处理

- 中度心力衰竭患者的年死亡率为 20%，重度心力衰竭患者的年死亡率超过 50%。一旦出现症状，住院频繁，再入院率高（3 个月时＞ 50%）。建议采用多专业治疗方法（例如，初级保健，心脏病学，营养学，心脏康复）
- DCM 转归不良的相关因素见表 50-1

转诊

- 对于 LVEF ≤ 35% 且接受优化药物治疗的患者，无论症状状态如何，均可考虑植入心脏除颤器作为心脏性猝死的一级预防
- LVEF ＜ 35%，ECG 显示左束支传导阻滞（QRS 波≥ 0.13 s）和持续性心力衰竭症状的患者，可能从双心室起搏的心脏再同步化治疗中获益
- 对药物治疗无效且无严重并发症的相对年轻患者（没有精确的年龄阈值），考虑心脏移植。DCM 是美国 45% 的心脏移植的原因

表 50-1 DCM 转归不良的相关因素

临床	无创检查	有创检查
NYHA Ⅲ / Ⅳ级	左心室射血分数降低	左心室充盈压升高
年龄增长	显著左心室扩张	
低运动量高氧耗量	左心室质量下降	
明确的心室内传导障碍	中度以上二尖瓣反流	
复杂性室性心律失常	舒张功能异常	
异常信号平均心电图	收缩功能储备异常	
高度交感兴奋的证据	右心室扩张或功能障碍	
舒张期奔马律（S3）		
血清 BNP 升高		
尿酸升高		
血清钠降低		

BNP，利钠肽；NYHA，纽约心脏协会

From Hare JM：The dilated，restrictive，and infiltrative cardiomyopathies. In Bonow RO et al（eds）：Braunwald's heart disease，a textbook of cardiovascular medicine，ed 9，St Louis，2011，Saunders.

重点和注意事项

专家点评

- 应鼓励患者限酒或戒酒并减少钠摄入量（＜ 2 g/d）
- 患者可能从每日体重检查中获益，应作为早期检测容量超负荷和失代偿性心力衰竭的一种手段
- 长期酗酒者对心肌病的易感性某种程度上是遗传的，与 ACE DD 基因型的存在有关
- 特发性 DCM 常为家族性，表面健康的亲属可有潜在的、早期或未确诊的疾病。建议对家庭成员进行超声心动图评估
- 将检测 TTN 截短的测序方法纳入 DCM 的基因检测可能会显著增加检测灵敏度，并使 DCM 得到更早的诊断

相关内容

化学源性心肌病（相关重点专题）

推荐阅读

Arbustini E et al: The MOGE(S) classification for a phenotype–genotype nomenclature of cardiomyopathy: endorsed by the world heart federation, *Am Coll Cardiol* 62(22):2046-2072, 2013.

Harmon WG et al: Treating children with idiopathic dilated cardiomyopathy (from the pediatric cardiomyopathy registry), *Am J Cardiol* 104:281-286, 2009.

Herman DS et al: Truncations of titin causing dilated cardiomyopathy, *N Engl J Med* 366:619-628, 2012.

McMurray JJV et al: Angiotensin-neprilysin inhibition versus enalapril in heart failure, *N Engl J Med* 371:993-1004, 2014.

Swedberg K et al: Ivabradine and outcomes in chronic heart failure (SHIFT): a randomised placebo-controlled study, *Lancet* 376(9744):875-885, 2010.

第 51 章　限制型心肌病
Cardiomyopathy，Restrictive

Nathan Riddell

周岳廷　译　张小芳　审校

基本情况

定义

限制型心肌病是指以限制性充盈（图 51-1）、左心室（LV）和右心室（RV）容积正常或减少为特征的特发性或继发性心肌疾病（无缺血性、高血压、心脏瓣膜疾病或先天性心脏病），左心室和右心室收缩功能正常或接近正常。病理生理学上，心肌异常僵硬，导致顺应性下降，舒张异常，充盈压增加，导致左心房增大。

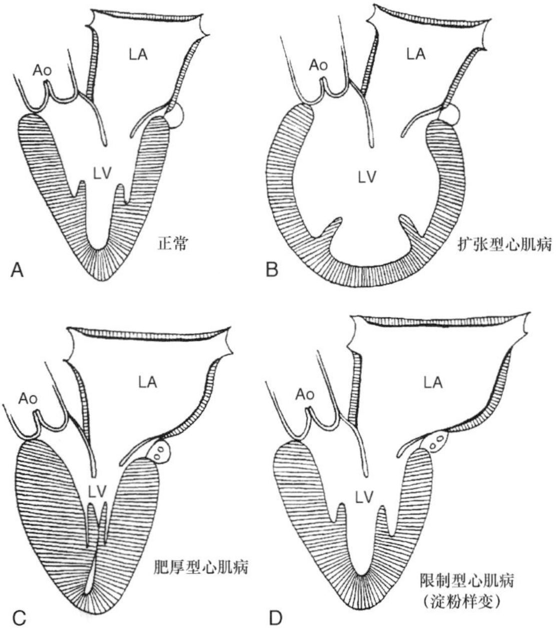

图 51-1　心肌病。A. 正常。**B.** 扩张型。**C.** 肥厚型。**D.** 限制型。Ao，主动脉；LA，左心房；LV，左心室。（Modified from Roberts WC，Ferrans VJ：Pathologic anatomy of the cardiomyopathies. Hum Pathol 6：289-342，1975.）

同义词

特发性限制型心肌病
浸润性心肌病

ICD-10CM 编码

D86.XX　结节病相关编码
E83.11X　血色病相关代码
E85.X　淀粉样变相关编码
I42.5　其他限制型心肌病
I42.8　其他心肌病
I43.1　代谢性心肌病
I42.9　心肌病，非特异性

流行病学与人口统计学

- 一种相对少见的心肌病，占所有原发性心肌疾病的 5%
- 最常见的原因是淀粉样变或心肌纤维化（心脏直视手术、移植或放疗后）
- 被归类为“特发性”限制型心肌病的患者可能存在心肌肌钙蛋白 I 基因突变，在许多家族性病例中，限制型心肌病可能与肥厚型心肌病重叠

体格检查和临床表现

限制型心肌病表现为进行性左侧和右侧心力衰竭的症状：

- 疲劳、虚弱（由于不能做到保证心室充盈，故患者不能通过增加心率来增加心输出量）
- 运动不耐受和呼吸困难逐渐恶化
- 小冠状动脉的心肌压迫可导致心绞痛性胸痛（尤其是淀粉样变患者）
- 心悸（心房颤动常见）、头晕或晕厥（源于直立、心脏传导阻滞或恶性心律失常）
- 水肿、腹水、肝大、颈静脉扩张（右心压力升高所致）
- 可能出现 Kussmaul 征（吸气时颈静脉压上升或下降失败）
- 听诊：可闻及二尖瓣或三尖瓣反流杂音；可出现第三心音（S3）
- 心尖搏动可触及（有助于与缩窄性心包炎区分）且无移位

病因学

疾病可根据病理生理过程分类：

- 渗透性：
  1. 淀粉样变（最常见）：主要类型包括 AA、AL、Aβ（淀粉样变）和 ATTR［转甲状腺素突变型或野生型（通常称为老年全身性）］
  2. 结节病（通常引起扩张型心肌病伴局部室壁运动异常）
- 非渗透性：
  1. 特发性（家族亚型可能与肥厚型心肌病有遗传重叠）
  2. 硬皮病
  3. 糖尿病心肌病
  4. 弹性假黄瘤
- 储积性疾病：
  1. 血色素沉着病（通常与扩张型心肌病相关）
  2. 糖原或其他储积性疾病（Gaucher、Hurler、Fabry 均罕见）
- 心内膜心肌：
  1. 心肌内膜纤维化
  2. 嗜酸性粒细胞增多综合征（Loeffler 综合征）
- 类癌性心脏病
- 辐射
- 转移性癌症
- 药物相关（蒽环类、血清素、麦角胺、白消安、甲硫醚）

Dx 诊断

特发性或原发性限制型心肌病的诊断是罕见的，是排除诊断。

鉴别诊断

- 缩窄性心包炎（见表 51-1）
- 瓣膜功能障碍（尤其是主动脉狭窄）
- 肥厚型心肌病
- 高血压性心脏病

评估

- 全血细胞计数（鉴别嗜酸性粒细胞增多）、血清铁相关检查、血清肾功能检查、胸部 X 线、心电图、超声心动图

表 51-1　限制型心肌病与缩窄性心包炎的鉴别

评估类型	限制型心肌病	缩窄性心包炎
身体检查	出现 Kussmaul 征 心尖冲动可能突出 急促性杂音很常见	可能出现 Kussmaul 征 心尖冲动通常不明显 可能存在心包叩击 可能存在反常脉冲
心电图	低 QRS 电压（尤其是淀粉样变） 假梗死型 束支传导阻滞 房室传导障碍 心房颤动	低 QRS 电压 复极化异常
胸片		心包可能有钙化
超声心动图	心房明显增大 壁厚增加（尤其是淀粉样变） 瓣膜增厚（尤其是嗜酸性粒细胞增多）	通常大小正常的心房 壁厚正常 心包增厚
多普勒超声心动图	限制性二尖瓣流入（优势 E 波，减速时间短） 经瓣膜速度随呼吸无明显变化（< 10%） 吸气时肝静脉正向血流的逆转 低组织多普勒速度	限制性二尖瓣流入（优势 E 波，减速时间短） 吸气时右心室充盈速度加快，左心室充盈速度减慢；呼气时相反；充盈速度变化超过 15% 呼气时肝静脉正向血流的逆转 室间隔组织多普勒速度增加，横向速度低于正常值
心导管术	显著的心房 x 和 y 下降（w 征） 心室舒张压的下降和平台表现 舒张压升高但不平衡（左心室舒张压高于右心室舒张压）	显著的心房 x 和 y 下降（w 征） 心室舒张压的下降和平台表现 舒张压的增加和均衡 右心室和左心室收缩压峰值不一致（吸气时，右心室收缩压升高，左心室收缩压降低）
心内膜心肌活检	可能揭示限制型心肌病的特定病因	心内膜心肌活检无特异性发现 心包活检可发现异常
CT，磁共振成像	一定条件下的晚期钆心肌增强	心包增厚> 4 mm
实验室检查	BNP 升高	BNP 可正常至轻度升高

BNP，利钠肽

From Andreoli TE et al（eds）：Andreoli and Carpenter's Cecil essentials of medicine，ed 8，Philadelphia，2010，Saunders.

- 右、左心导管插入术，磁共振成像和计算机断层成像（在部分病例中）
- 皮下脂肪抽吸活检以检测淀粉样变
- 如果需要诊断确认，进行心内膜心肌活检
- 利钠肽（BNP）血清水平（> 400 pg/ml）：有数据表明，BNP 水平在限制型心肌病中明显升高，但在缩窄性心包炎中接近正常，最有可能是由于缩窄性心包炎时 BNP 释放所需的缩窄心肌拉伸不足
- 基因检测，包括检测淀粉样变中的转甲状腺素突变

影像学检查

- 胸部 X 线：
  1. 范围从正常的心脏纵隔轮廓到中等的心脏增大（主要是因为双心房增大）
  2. 可能有心力衰竭的迹象
  3. 心包钙化有利于缩窄性心包炎的诊断
- 心电图：
  1. 非特异性 ST-T 波异常是最常见的发现。在浸润性病因如淀粉样变中，电压可能较低
  2. 经常出现心房和心室异位。可能存在心房颤动
  3. 晚期可出现高度房室传导阻滞、心室内传导延迟
- 超声心动图（图 51-2）：

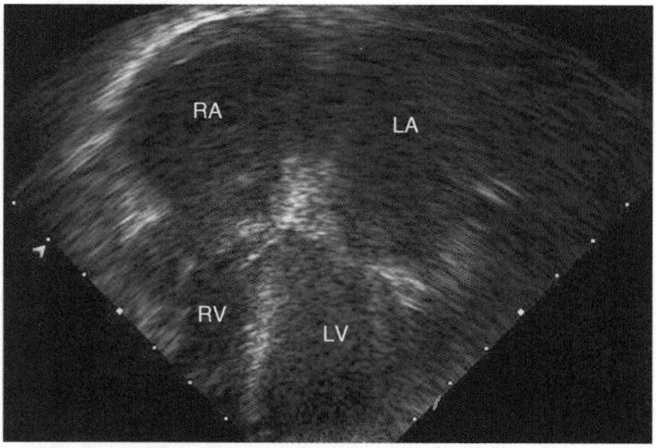

图 51-2　限制型心肌病患者的超声心动图。与正常大小的左心室和右心室相比，四腔心视图显示左心房和右心房明显增大。LA，左心房；LV，左心室；RA，右心房；RV，右心室。（From Kliegman RM et al：Nelson textbook of pediatrics，ed 19，Philadelphia，2011，Saunders.）

1. 双心房增大几乎总是存在
2. 壁厚取决于病因；浸润性疾病常增厚
3. 心肌外观可能改变（斑点型改变，心尖部正常提示淀粉样变）
4. 心室腔大小和收缩功能通常正常或降低
5. 超声多普勒显示舒张功能不全。组织多普勒显示二尖瓣环速度低

- 心导管：
  1. 特征性血流动力学表现为左心室描记出现下降和平台，或"平方根征"，即舒张开始时心室压迅速下降，随后在舒张早期迅速上升和呈平台
  2. 从收缩过程鉴别限制型心肌病和缩窄性心包炎（图 51-3）：
     a. 缩窄性心包炎：通常涉及两个心室，并导致四个心腔之间舒张压的均衡，压差在 5 mmHg 以内。吸气过程中产生的右心室和左心室压力不一致，这是由于心室相互依赖性增加和左心房充盈减少（由收缩过程外的肺静脉和左心房之间吸气梯度降低引起）
     b. 限制型心肌病：左心室损害大于右心室，左心室舒张末期压力通常比右心室大 5 mmHg。肺动脉收缩压升高也提示限制性疾病。同时右心室和左心室压力描记显示呼吸循环期间的一致模式
- CT 可能有助于识别增厚和钙化的心包，提示缩窄性心包炎
- 心脏磁共振成像（CMRI）也有助于区分限制型心肌病和缩窄性心包炎（后者心包厚度大于 4 mm）。CMRI 对淀粉样变或肉瘤样变的诊断特别有帮助，对其他变异情况也可能有价值。晚期钆强化可见于浸润性疾病
- 焦磷酸锝骨显像有助于诊断转甲状腺素相关的心脏淀粉样变，并将其与轻链淀粉样变区分开来

Rx 治疗

非药物疗法

充血症状可能对饮食限钠（< 2 g/d）有反应。

急性期治疗

利尿剂治疗容量过负荷和心力衰竭症状。

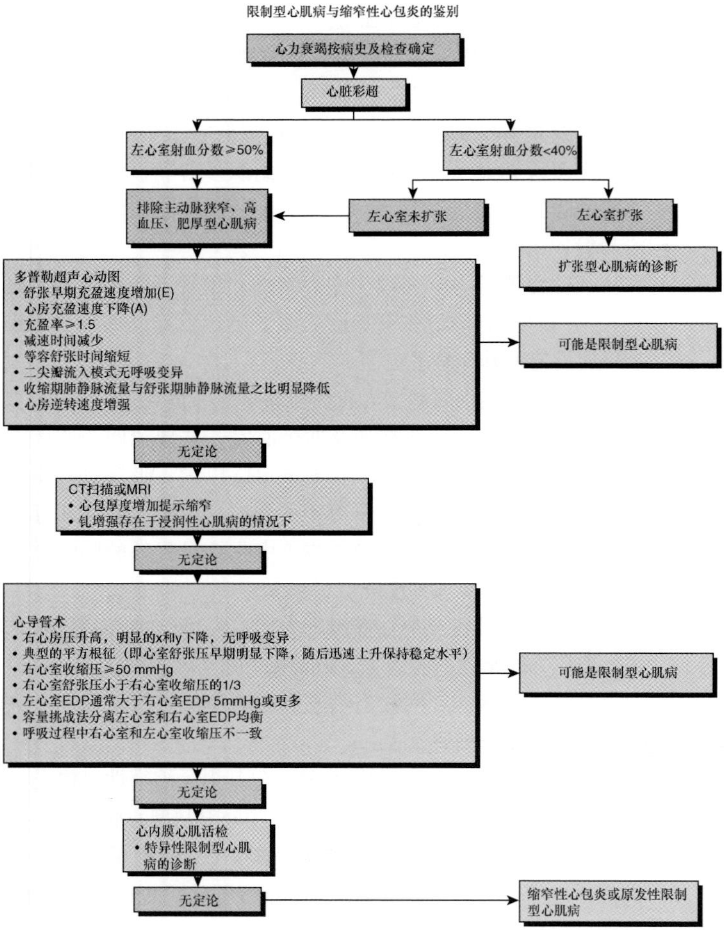

图 51-3　限制型心肌病与缩窄性心包炎的鉴别。 CT，计算机断层成像；EDP，舒张末压；MRI，磁共振成像。（From Pereira NL，Dec GW：Restrictive and infiltrative cardiomyopathies. In Crawford MH et al：Cardiology，Philadelphia，2010，Elsevier.）

慢性期治疗

- 治疗包括管理潜在疾病（如果存在）：
  1. 血色素沉着病可通过反复静脉切开和铁螯合剂来减少铁在心脏的沉积
  2. 结节病对皮质类固醇治疗可能有反应
  3. 原发性淀粉样变可能对化疗有反应（大剂量美法仑联合自

体干细胞治疗或硼替佐米为主的方案）。ATTR 可通过肝移植或其他目前正在进行临床试验的有前途的新型治疗剂进行治疗

4. 嗜酸性心肌病可能对皮质类固醇和细胞毒药物有反应
5. 限制型心肌病的其他病因没有有效的治疗方法

- 总体来说，治疗的目标是通过降低充盈压来减轻症状，同时保持心输出量。由于目前还没有药物可用于心肌舒张，治疗的重点是使用低剂量利尿剂，来降低前负荷
- β 受体阻滞剂或钙通道阻滞剂尚未被证明能改善症状或改变病程。必须注意不要将心率降低太多，因为这会影响心输出量（CO = HR× 每搏量）
- 淀粉样变患者应避免使用 ACEI（或 ARB）和血管扩张剂，因为他们耐受性差。即使是小剂量也会引起严重低血压（可能是由于相关的自主神经病变）。充足的前负荷对左心室充盈和最终的心输出量是必要的
- 心房颤动很常见，患有心房颤动或有栓塞史的患者应进行抗凝治疗。对心动过速（任何原因）耐受性差，是失代偿的常见原因。速率控制是最重要的部分。快速心房颤动时应考虑心脏复律。值得注意的是，地高辛应谨慎使用，因为它有可能引起心律失常（尤其是淀粉样变患者）
- 心脏传导系统纤维化可能导致完全性心脏传导阻滞，表现为头晕或晕厥（尤其是淀粉样变），可能需要植入起搏器。限制型心肌病的病程是可变的，取决于潜在的病因。死亡通常是由心力衰竭或心律失常引起的，建议采取旨在解决这些问题的干预措施

  对于淀粉样蛋白变体，ICD 除了起搏作用外，几乎没有预防益处，因为心脏性猝死的原因通常是电-机械分离

预后

预后因心肌病的病因而异，但总体来说预后很差，因为疾病在晚期阶段之前很少被发现。

转诊

对于有难治性症状和特发性或家族性限制型心肌病的患者，可以考虑进行心脏移植。

推荐阅读

Falk RH: Diagnosis and management of the cardiac amyloidosis, *Circulation* 112:2047, 2005.

Katritsis D et al: Primary restrictive cardiomyopathy: clinical and pathologic characteristics, *J Am Coll Cardiol* 18(5):1230, 1991.

Kushwaha SS et al: Restrictive cardiomyopathy, *N Engl J Med* 336:267, 1997.

Leya FS et al: The efficacy of brain natriuretic peptide levels in differentiating constrictive pericarditis from restrictive cardiomyopathy, *J Am Coll Cardiol* 45(11):1900, 2005.

Maron BJ et al: Contemporary definitions and classification of the cardiomyopathies: an American heart association Scientific Statement from the Council on clinical Cardiology, heart failure and transplantation committee; quality of care and outcomes research and functional genomics and translational biology interdisciplinary working groups; and council on epidemiology and prevention, *Circulation* 113:1807, 2006.

Mazen H: Novel drugs targeting transthyretin amyloidosis, *Curr Heart Fail Rep* 11:50-57, 2014.

第 52 章　肝硬化性心肌病
Cirrhotic Cardiomyopathy

Maxwell Eyram Afari，Joe Aoun

张路　译　祝杰　审校

基本信息

定义

- 肝硬化性心肌病（cirrhotic cardiomyopathy，CCM）是肝硬化患者的一种临床综合征，其特征为在无其他已知心脏疾病的情况下，心脏对压力的收缩反应性受损和（或）舒张期松弛性改变伴电生理异常
- CCM 是一种独立于酒精性心肌病的临床疾病

同义词

CCM

ICD-10CM 编码

分类于他处的疾病引起的心肌病

流行病学和人口统计学

发生率和患病率：

- 肝硬化患者中，患病率为 40% ～ 50%，与肝病病因无关，在接受原位肝移植的患者中患病率为 3% ～ 23.4%
- 50% 的晚期肝硬化患者出现心功能不全
- 在接受原位肝移植的患者中，7% ～ 21% 的患者发生心力衰竭

危险因素：

- 中度至重度肝硬化（Child Pugh B 或 C 级）倾向于至少有一个 CCM 特征。肝硬化程度（通过 Child Pugh 或 MELD 评分评估）与 CCM 之间无直接相关性
- 经颈静脉肝内门体静脉分流术（transjugular intrahepatic portosystemic shunt，TIPS）：通过人工分流术将内脏血液转移到心脏，使左心室超负荷，导致明显的心力衰竭

体格检查和临床表现

临床和查体特征包括：

- 心力衰竭的症状和体征：运动耐力下降、劳力性呼吸困难、心动过速、水肿、腹水、夜间阵发性呼吸困难、肺淤血、颈静脉压升高，S3 或 S4 奔马律
- 电生理障碍：QTc 间期延长（> 440 ms）、尖端扭转型室性心动过速、变时功能不全

病因学和病理生理学

在有肝脏疾病的患者中病因是多因素的。图 52-1 展示了肝硬化性心肌病拟定的病理生理学机制。

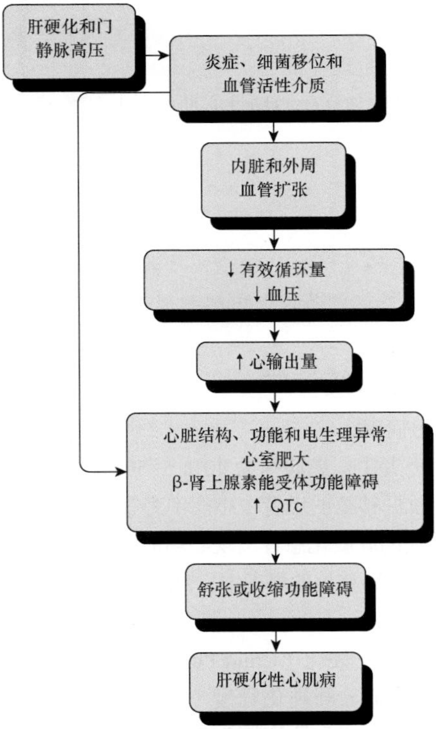

图 52-1　肝硬化性心肌病的拟定病理生理学。QTc，心率校正 QT 间期。（From Feldman M et al：Sleisenger and Fortran's gastrointestinal and liver disease，ed 10，Philadelphia，2016，Elsevier.）

心功能不全的机制包括：

- 肝硬化患者儿茶酚胺增加最终导致 β- 肾上腺素能受体下调，从而导致变力性和变时性功能减弱
- 一氧化氮、一氧化碳、内源性大麻素和细胞因子（如 TNF-a）的炎症刺激可增加心肌细胞凋亡
- 有效容量减少激活肾素-血管紧张素-醛固酮系统（renin-angiotensin-aldosterone system，RAAS），导致心室纤维化和硬化
- 钾通道缺陷导致电生理失衡，如 QT 间期延长、变时功能不全和机械活动不同步
- 高动力循环：容量增加但分布不佳（内脏循环增加，中枢循环减少）导致相对血容量不足，从而激活 RAAS 和交感神经系统，导致心动过速和心输出量增加

Dx 诊断

2005 年世界胃肠病学大会提出了以下 CCM 标准：

- 收缩功能障碍（LVEF < 55%，运动时心输出量增加缓慢）
- 超声心动图显示舒张功能障碍（E/A < 1.0，减速射血期时间 > 200 ms，等容舒张时间 > 80 ms）
- 支持性标准：心电异常（QTc 延长）、心腔变化（左心房增大）、体液因子变化[利钠肽（BNP）、N- 末端利钠肽前体（NT pro-BNP）或肌钙蛋白升高]

鉴别诊断

- 酒精性心肌病（alcoholic cardiomyopathy，ACM）
- 心源性肝硬化
- 铁诱发的心脏病（血色素沉着病）
- 扩张型心肌病
- 肥厚型心肌病
- 限制型心肌病
- 冠状动脉粥样硬化伴左心室功能不全

实验室检查

- BNP 和 NT pro-BNP：液体超负荷标志物，可能与肝硬化的严重程度相关

- 肌钙蛋白 I 或 T：评估心肌缺血、左心室重量增加

影像学检查

- 心电图：QTc ＞ 440 ms，ST 段压低，束支传导阻滞
- 胸部 X 线检查：肺淤血、左心房和心室扩大
- 超声心动图：静息收缩功能障碍；舒张功能障碍［E/A ＜ 1，减速射血时间延长（＞ 200 ms）和等容舒张时间延长（＞ 80 ms）］；组织多普勒成像和斑点追踪超声心动图可定量左心室功能
- MRI：肝脏和心脏的形态学评估（分流、腔室定量、组织表征）

诊断试验

- 运动试验（直立自行车测功计）：运动时心输出量的增加受抑制
- 多巴酚丁胺负荷超声心动图（dobutamine stress echocardiography，DSE）：使用多巴酚丁胺后收缩储备不足，被定义为左心室射血分数增加＜ 10% 和（或）舒张功能障碍（由于 β 受体下调，DSE 的效用有限）

Rx 治疗

尚无完善的 CCM 管理指南。管理应遵循与非肝硬化心脏病患者相同的管理指南。

非药物治疗

- 危险因素调控：减轻体重、戒烟、运动、控制血压
- 若出现缺氧体征时，需补充氧气
- 限钠饮食（＜ 2 g/d）
- 血清钠＜ 120 mmol/L 时限制液体摄入
- 接种肺炎球菌和流感疫苗

急性期治疗

- 急性肺水肿：头部抬高≥ 30°，早期使用利尿剂（呋塞米、布美他尼、托拉塞米）；如果伴随高血压或胸痛，硝酸盐类药物是有效的
- 心源性休克：正性肌力药（多巴酚丁胺、米力农），升压药（去甲肾上腺素、多巴胺）和机械支持（如必要）

慢性期治疗

慢性期治疗与心力衰竭患者的治疗一致。

- 利尿剂：呋塞米和螺内酯是治疗肝硬化液体超负荷的主要药物
- β 受体阻滞剂：可促进 QT 间期缩短。已知非选择性 β 受体阻滞剂可预防静脉曲张出血。服用者运动时需谨慎，因为 β 受体阻滞剂可导致心输出量降低
- 肝移植是治愈肝硬化及其相关心肌病的方法。研究显示，心脏可在肝移植后 6 ～ 12 个月内恢复活动耐量

预后

- 死亡率尚不清楚，因为大多数患者死于肝衰竭
- 肝移植可逆转 CCM 的病变特征，包括收缩和舒张功能障碍以及 QT 间期延长
- 舒张功能不全患者肝移植后预后更差

转诊

建议由心脏病相关领域专家进行随访。

重点和注意事项

专家点评

- 对于出现心力衰竭症状或心律失常症状和体征的肝硬化患者，应考虑 CCM
- 诊断标准基于超声心动图（收缩或舒张功能障碍）、负荷试验、心电异常和实验室检查异常
- 肝移植是这种罕见临床疾病的最终的治疗方法

预防

进展为肝硬化之前治疗肝脏疾病。

患者和家庭教育

由肝病专家和心脏病专家组成的多学科团队可能有助于长期管理和患者教育。

相关内容

肝硬化（相关重点专题）

心力衰竭（相关重点专题）
肺水肿（相关重点专题）

推荐阅读

Carvalho MVH et al: Cirrhotic cardiomyopathy: the liver affects the heart, *Braz J Med Biol Res* 52(2):e7809, 2019.

Enache I et al: Cirrhotic cardiomyopathy and hepatopulmonary syndrome: prevalence and prognosis in a series of patients, *Respir Med* 107:1030-1036, 2013.

Møller S, Henriksen JH: Cirrhotic cardiomyopathy, *J Hepatol* 53(1):179-190, 2010.

Páll A et al: Pathophysiological and clinical approach to cirrhotic cardiomyopathy, *J Gastrointest Liver Dis JGLD* 23(3):301-310, 2014.

Sampaio F et al: Left ventricular function assessment in cirrhosis: current methods and future directions, *World J Gastroenterol* 22(1):112-125, 2016.

Silvestre O et al: β-Blocker therapy for cirrhotic cardiomyopathy: a randomized-controlled trial, *Eur J Gastroenterol Hepatol* 30(8):930-937, 2018.

Zardi EM et al: Cirrhotic cardiomyopathy, *J Am Coll Cardiol* 56(7):539-549, 2010.

Cardiomyopathy, Chemical-Induced

Vrinda Trivedi, Aravind Rao Kokkirala

周岳廷　译　刘娅妮　审校

基本信息

定义

化学源性心肌病（CMc）是由化学物质引起的心肌结构和（或）功能的改变。许多化学物质，包括环境毒素、处方药和非法药物，都与心肌病（CM）有关。这些物质包括（但不限于）酒精、可卡因、安非他明、氯喹、合成代谢类固醇、蒽环类药物、5-氟尿嘧啶（5-FU）、齐多夫定、酪氨酸激酶抑制剂和曲妥珠单抗。

同义词

酒精性心肌病（ACM）
可卡因诱发心肌病
合成代谢类固醇诱导心肌病
蒽环类药源性心肌病
化疗相关心肌病

ICD-10CM 编码

142.7　药物及外用药物所致心肌病

流行病学和人口统计学

- 在高收入国家，5%～10%的酗酒者患有ACM，占扩张型心肌病的21%～36%。大多数酒精性心肌病患者每天饮用酒精超过80～90 g且大于5年。诊断ACM的一个关键因素是在没有冠心病的情况下大量饮酒的病史
- 阿霉素引起心脏毒性的风险与剂量相关：400 mg/m^2 时为3%～5%，550 mg/m^2 时为7%～26%，700 mg/m^2 时为18%～48%

- 在蒽环类化疗方案中加入曲妥珠单抗可显著增加心力衰竭的发生率（28% *vs.* 单独使用曲妥珠单抗的 1.7% ～ 21%）。通过在药物疗程之间引入一个无药物间隔，可以显著降低发病率。针对曲妥珠单抗心脏毒性进行长期随访是有利的，因为心脏毒性作用通常在治疗期间表现出来，并且是可逆的
- 已知引起心肌病的其他化疗药物包括伊达柔比星（> 90 mg/m^2，5% ～ 18%）、表阿霉素（> 900 mg/m^2，0.9% ～ 11.4%）、多西紫杉醇（2.3% ～ 13%）、环磷酰胺（7% ～ 28%）、硼替佐米（2% ～ 5%）、舒尼替尼（2.7% ～ 19%）、5- 氟尿嘧啶（5-FU）（6% ～ 7%）和卡非佐米（11% ～ 25%）。表 53-1 总结了与心脏毒性临床综合征有关的化疗药物

表 53-1　与心脏毒性临床综合征有关的化疗药物

药物	心脏毒性发生率 *	注释
左心室功能不全——心力衰竭化疗		
蒽环类		
阿霉素	+++	高度剂量依赖性
表阿霉素	+	危险因素包括年龄（老人和年轻人）、既往纵隔放疗、心脏病史、射血分数下降、药物治疗时射血分数下降、女性（儿童）和其他药物（尤其是曲妥珠单抗）
伊达柔比星	++	脂质体包裹或右唑嗪可降低风险
烷基化剂		
环磷酰胺	+++	主要见于高剂量“调理”疗法
异环磷酰胺	+++	危险因素是既往纵隔放疗和蒽环类药物治疗 也可有心肌炎、心包炎、心肌坏死
紫杉烷		
紫杉醇	+ / ++	也用于紫杉醇洗脱支架
多西紫杉醇	+	
蛋白酶体抑制剂		
硼替佐米	+ / ++	试验中观察到中度心力衰竭发生率升高（5%），但发生率仅略高于接受地塞米松治疗的患者

续表

药物	心脏毒性发生率 *	注释
靶向疗法		
单克隆抗体		
曲妥珠单抗	++	作为单一制剂应用不常见 与蒽环类药物、紫杉醇、环磷酰胺并用的风险增加
帕妥珠单抗	+/++	靶标是 HER2 一项系列研究中左心室功能障碍发生率高达 25%
贝伐单抗	+/++	靶向血管内生长因子 A（VEGF-A）（VEGFRs 的配体）并作为一个陷阱，阻止与受体的相互作用 心力衰竭可见于重度高血压的个体，占 10% ～ 25% 的患者，具体取决于剂量；蒽环类药物可能增加心力衰竭风险
酪氨酸激酶抑制剂		
伊马替尼、尼罗替尼	+	可引起严重的液体潴留，伴有周围水肿、胸膜和心包积液，而不是继发于左心室功能障碍
达沙替尼	++	关于液体滞留，同上 可引起严重肺动脉高压；机制尚不清楚
舒尼替尼	+++	左心室功能障碍常见；高血压可能发挥了作用
索拉非尼	++	心脏毒性发生率目前尚不清楚
缺血性综合征		
氟尿嘧啶，卡培他滨	++	ACS；冠心病患者危险性增加 反复出现；多种机制已被提出；病因不明
顺铂，卡铂	+	ACS 由血管痉挛或血管损伤引起 高血压常见；血栓栓塞更常见（见下文）
干扰素 -α	+	冠心病患者缺血风险增加；高血压常见
紫杉醇	+	1% ～ 5% 发生心肌缺血；严重缺血性心脏事件不多见
多西紫杉醇	+	数据有限，但比率可能为 1%
贝伐单抗	++	动脉血栓性事件包括心肌梗死和卒中

续表

药物	心脏毒性发生率 *	注释
长春花生物碱	+	约 1% 的心脏事件风险；缺血可能由冠状动脉痉挛引起
索拉非尼	+ / ++	约 2.5% 的 ACS 风险
厄洛替尼，尼洛替尼	+ / ++	数据有限，但发生率约为 2%；外周血管事件可能增加
高血压		
顺铂	++++	
贝伐单抗	++++	在所有抗血管内皮生长因子疗法中都极为常见
舒尼替尼	++++	这些药物的内在作用机制
索拉非尼	+++	
静脉血栓		
顺铂	+++	深静脉血栓形成或肺栓塞的发生率占 8.5%；多数发生在治疗早期 常出现深静脉血栓的其他危险因素
沙利度胺	++++	单一疗法不常见，但同时化疗时风险增加
来那度胺	+++	同沙利度胺
埃罗替尼	++	厄洛替尼联合吉西他滨的治疗率比单用吉西他滨的治疗率高 2%

ACS，急性冠脉综合征；HER2，人表皮生长因子受体 2；VEGF，血管内皮细胞生长因子；VEGFR，血管内皮细胞生长因子受体

* 心脏毒性的相对频率评分如下：+ = ≤ 1%；++ = 1% ～ 5%；++ = 6% ～ 10%；++++ = > 10%

From Mann DL et al：Braunwald's heart disease，ed 10，Philadelphia，2015，Elsevier.

好发性别和年龄：ACM 的患病率在酗酒的男性和女性中似乎是相似的，女性在较低的乙醇剂量下发生左心室（LV）功能障碍。不同种族存在明显的差异，黑人的死亡率高于非西班牙裔白人。蒽环类和曲妥珠单抗诱导的心肌病在年龄> 50 岁的人群中更为常见。

危险因素

- 每天饮酒超过 80 ～ 100 g 且> 10 年会显著增加 ACM 的患病风险

- 蒽环类药物引起的慢性 CM 的发生与累积剂量、年龄、既往心脏病、联合化疗和纵隔放疗史有关。儿童对蒽环类药物引起的 CM 更为敏感
- 蒽环类药物诱发 CM 的其他危险因素包括累及心脏轮廓的放射治疗以及曲妥珠单抗的使用
- 与单次注射疗法相比，连续输注可能降低心脏毒性风险

遗传学

- 在 ACM 患者中，血管紧张素转化酶（ACE）的缺失（DD）基因型比插入（Ⅱ）和缺失、插入（DI）基因型更常见。其机制包括乙醇通过解偶联三磷酸腺苷对心肌的直接毒性
- 蒽环类药物诱导的 CM 与通过线粒体一氧化氮合酶和烟酰胺腺嘌呤二核苷酸磷酸还原途径增加心脏氧化应激有关
- 一项研究表明，羰基还原酶基因的多态性可能与蒽环类药物引起的 CM 有关

体格检查和临床表现

CMc 的大多数临床特征与其他病因的扩张型心肌病相似。症状可能是隐匿的或急性发作。

- 急性蒽环类药物诱导的 CM 可在第一次给药后的任何时间开始，表现为心律失常（最常见的室上性心动过速）、左心室（LV）功能障碍或心包疾病。典型的蒽环类药物引起的心脏毒性的最初表现是组织多普勒探测到的轻微舒张功能障碍。亚急性和慢性症状可能在最后一次给药后 3 个月至 10 年出现

  患者通常表现为心力衰竭。最近，由于使用 ACEI 和 β 受体阻滞剂进行药物治疗，死亡率有所改善。事实上，最近的临床试验，包括 OVERCOME 试验，表明对接受蒽环类药物治疗的低心脏病风险患者，采用 β 受体阻滞剂和 ACEI 进行预防治疗是有益的，能够防止 CM 发展。
- 5-FU 治疗后的心脏症状包括心绞痛（最常见）、心肌梗死、心律失常、急性肺水肿、心搏骤停和心包炎。心绞痛和心肌梗死的发病机制是冠状动脉痉挛和内皮损伤。心绞痛的总发病率约为 10%
- ACM 通常发生于大量饮酒后，可并发肝硬化。表现为典型的心力衰竭伴或不伴心律失常。心房颤动是与慢性酒精滥用

相关的最常见的心律失常，也可见于急性中毒（假日心脏综合征）

- 可卡因诱发的 CM 患者可能出现肾上腺素能症状（心悸、苍白、发汗和焦虑）、高血压、心绞痛、房性和室性心律失常以及心力衰竭
- 合成代谢类固醇可导致左心室肥厚和扩张，并导致心力衰竭、心律失常、心肌梗死、高血压和猝死

病因学

- 化疗引起心脏毒性的潜在机制尚不清楚。已经提出了几种途径（图 53-1），包括氧化应激增加，自由基产生，细胞凋亡，DNA、RNA 和蛋白质合成障碍以及血管痉挛
- 营养缺乏，如硫胺素缺乏，也在 ACM 中发挥作用
- 表 53-2 描述了乙醇致心肌损伤的机制。表 53-3 总结了轻度到中度和重度酒精摄入对心血管危险因素和预后的影响

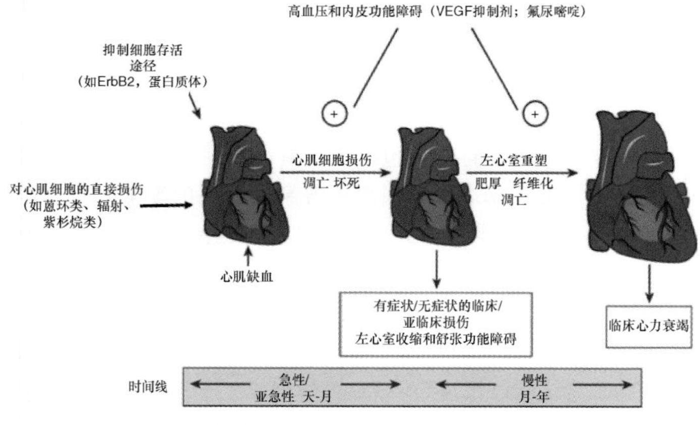

图 53-1 化疗引起心脏毒性的病理生理学。心脏损伤的具体机制和临床表现可能因化疗类别而异，但将最初损伤与急性、亚急性和慢性表现联系起来的最终共同途径往往是重叠性的。急性和亚急性损伤通常无症状，可能与射血分数的可测量变化有关，也可能不相关。慢性心脏损伤通常与左心室重构有关，其特征是左心室增大，射血分数降低，最终出现症状性心力衰竭。与血管内皮生长因子（VEGF）信号通路抑制剂相关的高血压可加重急性、亚急性和慢性心肌损伤和心脏病进展。（From Niederhuber JE：Abeloff's clinical oncology，ed 6，Philadelphia，2020，Elsevier.）

表 53-2　乙醇致心肌损伤的机制

直接毒性作用
兴奋 / 收缩解耦联
肌浆网钙储存减少
抑制肌浆膜三磷酸腺苷依赖的 Na^+/K^+泵
线粒体呼吸比率降低
底物摄取改变
间质 / 细胞外蛋白合成增加
代谢物的毒性作用
乙醛
乙酯
营养或微量金属缺乏
维生素 B_1
硫胺素
电解质紊乱
低镁血症
低钾血症
低磷血症
有毒添加剂
钴
铅
砷

K、钾；Na，钠。

From Mann DL et al：Braunwald's heart disease，ed 10，Philadelphia，2015，Elsevier.

Dx 诊断

鉴别诊断

- 传染性心肌病：病毒性、HIV 相关、莱姆病、恰加斯（Chagas）病
- 缺血性心肌病
- 扩张型心肌病，与心脏瓣膜疾病或高血压有关
- 肝硬化性心肌病
- 心动过速引起的心肌病
- 应激相关（takotsubo）心肌病
- 围产期心肌病
- 扩张型心肌病的遗传病因

表 53-3　定性评估轻至中度和重度酒精摄入对心血管危险因素和预后的影响

心血管危险因素和预后	轻至中度酒精摄入（每天＜ 2 杯）	酒精摄入过多（＞每天 2 杯）
血压	↔	↑↑
高密度脂蛋白胆固醇	↑↑	↑↑↑
甘油三酯	↑	↑↑
低密度脂蛋白胆固醇	↔或↓	↑
血小板		
聚集性 / 凝血性	↓	↓↓
全身炎症	↓	↑
充血性心力衰竭	↓	↑↑
冠状动脉疾病（心绞痛，非致命性心肌梗死）	↓↓	↓
心房颤动	↔	↑↑
卒中	↓	↑↑
心脏性猝死	↓↓	↑

From Mann DL et al：Braunwald's heart disease，ed 10，Philadelphia，2015，Elsevier.

评估

- 药物接触史
- 心电图、血清电解质、肾功能和肝功能
- 血清肌钙蛋白和利钠肽（BNP）水平
- 经胸超声心动图评估心脏结构和功能
- 排除冠状动脉造影对冠心病的诊断
- 心脏磁共振（CMR）成像可用于评估心肌瘢痕和纤维化

实验室检查

- 没有特定的诊断测试来帮助区分 CMc 与其他形式的 CM，但以下实验室测试通常是有帮助的：血清电解质、肾功能、肝功能、促甲状腺激素、铁谱和炎症标志物
- 最近的研究表明，化疗后肌钙蛋白水平、BNP 和髓过氧化物酶的早期升高可能是进展为心肌病的预测因素

影像学检查

- 心电图

  可能存在心肌病的非特异性表现，包括窦性心动过速、非特异性 ST-T 波改变、QRS 波电压降低、室间传导延迟或束支传导阻滞以及 QT 间期异常。在 5-FU 毒性中，可能出现显著的 ST 段偏移

- 超声心动图

  1. 无症状的酗酒者可表现为轻度的左心室肥厚、舒张功能障碍、左心室扩张和左心室射血分数（LVEF）降低
  2. 在开始蒽环类药物为主的化疗前，应进行基线 LVEF 检查，最好是超声心动图或多门控核素（MUGA）扫描
     a. 对于 LVEF ≤ 40% 或 LVEF ＞ 40% 但＜ 50% 的既往心力衰竭患者，一般应避免蒽环类药物为主的化疗
     b. 阿霉素总剂量应限制在 450 mg/m^2
     c. 若基线左心室射血分数≥ 55%，在阿霉素剂量＜ 200 mg/m^2 剂量下于治疗结束时进行后续评估，剂量更大时，则应在 200 mg/m^2、300 mg/m^2、350 mg/m^2 和 400 mg/m^2 剂量下进行连续评估。如果左心室射血分数绝对下降＞ 15%，左心室射血分数下降≤ 40%，或有症状的充血性心力衰竭左心室射血分数＜ 50%，则应停止阿霉素治疗。蒽环类药物与射血分数保留的心力衰竭之间没有直接的因果关系
     d. 收缩期峰值整体纵向应变成像（GLS）是一种新兴的超声心动图测量方法。在治疗过程中，斑点追踪超声心动图早期降低 10% ～ 15% 的 GLS 似乎是早期检测心脏毒性最有用的参数。超声心动图应变和应变率成像是评价心肌功能的敏感、无创方法

- 放射性核素成像（图 53-2）

  1. 如果基线左心室射血分数＜ 50%，既往无心力衰竭病史，在开始治疗前，应与患者、心脏科医生和肿瘤科医生讨论心脏风险与肿瘤益处。建议优化心血管状况，包括高血压控制。应该开始使用心血管保护药物，如 ACEI 和 β 受体阻滞剂，并在每次剂量后进行连续的 LVEF 测量
  2. 对于那些在治疗期间有高累积蒽环类药物剂量或可逆性左

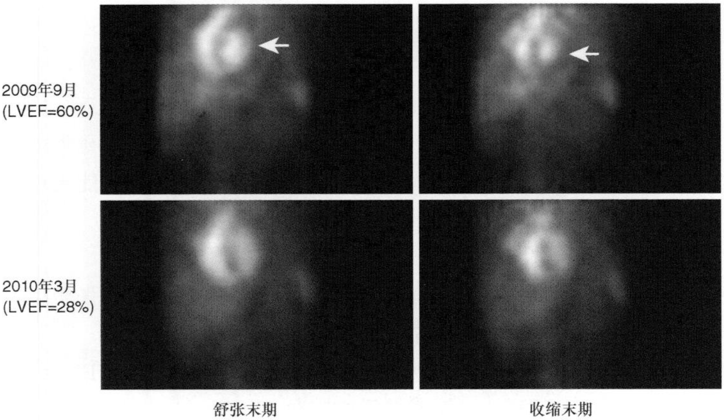

图 53-2　一例接受阿霉素治疗的 47 岁女性乳腺癌患者 99m- 高锝酸盐多门控采集扫描。上图是在 2009 年 9 月开始阿霉素和环磷酰胺治疗前进行的。计算左心室射血分数（LVEF）[（左心室舒张末期容积−左心室收缩末期容积）/ 左心室舒张末期容积 ×100］为 60%。底部图像于 2010 年 3 月扫描，阿霉素治疗总剂量为 451 mg/m^2。左心室射血分数计算为 28%。白色箭头指示舒张末期和收缩末期的左心室。（From Figueredo VM：Chemical cardiomyopathies：the negative effects of medications and nonprescribed drugs on the heart，Am J Med 124：480-488，2011.）

心室功能不全病史的患者，应考虑使用超声心动图和（或）生物标志物进行长达 10 年的定期筛查。

Rx 治疗

急性期治疗

- 如果出现低心排血量状态，用利尿和正性肌力药物治疗失代偿性心力衰竭
- 对于急性可卡因中毒或 5-FU 诱发的心绞痛，苯二氮䓬类、亚硝酸盐和钙通道阻滞剂是一线治疗。如果心电图提供急性心肌梗死的证据，患者应进行紧急心导管和冠状动脉造影

慢性期治疗

- 右唑嗪是一种乙二胺四乙酸类螯合剂，通过与铁结合起作用，可防止蒽环类药物的心脏毒性。心脏肿瘤学专家建议右唑嗪

和蒽环类药物的比例为 10∶1，在阿霉素给药前 15 ～ 30 min 给予。然而，目前不建议成人常规使用，除非阿霉素累积剂量为 300 mg/m^2 或更大，且有持续接受阿霉素化疗的适应证

- 发生蒽环类药物诱导的 CM 的患者一般不应再用该药治疗，因为由于细胞死亡，心脏损伤通常是不可逆的
- β 受体阻滞剂：卡维地洛和奈比洛尔在蒽环类药物治疗期间对左心室收缩功能有保护作用。用美托洛尔进行的更大规模试验没有显示出任何益处
- 以下 ACEI 和血管紧张素受体阻滞剂（ARB）：依那普利、雷米普利和替米沙坦，已被证明可预防蒽环类药物的心脏毒性。PRADA 试验的结果表明，使用 ARB 坎地沙坦可以减缓蒽环类药物引起的 LVEF 下降
- 基于他汀类药物的抗氧化和抗炎特性，尽管其心脏保护作用尚未建立，但其用于蒽环类药物心脏毒性的一级预防越来越受到关注
- 硫胺素、叶酸和多种维生素是 ACM 的辅助治疗。戒酒通常可以逆转心肌病

预后

取决于药物剂量和左心室功能障碍的严重程度。

转诊

于心脏肿瘤学专家处密切随访。

重点和注意事项

化疗引起的心脏毒性表现从无症状的左心室射血分数下降到明显的心力衰竭。在应用蒽环类药物的情况下，发病率是剂量依赖性的，并且可能在初次接触后 10 年内出现。因此，建议定期进行超声心动图监测的临床随访。

预防

- 使用超声心动图或 MUGA 扫描对蒽环类药物化疗前、中、后的左心室功能进行无创性评估
- 为了降低阿霉素心脏毒性的风险，成人的终身累积剂量应限制在＜ 450 mg/m^2

- 其他方法包括使用输注而不是单次弹丸式给药、应用脂质体包裹的阿霉素、心脏毒性较小阿霉素类似物（如表柔比星）以及联合使用保护剂（如右唑嗪）
- 如果出现心脏症状，应终止 5-FU 治疗。不建议重新使用

推荐阅读

Cadeddu C et al: Protective effects of the angiotensin II receptor blocker telmisartan on epirubicin-induced inflammation, oxidative stress, and early ventricular impairment, *Am Heart J* 160:487.e1-487.e7, 2010.

Ewer MS, Von Hoff DD, Benjamin RS: A historical perspective of anthracycline cardiotoxicity, *Heart Fail Clin* 7:363-372, 2011.

Figueredo VM: Chemical cardiomyopathies: the negative effects of medications and nonprescribed drugs on the heart, *Am J Med* 124:480-488, 2011.

George A, Figueredo VM: Alcoholic cardiomyopathy: a review, *J Card Fail* 10:844-889, 2011.

Goldhirsch A et al: Two years versus 1 year of adjuvant trastuzumab for HER2-positive breast cancer (HERA): an open-label, randomised controlled trial, *Lancet* 382:1021-1028, 2017.

Guzzo-Merello G et al: Alcoholic cardiomyopathy, *World J Cardiol* 6(8):771, 2014.

Kaya MG et al: Protective effects of nebivolol against anthracycline-induced cardiomyopathy: a randomized control study, *Int J Cardiol* 167:2306-2310, 2013.

Ky B et al: Early increases in multiple biomarkers predict subsequent cardiotoxicity in patients with breast cancer treated with doxorubicin, taxanes, and trastuzumab, *J Am Coll Cardiol* 63:809-816, 2014.

Thavendiranathan P et al: Use of myocardial strain imaging by echocardiography for the early detection of cardiotoxicity in patients during and after cancer chemotherapy: a systematic review, *J Am Coll Cardiol* 63(25 pt A):2751-2768, 2014.

Weintraub R, Semsarian C, Macdonald P: Dilated cardiomyopathy, *Lancet* 390:400-414, 2017.

Yeh ET, Bickford CL: Cardiovascular complications of cancer therapy: incidence, pathogenesis, diagnosis, and management, *J Am Coll Cardiol* 53:2231-2247, 2009.

Zamorano J et al: 2016 ESC position paper on cancer treatments and cardiovascular toxicity developed under the auspices of the ESC Committee for Practice Guidelines, *European Heart Journal* 37:2768-2801, 2016.

第 54 章　心肌炎
Myocarditis

Vrinda Trivedi，Aravind Rao Kokkirala
杨小艳　王楠　译　张自艳　审校

基本信息

定义

心肌炎泛指心脏肌肉（心肌）的炎症。疾病的严重程度可能是良性的自限性疾病，也可能是需要重症监护的严重急性失代偿状态。心肌炎可能是由于接触外部抗原（如病毒、细菌、寄生虫和药物）或自身免疫状况引起的。

ICD-10CM 编码

I40.0　感染性心肌炎
I40.1　孤立性心肌炎
I40.8　其他的急性心肌炎
I40.9　未特指的急性心肌炎
A39.52　脑膜炎球菌性心肌炎
B26.82　流行性腮腺炎并心肌炎
B33.22　病毒性心肌炎
B58.81　弓形虫心肌炎
D86.85　结节病性心肌炎
I01.2　急性风湿性心肌炎
I09.0　风湿性心肌炎
I41　分类于他处的疾病引起的心肌炎
I51.4　未特指的心肌炎

流行病学和人口统计学

- 心肌炎常常被误诊
- 尸检报告的局灶性心肌炎的发病率在无症状患者中为 1% ～ 9%，在感染了 HIV 病毒的患者中为 50%
- 在 40 岁以下的年轻人中，心肌炎是导致猝死的第三大原因

（高达 8% ～ 9%），特别是在特发性扩张型心肌病的病例中，心肌炎可能占总病例的 10% ～ 40%

体格检查和临床表现

- 患者最常见的症状是新发的心力衰竭（＜ 6 个月）、胸痛和心律失常，包括窦性心动过速以及房性和室性早搏
- 当心包受累时出现胸痛，尤其是胸膜和体位胸痛
- 持续心动过速与发热不成比例
- 感染性（如莱姆病）和免疫介导的心肌炎也可能出现心律失常和新发的不明原因的心脏传导阻滞
- 听诊时出现微弱的 S1、S3 和 S4 奔马律是心室功能受损的重要征兆
- 严重左、右心室扩张引起的功能性二尖瓣反流和功能性三尖瓣反流的杂音
- 心包摩擦如果与心包炎有关，即为心包炎的临床综合征
- 患者最近可能出现流感综合征或非特异性病毒前驱症状（发热、关节痛、不适、疲劳）；儿童的症状通常比成人更剧烈。呼吸困难是小儿心肌炎最常见的表现
- 充血性心力衰竭（CHF）症状，通常表现为疲劳和运动能力下降
- 如果心肌炎严重、呈弥漫性和发展迅速，则可能出现急性充血性心力衰竭症状，导致心源性休克和死亡
- 双心室衰竭的征象（低血压、肝大、外周水肿、颈静脉扩张、S3 心音和肺水肿）
- 晕厥前或晕厥的继发性室性心律失常
- 炎症和（或）瘢痕介导的室性心动过速 / 心室颤动导致的心脏性猝死，为室性心律失常建立了折返途径
- 急性冠脉综合征，可由局部冠状动脉痉挛和炎症引起，在心电图上可表现为急性损伤模式或缺血性改变

病因学

- 感染

  1. 病毒［腺病毒、细小病毒 B19、丙型肝炎病毒（HCV）、柯萨奇 B 病毒、巨细胞病毒、肠道病毒、脊髓灰质炎病毒、腮腺炎病毒、艾滋病病毒和 EB 病毒等］。在发达国家，病毒

是导致心肌炎最常见的原因。在 20 世纪 80 年代和 90 年代，肠道病毒常与心肌炎和扩张型心肌病有关。然而，在过去的 10 年里，其他病毒，如腺病毒、丙肝病毒、细小病毒 B19 和疱疹病毒 6（HH6）已经成为重要的病原体（框 54-1）

框 54-1　心肌炎的原因

病毒	鹦鹉热衣原体
柯萨奇病毒 A 和 B	**原虫**
埃可病毒	克氏锥虫
脊髓灰质炎病毒	非洲锥虫病
风疹	弓形虫
麻疹	阿米巴
腺病毒	**其他寄生虫**
牛痘	犬弓形虫
流行性腮腺炎	旋毛虫
单纯性疱疹	**真菌和酵母**
EB 病毒	放线菌
巨细胞病毒	球孢子菌
鼻病毒	组织胞浆菌
肝炎病毒	念珠菌
虫媒病毒	**毒素**
流感病毒	白喉
水痘	蝎子
立克次体	**药物**
立克次体	磺酰胺
恙虫病立克次体	苯基丁氮酮
细菌	环磷酰胺
脑膜炎球菌	新苯并咪唑
克雷伯杆菌	**过敏 / 自身免疫**
钩端螺旋体	类风湿关节炎
葡萄球菌	风湿热
梅毒螺旋体	溃疡性结肠炎
流感嗜血杆菌	系统性红斑狼疮
溶血性链球菌	**其他**
结核分枝杆菌	结节病
肠炎沙门菌亚种，伤寒肠炎血清（伤寒）	硬皮病
支原体	特发性疾病
肺炎支原体	淀粉样变

From Cherry JD et al：Feigin and Cherry's pediatric infectious diseases，ed 8，Philadelphia，2019，Elsevier.

2. 细菌（金黄色葡萄球菌、产气荚膜梭菌、白喉、支原体和任何严重的细菌感染）
3. 真菌（念珠菌、毛霉菌、曲霉菌、芽生菌、组织胞浆菌）
4. 寄生虫（克氏锥虫——全球最常见的旋毛虫、棘球绦虫、阿米巴、弓形虫）
5. 立克次体
6. 螺旋体（伯氏疏螺旋体——莱姆型心肌炎）

- 风湿热
- 系统性红斑狼疮
- 肉芽肿伴多血管炎（韦格纳肉芽肿）
- 巨细胞性大动脉炎和大动脉炎
- 药物［如可卡因、依米丁、阿霉素、磺胺类、异烟肼、甲基多巴、两性霉素 B、四环素、苯丁氮酮、锂、5- 氟尿嘧啶、吩噻嗪、干扰素 -α、纳武单抗（nivolumab）、伊匹单抗、三环类抗抑郁药、环磷酰胺、天花疫苗接种］
- 毒素（一氧化碳、乙醇、白喉毒素、铅、军火药）
- 系统性和胶原血管疾病（硬皮病、结节病、乳糜泻、干燥综合征、川崎综合征等）
- 乳糜泻：来自意大利的两份报告显示，在自身免疫性心肌炎或特发性扩张型心肌病患者中，乳糜泻的发病率高达 5%，这种疾病通常未被临床发现
- 辐射
- 产后状况
- 干细胞移植
- 昆虫叮咬，如蜜蜂和黄蜂叮咬；蛇咬；破伤风类毒素引起的过敏反应

Dx 诊断（表 54–1）

鉴别诊断

- 缺血性心肌病和其他非缺血性心肌病
- 急性冠脉综合征
- 心脏瓣膜疾病
- 心肌浸润性疾病，如结节病、淀粉样变性、血色素沉着病和美洲锥虫病

表 54-1　心肌炎诊断扩展标准

提示心肌炎	2 个类别阳性
合并心肌炎	3 个类别阳性
患心肌炎的可能性很大：	所有 4 个类别均为阳性
（类别中的任何匹配要素＝类别为阳性）	
第一类：临床症状	
• 临床心力衰竭	
• 发热	
• 病毒前驱症状	
• 疲劳	
• 劳累性呼吸困难	
• 胸痛	
• 心悸	
• 晕厥前或晕厥	
第二类：在没有区域性冠状动脉缺血的情况下获得心脏结构或功能紊乱的证据	
• 超声心动图的证据	
• 节段性室壁运动异常	
• 心脏扩张	
• 局部心肌肥厚	
• 肌钙蛋白释放	
• 对于炎症反应的高灵敏度（＞ 0.1 ng/ml）	
• 铟 -111 标记的抗肌球蛋白抗体显像	
• 冠状动脉造影术正常*或*	
• 灌注扫描冠状动脉分布区域可逆性缺血	
第三类：心脏磁共振成像	
• 反转恢复序列上心肌 T2 信号增强	
• 注射钆 -DTPA 后的延迟增强	
第四类：心肌活检——病理或分子分析	
• 病理结果符合达拉斯标准	
• 聚合酶链式反应或原位杂交检测病毒基因组	

DTPA，二乙二胺五乙酸

From Bonow RO et al：Heart disease，9th ed，Philadelphia，2012，Saunders.

评估

- 病史：心肌炎的临床表现无特异性，可包括乏力、心悸、呼吸困难、心前区不适和肌痛

- 诊断检查包括胸部 X 线片检查、心电图、实验室检查、超声心动图、心导管检查、心肌延迟强化的心脏 MRI 和心内膜心肌活检（根据发现巨细胞性心肌炎等特定可治疗疾病的可能性）。值得注意的是，根据标准的组织学标准，心内膜心肌活检的敏感度只有 10% ～ 35%。这是由于解释和抽样误差的可变性造成的

实验室检查

- 心肌肌钙蛋白升高提示临床疑似心肌炎的患者有心肌炎的征象。肌钙蛋白 I 的特异度为 89%，敏感度为 34% ～ 53%。肌钙蛋白升高有助于诊断，但不能提供预后价值。正常水平并不排除诊断的可能性
- 肌酸激酶（CK）升高（伴 MB 片段升高，乳酸脱氢酶升高）和天冬氨酸氨基转移酶是由心肌坏死引起的
- 在经活检证实的心肌炎患者中，心肌肌钙蛋白 I 或 T 升高比 CK-MB 升高更常见
- 心肌肌钙蛋白 I 的升高与 CHF 症状持续时间短（通常不到 1 个月）相关，表明大多数心肌坏死发生在病程早期
- 心脏生物标志物持续升高预示着心肌持续坏死
- 如果患者有心力衰竭症状，建议使用 BNP 或 NT-proBNP
- 红细胞沉降率升高（无特异性，但在追踪疾病进展和治疗反应方面可能有价值）
- 白细胞计数增加，同样是非特异性的（如果寄生虫感染，嗜酸性粒细胞增加）
- 病毒滴度（急性和恢复期）
- 冷凝集素效价、抗链球菌溶血素 O 效价、血培养
- 莱姆病抗体效价
- 快速血浆反应素试验（RPR）、性病研究实验室试验（VDRL）
- 心内膜心肌活检的组织学检查可显示组织细胞和单核细胞浸润，符合达拉斯标准，该标准由一组心脏病理学家制定，作为定义疾病的工作标准；活动性心肌炎被定义为“心肌的炎性浸润，伴有邻近心肌细胞的坏死和（或）变性，这不是冠心病相关的缺血性损害的典型表现”
- 根据欧洲心脏病学会心肌和心包疾病工作组的研究，心肌炎的免疫组织化学标准是异常炎性浸润，定义为每平方毫米＞

14 个白细胞，包括每平方毫米多达 4 个单核细胞，且存在＞7 个 CD3 ＋ T 淋巴细胞

影像学检查

- 胸部 X 线：心脏轮廓增大，可伴有或不伴有肺充血
- 心电图：可能正常或有非特异性表现。窦性心动过速伴非特异性 ST-T 波改变，但伴有心包炎时心电图改变更具有特异性；室内传导缺陷和束支传导阻滞在典型病毒性心肌炎中不常见，但在心脏结节病和特发性巨细胞心肌炎中常见。在一些患者中，Q 波或左束支传导阻滞的出现与较高的死亡率或移植率相关
  1. 莱姆病和白喉可引起不同程度的心脏传导阻滞
  2. 心肌炎局灶性坏死可出现类似急性心肌梗死的改变（部分 ST 段抬高和 Q 波）
- 超声心动图：
  1. 检测疑似心肌炎患者心功能减退的最有用的检查，即使是亚临床状态
  2. 急性重症心肌炎与收缩功能障碍伴射血分数降低有关
  3. 心室扩张和运动功能减退
  4. 收缩功能障碍一般是全身性的，但也可能是局部的或节段性的，就像局灶性心肌炎一样
  5. 运动诱发的室壁运动异常也可见。这通常是由于微血管功能障碍造成的
  6. 异常组织的多普勒信号可以为心肌炎的存在提供额外的证据
  7. 超声心动图也有助于诊断并发的心包受累
  8. 急性心肌炎患者球形功能障碍心室在几个月后趋向于重塑为更正常的椭圆形
- 心导管检查和血管造影术
  1. 排除冠状动脉疾病和心脏瓣膜疾病。冠状动脉造影术通常是正常的，有轻微或无冠状动脉病变的证据
  2. 右心室心内膜心肌活检可以确认诊断，尽管活检结果阴性并不能排除心肌炎，因为这项检测的敏感度较低。最近的研究表明，心肌活检可能是不必要的，因为基于活检结果的免疫抑制治疗通常是无效的。然而，如果怀疑特发性巨细胞心肌炎，活组织检查可以证实这一诊断，免疫抑制治

疗在这一患者队列中通常是有帮助的

- 心脏 MRI（图 54-1）
  1. 可用于检测心肌炎的心肌水肿和心肌细胞损伤
  2. 局部或整体信号强度增加可用于计算水肿率。无坏死或瘢痕的水肿代表可逆性损伤，因此可预示心功能恢复
  3. 心肌延迟强化（LGE），存在增强的病灶和整体心肌相对于骨骼肌对比增强
  4. 与常规活检相比，以上两种方法的任意组合具有 76% 和 96% 的敏感度和特异度，85% 的诊断准确率，很可能是诊断心肌炎的金标准
  5. 心脏 MRI 显示，心肌炎倾向于以局部过程开始，并随着时间的推移成为一个具有全身性的过程，心肌强化的程度与临床状态和左心室功能相关
  6. LGE 的类型与缺血性心肌病不同。心肌炎的 LGE 倾向于

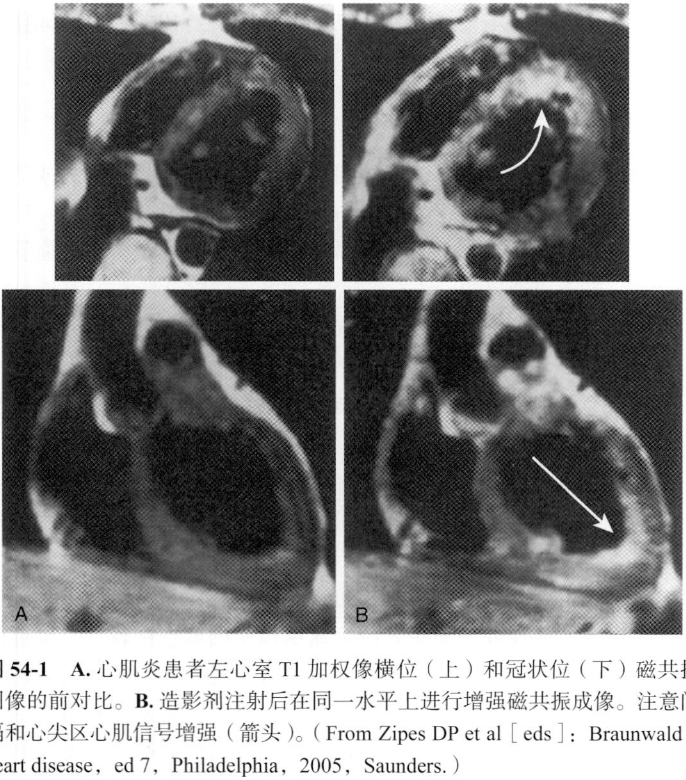

图 54-1 A. 心肌炎患者左心室 T1 加权像横位（上）和冠状位（下）磁共振图像的前对比。**B.** 造影剂注射后在同一水平上进行增强磁共振成像。注意间隔和心尖区心肌信号增强（箭头）。（From Zipes DP et al［eds］：Braunwald's heart disease，ed 7，Philadelphia，2005，Saunders.）

累及心外膜，不同程度延伸到中层心肌，而不累及心内膜。这与缺血性损伤不同，缺血性损伤首先累及心内膜，然后向外延伸

- 铟 -111 标记的抗肌球蛋白抗体显像在心肌炎中呈阳性，敏感度高达 65%

Rx 治疗

非药物治疗

- 支持性治疗是心肌炎患者的一线治疗方法
- 限制体力活动（以减少心脏作功）。病毒感染期间建议卧床休息
- 避免大量饮酒
- 一般情况下，心衰患者应避免使用非甾体抗炎药（NSAIDs），主要是考虑到心衰恶化的风险和可能增加的死亡率。最低所需剂量的非甾体抗炎药是为左心功能明显正常且由心包炎引起明显胸痛患者保留的

急性期治疗

- 治疗潜在病因（如针对细菌感染使用特定的抗生素）
- 使用利尿剂、ACEI 和限盐治疗充血性心力衰竭（CHF）。一旦临床情况稳定下来，可能会增加 β 受体阻滞剂。地高辛应谨慎使用，且仅限小剂量使用
- 在心肌炎合并严重左心功能不全的患者中，主要的治疗决定，如转诊进行心脏移植、接受左心室辅助装置和 ICD，在可行的情况下应推迟 3 ～ 6 个月，以便通过最佳的药物治疗进行改善
- 即使最佳药物治疗 3 ～ 6 个月，左心室射血分数≤ 35%，功能状态良好且预后＞ 1 年的患者，将与缺血性心肌病和其他非缺血性心肌病患者一样，从植入 ICD 的一级预防治疗中获益
- 如果室性心律失常需要抗心律失常药物。当有必要进行抗心律失常治疗时，可以选择胺碘酮、多非利特，没有Ⅳ级心力衰竭的患者中慎用 β 受体阻滞剂或钙通道阻滞剂。ICD 植入作为危及生命的室性心律失常、功能状态良好且预后＞ 1 年

的患者的二级预防

- 完全性心脏传导阻滞和（或）症状性心动过缓是心肌炎急性期起搏的指征，但通常是短暂的，所以临时起搏即足够了
- 在心肌炎所致慢性心力衰竭患者中，只有 ACEI、β 受体阻滞剂和醛固酮受体拮抗剂可能降低他们的长期死亡率（与所有病因所致心力衰竭一样）
- 有全身血栓或急性左心室血栓的患者需要抗凝治疗。心房颤动的抗凝标准也应适用。心力衰竭和（或）低 EF 伴正常窦性心律通常不是抗凝的指征
- 如果严重心力衰竭或尽管药物治疗仍持续存在心源性休克，则使用正性肌力药物或机械辅助装置，如主动脉内球囊反搏、Impella 装置和左心室辅助装置（LVAD）
- 慢性或急性暴发性心肌炎合并顽固性心肌病并持续性充血性心力衰竭患者应进行心脏移植
- 皮质类固醇在早期感染性心肌炎中是禁忌使用的；只有在有顽固性充血性心力衰竭、严重全身毒性和严重危及生命的心律失常患者中才有理由使用
- 免疫抑制剂（泼尼松联合环孢素 / 环磷酰胺或硫唑嘌呤）对心肌炎的预后无明显影响，不应用于心肌炎患者的常规治疗。免疫抑制可能在治疗系统性自身免疫性疾病（如狼疮、硬皮病）所致的心肌炎；特发性巨细胞心肌炎、结节病或超敏反应引起的心肌炎中发挥作用；或在严重的血流动力学损害中发挥作用
- 观察数据表明，与未接受免疫抑制治疗的患者相比，接受某些免疫抑制治疗的巨细胞性心肌炎患者的存活率有所提高
- 在病毒基因组持续表达的患者中，初步数据表明，与标准心力衰竭治疗相比，干扰素治疗可以改善症状和左心室功能
- 静脉注射免疫球蛋白已经被研究过，但由于缺乏疗效数据，目前除了一些儿科病例或免疫抑制治疗无效的病例外，没有使用的适应证
- 据报道，在无麸质饮食加或不加免疫抑制疗法下，乳糜泻、心肌炎或扩张型心肌病患者的心功能和心律失常得到改善，但缺乏对照数据
- 图 54-2 描述了心肌炎患者的治疗流程

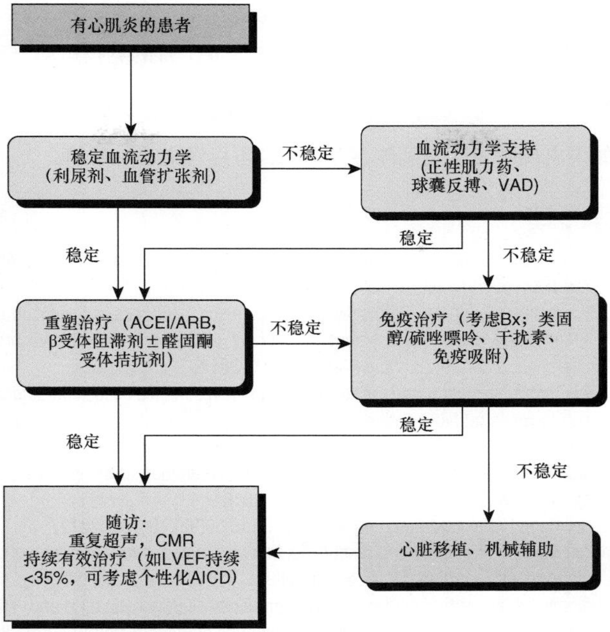

图 54-2　心肌炎患者的治疗流程，取决于血流动力学的稳定性以及每一步对一般支持和重塑治疗方案的反应。 所有患者都需要积极的支持和适当的随访。目前，免疫治疗仍主要用于那些未能自发改善的患者。ACEI，血管紧张素转化酶抑制剂；AICD，埋藏式自动心脏复律除颤器；ARB，血管紧张素受体阻滞剂；Bx，活检；CMR，心脏磁共振；LVEF，左心室射血分数；VAD，心室辅助装置。（From Zipes DP：Braunwald's heart disease，a textbook of cardiovascular medicine，ed 11，Philadelphia，2019，Elsevier.）

处理

- 大多数急性心肌炎和轻度心脏受累的患者都有部分或完全的临床康复。然而，在某些情况下，这一过程可能会在亚临床状态下继续，最终发展为心肌病。因此，所有的心肌炎患者都应该根据他们最初的病情，至少每隔 1 ～ 3 个月进行一次随访。在晚期心功能不全的患者中，1/3 会出现残留的心功能不全，25% 可能会发展为心脏移植或死亡
- 暴发性淋巴细胞性心肌炎（严重血流动力学障碍、症状快速发作或高热）患者预后最好。这些患者往往完全康复，心肌炎在重复活检后完全消退
- 相比之下，巨细胞性心肌炎患者预后极差，中位生存期小于

6 个月，大多数患者需要心脏移植
- 美国心脏协会建议心肌炎后禁 3 ～ 6 个月的竞技运动

转诊

如果出现顽固性充血性心力衰竭，可以考虑心脏移植。

推荐阅读

Aretz HT et al: Myocarditis: a histopathologic definition and classification, *Am J Cardiovasc Pathol* 1(1):3, 1987.

Dall'Armellina E et al: Cardiovascular magnetic resonance by noncontrast T1-mapping allows assessment of severity of injury in acute myocardial infarction, *J Cardiovasc Magn Reson* 14:15, 2012.

Gräni C et al: Prognostic value of cardiac magnetic resonance tissue characterization in risk stratifying patients with suspected myocarditis, *J Am Coll Cardiol* 70:1964-1976, 2017.

Johnson DB et al: Fulminant myocarditis with combination immune checkpoint blockade, *N Engl J Med* 375:1749-1755, 2016.

Kindermann I et al: Update on myocarditis, *JACC* 59(9):779-792, 2012.

Maron BJ et al: Eligibility and disqualification recommendations for competitive athletes with cardiovascular abnormalities: Task Force 3: hypertrophic cardiomyopathy, arrhythmogenic right ventricular cardiomyopathy and other cardiomyopathies, and myocarditis: a scientific statement from the American Heart Association and American College of Cardiology, *Circ* 132(22):e273-280, 2015. Epub 2015 Nov 2.

Sinagra G: Myocarditis in clinical practice, *Mayo Clin Proc* 91(9):1256-1266, 2016.

第 55 章　巨细胞性心肌炎
Giant Cell Myocarditis

Jennifer Bell

周岳廷　译　杨礼腾　审校

基本情况

定义

巨细胞性心肌炎（giant cell myocarditis，GCM）是一种罕见但常致命的影响到心肌的炎症性疾病，其特征是心肌组织多核巨细胞广泛浸润和心肌细胞坏死，并排除继发于缺血事件或心脏移植排斥反应。巨细胞是由炎症细胞（称为巨噬细胞）融合而产生的异常细胞团。尽管按标准方案治疗心力衰竭、室性心律失常和心脏传导阻滞，患者仍可能出现急性或暴发性左心室收缩功能恶化。

同义词

GCM

特发性心肌炎

孤立性心肌炎

ICD-10CM 编码

I40.1　巨细胞性心肌炎（急性或亚急性）；孤立性心肌炎

流行病学和人口统计学

发病率：总体来说，GCM 的发病率较低。尸检报告 GCM 的发病率为 0.007% ～ 0.051%。

好发性别和年龄：在一个大型多中心 GCM 病例登记记录中（$n=63$），患者发病时年龄处于 16 ～ 69 岁，平均年龄 42.6 岁。GCM 影响男性和女性的人数相等。

遗传学：GCM 的基因表达分析表明，T 细胞活化基因（免疫应答基因）的表达改变，如趋化因子受体 4，趋化因子连接蛋白 5、9、13 和 19，白细胞介素 -1 受体 α 到白细胞介素 -10 受体 α，以及

β-2 整合素，可能在其发病机制中起作用。为了进一步阐明 GCM 的潜在治疗靶点，还需要进一步的研究。

危险因素： 大约 20% 的 GCM 患者有自身免疫性疾病史，包括溃疡性结肠炎或克罗恩病和甲状腺功能亢进。

体格检查和临床表现

- 约 75% 的患者出现充血性心力衰竭（CHF），呼吸急促 / 用力时呼吸困难伴疲劳和运动能力下降可能是 CHF 的最初表现
- 恶化的心力衰竭，特别是右心室衰竭可能出现颈静脉压升高、S3 杂音、肝大和周围水肿
- 心力衰竭急性恶化导致心源性休克，出现包括低血压、低脉压、四肢冰冷、持续性心动过速和精神状态改变这些灌注不足的迹象
- 室性心律失常（14%）：室性心动过速可能恶化为心室颤动或心脏性猝死（SCD）
- 心脏传导阻滞（5%）：范围从一度到完全性房室传导阻滞
- 高达 6% 的 GCM 患者出现类似急性心肌梗死的初始症状，如胸痛
- 继发于心脏传导阻滞或室性心律失常的晕厥 / 先兆晕厥、头晕、心悸

病因学

- 巨细胞心肌炎的病因尚不清楚，但通常归因于 T 淋巴细胞介导的免疫失调
- GCM 与自身免疫性疾病以及免疫细胞肿瘤（如胸腺瘤和淋巴瘤）密切相关，这也提示了免疫失调的过程
- 最近 GCM 患者的基因表达谱显示 T 细胞免疫应答相关基因上调
- 与 GCM 发展相关的其他罕见情况包括药物过敏反应和感染，如细小病毒 B19［通过 DNA 聚合酶链反应（PCR）诊断］或柯萨奇 B2 病毒（通过血清学和心脏免疫印迹诊断）。然而，通过显微镜、组织培养或实验动物的接种，尚未在心脏组织中直接鉴定出微生物

Dx 诊断

鉴别诊断

- 缺血性或非缺血性心肌病
- 急性冠脉综合征
- 其他心肌浸润性疾病，如结节病、淋巴细胞性和超敏性心肌炎（表 55-1）

评估

- 确定心肌炎各种病因的病史，特别是自身免疫性疾病史
- 诊断检查包括胸部 X 线片、心电图、实验室检查、超声心动图、心导管检查、晚期钆增强的心脏 MRI 和心肌内膜活检

实验室检查

- 如果出现心力衰竭症状，建议检测 N 末端脑钠肽前体（NT-BNP）
- 心肌坏死时 CK-MB、肌钙蛋白 I 或 T、乳酸脱氢酶和天冬氨酸转氨酶水平升高

影像学检查

- 胸部 X 线：心脏轮廓增大，伴或不伴肺充血
- 心电图：窦性心动过速伴非特异性 ST-T 改变、心室内传导缺损和束支传导阻滞是特发性巨细胞性心肌炎的常见表现。也可能出现室性心律失常或心脏传导阻滞
- 超声心动图：急性重症心肌炎与整体收缩功能障碍和射血分数降低有关。左心室可能扩张或运动减弱。异常的组织多普勒信号可以为心肌炎的存在提供额外的证据
- 心导管和血管造影：用于排除冠状动脉疾病和心脏瓣膜疾病。GCM 患者的冠状动脉通常正常
- 心脏 MRI 可用于检测心肌炎时的心肌水肿和心肌细胞损伤，诊断急性心肌炎的敏感度和特异度约为 80%，晚期钆强化（LGE）表现为炎症或纤维化引起的心肌损伤，T2 显像与 LGE 相结合有助于区分急性炎症和慢性损伤
- F-18 氟脱氧葡萄糖联合正电子发射断层扫描（FDG-PET）可以评估心肌炎症的严重程度，以及疾病进展为纤维化、扩张

表 55-1　不同病因炎性心肌炎的特点

炎症性疾病	组织学特征	常见表现	诊断	治疗监测
CS	肉芽肿，在没有感染的情况下。罕见或无嗜酸性粒细胞和坏死	心脏传导阻滞，室性心律失常，更多为无痛性心肌病	临床、心电图和 18F-FDG PET 或 CMR 高级成像。心室电压标测可提高 EMB 敏感性。 基底间隔动脉瘤是一种罕见但特殊的疾病	临床状况，心律失常监测，利钠肽，左心室功能，以及可能的连续 PET 显像
特发性 GCM	坏死性炎症，包括淋巴细胞、嗜酸性粒细胞、组织细胞和多核巨细胞，通常位于心肌细胞损伤区域附近。没有形成良好的肉芽肿	急性或暴发性收缩期心力衰竭伴 / 不伴心脏传导阻滞时的室性心动过速。进行性病程从数周到数月，需要正性肌力药物和（或）机械循环支持	EMB	临床状况，心室功能评估，疑似复发性疾病的重复 EMB
嗜酸性心肌炎	心内膜或血管周围型。广泛的心肌细胞损伤提示坏死性嗜酸性心肌炎或非常早期的 GCM	与瓣膜受累有关的心力衰竭。血栓和周围栓塞常见	CMR。疾病可能孤立于左心室，减少了右心室 EMB 的诊断应用	临床状况、心室功能评估、组织特征的 CMR、外周嗜酸性粒细胞计数（如果最初升高）
淋巴细胞性心肌炎	淋巴细胞为主的非缺血性浸润伴或不伴心肌细胞坏死（如无心肌细胞损伤，则为临界状态）	心力衰竭伴左心室扩张。与心室较小和室壁较厚相关的暴发性疾病	CMR	临床状况，利钠肽，心室功能评估

CMR，心脏磁共振；CS，心脏结节病；EMB，心肌内膜活检；GCM，巨细胞性心肌炎；PET，正电子发射断层成像；18F-FDG，18F 氟脱氧葡萄糖

From Kadkhodayan A et al：Imaging of inflammation in unexplained cardiomyopathy，JACC Cardiovasc Imaging 9（5）：603-617，2016.

型心肌病和心力衰竭的可能性

- 心内膜心肌活检（EMB）被认为是诊断的金标准，右心室EMB 对 GCM 的敏感度为 80% ～ 85%，重复活检或左、右心室联合活检的敏感度为 93%，组织病理学显示存在巨细胞、肉芽肿（较少发生）、炎症特征（淋巴细胞、嗜酸性粒细胞、巨噬细胞）以及心肌细胞肥大和间质纤维化（图 55-1）
- 区分不同类型的炎性心肌炎是很重要的，因为根据心内膜心肌活检或心尖楔形取样诊断 GCM 的患者的生存率比心脏肉瘤或淋巴细胞性心肌炎的患者更差
- GCM 通常弥漫性或多灶性累及心内膜；因此 EMB 对 GCM 的诊断敏感度高于心脏结节病（35%）或淋巴细胞性心肌炎（25%）

Rx 治疗

以环孢素为基础的联合免疫抑制剂可以减轻心肌炎症、改善临床预后，免疫抑制治疗的目的是延迟心脏移植，停止或有时减少免疫抑制与 GCM 的复发有关，在诊断后 8 年，心脏移植常常是不可避免的，死亡或心脏移植率为 89%，从症状出现到死亡或移植的中位生存期为 5.5 个月。

未经或有限的免疫抑制治疗的 GCM 预后较差，如果没有适当

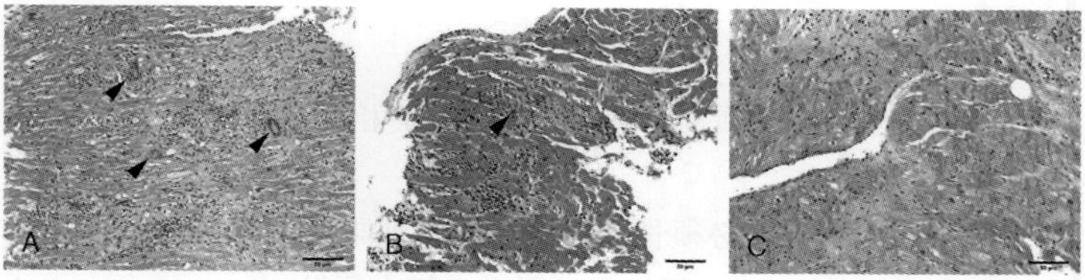

图 55-1 （扫二维码看彩图）巨细胞性心肌炎（GCM）的组织病理学表现。A. 活动性 GCM 的特征是密集的淋巴细胞、浆细胞和嗜酸性细胞浸润，伴有散在的多核巨细胞（箭头），并伴有心肌细胞损伤和坏死（苏木精和伊红染色，100 倍原始放大）。**B.** 复发性 GCM，特征为淋巴浆细胞浸润，伴有罕见的多核巨细胞（箭头）（苏木精和伊红染色，100 倍原始放大）。**C.** 中度心肌细胞肥大伴中度间质（替代型）纤维化，可能代表心肌炎相关损伤（苏木精和伊红染色，100 倍原始放大）。（From Maleszewski J et al：Long-term risk of recurrence，morbidity and mortality in giant cell myocarditis，Am J Cardiol 115（12）：1733-1738，2015.）

扫二维码看彩图

的免疫抑制治疗，从 GCM 症状发作到死亡或移植的中位生存期仅为 3 个月，如果有适当的免疫抑制治疗，无移植的 5 年生存率为 52% ～ 72%。

非药物疗法

急性失代偿性心力衰竭可能需要机械循环支持，通常需要心脏移植。

急性期治疗

- 免疫抑制治疗：通常使用单抗 -CD3、环孢素、硫唑嘌呤和皮质类固醇联合霉酚酸酯作为硫唑嘌呤的潜在替代品
- 治疗室性心律失常的抗心律失常药物（AAD），包括胺碘酮、索他洛尔和美西律，持续性心律失常应进行紧急心脏复律治疗
- 针对射血分数降低的心力衰竭治疗包括血管紧张素转化酶抑制剂（或血管紧张素受体阻滞剂）和基于循证医学证据的 β 受体阻滞剂
- 室性心动过速（VT）的导管或外科消融
- 机械循环支持和心脏移植：难治性心力衰竭或心源性休克患者的潜在选择包括心室辅助装置（VAD）或体外膜肺氧合（ECMO），心脏移植需要在确诊后尽快考虑。GCM 可在约 25% 的移植心脏中复发

处理

- 与淋巴细胞性或推断的病毒性心肌炎相比，GCM 的预后明显较差
- 免疫抑制治疗必须长期持续，因为如果免疫抑制治疗逐渐减少或终止，GCM 可能在诊断后 8 年内复发
- 即使长期免疫抑制治疗，患者仍有发生室性心律失常的风险，可能需要 ICD
- 死亡或心脏移植率为 89%，症状出现后的中位生存期为 5.5 个月

转诊

- GCM 时应考虑植入心脏除颤器（Ⅱa 级适应证），将此诊断作为合理预期生存期超过 1 年且功能状态良好的患者的唯一

标准，在急性期状态解决之前，不建议使用永久性 ICD，恢复期间可考虑使用可穿戴的体外除颤器

- 心肌内膜活检是金标准，应在临床怀疑时进行
- 尽管采用免疫抑制疗法进行了积极的治疗，但大多数患者仍需要心脏移植
- 复发性室性心律失常患者可考虑导管或外科 VT 消融；然而，该人群的成功率未知
- GCM 急性期起搏的指征为完全性心脏传导阻滞和症状性心动过缓

重点和注意事项

- 快速诊断至关重要，因为处理方法不同于其他含有巨细胞的心肌疾病病程，早期联合应用环孢素类免疫抑制剂可通过减少炎症和提高无移植存活率，显著影响病程
- 由于诊断和治疗方法的进步，现在越来越多的诊断依据是心内膜心肌活检、心脏移植或放置心室辅助装置时的心尖楔形切面切除

相关主题

心肌炎（相关重点专题）

推荐阅读

Cooper LT et al: Idiopathic giant-cell myocarditis — natural history and treatment, *N Engl J Med* 336(26):1860-1866, 1997, https://doi.org/10.1056/nejm199706263362603.

Cooper LT et al: Usefulness of immunosuppression for giant cell myocarditis, *Am J Cardiol* 102(11):1535-1539, 2008, https://doi.org/10.1016/j.amjcard.2008.07.041.

Ekström K et al: Incidence, risk factors, and outcome of life-threatening ventricular arrhythmias in giant cell myocarditis, *Circ Arrhythm Electrophysiol* 9(12), 2016, https://doi.org/10.1161/circep.116.004559.

Kadkhodayan A et al: Imaging of inflammation in unexplained cardiomyopathy, *JACC (J Am Coll Cardiol)* 9(5):603-617, 2016, https://doi.org/10.1016/j.jcmg.2016.01.010.

Kandolin R et al: Diagnosis, treatment, and outcome of giant-cell myocarditis in the era of combined immunosuppression, *Circulation* 6(1):15-22, 2013, https://doi.org/10.1161/circheartfailure.112.969261.

第 56 章　感染性心内膜炎
Endocarditis，Infective

Glenn G. Fort

刘凯雄　译　刘娅妮　张骅　张自艳　审校

基本信息

定义

感染性心内膜炎是指心脏瓣膜或心室壁内膜的感染。框 56-1 描述了改良感染性心内膜炎 Duke 诊断标准。

框 56-1　改良感染性心内膜炎 Duke 诊断标准 *

主要标准

- 感染性心内膜炎的血培养阳性
- 2 次血培养发现符合 IE 的典型病原体：草绿色链球菌、牛链球菌
- HACEK 组：嗜血杆菌属、放线杆菌属、心杆菌属、艾肯菌属、金杆菌属
- 社区获得性金黄色葡萄球菌或肠球菌
- 符合 IE 的微生物持续血培养阳性，定义如下：至少两次间隔 12 h 以上的血标本培养阳性；3 次血培养均阳性，或≥ 4 次血培养时大多数阳性（第一次和最后一次标本采取时间至少间隔 1 小时）
- Coxiella burnetii 单次血培养阳性或 antiphase I IgG 抗体滴度＞ 1 ∶ 800
- 心内膜受累证据
- 经胸超声心动图（经食管超声心动图用于观察人工瓣膜）显示附着于瓣膜或支撑结构上、反流血流喷射路径上或位于植入材料上摆动的心腔内团块，排除其他可能的病变
- 脓肿
- 新发生的人工瓣膜部分撕裂

次要标准

- 易患因素（人工瓣膜或静脉吸毒）
- 发热，体温＞ 38℃
- 血管现象
- 免疫现象
- 微生物学证据：血培养阳性但不符合上述主要标准

Ig，免疫球蛋白

* Adapted from Li JS et al：Proposed modifications to the Duke criteria for the diagnosis of infective endocarditis，Clin Infect Dis 30：633-638，2000.

From Ballinger A：Kumar & Clark's essentials of clinical medicine，ed 6，Edinburgh，2012，WB Saunders.

急性感染性心内膜炎：通常由金黄色葡萄球菌、化脓性链球菌、肺炎链球菌和奈瑟菌引起。典型的临床表现为高热、血培养阳性、血管和免疫反应。

亚急性感染性心内膜炎：通常是由草绿色链球菌引起心脏瓣膜病变。因毒性低表现为低热、夜间盗汗和疲劳等隐匿症状。

静脉吸毒者心内膜炎：由金黄色葡萄球菌或铜绿假单胞菌引起，三尖瓣或多瓣膜受累。病死率高，为 50% ～ 60%。

人工瓣膜心内膜炎（早期）：通常由金黄色葡萄球菌（PVE 的主要原因），在瓣膜置换 2 个月内引起；其他感染病原体包括表皮葡萄球菌、革兰氏阴性杆菌、白喉杆菌、念珠菌。

人工瓣膜心内膜炎（晚期）：通常在瓣膜置换后 60 天发生；感染病原体类似早期瓣膜心内膜炎，包括草绿色链球菌、肠球菌和 D 组链球菌。

院内感染性心内膜炎：继发于静脉导管、全静脉营养（TPN）通路和起搏器植入。凝固酶阴性葡萄球菌、金黄色葡萄球菌和链球菌为最常见病原体。

非 HACEK 革兰氏阴性杆菌心内膜炎与静脉吸毒相关性小。超过一半的病例与医疗照护接触有关。

同义词

细菌性心内膜炎

亚急性细菌性心内膜炎（SBE）

心内膜炎

ICD-10CM 编码

I33.0　急性和亚急性感染性心内膜炎

I33.9　急性心内膜炎，未分类

流行病学和人口统计学

发病率（美国）：每年的发病率为 15 例 /10 万人，随着老年人的介入治疗和心脏植入装置的增加，发病率上升。

发病高峰：女性通常＜ 35 岁；男性 45 ～ 65 岁。

院内感染性心内膜炎：14% ～ 28%。

发生率（美国）：0.3 ～ 3 例 /1000 例住院患者。

好发性别：男性＜女性。

好发年龄：45 ～ 65 岁。

心内膜炎的发展趋势

从 1998 年到 2013 年，人工瓣膜心内膜炎的患者人数从 2% 增加到 13.8%，与心脏植入装置相关的心内膜炎的比率从 1.3% 增加到 4.1%，而自体瓣膜心内膜炎的比率从 74.5% 下降到 68.4%。

体格检查和临床表现

- IE 临床表现详见表 56-1 和表 56-2
- 不同程度发热，可表现为高热、潮热或者无发热
- 25% ～ 80% 患者出现发热、畏寒、疲劳和寒战

表 56-1　感染性心内膜炎症状

症状	出现比例（%）
发热	80 ～ 95
畏寒	40 ～ 70
虚弱	40 ～ 50
全身乏力	20 ～ 40
盗汗	20 ～ 40
厌食	20 ～ 40
头痛	20 ～ 40
呼吸困难	20 ～ 40
咳嗽	20 ～ 30
体重下降	20 ～ 30
肌痛	10 ～ 30
卒中	10 ～ 20
意识模糊、谵妄	10 ～ 20
恶心、呕吐	10 ～ 20
水肿	5 ～ 15
胸痛	5 ～ 15
腹痛	5 ～ 15
咯血	5 ～ 10
背痛	5 ～ 10

From Zipes DP：Braunwald's heart disease，a textbook of cardiovascular medicine，ed 11，Philadelphia，2019，Elsevier.

表 56-2　IE 体征

体征	出现比例（%）
发热	80 ～ 90
心脏杂音	75 ～ 85
新出现心脏杂音	10 ～ 50
杂音改变	5 ～ 20
中枢神经系统异常	20 ～ 40
脾大	10 ～ 40
瘀斑、球结膜出血	10 ～ 40
裂片形出血	5 ～ 15
Janeway 损害	5 ～ 10
Osler 结节	3 ～ 10
视网膜病变、Roth 斑	2 ～ 10

From Zipes DP：Braunwald's heart disease，a textbook of cardiovascular medicine，ed 11，Philadelphia，2019，Elsevier.

- 右心 IE 可以无心脏杂音
- 50% 患者存在外周血管栓塞现象
- 皮肤现象包括瘀斑、Osler 结节（图 56-1）、甲下出血和 Janeway 损害（图 56-2）
- 脾大更多见于亚急性病程

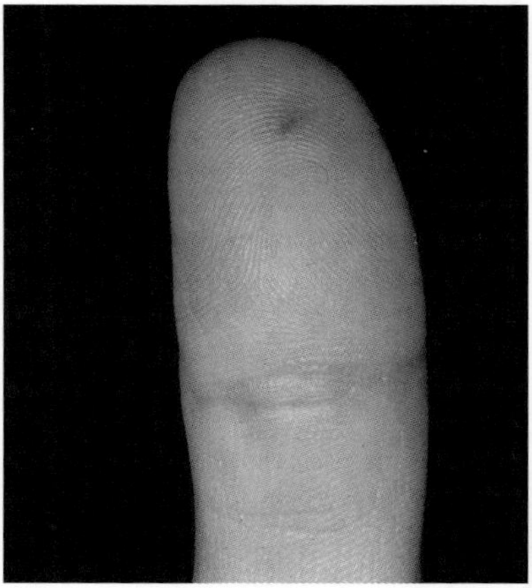

图 56-1 （扫本章二维码看彩图）Osler 结节。（From Adams JG et al：Emergency medicine，clinical essentials，ed 2，Philadelphia，2013，Elsevier.）

扫本章二维码看彩图

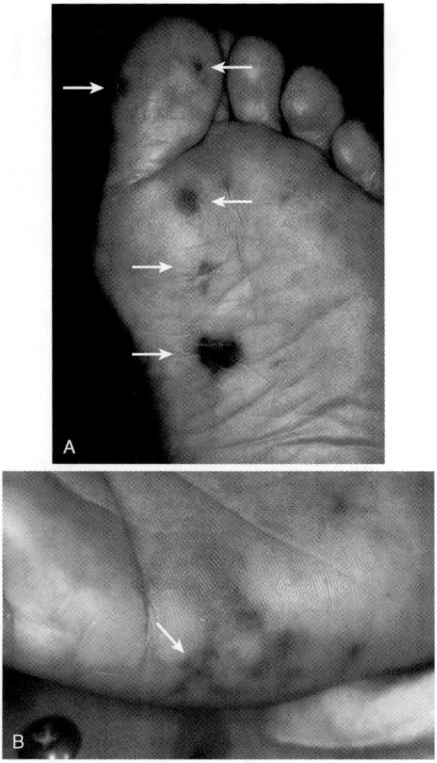

图 56-2 （扫本章二维码看彩图）Janeway 损害。无痛、出血的病变（箭头）多见于金黄色葡萄球菌性心内膜炎，通常系脓毒性微栓塞引起，表现为瘀点到轻度结节，并累及脚掌（**A**）以及手掌的小鱼际（**B**）。（From Mandell GL et al [eds]: Principles and practice of infectious diseases, ed 6, Philadelphia, 2005, Churchill Livingstone；**B**，courtesy Marc E. Grossman，MD，FACP.）

病因学

目前葡萄球菌感染是自体或人工瓣膜感染的主要原因。IE 发病率与患者危险因素有关。表 56-3 总结了 IE 的微生物病原学。IE 危险因素包括血液透析（8%）、静脉吸毒（10%）、二尖瓣反流（43%）、主动脉反流（26%）和风湿性心脏病（3.3%）。

急性 IE

- 金黄色葡萄球菌（MSSA 和 MRSA）
- 路邓葡萄球菌
- 肺炎链球菌

表 56-3　IE 感染病原体

	自体瓣膜				人工瓣膜	
		医疗照护相关				
病原体	社区获得性	院内	非院内	静脉吸毒	早发	晚发
金黄色葡萄球菌	21	45	42	68	34	19
凝固酶阴性葡萄球菌	6	12	15	3	28	20
肠球菌	10	14	16	5	10	13
草绿色链球菌	26	10	6	10	1	11
牛链球菌 *	10	3	3	1	1	7
HACEK	3	0	0	0	0	2
真菌	0	2	2	1	6	3
其他	13	7	10	7	6	15
血培养阴性	11	7	6	5	14	10

* 英文 Streptococcus gallolyticus 前身为 Streptococcus bovis

"HACEK" 细菌群由五个菌属组成，H 代表嗜血杆菌属（Haemophilus），A 代表放线杆菌属（Actinobacillus），C 代表心杆菌属（Cardiobacterium），E 代表艾肯菌属（Eikenella），K 代表金氏菌属（Kingella）（译者注：此群苛养菌系人类口腔、呼吸道及泌尿生殖道的正常菌群，在一定条件下可引起严重感染。其共同特点是营养要求较高、生长缓慢且需 CO_2 环境）

From Zipes DP：Braunwald's Heart Disease，A textbook of Cardiovascular Medicine，ed 11，Philadelphia，2019，Elsevier.

- 链球菌 A 至 G
- 流感嗜血杆菌

亚急性 IE

- 草绿色链球菌（α-溶血性），包括营养变异种：营养缺陷菌属和颗粒链菌属
- 牛链球菌属
- 肠球菌
- 金黄色葡萄球菌

静脉吸毒相关 IE

- 金黄色葡萄球菌
- 铜绿假单胞菌
- 念珠菌属

- 肠球菌

人工瓣膜 IE（早期）

- 表皮葡萄球菌
- 金黄色葡萄球菌
- 革兰氏阴性杆菌
- D 群链球菌

人工瓣膜 IE（晚期）

- 表皮葡萄球菌
- 草绿色链球菌
- 金黄色葡萄球菌
- 肠球菌和 D 群链球菌

院内 IE

- 凝固酶阴性葡萄球菌
- 金黄色葡萄球菌
- 草绿色链球菌、B 族链球菌等链球菌属，肠球菌

HACEK 病原体

- 苛养革兰氏阴性菌：嗜血杆菌属、放线杆菌属、心杆菌属、艾肯菌属、金杆菌属

其他少见病原体

- 伯内特考克斯体（Q 热病原体）
- 亨氏巴尔通体（猫抓病的病原体）
- Tropheryma whippleii（Whipple 病病原体）

危险因素

- 口腔卫生差
- 长期血液透析
- 糖尿病
- HIV 感染
- 二尖瓣脱垂

Dx 诊断

鉴别诊断

- 脑脓肿
- 不明原因发热（FUO）

- 心包炎
- 脑膜炎
- 风湿热
- 骨髓炎
- 沙门氏菌感染
- 结核病
- 菌血症
- 心包炎
- 肾小球肾炎

评估

先进行体格检查，然后进行实验室检查（详见“实验室检查”）。图 56-3 为可疑心内膜炎的诊断流程。心内膜炎的改良 Duke 诊断标准将“主要标准”定义为持续血培养阳性，存在心内膜受累证据（新发瓣膜反流或超声心动图阳性发现）。“次要标准”定义为存在易患因素或注射毒品，发热，血管栓塞（肾小球肾炎），血培养阳性但不符合主要标准。IE 的诊断需符合两个主要标准或一个主要标准以及三个次要标准或五个次要标准，或者是瓣膜赘生物培养或组织学发现病原体。

实验室检查

- 血液培养：初始 24 h 内进行三组。表 56-4 描述了培养阴性 IE 的病因
- 若患者已经接受过抗生素治疗，则需要多次血培养
- 亚急性 IE 可能出现贫血
- 急性 IE 白细胞增多
- 红细胞沉降率（ESR）和 C 反应蛋白升高
- 类风湿因子阳性（急性 IE）
- 蛋白尿、血尿、尿红细胞管型
- 血清学或 PCR 检测更为少见的病原体（伯内特考克斯体、亨氏巴尔通体等）

影像学检查

- 超声心动图：二维经胸超声心动图（TTE）（图 56-4）具有无创、便捷的特点，但诊断感染性心内膜炎的敏感度较低（50% ～ 80%）

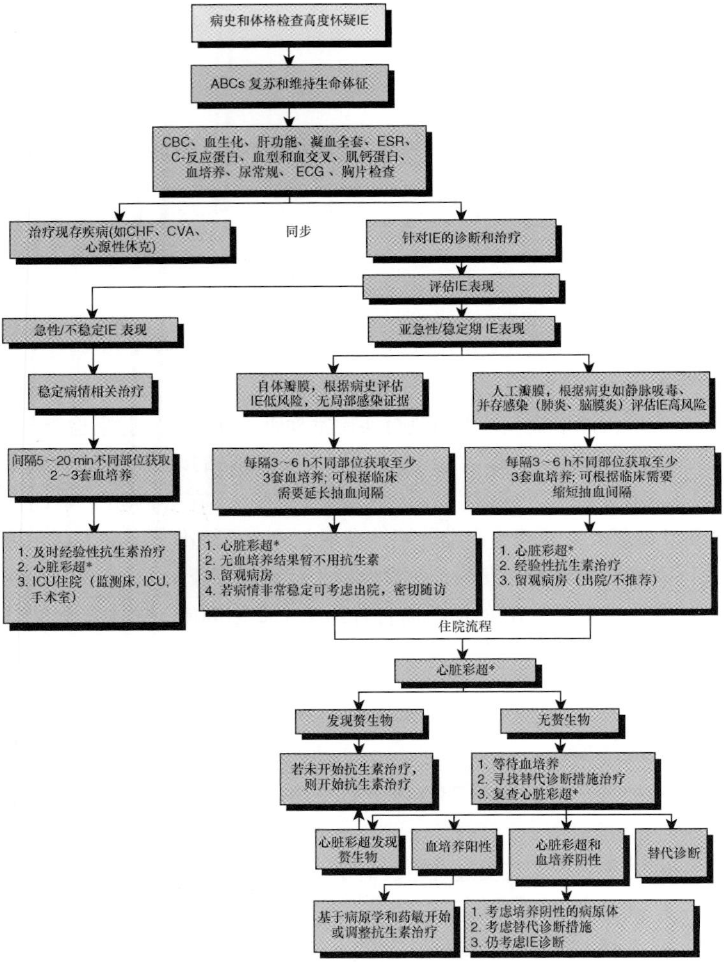

图 56-3　急诊科可疑感染性心内膜炎（IE）的诊断流程。* 心脏彩超包括经胸超声心动图（TTE）和经食管超声心动图（TEE）。TEE 创伤性大，但对于发现赘生物和 IE 并发症如瓣周脓肿更敏感。人工瓣膜患者若有肺气肿或肥胖，推荐 TEE。高度怀疑 IE，但 TTE 阴性，或高度怀疑 IE 并发症如瓣周脓肿推荐 TEE。若临床高度怀疑，任何检查阴性都不能排除 IE。若初次未发现赘生物或瓣周脓肿可复查心脏彩超。ABCs，气道、呼吸和循环；CBC，全血细胞计数；CHF，充血性心力衰竭；CVA，心血管事件；ECG，心电图；ESR，红细胞沉降率；ICU，重症监护治疗病房。（From Adams JG et al：Emergency medicine，clinical essentials，ed 2，Philadelphia，2013，Elsevier.）

表 56-4　培养阴性的 IE 的病因

病原体	流行病学及暴露史	诊断措施
曲霉菌和其他非念珠菌	人工瓣膜	裂解离心技术；培养；任何栓子的 PCR 检测
巴尔通体	亨氏巴尔通体：猫、猫身上虱子；五日热巴尔通体：虱子，无家可归者，酗酒者	在美国，培养阴性 IE 的最常见原因；血清学检查（可能与衣原体有交叉反应）；瓣膜或栓子的 PCR 检测是最好的检测方法；裂解离心技术可能有用
布鲁氏菌	摄入未经巴氏消毒的牛奶或乳制品；家畜接触	80% 的病例血培养阳性（潜伏期为 4～6 周）；裂解离心技术可加速生长；血清学检测
鹦鹉衣原体	鸟类接触	血清学试验可用于诊断，但与巴尔通体有交叉反应；组织单克隆抗体直接染色；PCR 检测
伯内特考克斯体（Q 热病原体）	全球分布，摄入未灭菌的牛奶，农业活动	血清学试验（一期和二期抗原抗体的高滴度）；血液或瓣膜组织的 PCR 检测
HACEK	牙周疾病，先前牙科操作	尽管传统上是导致培养阴性 IE 的原因，但现在可以从肉汤中连续分离 HACEK，持续监测血培养系统，而无需延长培养时间
军团菌	供水系统污染、自体瓣膜	血清学；活性炭酵母琼脂培养基培养；裂解离心技术；PCR 检测
营养变异链球菌	隐匿缓慢	添加培养基或金黄色葡萄球菌周围的卫星菌落；药敏试验通常需要专门微生物学实验室处理
Tropheryma whipplei（Whipple 病）	典型的体征和症状包括腹泻、体重减轻、关节炎、腹痛、淋巴结肿大和中枢神经系统受累；IE 可以没有全身症状	瓣膜组织 PAS 染色；瓣膜培养（使用成纤维细胞系）；赘生物的 PCR 检测

“HACEK”细菌群由五个菌属组成，H 代表嗜血杆菌属（Haemophilus），A 代表放线杆菌属（Actinobacillus），C 代表心杆菌属（Cardiobacterium），E 代表艾肯菌属（Eikenella），K 代表金氏菌属（Kingella）

PCR，聚合酶链反应。

From Bennett JE et al：Mandell，Douglas，and Bennett's principles and practice of infectious diseases，ed 8，Philadelphia，2015，WB Saunders.

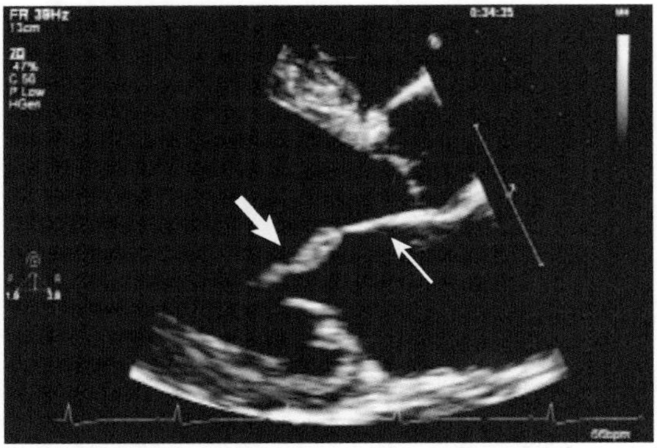

图 56-4　瓣膜赘生物。经胸超声心动图胸骨旁左心长轴切面显示二尖瓣（细箭头）上大赘生物（粗箭头）。粗箭头示左心室，细箭头示左心房。（Courtesy Mark Goldberger，MD.）

- 经食管超声心动图（TEE）：首选的诊断方法，发现赘生物的敏感度更高，特别适用于人工瓣膜或瓣周病变的检测（图 56-5）。表 56-5 总结了需要手术干预的超声心动图特征
- 心电图：发现心脏传导异常、损伤或心包炎。任何新出现的心电图异常需警惕心肌脓肿

表 56-5　需要手术干预的超声心动图特征

赘生物
系统性栓塞后仍残留赘生物
二尖瓣前叶赘生物，尤其是大小＞ 10 mm，活动度大 *
初始 2 周的抗菌治疗仍发生 1 次以上栓塞事件
合理抗菌治疗后赘生物持续增大
瓣膜功能不全
急性主动脉瓣或二尖瓣关闭不全，有心室衰竭的迹象 †
心力衰竭对药物治疗无反应 †
瓣膜穿孔或破裂 †
瓣周受累
瓣膜撕裂、破裂或瘘 †
新发的心脏传导阻滞 †‡
大的瓣周脓肿或适当的抗菌治疗后脓肿持续增大 †

* 由于存在栓塞风险，可能需要进行手术

† 由于心力衰竭或药物治疗失败，可能需要进行手术

‡ 超声心动图不应作为检测或监测心脏传导阻滞的主要手段

From Zipes DP：Braunwald's Heart Disease，A textbook of Cardiovascular Medicine，ed 11，Philadelphia，2019，Elsevier.

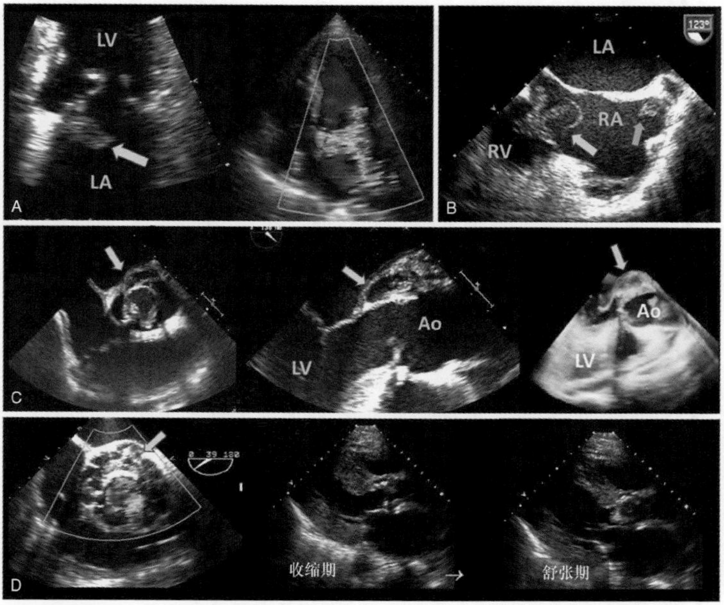

图 56-5 （扫本章二维码看彩图）超声心动图在心内膜炎中的应用。A. 风湿性二尖瓣左心房面可见一赘生物（箭头）（左图），彩色多普勒显示继发性的二尖瓣偏心性反流束，起自瓣叶和赘生物底部，提示瓣叶穿孔（右图）。**B.** TEE 右心室长轴切面显示三尖瓣右心房面的赘生物（箭头）。在上腔静脉入口处另外发现一个与留置导管相关的赘生物（箭头），这位患者有静脉药物滥用史，同时也合并下腔静脉瓣感染。**C.** TEE 主动脉短轴（左图）切面上显示主动脉瓣二叶瓣（收缩期瓣膜开放），瓣周脓肿（箭头）表现为新月形的无回声区，11 点～1 点钟位置显示管壁增厚；主动脉长轴（中图）切面和三维图像（右图）显示瓣周脓肿（箭头）位于瓣环前方。**D.** TEE 短轴（左图）切面显示人工瓣膜主动脉瓣周环状脓肿。如长轴 TEE 切面（中间和右图）所示，瓣周脓肿导致人工瓣膜撕裂，收缩期瓣膜前向摆动，舒张期脱入左心室流出道。Ao，主动脉；LA，左心房；LV，左心室；RA，右心房；RV，右心室；TEE，经食管超声心动图。（From Mann DL et al：Braunwald's heart disease，ed 10，Philadelphia，2015. Elsevier.）

Rx 治疗

初始静脉抗生素治疗（在培养结果之前）需针对最可能的感染病原体。美国心脏协会根据最常见的病原体制定指南。表 56-6 至表 56-10 总结了治疗建议。

表 56-6 青霉素高度敏感草绿色链球菌和溶血链球菌引起的自体瓣膜心内膜炎的治疗

药物	剂量 * 及给药途径	疗程（周）	推荐类别	证据等级	注释
青霉素 G 钠 *或*	日剂量（1200 ～ 1800）万单位，持续或平均分 4 次或 6 次 IV	4	Ⅱa	B	适于患者＞ 65 岁、第 8 对脑神经功能或肾功能损害患者
头孢曲松	2 g，每日一次 IV/IM	4	Ⅱa	B	
青霉素 G 钠 *或*	日剂量（1200 ～ 1800）万单位，持续或平均分 6 次 IV	2	Ⅱa	B	2 周方案不适用于已知心脏或心外脓肿患者或肌酐清除率＜ 20 ml/min、第 8 对脑神经功能受损或营养缺陷菌属、颗粒链菌属或孪生球菌属感染的患者。庆大霉素剂量调整以达到峰浓度为 3 ～ 4 μg/ml 为宜。当分 3 次给药时血清浓度宜＜ 1 μg/ml；单次给药尚无最佳药物浓度 ‡
头孢曲松*联合* 庆大霉素 †	2 g，每日一次 IV/IM 日剂量 3 mg/kg，1 次 IV/IM	2 2	Ⅱa	B	
万古霉素 §	日剂量 30 mg/kg，平均分 2 次 IV，不超过 2 g，除非血药浓度过低	4	Ⅱa	B	万古霉素仅推荐用于不能耐受青霉素或头孢曲松的患者；根据谷浓度（10 ～ 15 μg/ml）调整万古霉素剂量

IM，肌内注射；IV，静注；MIC ≤ 0.12 μg/ml

* 推荐剂量适用于肾功能正常的患者

† 在接受庆大霉素治疗的患者中，应谨慎使用其他潜在的肾毒性药物（如非甾体抗炎药）

‡ 有儿童每日服用一次氨基糖苷类药物的数据，但没有治疗 IE 的数据

§ 为了减少组胺释放“红人”综合征的风险，万古霉素的输注应该至少在 1 小时以上

From Mann DL et al：Braunwald’s heart disease，ed 10，Philadelphia，2015，Elsevier.

表 56-7 青霉素耐药草绿色链球菌和溶血链球菌引起的自体瓣膜心内膜炎的治疗

药物	剂量 * 及给药途径	疗程（周）	推荐类别	证据级别	注释
水晶体青霉素 G 钠 *或*	日剂量 2400 万单位，持续或平均分 4 次或 6 次 IV	4	Ⅱa	B	对青霉素耐药（MIC ≥ 0.5 μg/ml）菌株引起的心内膜炎患者，应采用推荐用于肠球菌的方案治疗
头孢曲松*联合*	2 g，每日一次 IV/IM	2	Ⅱa	B	
庆大霉素 †	日剂量 3 mg/kg，1 次 IV/IM	2			
万古霉素	日剂量 30 mg/kg IV，平均分 2 次给药，不超过 2 g，除非血药浓度过低	4	Ⅱa	C	万古霉素 ‡ 仅推荐用于不能耐受青霉素或头孢曲松的患者；根据谷浓度（10 ～ 15 μg/ml）调整万古霉素剂量

IM，肌内注射；IV，静注；最低抑菌浓度（MIC）> 0.12 μg/ml 至 < 0.5 μg/ml

* 推荐剂量适用于肾功能正常的患者

† 有关庆大霉素的适当剂量，请参见表 56-6

‡ 有关万古霉素的适当剂量，请参见表 56-6

From Mann DL et al：Braunwald's heart disease，ed 10，Philadelphia，2015，Elsevier.

表 56-8　草绿色链球菌和溶血链球菌引起的人工瓣膜或装置心内膜炎的治疗

药物	剂量 * 及给药途径	疗程（周）	推荐类别	证据级别	注释
青霉素敏感菌株（MIC ≤ 0.12 μg/ml）					
水晶体青霉素 G 钠 *或*	日剂量 2400 万单位，持续或平均分 4 次或 6 次 IV	6	Ⅱa	B	青霉素或头孢曲松联合庆大霉素治疗高度敏感菌株并未显示出治愈率优于青霉素或头孢曲松单药；庆大霉素禁用于肌酐清除率< 30 ml/min 的患者
头孢曲松 *联合或不联合*	2 g，每日一次 IV/IM	6	Ⅱa	B	
庆大霉素 †	日剂量 3 mg/kg，1 次 IV/IM	2			
万古霉素 ‡	日剂量 30 mg/kg，平均分 2 次 IV	6	Ⅱa	B	万古霉素仅推荐用于不能耐受青霉素或头孢曲松的患者
青霉素部分或完全耐药菌株（MIC > 0.12 μg/ml）					
水晶体青霉素 G 钠 *或*	日剂量 2400 万单位，持续或平均分 4 次或 6 次 IV	6	Ⅱa	B	
头孢曲松 *联合*	2 g，每日一次 IV/IM	6	Ⅱa	B	
庆大霉素	日剂量 3 mg/kg，1 次 IV/IM	6			
万古霉素	日剂量 30 mg/kg，平均分 2 次 IV	6	Ⅱa	C	万古霉素仅推荐用于不能耐受青霉素或头孢曲松的患者

IM，肌内注射；IV 静注；MIC，最低抑菌浓度

* 推荐剂量适用于肾功能正常的患者

† 有关庆大霉素的适当剂量，请参见表 56-6

‡ 有关万古霉素的适当剂量，请参阅正文和表 56-6

From Mann DL et al：Braunwald's heart disease，ed 10，Philadelphia，2015，Elsevier.

表 56-9　葡萄球菌引起的非人工装置相关心内膜炎的治疗

药物	剂量 * 及给药途径	疗程（周）	推荐类别	证据级别	注释
对苯唑西林敏感					
萘夫西林或苯唑西林 †	日剂量 12 g，平均分 4 或 6 次 IV	6	Ⅱa	B	治疗复杂的右侧 IE 和左侧 IE；对于非复杂右侧 IE，2 周（见正文）
青霉素过敏（非过敏型）患者：					青霉素皮试，可疑青霉素速发型过敏反应
头孢唑啉	日剂量 6 g，平均分 3 次 IV	6	Ⅱa	B	对 β 内酰胺过敏的患者，应避免使用头孢菌素，可使用万古霉素
对苯唑西林耐药					
万古霉素 ‡	日剂量 30 mg/kg，平均分 2 次 IV	6	Ⅱa	B	根据谷浓度（10 ～ 15 μg/ml）调整万古霉素剂量（见正文）

IV，静注

* 推荐剂量适用于肾功能正常的患者

† 如果菌株对青霉素敏感［最低抑菌浓度（MIC）≤ 0.1 μg/ml］，且不产生 β- 内酰胺酶，则可使用青霉素 G 2400 万 U/24 小时内 4 ～ 6 次平均分配剂量 IV，以代替萘夫西林或苯唑西林

‡ 有关万古霉素的具体剂量调整和问题，请参见表 56-6 表注

From Mann DL et al：Braunwald's heart disease，ed 10，Philadelphia，2015，Elsevier.

表 56-10　金黄色葡萄球菌引起的人工瓣膜或装置相关心内膜炎的治疗

药物	剂量 * 及给药途径	疗程（周）	推荐类别	证据级别	注释
对苯唑西林敏感					
萘夫西林（或苯唑西林） *联合*	日剂量 12 g，平均分 6 次 IV	≥ 6	Ⅱa	B	菌株对青霉素敏感（MIC ≤ 0.1 μg/ml），且不产生 β-内酰胺酶，青霉素 G（日剂量 2400 万单位，平均分 4 次或 6 次 IV）可替代萘夫西林或苯唑西林；万古霉素用于对 β-内酰胺类抗生素速发型超敏反应的患者（剂量指南见表 56-6）；头孢唑林可替代萘夫西林或苯唑西林用于对青霉素的非介质超敏反应患者
利福平 *联合*	日剂量 900 mg，平均分 3 次 IV/PO	≥ 6			
庆大霉素 †	日剂量 3 mg/kg，平均分 2 或 3 次 IV/IM	2			
对苯唑西林耐药					
万古霉素 *联合*	日剂量 30 mg/kg，平均分 2 次给药	≥ 6	Ⅱa	B	根据谷浓度（10 ～ 15 μg/ml）调整万古霉素剂量（见正文）
利福平 *联合*	日剂量 900 mg，平均分 3 次 IV/PO	≥ 6			
庆大霉素	日剂量 3 mg/kg，平均分 2 或 3 次 IV/IM	2			

IV，静注；IM，肌内注射；PO，口服；MIC，最低抑菌浓度

* 推荐剂量适用于肾功能正常的患者

† 庆大霉素应与万古霉素、萘夫西林或苯唑西林剂量接近

From Mann DL et al：Braunwald's heart disease，ed 10，Philadelphia，2015，Elsevier.

- 由易感青霉素的草绿色链球菌，S.gallolyticus（以前称为牛链球菌）和其他链球菌（青霉素的 MIC ≤ 0.12 μg/ml）引起的自体瓣膜心内膜炎治疗方案：青霉素 G（日剂量 1200 ～ 1800 万单位，持续或平均分 4 次或 6 次静脉滴注）连续 4 周；对于青霉素过敏的患者，头孢曲松 2 g，每日一次静脉注射或肌内注射，连续 4 周；对于肾功能正常患者，万古霉素日剂量 30 mg/kg，分两次剂量给予，连续 4 周
- 对青霉素（MIC ＞ 0.12 μg/ml）耐药的草绿色链球菌和牛链球菌治疗方案：青霉素 G（日剂量 2400 万单位，持续静脉滴注或平均分 4 次、6 次静脉滴注），连续 4 周；头孢曲松 2 g，每日 1 次静脉注射或肌内注射，连续 4 周同时联合庆大霉素日剂量 3 mg/kg，可以分为 1 ～ 3 次静脉滴注，连续 2 周；万古霉素日剂量 30 mg/kg（不超过 2 g，除非血药浓度过低），平均分 2 次剂量给予，共 4 周
- 葡萄球菌引起的自体瓣膜心内膜炎：
  1. 甲氧西林敏感金黄色葡萄球菌（MSSA）：萘夫西林（或苯唑西林）（日剂量 12 g，平均分 4 或 6 次静脉滴注），连续 6 周，同时联合庆大霉素（日剂量 3 mg/kg，平均分为 2 ～ 3 次静脉滴注），连续 3 ～ 5 天；头孢唑啉（日剂量 6 g，平均分 3 次静脉滴注），连续 6 周，同时联合庆大霉素（日剂量 3 mg/kg，平均分为 2 ～ 3 次静脉滴注），连续 3 ～ 5 天；新型抗生素达托霉素可用于治疗右心 IE（6 mg/kg，每 24 h 静脉滴注）
  2. 耐甲氧西林金黄色葡萄球菌（MRSA）：万古霉素日剂量 30 mg/kg（不超过 2 g，除非血药浓度过低），平均分 2 次给药，共 6 周
- 对于培养阴性的自体瓣膜心内膜炎，建议采取以下治疗方案之一：氨苄西林-舒巴坦（日剂量 12 g，平均分 4 次静脉滴注）同时联合庆大霉素（日剂量 3 mg/kg，平均分 3 次静脉滴注或肌内注射），连续 4 ～ 6 周；万古霉素日剂量 30 mg/kg（平均分 2 次给药，不超过 2 g，除非血药浓度过低），联合庆大霉素（日剂量 3 mg/kg，平均分 3 次静脉滴注或肌内注射）加环丙沙星（日口服剂量 1000 mg 或静脉滴注剂量 800 mg，平均分 2 次给药），共连续 4 ～ 6 周
- 对于 HACEK 病原体引起的自体瓣膜心内膜炎：头孢曲松 2 g，

每日一次静脉注射或肌内注射，连续 4 周；氨苄西林 / 舒巴坦日剂量 12 g，平均分 4 次静脉滴注，连续 4 周；环丙沙星日口服剂量 1000 mg 或静脉滴注剂量 800 mg，平均分 2 次给药，连续 4 周

- 人工瓣膜心内膜炎
- 对于甲氧西林敏感的菌株：萘夫西林（或苯唑西林）（日剂量 12 g，平均分 6 次静脉滴注，连续至少 6 周），联合利福平（日剂量 900 mg，平均分 3 次口服或静脉滴注至少 6 周）并联合庆大霉素（日剂量 3 mg/kg，平均分为 2 ～ 3 次静脉滴注或肌内注射 2 周）
- 对于甲氧西林耐药的菌株：万古霉素（日剂量 30 mg/kg，平均分 2 次给药，至少 6 周）联合利福平（日剂量 900 mg，平均分 3 次口服或静脉滴注至少 6 周）并联合庆大霉素（日剂量 3 mg/kg，平均分为 2 ～ 3 次静脉滴注或肌内注射 2 周）。在鉴定感染病原体后，应根据药敏试验指导抗生素治疗，最好是通过 MIC（最低抑菌浓度）进行正式试验

处理

- 患者门诊静脉应用抗生素治疗，需建立安全的血管通路并由持续的门诊静脉治疗团队护理
- 心内膜炎可能复发，治疗结束后长期随访至关重要
- 既往心内膜炎患者，牙科手术前需预防性使用抗生素，因为牙科手术造成的一过性菌血症发生，会导致心内膜炎复发风险增加

转诊

- 感染科专家处就诊
- 若出现心力衰竭、难治性感染、心肌脓肿、瓣膜破裂或重大栓塞事件，应于心血管内科相关领域专家或心脏外科医生处就诊
- 用于防止 IE 全身性栓塞的外科干预手术时机和适应证仍然存在争议
- 研究表明，对赘生物大的感染性心内膜炎患者进行早期手术，通过降低全身性栓塞的风险，能够显著减少死亡和栓塞事件的发生

重点和注意事项

- 存在引起心内膜炎的更不寻常的人畜共患病原因，如亨塞巴尔通体（猫暴露）、伯氏柯克斯体（农场动物）、布鲁菌属（未经巴氏灭菌的牛奶或奶酪）和惠氏梭菌（土壤和农场动物）
- 目前本病一年死亡率没有改善，仍保持在 30%

专家点评

- 2013 年美国骨科医师学会（AAOS）和美国牙科协会（ADA）制定指南建议临床医生无需对髋关节和膝关节假体植入物患者行牙科手术前常规预防性使用抗生素
- 草绿色链球菌是一大类共生细菌，在琼脂平板上溶血或不溶血，包括变形链球菌、链球菌、微链球菌、血红链球菌、口腔链球菌和唾液链球菌。这些通常是口腔 / 牙齿菌群，并且对青霉素高度敏感
- 欧洲最近的一项试验表明，病情稳定的左心心内膜炎住院患者序贯口服抗生素治疗并不劣于持续静脉抗生素治疗[①]。肠胃外抗生素序贯为口服抗生素治疗方案需要更多的研究支持

推荐阅读

Babu E et al: *Staphylococcus lugdunensis:* the coagulase negative Staphylococcus you don't want to ignore, *Expert Rev Anti Infect Ther* 9(10):901-907, 2011.

Cahill TJ, Prendergast BD: Infective endocarditis, *Lancet* 387(10021):882-893, 2016.

Cahill TJ et al: Challenges in infective endocarditis, *J Am Coll Cardiol* 69:325-344, 2017.

Hoen B, Duval X: Infective endocarditis, *N Engl J Med* 368:1425-1433, 2013.

Kang DH et al: Early surgery versus conventional treatment for infective endocarditis, *N Engl J Med* 366:2466-2473, 2012.

Liesman RM et al: Laboratory diagnosis of infective endocarditis, *J Clin Microbiol* 55:2599-2608, 2017.

Wang A et al: Management considerations in infective endocarditis: a review, *JAMA* 320:72-83, 2018.

① Iverson K et al：Partial oral versus intravenous antiobiotic treatment of endocarditis，N Engl J Med 380：415-424，2019.

第 57 章　心包炎
Pericarditis

Maxwell Eyram Afari

吴鹭龄　译　陈俊文　袁灿灿　审校

基本信息

定义

急性心包炎是心包的炎症（或浸润）。其特征至少有以下四个标准中的两个：①胸痛；②特异性心电图改变；③心包摩擦感；④病理性心包摩擦音。

ICD-10CM 编码

I30.0　急性非特异性特发性心包炎

I30.1　感染性心包炎

I30.8　其他类型的急性心包炎

I30.9　未特指的急性心包炎

I301.0　慢性粘连性心包炎

I31.1　慢性缩窄性心包炎

I31.3　心包积液（非炎性）

I31.9　心包未特指的疾病（心脏压塞）

I31.2　心包积血

流行病学和人口统计学

- 世界上最常见的心包疾病
- 占 0.1% ～ 0.2% 的住院患者，占 5% 因非缺血性胸痛住院患者

体格检查和临床表现

- 胸痛：典型的剧烈、胸膜炎性、体位性疼痛（坐位及前倾位可改善）
- 心包摩擦音：三相（室性收缩、早期舒张、心房收缩期）特征性的搔抓音，在左胸骨下缘最为明显。与胸膜摩擦音不同，心包摩擦音不受呼吸的影响

- 心包积液：贝克三体征（低血压、颈静脉压升高、心音遥远）提示心脏压塞

病因学

- 分为感染性和非感染性病因
- 在发达国家，病毒性和原发性病因是心包炎最常见的病因。在发展中国家，肺结核占心包炎病因的 80% ～ 90%
- 其他病原体包括 HIV、真菌、寄生虫和细菌
- 非感染性病因包括肿瘤（7% ～ 13%）、自身免疫综合征（3% ～ 4%）和心肌梗死后综合征（Dressler 综合征，通常在心肌梗死后 2 周出现）
- 药物相关：普鲁卡因胺、肼屈嗪、苯妥英、异烟肼、利福平、阿霉素、美沙拉秦、阿达木单抗
- 代谢性疾病：尿毒症、黏液性水肿、神经性厌食症
- 创伤后：心包切开术后，起搏器导线放置后，导管消融后，心肺复苏术后

Dx 诊断

鉴别诊断

- 心绞痛和急性冠脉综合征
- 心肌心包炎 / 心包心肌炎
- 主动脉夹层动脉瘤
- 肺部疾病：栓塞、梗死、气胸、肺炎伴胸膜炎
- 消化道疾病：肝炎、胆囊炎、胃食管反流病、食管痉挛或破裂
- 肋软骨炎
- 框 57-1 总结了心包积液的病因鉴别诊断

评估（表 57-1）

表 57-2 总结了急性心包炎的初步诊断方法。心包炎的诊断至少需要以下四个临床标准中的两个：

- 典型的胸膜炎性胸痛
- 心包摩擦音
- 提示性心电图改变（ST 段呈弓背向下抬高，除 aVR 导联有抬高外，所有导联 PR 段压低）

框 57-1　心包积液的主要病因鉴别诊断

非感染性

- 恶性肿瘤（通常为转移性）
- 心肌梗死后综合征（Dressler 综合征）
- 尿毒症
- 黏液性水肿（心脏压塞的罕见生理原因）
- 创伤（穿透性或非穿透性）
- 乳糜心包
- 急性特发性心包炎
- 风湿热
- 胶原血管病（系统性红斑狼疮、类风湿关节炎、硬皮病、韦格纳肉芽肿病）
- 手术后（心脏和胸腔内）
- 药物相关（普鲁卡因胺、肼屈嗪、苯妥英钠、阿霉素、异烟肼）

感染性

- 病毒（柯萨奇病毒、埃可病毒、流行性腮腺炎病毒、腺病毒、肝炎病毒、人类免疫缺陷病毒）
- 细菌（肺炎球菌、链球菌、葡萄球菌）
- 结核
- 真菌（组织胞浆菌病、球孢子菌病、念珠菌病，尤其是免疫抑制患者）

From Niederhuber JE：Abeloff's clinical oncology，ed 6，Philadelphia，2020，Elsevier.

- 新发或恶化的心包积液

实验室检查

实验室检查可能有助于阐明根本病因，并可作为临床诊断标准的补充。

- 炎症标志物：心包炎患者的血沉、超敏 C 反应蛋白（CRP）和全血细胞计数均升高
- 基本代谢特征
- 心脏生物标志物（肌钙蛋白 I 和 T）升高提示心肌受累（即心肌心包炎）

当怀疑心包炎的特定病因时，以下检查可用于诊断：

- HIV 检测
- 结核菌素试验（PPD 试验）
- 抗核抗体、类风湿因子
- 常规的病毒检查无指示意义，因为它们收效很低

表 57-1　急性心包炎的诊断方法和顺序性改变

诊断措施	特征性改变
必要诊断	
听诊	心包摩擦音（单相、双相或三相）
心电图 *	Ⅰ期：ST 段呈弓背向下抬高。PR 段与 P 波极性相反偏移 Ⅱ期早期：所有 ST 段交界处回归到基线。PR 段偏移 Ⅱ期晚期：T 波逐渐低平、倒置 Ⅲ期：大多数或全部导联的广泛 T 波倒置 Ⅳ期：心电图恢复心包炎前状态
超声心动图	B 型至 D 型积液（Horowitz） 心脏压塞征象
血液分析	红细胞沉降率、C 反应蛋白、乳酸脱氢酶、白细胞（炎症标志物）、肌钙蛋白 I、[†]CK-MB（心肌受累标志物）
胸片	心影的形状从正常到“水瓶”不等，主要用于评估肺部或纵隔改变
心脏压塞必选，如果大量 / 复发性心包积液或对少量积液的既往检查无结果，则可选	
心包穿刺 / 引流	聚合酶链反应和组织化学在感染或肿瘤病因分类中的应用
如果既往检查无结果，可选用	
CT	心包积液，心包和心外膜
MRI	心包积液，心包和心外膜
心包镜检查、心包 / 心外膜活检	特定的病原学检查

CK-MB，肌酸激酶 -MB；CT，计算机断层扫描；ECG，心电图；MRI，磁共振成像

* 典型心电图导联演变：Ⅰ、Ⅱ、aVL、aVF 和 V_3 ～ V_6。ST 段在 aVR 导联中常有压低，V_1 导联常有，V_2 偶有。Ⅳ期可能不出现，并且存在持续性的 T 波倒置和低平。如果心电图是在Ⅲ期首次记录的，则不能通过心电图改变将弥漫性心肌损伤、“双心室劳损”或心肌炎区分开。早期复极的心电图与Ⅰ期非常相似。与Ⅰ期不同的是，这种心电图不会急剧演变，J 点抬高通常在 J 点之前，包括 J 点，伴有 QRS 波末端的一个模糊、振荡或缺口。在早期复极模式中，高 R 波和 T 波最常见。如果在 V_6 导联，J 点大于 T 波峰值高度的 25%（以 PR 段为基线），则有可能发生心包炎。

† 32.2% 的患者检测到肌钙蛋白 I（cTnI）升高，更常见于年轻男性患者，伴有 ST 段抬高和心包积液。较少见升高＞ 1.5 ng/ml（7.6%），并与 CK-MB 升高有关。cTnI 升高，不是复发、缩窄性心包炎、心脏压塞或左心功能不全的负性预后指标。

From Vincent JL et al：Textbook of critical care，ed 7，Philadelphia，2017，Elsevier.

表 57-2 急性心包炎的初步诊断方法

1. 如果诊断可疑但不明确，要经常倾听心包摩擦音，并经常做心电图检查明确诊断
2. 如果诊断可疑的或诊断明确，可进行以下检查明确诊断（如有必要），并确定是否存在特定的病因和（或）重要的相关条件和（或）并发症：
   血象
   超敏 C 反应蛋白
   肌钙蛋白 I
   胸片
   超声心动图
   根据临床对特定病因的怀疑，考虑进行额外检查
3. 如果诊断高度可疑或明确，可开始用非甾体抗炎药联合秋水仙碱进行治疗

From Zipes DP：Braunwald's heart disease，a textbook of cardiovascular medicine，ed 11，Philadelphia，2019，Elsevier.

心包取样

超声心动图或心包穿刺术的适应证为：

- 心脏压塞
- 有症状的中到大量心包积液，或药物治疗无效
- 怀疑是肿瘤性、细菌性或结核性病变
- 缩窄性或渗出性缩窄性心包炎的证据
- 心包穿刺术用于诊断和治疗。心包积液应分析红细胞、白细胞、革兰氏染色、培养、细胞学、葡萄糖、pH、LDH 和蛋白质。在某些情况下，行甘油三酯检查排查是否为乳糜心包，行 ADA 或结核 PCR 检查排查是否为结核病
- 怀疑为恶性肿瘤或结核时，心包活检可能有助于复发性心包积液的诊断

影像学检查

- 心电图（图 57-1）：心电图的变化反映心外膜的炎症，因为心包壁层是电惰性的。心电图变化分为以下阶段：
  1. Ⅰ期（急性期）：数小时到几天。除 aVR（可看到 PR 段抬高）外所有导联的 PR 段压低，和弥漫性 ST 段呈弓背向下型抬高
  2. Ⅱ期（中期）：第一周可见 PR 和 ST 段恢复到基线
  3. Ⅲ期（中间相）：先前显示 ST 段抬高的导联中的 T 波倒置
  4. Ⅳ期（晚期）：心电图恢复正常或持续性 T 波倒置
- 超声心动图用于评估心包积液（50% ～ 60% 的患者存在）

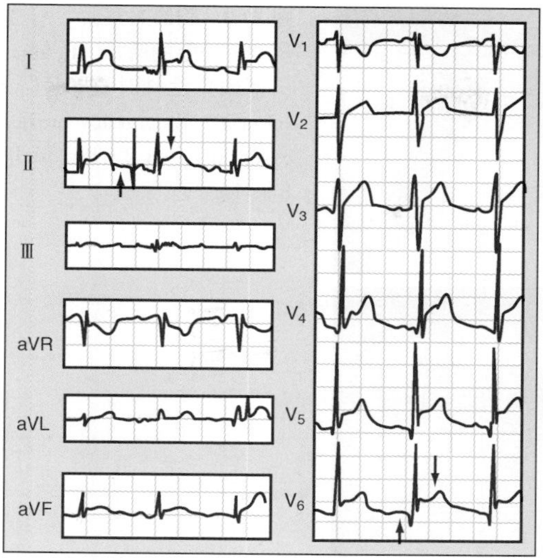

图 57-1　急性心包炎典型心电图改变：PR 段压低（小箭头），ST 段呈弓背向下型抬高（大箭头）。（From Vincent JL et al：Textbook of critical care，ed 7，Philadelphia，2017，Elsevier.）

（图 57-2）。超声心动图有助于排除 ST 段抬高型心肌梗死（STEMI）（通过室壁运动缺失性异常），并对缩窄性心包炎或心脏压塞做出诊断

- 胸部 X 线检查：主要是为了排除可能导致胸痛的纵隔或肺野的异常。若心包积液量≥ 200 ml，可见心脏轮廓增大（图 57-3）。慢性缩窄性心包炎可出现心脏周围钙化

图 57-2　床旁超声心动图显示心包积液在舒张期间压迫右心室，符合心脏压塞改变。LV，左心室；PEff，心包积液；RV，右心室。

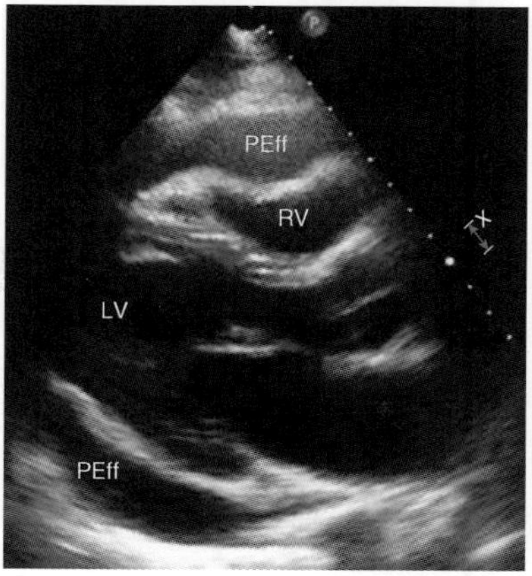

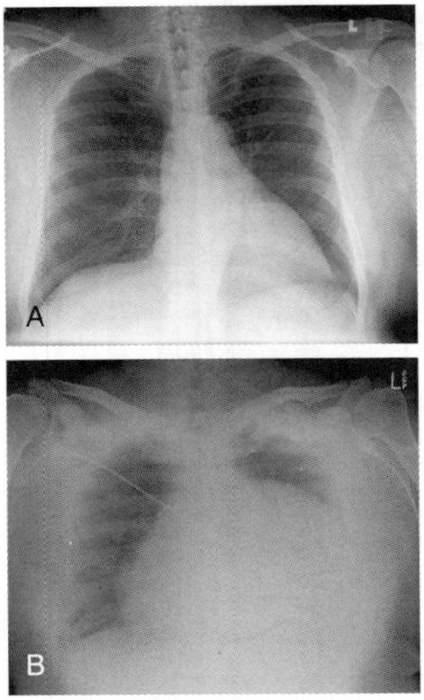

图 57-3　胸部 X 线片。A. 患者出现心脏压塞前一年的胸片。**B.** 同一患者因心脏压塞到急诊科时的胸片。（From Adams JG et al：Emergency medicine，clinical essentials，ed 2，Philadelphia，2013，Elsevier.）

- CT：评估相关的胸膜、肺和胸外疾病以及心包钙化
- MRI（图 57-4）可能对慢性缩窄性心包炎患者及怀疑恶性肿瘤时有诊断意义

Rx 治疗

非药物治疗

- 限制体力活动直到疼痛减轻以及超敏 C 反应蛋白、心电图和

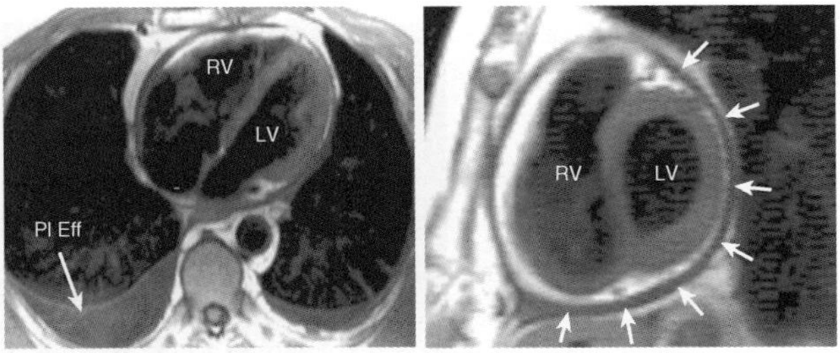

图 57-4　缩窄性心包炎患者的心血管磁共振。右侧是心室的基础短轴视图，显示增厚的心包包裹心脏（箭头）。左侧为经轴切面，也显示心包增厚，尤其是右心上方，但也可见胸腔积液（Pl Eff）。LV，左心室；RV，右心室。（From Zipes DP et al［eds］：Braunwald's heart disease，ed 7，Philadelphia，2005，Saunders.）

超声心动图恢复正常
- 运动员应在 3 个月内避免竞技活动，而非运动员可在病情缓解后逐渐恢复活动（专家共识）
- 有关潜在并发症的患者教育：如心脏压塞、复发性心包炎（可发生在多达三分之一的患者中）和慢性缩窄性心包炎

急性期治疗

- 大剂量阿司匹林（750 ～ 1000 mg，每天 3 次）或非甾体抗炎药（如布洛芬 600 ～ 800 mg，每天 3 次；吲哚美辛 50 mg，每天 3 次），持续 1 ～ 2 周。应使用质子泵抑制剂护胃。近期有心肌梗死、心力衰竭、急性肾衰竭和上消化道出血的患者应避免使用非甾体抗炎药
- 秋水仙碱 0.5 ～ 0.6 mg，每天 1 次（＜ 70 kg）或每天 2 次（＞ 70 kg），持续 3 个月。当前证据（COPE，CORE，CORP，ICAP，CORP-2 试验）支持秋水仙碱在缓解症状和预防复发性心包炎方面的有效性
- 皮质类固醇只能作为二线治疗。其可能会导致严重的不良反应，增加住院率和复发率
- 低至中等剂量［0.25 ～ 0.5 mg/（kg · d）］全身性类固醇治疗 1 个月，然后逐渐减量（6 ～ 12 周），仅限于有风湿疾病、肾衰竭或非甾体抗炎药 / 秋水仙碱禁忌证的患者
- 硫唑嘌呤、静脉注射免疫球蛋白、阿那白滞素（anakinra）可考虑用于难治性复发性心包炎患者
- 专科中心的心包切除术和心包切开术可用于治疗复发性心脏压塞或难治性心包炎
- 避免使用抗凝剂（增加心包积血风险）

病因治疗：

- 细菌性心包炎：全身抗生素使用和心包引流
- 胶原血管病：类固醇（泼尼松）
- 结核性心包炎：利福平、异烟肼、吡嗪酰胺、乙胺丁醇 2 个月，然后异烟肼和利福平 6 个月
- 甲状腺相关心包积液：甲状腺替代疗法
- 尿毒症：透析
- 恶性心包积液：图 57-5

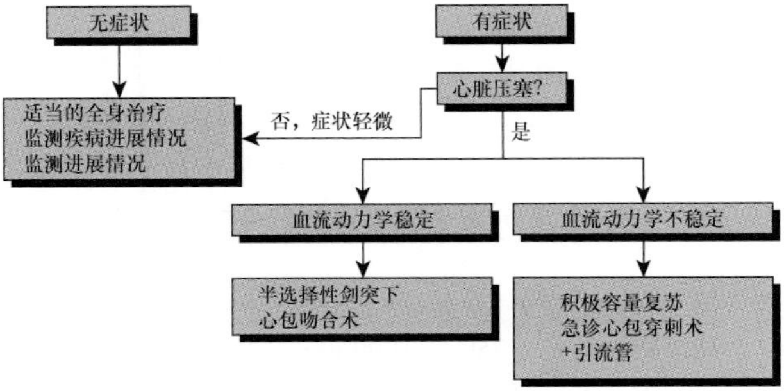

图 57-5 恶性心包积液的治疗流程。（From Niederhuber JE：Abeloff's clinical oncology，ed 6，Philadelphia，2020，Elsevier.）

心包炎的潜在并发症：

- **慢性缩窄性心包炎：**在急性特发性心包炎患者中发生率＜ 1%
  1. 体格检查：右心衰体征：肝脾大、腹水、下肢水肿、阴囊水肿、可能出现全身水肿、颈静脉压、Kussmaul 征（吸气时颈静脉压反常升高）、心包叩击音（S2 后 0.06 ～ 0.1 s 听到舒张早期充盈音）及呼吸音清
  2. 心电图：QRS 波低电压，非特异性 ST 段改变，双心房扩大
  3. 胸片：轻度肺水肿、胸腔积液、双心房扩大、心包钙化（见于结核性心包炎）
  4. 超声心动图：可能显示心包增厚（＞ 4 mm），＞ 25% 的二尖瓣和＞ 50% 的三尖瓣血流随呼吸、室间隔跳动而变化；二尖瓣反流（内侧 e′速度＞外侧 e′速度）提示缩窄性心包炎①
  5. 血流动力学（图 57-6）：缩窄性心包炎右心充盈压升高，舒张压平衡，心房描记中可见明显“x”和快速“y”下降。右心室压力描记通常表现为“低谷和平台”（平方根征），这是由于右心室早期充盈不受阻碍，舒张末期的充盈因心包僵硬而突然停止。呼吸过程中右心室和左心室收缩压的不一致也提示缩窄性心包炎
  6. 治疗方法：复杂的手术剥除或切除两层缩窄的心包，可改

① Welch TD，Ling LH，Espinosa RE et al：Echocardiographic diagnosis of constrictive pericarditis，Circ Cardiovasc Imaging 7（3）：526-534，2014.

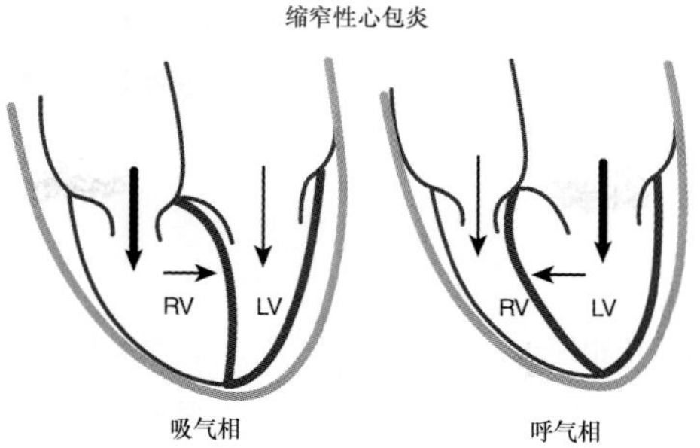

图 57-6　缩窄性心包炎的心室相互依赖性。LV，左心室；RV，右心室。（Courtesy Miguel Quinones，MD，Houston Methodist DeBakey Heart and Vascular Center. In Parrillo JE，Dellinger RP：Critical care medicine，principles of diagnosis and management in the adult，ed 5，Philadelphia，2019，Elsevier.）

善大多数晚期存活者的心功能等级，但手术死亡率高[①]

- **心脏压塞：**发生在 5% ～ 15% 的特发性心包炎患者中，但在肿瘤性、结核性或化脓性心包炎患者中发生率高达 60%
  1. 体征及症状：呼吸困难、端坐呼吸、胸痛、乏力
  2. 体格检查：贝克三体征（颈静脉怒张、心音遥远、低血压）、心尖搏动减弱、多汗、呼吸急促、心动过速、脉压缩窄或奇脉（吸气时收缩压下降≥ 10 mmHg）
  3. 心电图：QRS 波振幅降低，电交替（多见于大量肿瘤性积液）
  4. 胸片：心脏肥大（可看到“水瓶”状心脏轮廓），肺野清晰
  5. 超声心动图（表 57-3）：心包积液，25% 以上的二尖瓣和 50% 以上的三尖瓣血流随呼吸而变化，室间隔反常运动，舒张期右心房或左心房塌陷，舒张期右心室衰竭（病理性）
  6. 血流动力学：心室舒张压平衡，右心房压力升高，伴有明显的“x”下降，但“y”下降减慢。表 57-4 总结了心脏压塞和缩窄性心包炎的血流动力学改变
  7. 治疗：心脏压塞是一种危及生命的疾病，通常需要紧急心包穿刺。避免使用降低前负荷的药物（利尿剂、硝酸盐）

① Vustarini N，Chen C，Mazine A et al：Pericardiectomy for constrictive pericarditis：20 years of experience at the Montreal Heart Institute，Ann Thorac Surg 100（1）：107-113，2015.

表 57-3　缩窄性心包炎与限制型心肌病的血流动力学和超声心动图特征比较

特征	缩窄性心包炎	限制型心肌病
静脉压明显下降	存在	多变
奇脉	约 1/3 患者存在	无
心包叩击音	存在	无
左、右两侧充盈压相等	存在	左侧比右侧高 3 ～ 5 mmHg
充盈压＞ 25 mmHg	少见	常见
肺动脉收缩压＞ 60 mmHg	无	常见
平方根征	存在	多变
左、右两侧流速及压力随呼吸改变	明显	正常
心室壁厚度	正常	通常增加
心包厚度	增加	正常
心房大小	左心房可能增大	双侧扩大
间隔弹跳	存在	无
组织多普勒 E′速度	增加	减少
斑点追踪	纵向应变正常，圆周应变值降低	纵向应变降低、圆周应变值正常

From Zipes DP：Braunwald's heart disease，a textbook of cardiovascular medicine，ed 11，Philadelphia，2019，Elsevier.

表 57-4　心脏压塞和缩窄性心包炎的血流动力学改变

特征	心脏压塞	缩窄性心包炎
奇脉	通常存在	出现在约 1/3 患者
左、右两侧充盈压相等	存在	存在
全身静脉波形形态	无“y”下降	显著“y”下降（M 或 W 形）
吸气相全身静脉压变化	减少（正常）	增加或不变（Kussmal 征）
心室压的“平方根”征	无	存在

From Mann DL，Zipes DP，Libby P，Bonow RO：Braunwald's heart disease，ed 10，Philadelphia，2015，Elsevier.

或治疗（高 PEEP），因为可能需要补充容量。对于复发性渗出（如肿瘤）的患者，可能需要放置经皮引流导管或心包开窗引流术

- **渗出性缩窄性心包炎**：以心包积液和脏层心包收缩引起心脏压塞为特征的罕见综合征
  1. 充盈和（或）缩窄的体征和症状。可有奇脉存在，但常无 Kussmaul 征和心包叩击音
  2. 超声心动图：鉴别渗出性缩窄性心包炎与其他类型的敏感性较低
  3. 心导管插入术：引流前，"y"下降通常没有预期的明显，右心房"v"波持续存在。引流后，右心房和肺动脉楔压可能继续升高
  4. 治疗：对于有症状的患者，广泛的心外膜切除术（并破坏脏层心包）是首选的手术方式
- **心肌心包炎**：20% ～ 30% 的心包炎患者可能同时存在心肌炎和心包炎。实验室检查的标志是心肌酶的升高。总体来说，心肌心包炎预后良好，发病率、死亡率和心力衰竭发生率都很低

预后

- 在最初治疗的 3 周内，70% ～ 90% 的病例疼痛及其他症状和体征可完全消失
- 如果出现以下任何不良预后特征（高危因素），强烈建议住院治疗：发热＞ 38℃（100.4℉），亚急性发作，大量心包积液 / 心脏压塞，门诊治疗 1 周无效
- 以下情况被认为是中度危险因素，但也应立即入院：心肌心包炎、创伤、免疫抑制、口服抗凝治疗
- 复发性心包炎发生在第一次心包炎发作后 4 ～ 6 周的无症状间隔后。据报道，发病率为 10% ～ 15%，在未服用秋水仙碱的患者中，发病率上升至 50%
- 持续性心包炎定义为心包炎持续时间＞ 4 ～ 6 周但＜ 3 个月，无缓解，而慢性心包炎是持续时间超过 3 个月的心包炎
- 对于心脏手术后心包积液的患者，不建议使用非甾体抗炎药，因为没有证据表明其可减少心包积液量或预防晚期心脏压塞。COPPS 试验证明，预防性使用秋水仙碱可以降低心包切开术后心包炎的风险

相关内容

心包炎（患者信息）

心脏压塞（相关重点专题）

推荐阅读

Adler Y et al: 2015 ESC Guidelines for the diagnosis and management of pericardial diseases, *Eur Heart J* 36(42):2921-2964, 2015.

Brucato A et al: Management of idiopathic recurrent pericarditis in adults and in children: a role for IL-1 receptor antagonism, *Intern Emerg Med* 13(4):475-489, 2018.

Imazio M et al: Colchicine for recurrent pericarditis, *Ann Intern Med* 155:409-414, 2011.

Imazio M et al: A randomized trial of colchicine for acute pericarditis, *N Engl J Med* 369:1522-1528, 2013.

Imazio M et al: Evaluation and treatment of pericarditis, a systemic review, *J Am Med Assoc* 314(14):1498-1506, 2015.

Khandaker MH et al: Pericardiectomy vs medical management in patients with relapsing pericarditis, *Mayo Clin Proc* 87(11):1062-1070, 2012.

LeWinter MM: Clinical practice acute pericarditis, *N Engl J Med* 371:2410-2416, 2014.

Mevrin P et al: NSAID treatment for postoperative pericardial effusion, *Ann Intern Med* 152:137-143, 2010.

Mody P et al: Trends in acute pericarditis hospitalizations and outcomes among the elderly in the USA, 1999-2012, *Eur Heart J Qual Care Clin Outcomes* 4(2):98-105, 2018.

Søgaard KK et al: Pericarditis as a marker of occult cancer and a prognostic factor for cancer mortality, *Circulation* 136(11):996-1006, 2017.

第 58 章　发绀
Cyanosis

Juan Guerra

杨小艳　译　祝杰　审校

基本信息

定义

由于循环中的脱氧血红蛋白水平增加而导致皮肤呈蓝色或紫色。

同义词

高铁血红蛋白血症
硫化血红蛋白血症
肢端发绀
假性发绀

ICD-10CM 编码

R23.0　发绀
P28.2　新生儿发绀
I73.8　肢端发绀
I73.89　其他指定的外周血管疾病

流行病学和人口统计学

发病率：未知
高峰发病率：未知
患病率：未知
好发性别和年龄：未知
遗传学：无
危险因素：先天性心脏病、高原、高凝状态、心肺疾病、肝硬化、接触苯胺染料、使用利多卡因

体格检查和临床表现

- 病史：发病；出现症状的时间；以前的发绀发作；近期用药；相关症状，包括发热或咳嗽；有先天性心脏病、心肺疾病的

既往病史（PMHx）；导致呼吸功能减退（包括癫痫、憋气发作）的神经系统病史；先天性心脏病家族史

- 体格检查：口周皮肤、结膜和口腔黏膜呈蓝色变化，提示中心性发绀；周围性发绀可导致四肢和甲床变色；胸壁或上呼吸道损伤可因肺损伤或阻塞引起中心性发绀；呼吸原因引起发绀的患者可见呼吸急促和回缩，同时肺部检查有异常表现（喘鸣、啰音）；儿童常伴有心动过速；在发绀的情况下出现心动过缓可能表明循环衰竭

病因学

导致这种临床表现的原因有很多（见“鉴别诊断”）。对潜在病因的调查是决定适当治疗的关键。

Dx 诊断

鉴别诊断

发绀根据其病因分为中心性或外周性，以指导鉴别诊断。

中心性发绀

- 动脉血氧饱和度降低
  1. 大气压降低——高海拔
  2. 肺功能受损——换气不足，V/Q 失调，氧气弥散降低
- 解剖分流——瘘管（脑、肺、肝、外周），发绀性先天性心脏病
- 血红蛋白对氧的亲和力降低
- 血红蛋白异常——高铁血红蛋白血症（遗传性），硫化血红蛋白血症（获得性），碳氧血红蛋白血症（不是真正的发绀）

外周性发绀

- 低心输出量的状态（心源性休克、低血容量伴或不伴出血、脓毒症）
- 环境暴露：空气、水
- 动脉闭塞：血栓形成、栓塞、血管痉挛（雷诺病）、周围血管疾病
- 静脉梗阻
- 四肢血流的再分配
- 氰化物相关的硝普钠中毒（最初，因为静脉血中的血红蛋白水平升高，皮肤可能是“樱桃红”，继而发展为伴随休克的发绀）

评估

- 图 58-1 概述了诊断中心性发绀患者的方法。周围性发绀的评估如图 58-2 所示

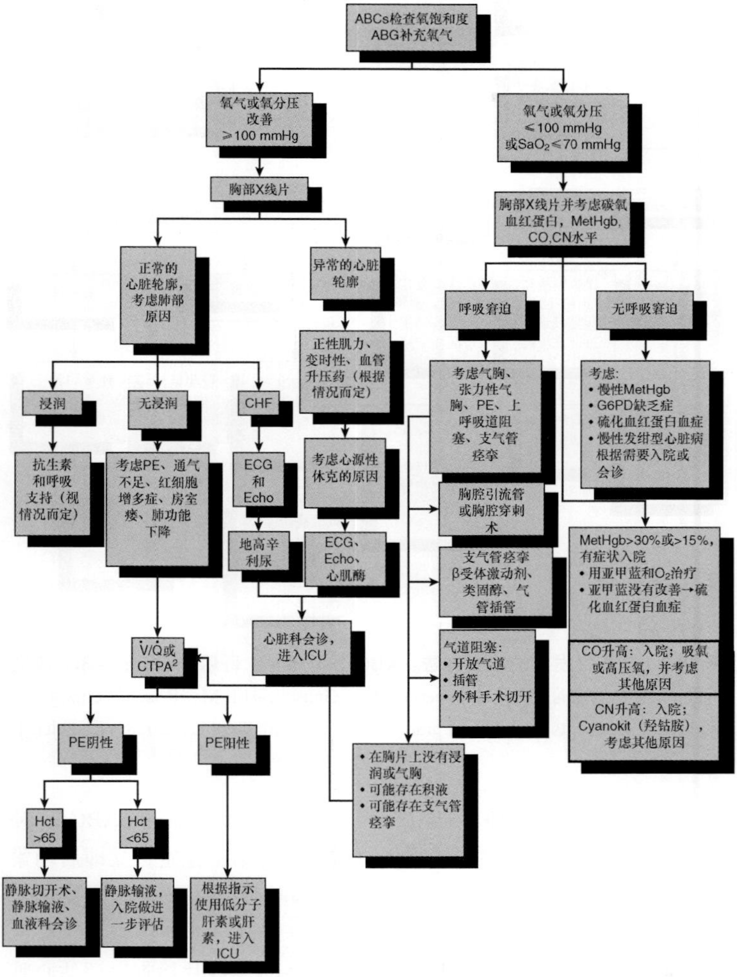

图 58-1　中心性发绀的诊断方法。ABCs，呼吸道，呼吸，循环；ABG，动脉血气；CHF，充血性心力衰竭；CN，氰基；CO，一氧化碳；CTPA，CT 肺血管造影术；Echo，超声心动图；ECG，心电图；Hct，血红蛋白；ICU，重症监护室；MetHgb，高铁血红蛋白；PE，肺栓塞；V/Q，通气 / 灌注。（From Walls RM，Hockberger RS，Gausche-Hill M：Rosen's emergency medicine：concepts and clinical practice，ed 9，Philadelphia，2018，Elsevier.）

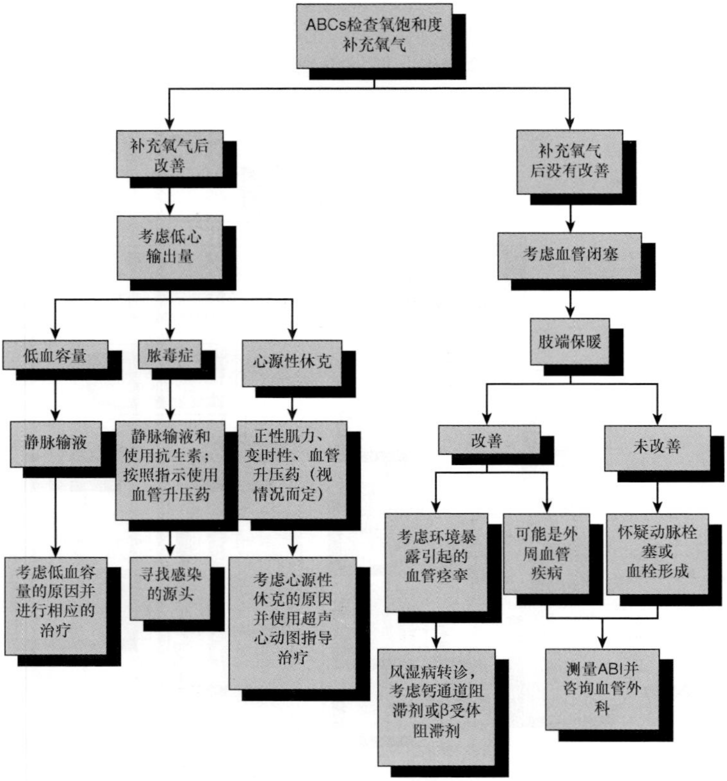

图 58-2　外周性发绀的诊断方法。ABCs，呼吸道，呼吸，循环；ABI，踝臂指数。（From Walls RM，Hockberger RS，Gausche-Hill M：Rosen's emergency medicine：concepts and clinical practice，ed 9，Philadelphia，2018，Elsevier.）

- 检查患者的循环 / 气道 / 呼吸（CAB）和动脉血气（ABG），补充氧气；如果患者出现休克或其他方面不稳定，立即启动紧急医疗服务来管理患者的气道和呼吸，并进一步评估休克（低血容量、脓毒症、心源性）
- 如果吸氧后情况有所改善，需行胸部 X 线片检查以评估心脏轮廓
  1. 正常的心脏轮廓提示渗出、积水、水肿、肺栓塞（PE）或动静脉瘘导致肺功能下降
  2. 心脏轮廓增大可能提示心源性休克；行心电图或超声心动图检查以进一步评估

3. 如果吸氧后没有改善（PaO_2 < 100 或 SaO_2 < 70），则需检查胸部 X 线片和高铁血红蛋白、一氧化碳和氰化物水平
4. 若出现呼吸窘迫，评估是否有气胸、上呼吸道阻塞或支气管痉挛
5. 若无呼吸窘迫，评估是否存在慢性高铁血红蛋白血症、硫化血红蛋白血症、G6PD 缺乏症或发绀型心脏病

实验室检查

- 毛细血管中的脱氧血红蛋白升高到≥ 5 g/dl
- 完成血细胞计数以评估红细胞增多、红细胞增多症或贫血
- D- 二聚体（如果怀疑肺栓塞）
- 外周涂片检查红细胞计数形态和细胞碎片
- 怀疑硝普盐中毒时检查硫氰酸盐水平

影像学检查

- 胸部 X 线片检查以评估新的肺浸润、积液、水肿或实变
- 心脏查体异常者需行心电图检查
- 婴幼儿疑似先天性心脏病者需行超声心动图检查
- 如果怀疑深静脉血栓形成或 PE 导致发绀，则需行下肢加压超声检查或胸部血管 CT 造影

Rx 治疗

非药物治疗

停用触发药物后用肥皂和水擦洗身体。

常规治疗

- 首先应给予高流量氧气，并监测患者的反应
- 如果患者有症状性低氧血症或高铁血红蛋白血症中高铁血红蛋白水平> 30%，使用亚甲蓝（1 ～ 2 mg/kg 静脉注射，持续 5 min）
- 红细胞增多症患者行静脉切开术和晶体液扩容以达到血细胞比容（红细胞压积）< 45%
- 上腔静脉综合征患者应抬高床头和吸氧；如果由恶性肿瘤引起则需放疗 / 化疗 / 血管支架置入术

- 如果出现低血容量，则进行静脉液体复苏
- 精神状态改变的发绀患者通常会因为呼吸紊乱或神经肌肉无力导致呼吸抑制而降低血氧饱和度。这些患者通常无法维持通气，需要高级通气支持，除非他们昏迷的根本原因能够得到迅速治疗（葡萄糖治疗低血糖，纳洛酮治疗阿片类药物过量，苯二氮䓬类药物治疗癫痫）。一过性中心性发绀是屏气发作和癫痫发作的共同特征
- 为充血性心力衰竭、心律失常或心输出量不足提供指南指导的药物治疗
- 如果出现毒素介导的发绀，应进行支持性护理和使用解毒剂

处置

- 首发或原因不明的发绀患者应收治入院
- 血管收缩、高铁血红蛋白＜ 15%、原发肺部疾病引起的周围发绀患者应门诊治疗

转诊

- 儿童首发充血性心力衰竭或心电图和（或）胸部 X 线片提示新诊断为先天性心脏病应转诊至儿科心脏病学专家
- 如果怀疑或确诊急性动脉闭塞，应进行先天性血管外科专家评估
- 若发绀是由休克所致的急性心血管衰竭或肺衰竭引起，需完善重症医学科和（或）心脏科评估
- 若出现雷诺现象需考虑风湿病，以鉴别全身性自身免疫性疾病

重点和注意事项

- 所有发绀的患者，需评估 CAB、血氧饱和度和 ABG，并补充氧气
- PaO_2 升高至 100 mmHg 以上或发绀消失提示氧弥散缺陷
- 所有新发或原因不明的发绀患者都需要住院治疗
- 高铁血红蛋白＞ 30% 或症状性低氧血症患者应使用亚甲蓝
- 亚甲蓝未能改善的高铁血红蛋白血症提示硫化血红蛋白血症
- 对于患有或临床怀疑导管依赖性先天性心脏缺损的婴儿，应该使用前列腺素 E1（前列地尔），直到确诊或治疗方案确定为止

预防

- 避免引起发绀的药物
- 避免过度暴露在冷空气或水中

患者和家庭教育

- 如果诊断为雷诺现象，应避免过度暴露在冷空气或水中
- 如果发绀伴有呼吸困难、精神状态改变或胸痛，请返回急诊科

第 59 章　晕厥

Syncope

Corey Goldsmith，Tzu-Ching（Teddy）Wu

刘凯雄　译　刘娅妮　张骅　审校

基本信息

定义

晕厥是由于急性脑血流量减少而引起的短暂意识丧失并自发恢复。有三种主要类型：神经心肌性、直立性和心源性。晕厥是一种症状，本章的目标是将导致短暂意识丧失的致命原因与良性原因区分开。

ICD-10CM 编码

R55　晕厥和虚脱

流行病学和人口统计学

- 晕厥占急诊的 3% ～ 5%
- 30% 的成年人一生中会经历至少一次晕厥
- 老年男性和年轻女性的晕厥发病率最高
- 15% 的儿童和青少年经历过晕厥，低于 5% 的人有心脏原因

实验室结果和临床表现

- 血压：如果血压低，考虑直立性低血压。若双臂血压不等（差值＞ 20 mmHg），考虑锁骨下动脉盗血或夹层动脉瘤（血压和心率应在仰卧和站立姿势时记录，每个姿势之间至少间隔 5 min）。如果血压下降但心率没有变化，则患者可能正在服用 β 受体阻滞剂或患有自主神经病
- 脉搏：如果患者有心动过速、心动过缓或不规则的节律，需考虑心律失常
- 心脏：如果出现杂音，应考虑晕厥原因为左心室流出道梗阻（主动脉瓣狭窄或特发性肥厚性主动脉瓣下狭窄）；如果存在颈静脉扩张和心音遥远，需考虑心脏压塞
- 颈动脉窦按压试验：分别在单侧颈动脉窦按压＜ 5 s，如无症

状时出现＞ 3 s 的心脏停搏或收缩压下降＞ 50 mmHg，或者收缩压下降＜ 30 mmHg 但有症状，则视为异常。上述现象可重复出现且排除其他原因，则可进行诊断。患有颈动脉杂音或脑血管疾病的患者应避免进行此检查。当按压颈动脉窦时，应同时监测心电图，开通静脉通路并备有床旁阿托品

病因学

- 神经源性或神经介导的晕厥：最常见的类型，占病例的三分之二。包括血管迷走神经性、情景性、颈动脉窦性和劳累后晕厥（框 59-1）
  1. 心理生理学（情绪不安、惊恐症、癔症、换气过度）
  2. 内脏反射（排尿、排便、食物摄入、咳嗽、心室收缩、舌咽神经痛）
  3. 颈动脉窦压力
  4. 瓦氏（Valsalva）动作引起的静脉回流减少
  5. 直立性心动过速综合征（POTS）
- 直立性低血压（占病例的 10%）：
  1. 低血容量
  2. 血管扩张药
  3. 自主神经病（糖尿病、淀粉样蛋白、帕金森病、多系统萎缩）
  4. 嗜铬细胞瘤
  5. 类癌综合征
- 心源性（10% ～ 20%）：
  1. 心输出量减少：
     a. 左心室流出道梗阻（主动脉瓣狭窄、肥厚型心肌病）
     b. 肺循环血流阻塞（肺栓塞、肺动脉瓣狭窄、原发性肺动脉高压）
     c. 心肌梗死泵功能衰竭
     d. 心脏压塞
     e. 二尖瓣狭窄
     f. 静脉回流减少（心房黏液瘤，瓣膜血栓形成）
     g. β 受体阻滞剂治疗
  2. 心律失常或心脏停搏：
     a. 严重心动过速（＞ 160 ～ 180 次 / 分）
     b. 严重心动过缓（＜ 30 ～ 40 次 / 分）

框 59-1　晕厥的原因

反射性晕厥综合征

- 血管迷走神经性晕厥（常见晕厥）
- 颈动脉窦性晕厥
- 情景晕厥：
  1. 急性出血
  2. 咳嗽、打喷嚏
  3. 胃肠道刺激（吞咽、排便、内脏痛）
  4. 排尿（排尿后）
  5. 运动后
  6. 痛苦、焦虑
- 舌咽和三叉神经痛

直立性晕厥

- 衰老
- 降压药
- 自主神经衰竭：
  1. 原发性自主神经衰竭综合征（例如纯自主神经衰竭、多系统萎缩、帕金森病伴自主神经衰竭）
  2. 继发性自主神经衰竭综合征（例如糖尿病性神经病、淀粉样神经病）
- 药物治疗
- 血容量不足：
  1. 出血、腹泻、艾迪生病、利尿剂、高热病、炎热天气

心律失常

- 窦房结功能障碍（包括慢快综合征）
- 房室传导系统疾病
- 阵发性室上性和室性心动过速
- 植入装置（起搏器，埋藏式心脏复律除颤器）故障
- 药物引起的心律失常

结构性心脏或心肺疾病

- 心脏瓣膜疾病：
  1. 急性心肌梗死，缺血
  2. 梗阻性心肌病
  3. 心房黏液瘤
  4. 急性主动脉夹层
  5. 心包疾病，心脏压塞
  6. 肺栓塞，肺动脉高压

脑血管疾病

- 血管盗血综合征

多因素

Fillit HM：Brocklehurst's textbook of geriatric medicine and gerontology，ed 8，Philadelphia，2017，Elsevier.

c. 病态窦房结综合征

d. 房室传导阻滞（二度或三度）

e. 室性心动过速或室颤

f. 长 QT 综合征

g. 起搏器故障

h. 精神药物和 β 受体阻滞剂（表 59-1）

表 59-1　引起晕厥的药物

药物	作用机制
利尿剂	容量不足
血管扩张剂： • 血管紧张素转化酶抑制剂 • 钙通道阻滞剂 • 水杨酸 • 硝酸盐 • α 受体阻滞剂 • 哌唑嗪	全身血管阻力降低及静脉扩张
其他降压药物： • α- 甲基多巴 • 可乐定 • 胍乙啶 • 六甲铵 • 拉贝洛尔 • 美加明 • 苯氧苄胺	中枢性降压药
尖端扭转型室性心动过速相关药物： • 胺碘酮 • 丙吡胺 • 恩卡胺 • 氟卡尼 • 奎尼丁 • 普鲁卡因胺 • 索他洛尔	室性心动过速伴 QT 间期延长
地高辛类	抗心律失常
精神活性药物： • 三环类抗抑郁药 • 吩噻嗪类 • 单胺氧化酶抑制剂 • 巴比妥类药物	引起低血压的中枢神经系统效应；抗心律失常
酒精	引起低血压的中枢神经系统效应；抗心律失常

Fillit HM：Brocklehurst's textbook of geriatric medicine and gerontology，ed 8，Philadelphia，2017，Elsevier.

Dx 诊断

鉴别诊断

- 癫痫发作（请参阅“评估”）
- 椎基底动脉短暂性脑缺血发作（transient ischemic attack，TIA）通常表现为复视、眩晕或共济失调，但无意识丧失。没有伴随神经症状的短暂性意识丧失（transient loss of consciousness，TLOC，图 59-1）的单独发作不太可能是 TlA
- 娱乐性药物或酒精
- 功能原因，例如躯体障碍
- 睡眠障碍，例如睡眠发作和发作性睡病

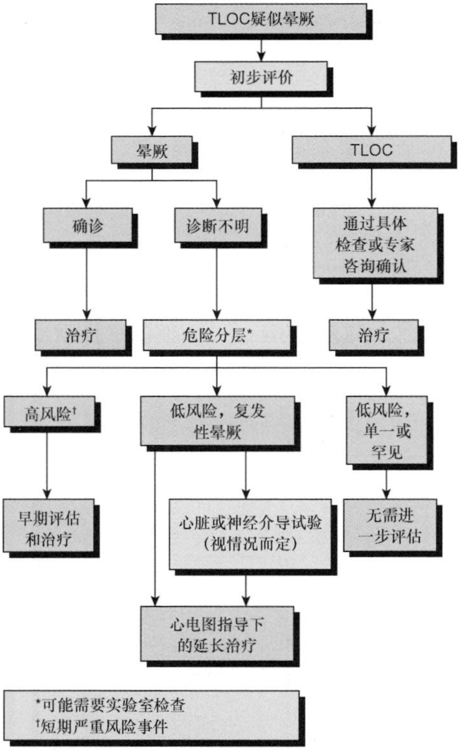

图 59-1　一过性意识丧失（TLOC）和晕厥的诊断评价。（From Zipes DP：Braunwald's heart disease，a textbook of cardiovascular medicine，ed 11，Philadelphia，2019，Elsevier.）

- 头部外伤

评估

病史对诊断晕厥的原因至关重要，并且可能为诊断提供检测评估的方向。病史对于确定 TLOC 的其他病因（例如癫痫发作）也很重要。

- 突然失去知觉（loss of consciousness，LOC）：考虑心律失常
- 渐进性 LOC：考虑直立性低血压，降压药晕厥，低血糖
- LOC 前有先兆或 LOC 后有持续的混乱状态（> 1 min），记忆缺失或嗜睡表明是癫痫发作而非晕厥
- 晕厥时患者的活动：
  1. 排尿，咳嗽，排便：考虑静脉回流减少引起的晕厥
  2. 转头或剃须时：考虑颈动脉窦综合征
  3. 运动时发作伴有心脏杂音：考虑主动脉狭窄
  4. 手臂锻炼：考虑锁骨下盗血综合征
  5. 保持直立姿势：考虑直立性低血压
- 相关事件：
  1. 胸痛：考虑心肌梗死或肺栓塞
  2. 心悸：考虑心律失常或 POTS
  3. 失禁（尿或粪便）、咬舌与癫痫发作或晕厥有关
  4. LOC 后单纯、短暂的抖动可能提示肌阵挛是来源于脑整体灌注不足而非癫痫发作。相反，持续的强直 / 阵挛性肌肉动作更可能提示癫痫发作
  5. 局灶性神经系统症状或体征指向神经系统事件，例如癫痫发作伴有残余缺陷（例如 Todd 麻痹）或脑缺血性损伤
  6. 心理压力：晕厥可能是血管迷走神经性的
  7. 在 POTS 和神经源性直立性低血压中可以看到多种非特异性症状（疲劳、全身虚弱、头痛、“脑雾”、运动不耐症、“衣架征”），并且可能有心理生理或功能原因
- 回顾服用药物，尤其是抗高血压药和精神药物
- 颈动脉窦按摩（carotid sinus massage，CSM）可能是年龄 40 岁以上患者不明原因晕厥的病因，多系血管迷走神经机制。颈动脉按摩在颈动脉疾病患者忌用
- 表 59-2 为神经源性低血压，心律失常，癫痫发作和心理原因引起的晕厥的鉴别诊断
- 图 59-2 示评估晕厥的方法

表 59-2 神经源性低血压、心律失常、癫痫和心理原因引起的晕厥的鉴别

	神经源性低血压	心律失常	癫痫发作	心理原因
人口统计学和临床背景	女性＞男性 低龄（＜ 55 岁） 更多事件（＞ 2） 站着，暖房，情绪低落	男性＞女性 高龄（＞ 54 岁） 更少事件（＜ 3） 用力时或仰卧时 猝死家族史	低龄（＜ 45 岁） 任何环境	女性＞男性 在他人在场时发生 低龄（＜ 40 岁） 多次发作（通常一天内多次注射肾上腺素） 无特定的触发因素
先兆症状	持续时间更长（＞ 5 s） 心悸 视物模糊 恶心 暖和 出汗 晕眩	持续时间较短（＜ 6 s） 心悸少见	突然发作或短暂的先兆（似曾相识的嗅觉、味觉、视觉）	通常无
晕厥期观察	面色苍白 出汗 瞳孔扩大 脉搏慢，血压低 可能发生尿失禁 可能发生短暂的阵挛运动	脸色发青，不是苍白 可能发生尿失禁 可能发生短暂的阵挛运动	脸色发青，不是苍白 口吐白沫 持续性晕厥（持续时间＞ 5 s） 咬舌 双眼水平偏差 脉搏和血压升高 尿失禁的可能性更大 * 强直阵挛运动	面色正常 不出汗 闭眼 脉搏和血压正常 无大小便失禁 常见持续时间延长（数分钟）

续表

	神经源性低血压	心律失常	癫痫发作	心理原因
后遗症	后遗症常见 常见长期疲劳（> 90%） 定向障碍	后遗症少见（除非长期昏迷） 定向障碍	后遗症常见 肌痛 定向障碍 疲劳 头痛 恢复较慢	后遗症少见 定向障碍

* 可见于任何原因引起的晕厥，但更常见于癫痫发作。

From Zipes DP：Braunwald’s heart disease，a textbook of cardiovascular medicine，ed 11，Philadelphia，2019，Elsevier.

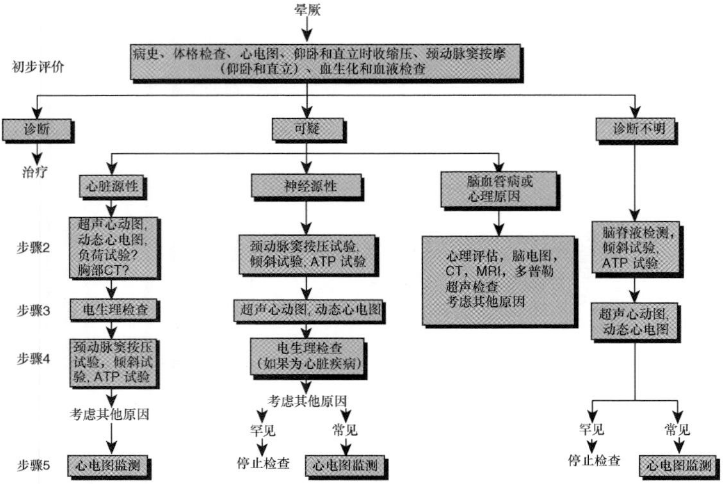

图 59-2　评估不同年龄组晕厥的流程图。ATP 试验，腺苷激发试验。（Fillit HM：Brocklehurst's textbook of geriatric medicine and gerontology，ed 8，Philadelphia，2017，Elsevier.）

实验室检查

常规血液检查很少能提供有用的诊断信息，只需在病史和体格检查结果明确的情况下进行常规血液检查。通常包括：

- 育龄妇女的妊娠试验
- 全血细胞计数以寻找贫血和感染征象
- 电解质、血尿素氮、肌酐、镁和钙，寻找电解质异常并评估体液状态
- 血清葡萄糖水平
- 心肌肌钙蛋白，尤其是患者晕厥发作前有胸痛史时
- 可疑毒性的药物和酒精含量

影像学检查

- 心电图排除心律失常，可对 5% ～ 10% 的患者进行诊断
- 超声心动图可用于初步评估存在结构性心脏病［基于体格检查和（或）ECG］或已知心脏病的患者
- 如果怀疑有癫痫发作，则脑部 MRI 和脑电图检查可能会有用
- 如果检查时有头部外伤或神经系统体征，CT 或 MRI 可能会有帮助
- 如果怀疑有心律失常，高危患者宜使用 24 h 动态心电图监护仪

或遥测装置。通常动态心电图监测很少应用，在少于 3% 的病例可明确晕厥的原因。晕厥发作后可以激活循环记录器以检索有关前 4 min 内心律的信息，对于无法解释的晕厥增加诊断率
- 植入式心脏监测器用作永久性循环记录器或埋藏式心脏复律除颤器，可在局部麻醉下将其放置在胸部区域皮下，对心源性晕厥的患者很有用
- 有结构性心脏病和（或）反复晕厥的患者需要行电生理检查

倾斜试验

- 用于诊断神经心源性晕厥。年龄大于 50 岁的患者应在倾斜试验前进行压力测试，阳性结果则禁止倾斜试验
- 适用于患有无法解释的晕厥反复发作的患者以及高风险职业的患者（例如飞行员、公交车司机）。该测试还可用于识别明显的心动过缓患者，这些患者可能受益于永久性起搏器植入。禁忌证为近期患有脑卒中、心肌梗死和严重冠状动脉或颈动脉疾病的患者
- 将患者以直立姿势固定在带有脚踏板支撑的可倾斜桌子上。倾斜台的角度为 60° ～ 80°。倾斜试验期间直立姿势的持续时间为 25 ～ 45 min
- 神经心源性晕厥的标志是严重低血压，与特定刺激触发的反常性心动过缓有关。如果直立倾斜测试在 15 min 内重现血流动力学变化并引起晕厥前兆或晕厥，可能诊断为神经心源性晕厥
- 直立位或头高位倾斜试验 10 min 内出现心率持续增加大于 30 次 / 分或心率＞ 120 次 / 分，无直立性低血压且症状可再现，则诊断为直立性心动过速综合征

心理评估

- 可能适用于无心脏病的年轻患者，其反复出现短暂的意识丧失和其他躯体症状
- 广泛性焦虑症、疼痛症和重度抑郁症使患者容易发生神经介导的反应，并可能导致晕厥

Rx 治疗

非药物治疗

- 确保适当的补液；特定患者考虑使用压力袜和盐片

- 避免可引起低血压的药物
- 睡觉时将头部抬高 10° ～ 30°

常规治疗

- 因晕厥的潜在病因而异（例如完全性心脏传导阻滞所致晕厥需起搏器治疗）。表 59-3 总结了可能受益于住院治疗或快速门诊评估的高危晕厥患者的临床参数
- 对于直立性低血压引起的晕厥，应在血管内容量减少的患者中进行容量替代治疗。可考虑使用米多君通过肾上腺素介导的血管收缩和氟可的松来促进静脉回流，因为其盐皮质激素的作用可增加血管内容量。这些药物可引起仰卧位高血压。屈昔多巴被批准用于单纯自主神经功能衰竭或多系统萎缩的神经源性直立性低血压

预后

预后与年龄和晕厥病因有关。一般来说：

- 预后佳的患者（极低的 1 年发病率）：

表 59-3　可能受益于住院或快速门诊评估的高危晕厥患者的临床参数

严重结构性心脏病（射血分数低，既往心肌梗死，心力衰竭）临床表现或心电图检查提示心律失常：
劳累或仰卧时晕厥
晕厥时心悸
猝死家族史
非持续性室性心动过速
双束支传导阻滞或 QRS ＞ 120 ms
在没有药物治疗或剧烈运动情况下出现严重窦性心动过缓（＜ 50 次 / 分）
QT 间期延长或缩短
Brugada 波的心电图改变（右束支传导阻滞伴 V_1 ～ V_3 导联 ST 段抬高）
致心律失常性右心室发育不良心电图改变（V_1 ～ V_3 导联 T 波倒置伴或不伴 ε 波）
心电图提示肥厚扩张型心肌病
可疑或确诊肺栓塞的临床证据（临床表现、窦性心动过速、呼吸急促）
严重贫血
重要共病情况：
严重电解质异常
严重贫血

From Zipes DP：Braunwald's heart disease，a textbook of cardiovascular medicine，ed 11，Philadelphia，2019，Elsevier.

1. 年龄＜ 30 岁，非心源性晕厥
2. 年龄＜ 70 岁，血管迷走神经性、精神性或原因不明的晕厥

- 心源性晕厥且其收缩压＜ 90 mmHg 患者的预后较差（高死亡率和高发病率）
- 具有以下危险因素的患者的 1 年死亡率较高：心电图异常、室性心律失常史、充血性心力衰竭史

转诊

无晕厥病史或晕厥病因不明的老年患者以及任何怀疑患有心源性晕厥，且其收缩血压＜ 90 mmHg 的患者需住院治疗。

重点和注意事项

专家点评

- ＜ 50% 的病例初次评估可识别出晕厥病因
- 详细的病史和体格检查是晕厥诊断的最有效方法
- 限制驾驶因状态而异，但如果晕厥频繁或无法预测，请考虑限制驾驶

相关内容

晕厥（患者信息）
直立性低血压（相关重点专题）

推荐阅读

Gauer RL: Evaluation of syncope, *Am Fam Physician* 84(6):640-650, 2011.
Hanna EB: Syncope: etiology and diagnostic approach, *Cleveland Clin J Med* 81:755-766, 2014.
Runser LA et al: Syncope: evaluation and differential diagnosis, *Am Fam Physician* 95(5):303-312, 2017.
Tretter JT, Kavey RE: Distinguishing cardiac syncope from vasovagal syncope in a referral population, *J Pediatr* 163(6):1618-1623, 2013.

第 60 章　动脉导管未闭
Patent Ductus Arteriosus

Craig L. Basman，Adam J. Prince

王楠　译　杨礼腾　张骅　审校

基本信息

定义

动脉导管（ductus arteriosus，DA）是胎儿期连接近端降主动脉和肺主动脉的血管通道。它起源于左第六主动脉弓。在发育过程中，这种连接使右心室血液绕过无功能胎儿肺增加的肺血管阻力，进入主动脉和胎盘循环的低阻力系统。通常在分娩后数小时内发生功能闭锁，然后在最初几天内发生解剖闭锁，但早产儿可能需要更长的时间。如果足月婴儿在出生后 72 h 内导管未闭合，则可诊断为动脉导管未闭（patent ductus arteriosus，PDA）。出生后 DA 闭合和闭塞是由多种机制驱动的，包括氧饱和度的增加、内源性前列腺素和一氧化氮水平的降低以及内膜的增生和纤维化。动脉导管闭合失败会导致 PDA，可造成血流动力学方面的问题，其严重程度取决于缺损的大小和长度。

同义词

PDA

ICD-10CM 编码

Q25.0　动脉导管未闭

流行病学和人口统计学

- PDA 是第三常见的先天性畸形
- 患病率为每 10 000 例活产儿中有 2.9 例。由于早产儿（尤其是胎龄小于 30 周的婴儿）存活率的提高，发病率有所增加
- 女性好发，与男性发病率之比为 2∶1
- PDA 受遗传影响，兄弟姐妹再现风险约为 5%
- 危险因素包括孕早期风疹感染、高原出生、染色体异常（如

唐氏综合征）以及相关的发绀型先天性心脏病

体格检查和临床表现

- 从左向右分流的患者在左肩胛骨和左锁骨下区域出现连续性“机械样”杂音（图 60-1）。杂音强度在心脏收缩期增加，并在第二心音达到峰值。通常，通过主动脉瓣的血流增加会在胸骨右上缘产生血流杂音
- 如果有明显的左向右分流，则心尖搏动可能会亢进
- 脉压增大
- S1 正常，但如果有肺动脉高压，S2 可能分裂并加重 P2 成分。如果分流量很大，则可以听到 S3
- 颈静脉压升高（伴右心室衰竭）：

　　当缺损导致不可逆的肺动脉高压时，由于最小的分流可能不会出现杂音。但是，可能会出现发绀和杵状指，尤其是足部（特异性发绀）
- 劳力性呼吸困难、劳累和容量超负荷或充血性心力衰竭的症状
- 由于进行性左心房增大而引起的房颤
- 小缺损通常没有症状，可能在以后的生活中被诊断出来
- 图 60-2 显示了动脉导管未闭的解剖结构

Dx 诊断

鉴别诊断

- 排除其他引起连续性杂音的原因，例如主动脉肺动脉分流或“窗”、冠状动脉瘘、瓦尔动脉瘤窦破裂，主动脉瓣瘘以及主动脉瓣狭窄和反流

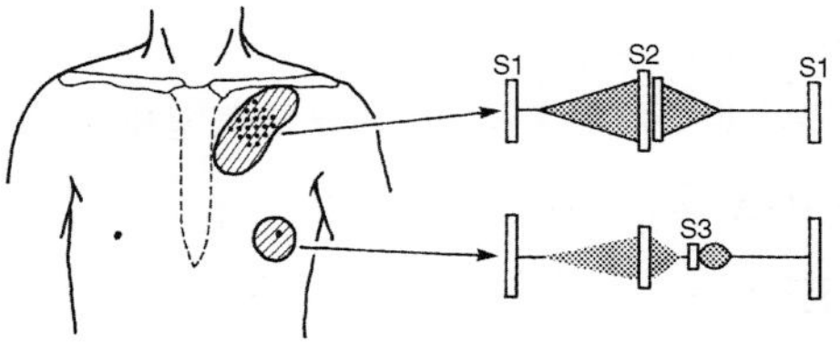

图 60-1　动脉导管未闭的心脏表现。在点所示的区域可能出现收缩性震颤。（From Park MK：Park’s pediatric cardiology for practitioners，ed 6，Philadelphia，2014，WB Saunders.）

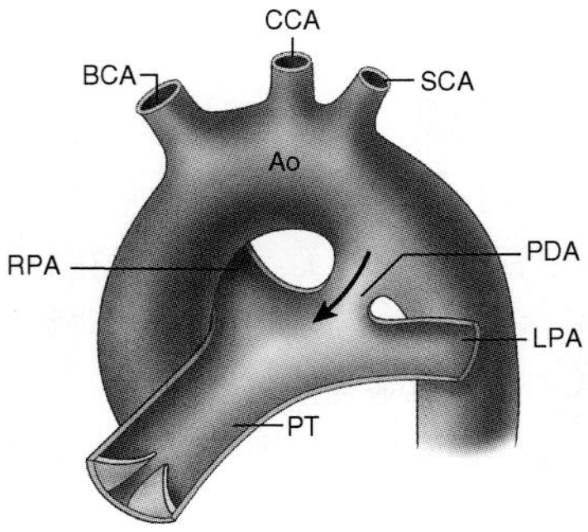

图 60-2　动脉导管未闭的解剖。注意导管、左锁骨下动脉和肺动脉分叉位置的关系。Ao，主动脉；BCA，头臂干动脉；CCA，颈总动脉；LPA 左肺动脉；PDA，动脉导管未闭；PT，肺动脉干；BPA，右肺动脉；SCA，锁骨下动脉。（From Perloff JK [ed]：Clinical recognition of congenital heart disease，ed 4，Philadelphia，1994，WB Saunders.）

- 主动脉缩窄在肩胛骨上也会有杂音，但会出现臂-腿血压梯度和高血压

艾森门格综合征患者，鉴别诊断时应考虑 ASD 和 VSD。

评估

- 心电图：
  1. 当缺损大到足以引起左侧容量超负荷时，可能会出现左心房增大，左心室肥厚
  2. 当发生肺动脉高压时，可能出现右轴偏移，右心室肥大和肺型 P 波
- 胸部 X 线检查
- 超声心动图（图 60-3）
- 心脏磁共振成像（MRI）或 CT
- 心导管检查
- PDA 成人患者应测量足部和手部的氧饱和度，以排除右向左分流的可能性

影像学检查

- 胸部 X 线检查可能正常。在中到大分流中，可能存在心脏肥大、左心扩大和肺血管纹理增加
- 超声心动图和多普勒血流检查通常可用于诊断。胸骨旁短轴

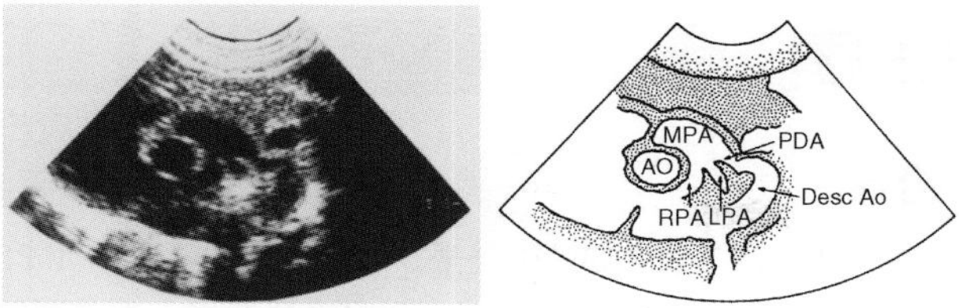

图 60-3 胸骨短轴视图显示连接主肺动脉（MPA）和降主动脉（Desc Ao）的动脉导管未闭（PDA）。 AO，主动脉；LPA，左肺动脉；RPA，右肺动脉。（From Park MK：Park's pediatric cardiology for practitioners，ed 6，Philadelphia，2014，WB Saunders.）

和胸骨上的视图可以显示 PDA 的存在、缺损的大小以及分流的方向。彩色多普勒可用于观察微小的导管血流。超声心动图还可通过 PDA 对左心腔大小的影响来估计分流程度，并可用于测定肺功能：全身分流比（Qp∶Qs）描述分流大小。最后，超声心动图可以测量肺动脉压以确定肺动脉高压是否已发生

- 经食管超声心动图是有帮助的，尤其是当患者超声有较差的声窗时
- 心脏 MRI 和 CT：如果超声无法诊断时，则可能有用。两种方法均可直接显示和描述 PDA 的形态。MRI 是评估左心室大小和功能的金标准。利用相位造影术可以以无创方式确定 Qp∶Qs，确定左侧腔室是否增大，确定分流程度。MRI 也可用于评估相关病变；心脏 CT 可以提供类似的信息，但代价是辐射暴露
- 心导管检查：当诊断不明确时，可以使用左心导管检查和右心导管检查。它还可以帮助评估左向右的分流程度；显示 PDA 的形态；确定右侧压力，如果升高，评估对血管扩张剂的反应并在技术可行的情况下尝试封堵
- PDA 根据左向右分流比进行分类：
  1. 小：Qp∶Qs ＜ 1.5∶1
  2. 中：Qp∶Qs（1.5 ～ 2.2）∶1
  3. 大：Qp∶Qs ＞ 2.2∶1
- "静默型" PDA 是指非常小的 PDA，其分流最少，没有杂音，可通过影像学检查偶然发现

Rx 治疗

药物治疗

- 环氧合酶抑制剂（如吲哚美辛、布洛芬）对于早产儿 PDA 闭合是有效的，其可抑制局部前列腺素的合成，而前列腺素通常是维持导管持续开放所必需的。本类药物对足月婴儿和大龄患者无效
- 仅建议有心内膜炎病史或放置封堵器 6 个月以内的患者使用抗生素预防
- 对于有容量超负荷的体征和症状的患者，可以使用利尿剂和地高辛，直到可以进行正式封堵器植入或手术封堵为止
- 对于患有继发性肺动脉高压的老年患者，肺血管扩张剂在改善症状和死亡率方面非常有帮助，并且可能安全地封堵缺损
- 在没有封堵指征的情况下，PDA 的治疗时机及方法因医师而异，并且标准化程度不高

外科治疗

- 在技术上合适时，封堵器封堵是 PDA 封堵的首选方法。如果存在以下情况，则考虑封堵 PDA：
  1. 左心室容量超负荷的体征
  2. 肺动脉高压患者肺动脉压＜体循环压力的 2/3，或肺血管阻力＜体循环血管阻力的 2/3
  3. 如果存在下列情况之一，则为肺动脉高压和肺动脉压＞体循环压力的 2/3，或肺血管阻力＞体循环血管阻力的 2/3
     a. 左向右分流（Qp：Qs ＞ 1.5）
     b. 肺血管对试验的反应性（首选一氧化氮）
  4. 对伴有连续性杂音的小型 PDA 患者考虑封堵
- 对于患有艾森门格综合征或运动引起的下肢血氧饱和度下降的患者，避免 PDA 封堵
- 对于患有很小且无杂音的 PDA 的患者，不应封堵
- 超过 95% 的 PDA 可以经皮成功封堵，并发症发生率低。根据不同的形态，可以使用不同的封堵器
- 对于伴有肺动脉高压的患者，应考虑在封堵前使用肺血管扩张剂治疗

- 手术关闭在当患者因其他原因进行心脏外科手术或 PDA 不适合封堵器封堵时进行，例如在非常大的缺损，导管解剖结构变形（例如动脉瘤、动脉内膜炎）或儿童太小（< 6 kg）
- 不推荐患有严重不可逆性肺动脉高压的患者进行 PDA 修复，因为他们可能需要右向左分流以维持心输出量

预后

- 远期预后取决于病变的大小和相关的左向右分流的程度。除少数罕见的动脉内膜炎（每年< 0.25%）外，分流较小的缺损通常具有良好的预后。中度分流的患者可能会出现左心房和左心室容量超负荷以及呼吸急促或心律不齐。大型的分流可能会导致早期心脏衰竭，如果没有修复，随后会出现艾森门格综合征（顽固性肺动脉高压被逆转分流会导致发绀）
- 感染性动脉内膜炎并不常见，通常可以进行药物治疗。赘生物通常出现在高速射血进入 PA 的部位，也有罕见的脓毒性肺栓塞病例。通常涉及葡萄球菌和链球菌
- DA 的动脉瘤发病率尚不清楚，通常会自行消退。少数情况下，这些动脉瘤在临床上表现为胸部肿块，导致邻近结构受压，继而出现声音嘶哑或左支气管阻塞，需手术切除
- 对成人先天性心脏病（ACHD）患者的基本术前评估应包括全身动脉血氧饱和度测定、心电图、胸部 X 线片、TTE、全血细胞计数和凝血筛查
- 在非心脏手术的术前评估中，心内分流被认为是中风险。高风险特征包括严重的心脏收缩功能障碍（EF < 35%），严重的肺动脉高压（原发性或继发性），发绀型心脏病或严重的左心室流出道梗阻
- 建议对成年患者进行临床随访，以排除残留缺损、肺动脉高压、左心室扩张和功能障碍以及房性心律失常
- 对于血流动力学意义不明显的小 PDA 患者，应每 3 ～ 5 年复查 1 次，以评估心肺失代偿情况
- 预防牙科手术的感染性心内膜炎：

1. 对于未修复的 PDA 或经修复 6 个月后没有残余分流的 PDA，不建议进行预防
2. 对于修复后的 PDA，在修复后的前 6 个月，或当存在假体材料且有残余缺损时，应进行预防

- 对于有血栓栓塞风险的 ACHD 患者，如那些与心内分流、房颤、严重 PAH 或 Fontan 修复相关的发绀患者，不建议使用含有雌激素的口服避孕药
- PDA 修复后的女性通常可以正常怀孕和分娩。若患者缺损未修复，而其缺损大小通常能被修复，则建议在怀孕前进行修复

推荐阅读

Baruteau AE: Transcatheter closure of patent ductus arteriosus: past, present and future, *Arch Cardiovasc Dis* 107(2):122-132, 2014.

Baumgartner H et al: ESC guidelines for the management of grown-up congenital heart disease (new version 2010), *Eur Heart J* 31:2915-2957, 2010.

Rao S, Ginns J: Adult congenital heart disease and pregnancy, *Semin Perinatol* 38(5):260-272, 2014.

Stout KK et al: 2018 AHA/ACC Guideline for the Management of Adults with Congenital Heart Disease: A Report of the American College of Cardiology/American Heart Association Task Force on Clinical Practice Guidelines, *Circulation* 139:e698-e800, 2019.

第 61 章　卵圆孔未闭
Patent Foramen Ovale

Fred F. Ferri

王楠　译　杨礼腾　审校

基本信息

定义

- 卵圆孔未闭（PFO）是胎循环的残余，是由出生后原发隔膜和继发隔膜的融合失败造成的。当右心房压力超过左心房压力时，覆盖在卵圆孔上的单向活瓣持久开放从而使血液右向左分流
- 胎儿在宫内时，卵圆孔以瓣膜状保持打开状态，以使高度氧化的血液从下腔静脉到达左心房。胎儿的右心房压力高使其保持张开状态
- 出生后不久，由于肺循环充盈，左心房压力升高，高于右心房。这将原发隔膜推向继发隔膜，从而封堵了从右到左通过卵圆孔的通路

同义词

PFO

ICD-10CM 编码

Q21.1　房间隔缺损

流行病学和人口统计学

- PFO 存在于人口的四分之一
- PFO 在男性和女性之间的发病率接近

体格检查和临床表现

- 大多数单一性 PFO 患者无症状
- 临床检查无法检测到

并发症：

- 隐源性脑卒中（特别是 55 岁以下人群）

- PFO 引起脑卒中的机制包括反常栓塞、PFO 管内原位血栓形成、相关的房性心律失常，以及伴随的高凝状态
- 有先兆偏头痛
- 减压病和空气栓塞
- 增加阻塞性睡眠呼吸暂停患者睡眠期间低氧血症的风险
- 斜卧呼吸-立位性缺氧综合征（以直立位呼吸困难和动脉血氧饱和度降低同时仰卧位改善为特征）
- 非体外循环冠状动脉旁路移植术后房颤和低氧血症的风险增加

病因学

未知

Dx 诊断

- PFO 检测主要在原因不明的脑缺血事件的患者中进行
- 各种超声心动图检查方法已被用于诊断 PFO。包括：
  1. 经胸超声心动图（TTE）
  2. 经食管超声心动图（TEE）（图 60-1）
  3. 瓣膜口多普勒超声（TMD）
  4. 经颅多普勒超声（TCD）检测大脑中动脉在外周注射被搅动的生理盐水后的变化

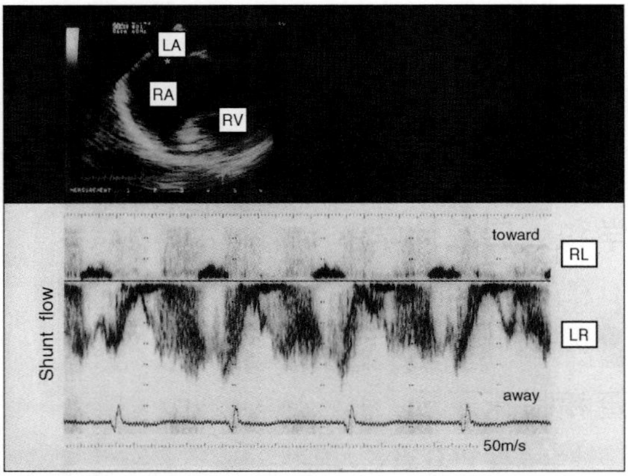

图 61-1　经食管超声心动图检查内部缺陷和脉冲多普勒血流信号。脉冲多普勒超声心动图信号与左向右分流水平一致。LA，左心房；LR，左向右分流信号；RA，右心房；RL，右向左分流信号；RV，右心室。（From Crawford MH et al［eds］：Cardiology，ed 2，St Louis，2004，Mosby.）

- TEE，尤其是在咳嗽或瓦氏动作（Valsalva 动作）时注射造影剂，是诊断 PFO 的最灵敏和首选的检测方法
- 实质上，超声心动图在多个平面上显示心房间隔回声下降提示存在 PFO。在外围注射被搅动的盐水后，左心房在 3 ～ 5 个心动周期内出现微泡可诊断为伴有右向左分流（RLS）的 PFO
- 通过多次静脉造影剂注射，引起右心房压力短暂升高（咳嗽或瓦氏动作），从而增加 RLS，以进一步确定 PFO 的诊断
- TCD 具有无创、易于床边操作的优点。但是它只能检测右向左的分流通道，而不能检测分流通道的位置或其他心脏结构异常

Rx 治疗

- 专业协会的管理指南如表 61-1 所示
- 大多数单一性 PFO 患者没有接受特殊治疗。这是因为患有 PFO 的健康人群每年发生隐源性脑卒中的风险可能低至 0.1%
- 由于 PFO 不会增加心内膜炎的风险，因此不建议使用抗生素预防

表 61-1　专业协会的管理指南

	美国神经病学学会	美国胸科医师学会
PFO	没有足够的证据来确定华法林或阿司匹林在预防复发性脑卒中或死亡方面孰优孰劣，但华法林轻微出血的发生率更高 没有足够的证据来评估手术或血管内封堵的疗效	
仅有 PFO		抗血小板治疗优于无治疗 抗血小板治疗优于华法林
合并其他危险因素的 PFO		现有证据不足，无法推荐最佳方案是药物治疗还是血管内封堵或手术封堵
合并深静脉血栓形成或肺栓塞的 PFO	抗凝至少 3 个月	建议抗凝治疗

药物治疗

当 PFO 与其他原因不明的神经系统事件相关时，传统的治疗方法是对低风险患者单独使用抗血小板治疗（如阿司匹林），对高风险患者联合使用治疗性抗凝剂（如华法林）。

与并发症（特别是脑卒中）高风险相关的危险因素包括：

- 合并房间隔动脉瘤
- 大孔的 PFO
- 自发的右向左分流
- 大量的分流（> 50 气泡）
- 脑卒中发作前有激发的瓦氏动作
- Chiari 网（先天性静脉窦右瓣膜的残余）的存在
- 下腔静脉瓣
- 年龄较小（< 55 岁）
- 多发性临床事件或梗死
- 肺动脉高压
- 抗凝剂无效或禁忌证
- 复发性深静脉血栓形成的高风险
- 初始事件发生时的肺栓塞
- 高凝状态

经皮导管穿刺封堵 PFO

由于侵入性、手术时间和患者便利性等因素，经皮导管穿刺封堵通常优于开放式手术封堵。

- 适应证：
  1. 在接受抗血小板或抗凝剂的充分治疗时，由于 PFO 引起的反常栓塞而导致的复发性隐源性卒中。美国心脏协会和美国心脏病学会反对使用封堵器来封堵 PFO 作为预防卒中复发的手段。最近的一项试验（CLOSURE I）显示对于有 PFO 的隐源性脑卒中或 TIA 的患者，在预防复发性脑卒中或 TIA 方面，使用封堵器封堵并没有比单独药物治疗更有效。最近的试验表明，目前的指南可能限制性太强，将首次栓塞性脑卒中和没有其他可证实的原因视为封堵 PFO 的理由可能是合理的[①]。

---

① Kussmaul WG：Patent foramen ovale closure，Ann Int Med 168：367-368，2018.

在患有隐源性缺血性脑卒中的成人中，最近的一项多中心试验发现，在长期的随访中 PFO 封堵后复发性缺血性脑卒中发生率低于单独药物治疗[①]

2. 存在抗凝剂禁忌证

- 禁忌证：

1. 血栓存在于植入部位或用于进入的静脉系统中
2. 活动性心内膜炎或菌血症
3. 股静脉大小不足以进入
4. 心房间隔解剖，没有足够的边缘固定结构
5. 心房间隔解剖可能导致封堵器阻塞心内结构
6. 已知高凝状态
7. 存在心内肿块或赘生物

- 心脏间隔封堵器和卵圆孔封堵器已获得 FDA 批准
- 术后 6 个月需要预防亚急性细菌性心内膜炎和抗血小板治疗（前 3 个月使用阿司匹林和氯吡格雷，然后再使用 3 个月阿司匹林）。在血管内皮化过程中，脑卒中复发的风险最高
- 经皮封堵治疗组的 1 年复发性神经系统事件发生率为 0 ～ 5%，而药物治疗组为 4% ～ 12%
- MRI 或金属探测器不影响这些植入物，因为其不是金属的

手术封堵（开胸）

适应证：

- PFO ＞ 25 mm
- PFO 缺损周围组织边缘不足
- 经皮封堵失败
- 存在开胸手术的其他适应证

重点和注意事项

专家点评

- 经食管超声心动图检查发现 PFO 在约 50% 的不明原因脑卒中年轻幸存者中发现。在这些患者中，尚不清楚 PFO 是脑卒中

① Saver JL et al：Long-term outcomes of patent foramen ovale closure or medical therapy after stroke，N Engl J Med 377：1022-1032，2017.

的原因还是偶然发现

- 在有症状的肺栓塞患者中，PFO 患者缺血性脑卒中的发生率高于无 PFO 的患者。这一发现支持以下假设：反常栓塞是 PFO 患者缺血性脑卒中的重要机制

推荐阅读

De Rosa S et al: Percutaneous closure versus medical treatment in stroke patients with patent foramen ovale: a systematic review and meta-analysis, *Ann Intern Med* 168:343-350, 2018.

Furlan AJ et al: Closure or medical therapy for cryptogenic stroke with patent foramen ovale, *N Engl J Med* 366:991-999, 2012.

Le Moigne E et al: Patent foramen ovale and ischemic stroke in patients with pulmonary embolism, *Ann Intern Med* 171(7):527-528, 2019.

Meier B et al: Percutaneous closure of patent foramen ovale in cryptogenic embolism, *N Engl J Med* 368:1083-1091, 2013.

Shah R et al: Device closure versus medical therapy alone for patent foramen ovale in patients with cryptogenic stroke, *Ann Inter Med* 168:335-342, 2018.

第 62 章　房间隔缺损
Atrial Septal Defect

Craig L. Basman，Rebecca Jonas

王哲　译　刘娅妮　杨高怡　审校

基本信息

定义

房间隔缺损（atrial septal defect，ASD）是指房间隔存在缺损使血液可在心房之间流动。图 62-1 显示了 ASD 的病理生理过程。图 62-2 为 ASD 的五种类型。

- 原发孔型房间隔缺损：这种类型的 ASD 发生于前部和后部的心内膜垫不能与第一房间隔融合，导致第一房间隔下部缺损。

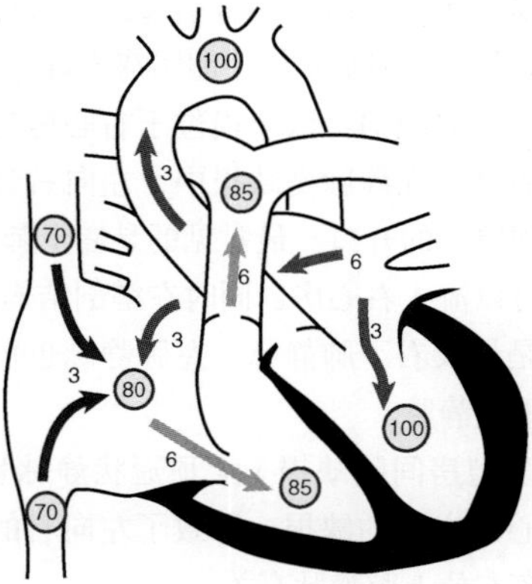

图 62-1　房间隔缺损（ASD）的生理变化。圈出的数字表示氧饱和度值。箭头旁边的数字表示血流量［L/（min · m^2）］。这张图显示的是一个假设患者，肺循环-体循环血流比（Qp：Qs）为 2：1。氧饱和度降低的血液以 3 L/（min · m^2）的血流量从腔静脉进入右心房，与通过 ASD 左向右分流的另外 3 L 完全饱和的血液混合，其结果是右心房的氧饱和度增加。6 L 血液流经三尖瓣，引起舒张中期隆隆样杂音。由于心房内的不完全混合，右心室的氧饱和度可能略高。6 L 的血液通过右心室流出道，引起收缩期喷射样杂音。6 L 血液返回左心房，3 L 从左向右分流穿过缺损，3 L 穿过二尖瓣，由左心室射入升主动脉（正常心输出量）。（From Kliegman RM et al：Nelson textbook of pediatrics，ed 19，Philadelphia，2011，Saunders.）

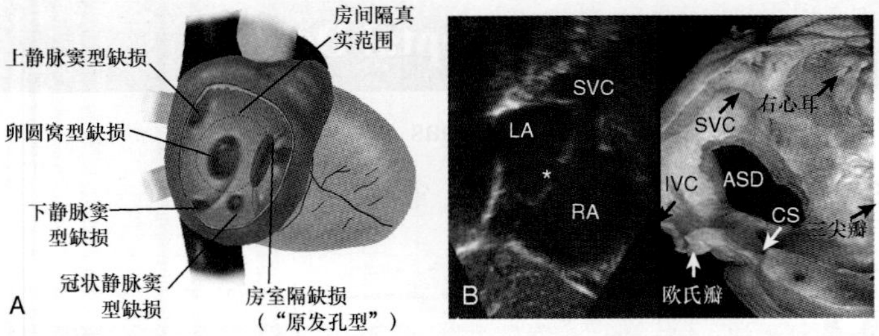

图 62-2 **A.** 概述可遇到的不同类型心房间分流的示意图。注意，只有中央型缺陷适合于封堵器封堵。**B.** 继发孔型房间隔缺损肋下右前斜位视图（星号），适合于封堵器封堵。右边是一个相同视角的图，列出了缺损的位置。CS，冠状窦；IVC，下腔静脉；LA，左心房；RA，右心房；SVC，上腔静脉。（From Zipes DP et al [eds]：Braunwald's heart disease，ed 7，Philadelphia，2005，Saunders.）

这种缺损常伴有二尖瓣前叶裂和左心室流出道梗阻

- 继发孔型房间隔缺损：这是 ASD 最常见的形式。它是由第一房间隔未能与第二房间隔融合引起的。这种缺损可在位于房间隔的任何部位，但最常见于卵圆窝附近
- 静脉窦型房间隔缺损：该缺损位于右心房与上腔静脉或下腔静脉的交界处。在静脉窦缺损中，左向右分流通过肺静脉和右心房之间壁上的开口。最常见的是右上肺静脉的前壁缺损，这使得它可以流入右心房，同时在解剖结构上与左心房相连。较少见的是累及右下肺静脉。左肺静脉也可以流入与上腔静脉相通的垂直静脉
- 冠状静脉窦型房间隔缺损（无顶冠状静脉窦）：是冠状静脉窦壁和左心房之间的缺损，导致了左向右的分流。这种缺损通常与永存左位上腔静脉有关
- 医源性房间隔缺损（iASD）是电生理和结构介入手术经房间隔穿刺的并发症

ASD 应与卵圆孔未闭（PFO）区分开来，卵圆孔是心房之间的活瓣样开口，因出生后第一房间隔未能与第二房间隔的上段融合而引起。而 ASD 是由于房间隔发育不正常在出生前形成的先天性缺陷，PFO 是出生后解剖学上的无法闭合引起的缺陷。PFO 在正常成年人中的发生率为 20% ～ 25%。

同义词

ASD

心房间隔缺损

ICD-10CM 编码

Q21.1　房间隔缺损

I23.1　急性心肌梗死后房间隔缺损

流行病学和人口统计学

- 继发孔型，75%；原发孔型，15% ～ 20%；静脉窦型，5% ～ 10%；冠状静脉窦型，＜ 1%
- 女性和唐氏综合征患者的 ASD 发病率更高
- 占先天性心脏病的 8% ～ 10%
- 患病率为千分之 1.6
- 心手（Holt-Oram）综合征是一种常染色体显性疾病，涉及骨骼异常、ASD、心脏传导异常（最常见的是房室传导阻滞）
- 继发孔型房间隔缺损与多基因综合征相关，包括努南（Noonan）综合征，特雷彻 · 柯林斯（Treacher Collins）综合征，血小板减少桡骨缺失综合征，唐氏（21 三体）综合征
- ASD 可以是独立的缺陷，也可能是其他先天性心脏综合征的一部分，如埃布斯坦（Ebstein）综合征畸形，卢滕巴赫（Lutembacher）综合征，胎儿酒精综合征

体格检查和临床表现

- 小的 ASD 或 PFO 可在婴儿期自行关闭，而大的 ASD 可发展为心力衰竭、反复呼吸道感染或发育不良。大多数 ASD 较小，在婴儿期不会引起任何症状。小型 ASD 患者通常在常规体格检查中听到心脏杂音来诊断
- 劳力性疲劳和呼吸困难通常是主要症状
- 在罕见的情况下，青壮年可能出现由 ASD 或 PFO 反常栓塞引起的缺血性脑卒中
- 斜卧呼吸-立位性缺氧综合征（以从平卧到坐位或站位时呼吸困难和缺氧为特征）
- 由先天性综合征引起的 ASD 患者可表现为潜在综合征的临床特征

- 房颤、心房扑动等房性心律失常在 ASD 患者中明显增加

临床特征

- 发绀和杵状指（由右向左分流引起）
- 颈静脉压升高（可能是由于小的房间隔缺损引起左向右分流导致的右心衰竭，或大的房间隔缺损存在时左心房压力升高）
- 右心室搏动增强
- 可见及可触及的肺动脉搏动
- 第二心音固定分裂
- 肺动脉第二心音亢进（如果患者有肺动脉高压）
- 全收缩期杂音最常见于心尖处（继发于原发孔型房间隔缺损的二尖瓣反流）
- 收缩期喷射性杂音（肺动脉瓣血流杂音；图 62-3）
- 舒张期隆隆样杂音（房室瓣血流杂音）

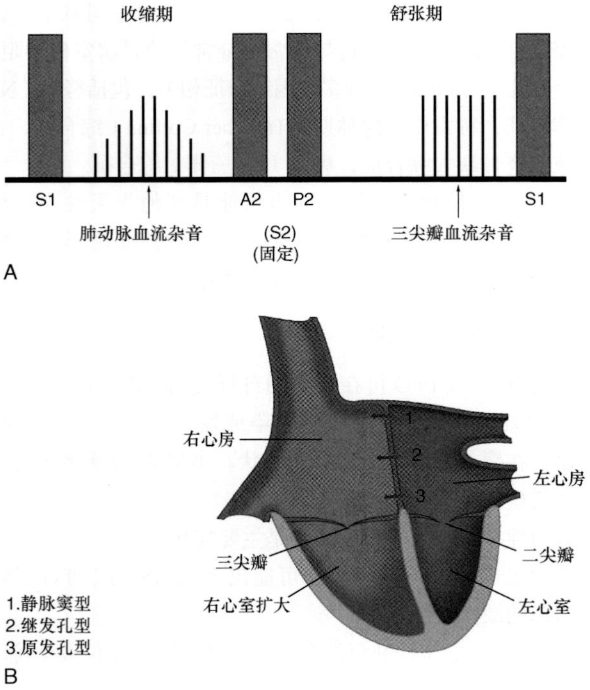

图 62-3　房间隔缺损。A. 左胸骨边缘有杂音。**B.** 解剖结构。（From The patient with a murmur. In Baker T，Nikolic G，O'Connor S［eds］：Practical cardiology，Philadelphia，2008，Elsevier.）

Dx 诊断

鉴别诊断

- 原发性肺动脉高压
- 肺动脉瓣狭窄
- 风湿性心脏病
- 二尖瓣脱垂
- 肺源性心脏病
- 肺静脉连接异常

评估

- 心电图
  1. 原发孔型房间隔缺损：电轴左偏，不完全或完全性右束支传导阻滞，PR 间期延长
  2. 静脉窦型房间隔缺损：电轴右偏，P 轴异常（提示窦房结缺陷）
  3. 继发孔型房间隔缺损：电轴右偏，不完全或完全性右束支传导阻滞，右心房扩大

影像学检查

- 胸部 X 线检查：心脏增大，右心扩大，肺血管形态增强
- 超声心动图（图 62-4）：经胸超声心动图（TTE）对诊断继发孔型和原发孔型房间隔缺损具有很高的敏感性。超声心动图生理盐水微泡造影和多普勒血流成像可以测量缺损的大小、分流方向、右心容量负荷过重和肺动脉压升高。尽管如此，静脉窦型房间隔缺损经常被漏诊

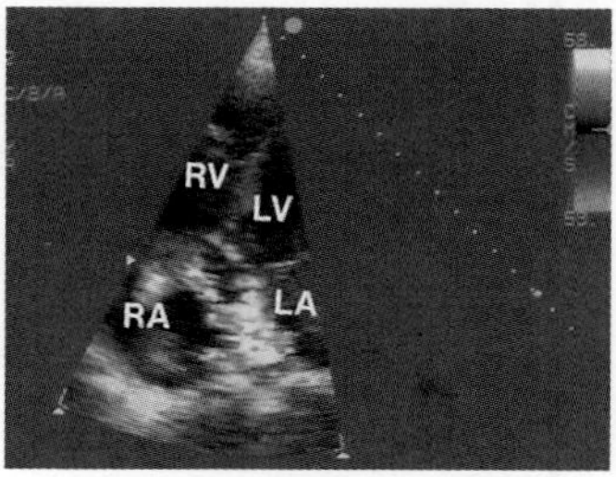

图 62-4　彩色多普勒超声心尖四腔切面显示血流从左心房（LA）经中等大小的房间隔缺损流向右心房（RA）。 LV，左心室；RV，右心室。（From Zipes DP：Braunwald's heart disease：a textbook of cardiovascular medicine，ed 11，Philadelphia，2019，Elsevier.）

- 经食管超声心动图（TEE）：TEE 在识别和定位静脉窦型房间隔缺损的肺静脉回流方面比 TTE 敏感得多，在 TTE 无法诊断的情况下，TEE 可以帮助识别各种类型的 ASD。TEE 可以确定缺损大小、缺损与其他心脏结构的接近程度以及缺损边缘的大小。TEE 的测量值常用于导管室，以确定患者是否适合封堵器封堵
- 心导管检查：左心导管检查不用于诊断 ASD，主要用于在 ASD 修补前评估冠状动脉。右心导管检查用于评估分流的严重程度、肺动脉压、肺血管阻力（PVR）和肺动脉对血管扩张剂的反应程度。在 ASD 中，由于原发孔型或继发孔型房间隔缺损的左向右分流，右心导管检查显示右心房的血氧饱和度往往比上腔静脉高。静脉窦型房间隔缺损患者可能并非如此，他们仅出现部分肺静脉异常回流
- 心脏 MRI 和 CT：MRI 是评估右心室大小和功能的金标准。MRI 同样可用于评估肺静脉异常回流和永存左位上腔静脉。心脏 CT 也能提供类似的信息。当超声心动图不能诊断时，CT 是有帮助的

Rx 治疗

非药物治疗

- 无症状的小缺损、肺循环-体循环血流比（Qp：Qs）＜ 1.5：1、右心室大小正常、无肺动脉高压（PAH）的患者不需要药物治疗。但是，应持续评估其临床症状、心律失常、栓塞事件和超声心动图的结构性变化
- 患者应每隔 2 ～ 3 年进行一次超声心动图检查，以监测右心室大小、功能和肺动脉压。由于左心室的进行性顺应性降低和获得性心脏病，左向右分流预计会随着年龄的增长而增加

一般治疗

- 儿童和婴儿：如果 Qp：Qs ＞ 2：1（很多专家主张 Qp：Qs ＞ 1.5：1），或缺损＞ 5 mm，或有右心室扩张的证据，则 10 岁前行 ASD 封堵
  1. 缺损直径＜ 5 mm 且无右心室容积负荷过重的证据不需要封堵，除非有反常栓塞

2. 对于右心房或右心室扩大的患者，即使无症状，也应行 ASD 封堵（经皮或手术）
3. 静脉窦型、冠状静脉窦型或原发孔型 ASD 应手术修复，而不是经皮封堵
4. 当存在其他需要手术治疗的缺损时，或者当缺损的解剖结构不允许使用经皮导管时，外科手术封堵继发孔型 ASD 是合适的

- 成人：如果有下列情况，应考虑 ASD 封堵。存在左向右分流且 Qp：Qs ＞ 1.5：1，右心腔扩大，有临床症状，肺动脉压小于全身压三分之二的肺动脉高压，PVR 小于三分之二全身血管阻力，或对血管扩张治疗有反应的肺动脉高压。这些患者应该由成人先天性心脏病和肺动脉高压专家管理
- 严重的、不可逆的肺动脉高压患者，且没有证据表明有左向右分流，不应行 ASD 封堵
- ASD 封堵在以下情况下是合理的：
  1. 反常栓塞（2a 类推荐）
  2. 斜卧呼吸–立位性缺氧综合征（2a 类推荐）
- 大多数 ASD 会自发闭合。但是，如果 ASD 存在高危因素，如 iASD ＞ 8 mm，右向左分流，大的左向右分流，易栓体质，或右心室功能障碍，应积极行 ASD 封堵
- 经皮导管封堵在合适的患者中有＞ 95% 的成功率。早期并发症包括封堵器血栓形成、房性心律失常、心脏磨蚀和封堵器脱出。潜在的中、长期并发症包括主动脉根部或心包的迟发性器械侵蚀、房性心律失常和感染性心内膜炎。手术后需要联合使用低剂量阿司匹林和氯吡格雷 3 ～ 6 个月以防止血栓形成。建议在出院前、干预后 1 周、6 个月和 12 个月进行包括超声心动图在内的密切临床随访
- 对于静脉窦型、原发孔型或无顶冠状窦静脉型 ASD 患者，经皮封堵是禁忌的。继发孔型 ASD 经皮封堵成功与否取决于缺损的解剖结构。如果缺损太大，太靠近冠状窦、房室瓣或肺静脉，或边缘不充分，不建议经皮封堵。继发孔型房间隔缺损如果延伸直径小于 41 mm，并有足够的边缘，经皮封堵是可行的。存在败血症、出血性疾病或有心内血栓的情况下不应行该手术
- 手术修补包括通过微创方法放置涤纶或心包补片（有或没有

机器人辅助）。ASD 的手术封闭可改善功能状态、运动能力和患者生存率；但是，它并不能预防房颤或脑卒中，特别是对 40 岁后进行 ASD 修复的患者

- 阵发性或慢性房颤患者在 ASD 修补时应考虑行 Cox 迷宫术

预后

- 大的房间隔缺损未治疗，患者死亡率会增加。长期 ASD 的并发症包括右心室衰竭、心律失常、反常栓塞和肺动脉高压导致右向左分流（艾森门格综合征）
- 小分流（< 1.5：1）的患者有正常的预期寿命
- 自发闭合或尺寸缩小更可能发生在缺损直径< 10 mm 的年轻患者
- 成人先天性心脏病的基本评估应包括全身动脉血氧测定、心电图、胸片、经胸超声心动图、全血细胞计数和凝血功能检测
- 心内分流对非心脏手术构成中等风险。高危特征包括严重收缩功能障碍（射血分数< 35%）、严重肺动脉高压、发绀型心脏病和严重左侧出口梗阻
- 对于成年后进行 ASD 修复的患者，建议每年进行术后临床随访，以监测肺动脉高压、房性心律失常、左心室或右心室功能不全以及同时存在的瓣膜性病变
- 术前房颤是术后和长期房颤的危险因素。进行 ASD 修复的患者年龄越大，即使在 ASD 修复后，患者也更有可能发生房颤
  1. ASD 修复的好处包括改善功能状态和运动能力，提高生存率（如果在儿童期关闭），提高生活质量，预防右心衰竭，和预防 PAH
  2. 成年期 ASD 封堵的潜在中长期并发症包括快速性心律失常（房颤或心房扑动），缓慢性心律失常（窦房结功能障碍或心脏传导阻滞），脑卒中（老年患者风险更大），缺损残留（由于初始闭合不完全或补片裂开），右心衰竭、肺动脉高压（风险与原始缺损的大小相关，与封堵时的年龄成反比），二尖瓣反流或主动脉瓣下狭窄（与原发孔型 ASD 相关），器械移动 / 侵蚀和肺静脉充血
  3. 患有 ASD 的女性在怀孕期间发生反常栓塞、脑卒中、心律失常和心力衰竭的风险增加。妊娠前进行 ASD 修复可以降低这些风险。如果 ASD 在怀孕前未被诊断，那么在妊娠期

间密切监测就足够了。患有 ASD 的女性妊娠的唯一禁忌是严重的 PAH

4. 对于未修复的 ASD 患者，潜水是禁忌的，因为深海潜水带来的压力会增加反常栓塞的风险。此外，应该避免高空攀登，因为它能导致右向左分流和氧饱和度降低

- 关于预防牙科手术中的感染性心内膜炎：
  1. 未修复的 ASD 不需要预防
  2. 如果采用假体材料修复缺损，则需要在缺损修补后 6 个月内采取预防措施
  3. 对于已修复的 ASD（或任何先天性心脏缺损），如果残余缺损仍然存在于修复材料或封堵器的位置或其附近，则应采取预防措施

含有雌激素的口服避孕药不推荐用于有血栓栓塞风险的严重先天性心脏病患者。包括患有房颤、严重的 PAH、Fontan 修复或有心内分流相关发绀的患者。

相关内容

房间隔缺损（ASD）（患者资料）

推荐阅读

Mohamad Alkhouli et al: Iatrogenic atrial septal defect following transseptal cardiac interventions, *Int J Cardiol* 209:142-148, 2016.

Chubb H et al: Pathophysiology and management of arrhythmias associated with atrial septal defect and patent foramen ovale, *Arrhythm Electrophysiol Rev* 3(3):168-172, 2014.

Moake L: Transcatheter device closure for atrial septal defects: safety, efficacy, complications, and costs, *Crit Care Nurs Clin North Am* 23(2):339-348, 2011.

Warnes CA et al: ACC/AHA 2008 guidelines for the management of adults with congenital heart disease: a report of the American College of Cardiology/American Heart Association task force on practice guidelines (writing committee to develop guidelines for the management of adults with congenital heart disease), *J Am Coll Cardiol* 52:e143-e263, 2008.

第 63 章　心房黏液瘤
Atrial Myxoma

John Wylie

杨小艳　译　王伟　张骅　审校

基本信息

定义

心房黏液瘤是一种起源于间质的良性肿瘤，是最常见原发性心脏肿瘤。

同义词

心脏黏液瘤

ICD-10CM 编码

D15.1　心脏良性肿瘤

流行病学和人口统计学

- 原发性心脏肿瘤极为罕见，尸检的发现率在 0.001% ～ 0.3%。心脏转移瘤是最常见的心脏肿瘤，其发生率是原发性肿瘤的 30 倍
- 黏液瘤是最常见的原发性心脏肿瘤，占心脏良性肿瘤的 30% ～ 50%
- 65% 的心脏黏液瘤发生在女性。4.5% ～ 10% 的心脏黏液瘤是家族性的（Carney 综合征）
- 发病年龄的中位数为 49 岁，但可发生在任何年龄
- 家族性病例的平均发病年龄为 25 岁
- 黏液瘤多见于左心房（75%），但也可见于右心房（18%）、右心室（4%）和左心室（3%）。它们通常是带蒂的并附着在房间隔上（图 63-1）

体格检查和临床表现

- 心房黏液瘤患者出现症状时，特征表现为以下三种之一：

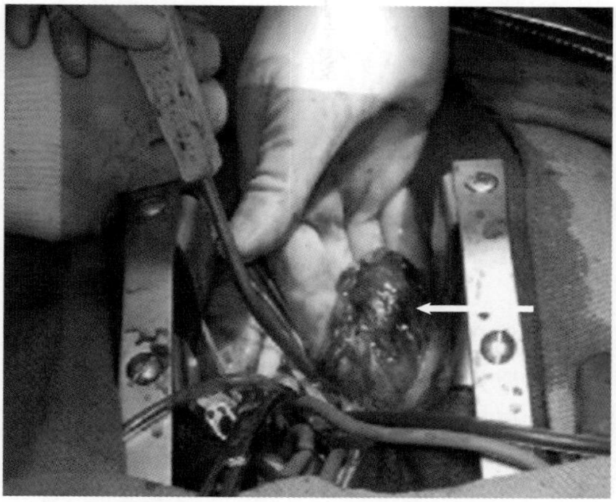

图 63-1 （扫本章二维码看彩图）左心房黏液瘤的大体外观。注意表面的血栓样物质（箭头），这可能是与心脏黏液瘤相关栓塞事件的机制。（From Zipes DP：Braunwald's heart disease，a textbook of cardiovascular medicine，ed 11，Philadelphia，2019，Elsevier.）

扫本章二维码看彩图

1. 房室瓣梗阻（如二尖瓣或三尖瓣）：可表现为呼吸困难、端坐呼吸、夜间阵发性呼吸困难、喘息、水肿、头晕、晕厥、胸痛、心房颤动和猝死（罕见）。患者的症状随着体位的改变而加重或减轻，特别是当卧位时呼吸困难缓解，提示黏液瘤
2. 全身性栓塞：导致脑血管意外、肺栓塞、反常栓塞和急性冠脉综合征。29% 的心房黏液瘤患者存在这种情况
3. 全身性症状：发热、体重减轻、关节痛和雷诺现象
4. 其他罕见的表现包括周围神经病变、冠状动脉盗血现象引起的典型心绞痛（尤其是大血管化的心房黏液瘤）和副肿瘤综合征

- 检查时可能会出现响亮的 S1 宽分裂，继发性肺动脉高压，反流杂音（全收缩期）或狭窄杂音（隆隆样）的杂音，A2 后 80 ～ 120 ms 的舒张早期音称为“肿瘤扑落音”，类似于开瓣音

病因学

- 大多数（90%）心房黏液瘤是散发性的，原因不明
- Carney 复合征为常染色体显性遗传，占家族性黏液瘤的大多数，占心脏黏液瘤的 7%。Carney 综合征表现为心脏和心外黏

液瘤、皮肤色素沉着变色、内分泌功能亢进和其他肿瘤如神经鞘瘤。这个复合征至少有三个不同的遗传位点，已鉴定出其中两个基因

Dx 诊断

鉴别诊断

- 原发性瓣膜疾病：二尖瓣狭窄、二尖瓣关闭不全、三尖瓣狭窄、三尖瓣关闭不全
- 肺动脉高压
- 心内膜炎
- 血管炎
- 心房血栓（表 63-1 总结了血栓与心房黏液瘤的区别特征）
- 肺栓塞
- 脑血管意外
- 胶原血管病
- 类癌心脏病
- 心脏良性肿瘤（乳头状弹力纤维瘤、横纹肌瘤、纤维瘤、畸胎瘤和脂肪瘤）
- 心脏恶性肿瘤（血管肉瘤、横纹肌肉瘤、纤维肉瘤和平滑肌肉瘤）
- 心脏转移瘤（黑色素瘤、肺癌、乳腺癌、肾癌、食管癌和肉瘤）

评估

高度怀疑是必要的，因为临床表现没有特异性而且与许多常见

表 63-1　血栓与心房黏液瘤的鉴别

	心房黏液瘤	血栓
对比剂增强	是	否
形态学	无蒂或带蒂	通常无蒂
房颤	不常见	可能存在
心房部位	通常附着在房间隔上	通常发生在扩大的心腔内，常累及心耳

From Grant LA：Grainger & Allison's diagnostic radiology essentials，ed 2，Philadelphia，2019，Elsevier.

的心血管和肺部疾病类似。

实验室检查

尽管不是很明确，但下列实验室检查结果在心房黏液瘤患者中可能是存在的：

- 全血细胞计数：可能出现贫血、红细胞增多症、血小板减少症
- 红细胞沉降率、C 反应蛋白和血清免疫球蛋白通常升高
- 心脏生物标志物水平（肌钙蛋白和肌酸激酶同工酶）可能升高
- 心电图：非特异性表现包括左或右心房增大、房颤、室性早搏或室性心动过速

影像学检查（图 63-2）

- 经胸超声心动图（图 63-3）：诊断敏感性为 95%，是可疑心房黏液瘤患者的首选检查
- 胸片：约 1/3 的患者检查结果正常。可能存在心脏轮廓改变、肺水肿和心腔扩大的证据
- 经食管超声心动图：敏感性接近 100%，可更好地明确经胸超声心动图无法清楚显示的心脏肿块
- CT：常用于诊断；确定肿瘤范围并评估邻近心脏结构

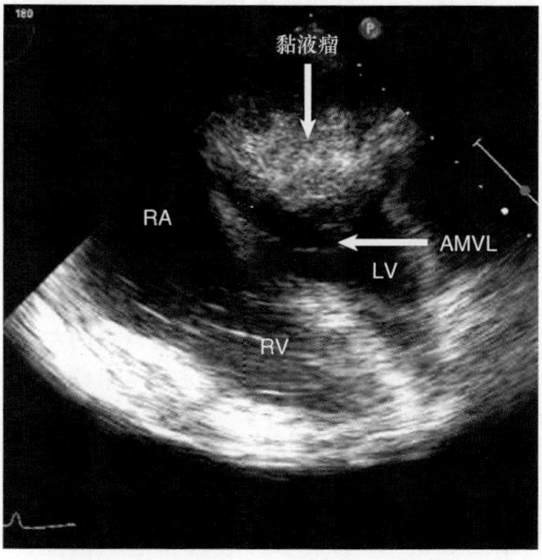

图 63-2　巨大的左心房黏液瘤脱垂穿过二尖瓣，导致心力衰竭症状。AMVL，二尖瓣前瓣；LV，左心室；RA，右心房；RV，右心室。（From Zipes DP：Braunwald's heart disease，a textbook of cardiovascular medicine，ed 11，Philadelphia，2019，Elsevier.）

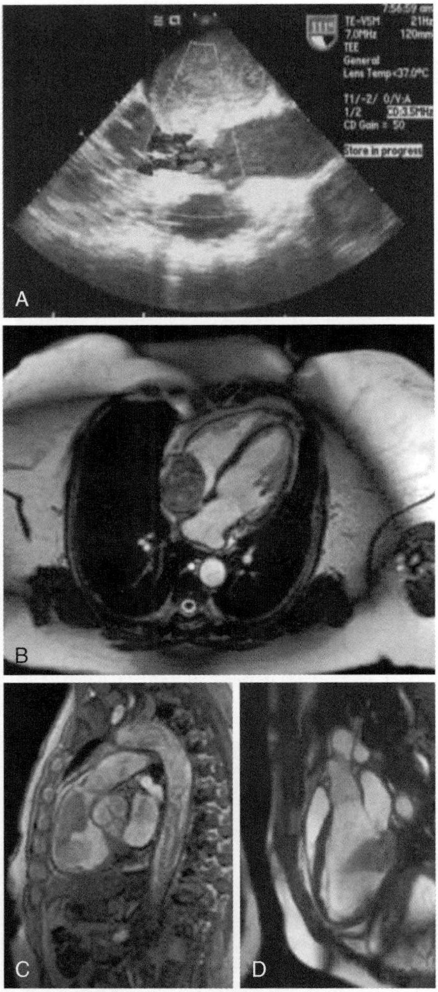

图 63-3 （扫本章二维码看彩图）心脏黏液瘤。A. 巨大的左心房黏液瘤的超声心动图。**B.** 右心房黏液瘤的磁共振成像。**C.** 右心室黏液瘤的磁共振成像。**D.** 左心室黏液瘤磁共振成像。（From Sellke FW et al：Sabiston & Spencer surgery of the chest，ed 9，Philadelphia，2016，Elsevier.）

- MRI（图 63-3）：显示大小、形状和组织特征，有助于区分血栓和肿瘤
- 心导管检查：50% 的病例显示新生血管，在手术切除前可能需要排除伴随的冠状动脉疾病

Rx 治疗

急性期治疗

- 手术切除是首选的治疗方法
- 手术应该及时进行，因为在等待手术的过程中可能会发生全身性栓塞和（或）猝死

慢性期治疗

术后 26% 的患者中出现心律失常和传导异常，可以给予相应的治疗

预后

- 手术后随访 3 年显示存活率达 95%
- 仔细随访是必要的，因为高达 5% 的散发病例和 20% 的家族性心房黏液瘤可能在术后 6 年内复发。黏液瘤家族史、不典型部位和多中心特征是黏液瘤切除术后复发的危险因素
- 未经治疗的患者中，由于冠状动脉或全身性栓塞、二尖瓣或三尖瓣梗阻，猝死的发生率可能高达 15%

转诊

- 建议咨询心脏病专家
- 一旦证实心脏肿瘤的存在，就需要咨询心血管外科医生，以便及时手术切除

! 重点和注意事项

- 大约 2/3 的患者有心血管症状，特别是呼吸困难，通常提示瓣膜梗阻
- 近 1/3 的患者有全身性栓塞的证据

专家点评

应每年进行超声心动图检查，以监测心房黏液瘤切除术后的复发情况。

相关内容

心房黏液瘤（患者信息）

第 64 章　室间隔缺损
Ventricular Septal Defect

Johannes Steiner，Trace Barrett

杨小艳　译　王伟　审校

基本信息

定义

- 室间隔缺损（ventricular septal defect，VSD）指的是分隔左、右心室的隔膜的出现异常交通
- VSD 可大可小，可以是单个或多个缺损
- VSD 根据其解剖位置进行分类：
  1. 膜周部（75% ～ 80%）：最常见类型。三尖瓣隔叶可能会粘连，形成隔膜“袋”，从而限制从左向右的分流，导致自行闭合
  2. 肌部 / 小梁部（5% ～ 20%）：该类型缺损完全被肌性组织围绕。通常对血流动力学的影响较小，自发闭合很常见
  3. 流入道（8%）：紧靠房室瓣下方。该类型缺陷通常位于三尖瓣隔叶以下；与唐氏综合征有关
  4. 流出道（5%）：包括近双动脉、嵴上、肺动脉瓣下和漏斗部。该类型缺陷最不常见。位于半月瓣下方，主动脉瓣下方常见并可能导致主动脉瓣反流。在亚洲人群中发病率很高，自发闭合不常见

同义词

VSD

ICD-10CM 编码

Q21.0　室间隔缺损

I23.2　急性心肌梗死并发室间隔缺损

流行病学和人口统计学

- VSD 是最常见的先天性心脏畸形之一

- VSD 占儿童所有先天性心脏病的 25%，约占成人先天性心脏病的 10%（这一下降是成年期自发闭合的结果，而且大多数发生在 3 岁之前）
- VSD 的患病率：活产新生儿为（3 ～ 4）/1000，成人为 0.5/1000
- VSD 的发生率与性别无关
- VSD 可能跟以下因素有关：
  1. 房间隔缺损（35%）
  2. 动脉导管未闭（22%）
  3. 主动脉缩窄（17%）
  4. 主动脉瓣下狭窄（4%）
  5. 肺动脉瓣下狭窄，通常与主动脉瓣脱垂进入室间隔缺损导致的进行性主动脉瓣反流有关
- 多发性室间隔缺损常见于法洛四联症和右心室双出口的患者

体格检查和临床表现

- 临床表现取决于 VSD 分流的方向和容量，这取决于缺损的大小以及肺血管床和体循环血管床相对阻力。图 64-1 说明了

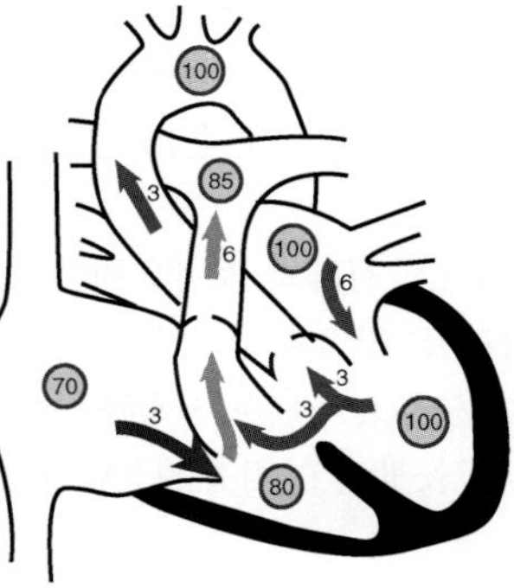

图 64-1　大型室间隔缺损（VSD）的生理学。圆圈内数字代表血氧饱和度值，箭头旁边的数字表示血流量［L/（min · m^2）］。这个插图假定这个患者肺循环–体循环血流比（Qp ∶ Qs）为 2 ∶ 1。未饱和血液以 3 L/（min · m^2）的容量从下腔静脉进入右心房，并流经三尖瓣。另外还有通过室间隔缺损从左向右分流的 3 L 血液，导致右心室血氧饱和度升高。6 L 的血液被喷入肺部。由于右心室的不完全混合，肺动脉氧饱和度可能进一步升高。6 L 血流返回左心房，穿过二尖瓣，并引起舒张中期隆隆样血流。其中 3 L 血液穿过室间隔缺损从左向右分流，3 L 血液被射入升主动脉（正常心输出量）。（From Kliegman RM et al：Nelson textbook of pediatrics，ed 19，Philadelphia，2011，WB Saunders.）

VSD 生理

1. 缺损直径≤主动脉瓣环直径的 25% 为小缺损或限制性缺损（Qp∶Qs＜1.5∶1）。这些通常导致轻微的左向右分流，没有左室容量超负荷和肺动脉高压（PAH）
2. 缺损直径介于主动脉瓣环直径的 25%～75% 为中度缺损，有轻至中度左向右分流（1.5∶1≤Qp∶Qs＜2∶1），轻至中度左心室容量超负荷，轻度或无 PAH。患者可能会出现充血性心力衰竭的症状，通过药物治疗或随着年龄而改善，因为缺陷随着体型的增加而相对减小
3. 缺损直径≥主动脉瓣环直径的 75%，通常有中度至大的左向右分流（Qp∶Qs＞2∶1）、左心室容量超负荷和肺动脉高压。这些患者通常有充血性心力衰竭的病史，或者在儿童晚期、青春期或成年早期可能出现从右向左分流（Qp∶Qs＜1∶1）的艾森门格综合征（Eisenmenger syndrome）。艾森门格综合征是由肺血管压力和血流量的长期升高引起，与肺血管的功能和结构改变有关

- 婴儿出生时因为肺动脉阻力升高可能没有症状。出生后数周内肺动脉阻力降低，通过 VSD 的左向右分流增多，导致随后流入肺部、左心房和左心室的血流量增加，这可能会引起左心室容量超负荷。随后可能会出现呼吸急促、生长迟滞和充血性心力衰竭
- VSD 成年患者在没有肺动脉狭窄和肺动脉高压的情况下，分流是从左到右的。患者通常表现为左心室容量超负荷和伴随离心性肥大的左心衰竭症状（如呼吸急促、端坐呼吸、劳力性呼吸困难）。长期存在相关的 PAH 可能最终导致右心室肥大和扩张
- 可以看到一系列的阳性体征，包括以下内容：
  1. 全收缩期隆隆样杂音，在胸骨左缘最清晰
  2. 随着右心压力的增加，杂音持续时间变短
  3. 收缩期震颤
  4. 心尖部可闻及舒张中期隆隆样杂音（二尖瓣血流增加）
  5. S3 心音
  6. 啰音
- 随着肺动脉高压的进展，会出现以下情况：
  1. S2 心音肺动脉成分增强和舒张期递减性杂音提示肺动脉

瓣反流

2. 发绀、杵状指、右心室隆起和右心衰竭的症状（见于艾森门格复合征，伴有分流逆转为右向左）（译者注：VSD 合并艾森门格综合征即为艾森门格复合征）

病因学

- VSD 通常是先天性的，但也可后天获得
- 获得性 VSD 可能是由心肌梗死、手术并发症（手术后残留漏、主动脉瓣置换术、心间隔肌切开术或酒精消融治疗肥厚型心肌病）、严重的心内膜炎或创伤引起的
- 在目前的纤溶治疗或直接血管成形术时代，梗死后室间隔缺损（postinfarct ventricular septal defect，PIVSD）的发生率为 0.2%，通常在心肌梗死后的 1 ～ 5 天发生

Dx 诊断

体格检查时可怀疑有 VSD。影像检查特别是彩色多普勒经胸超声心动图，可确诊。

鉴别诊断

仅凭体格检查，VSD 的诊断可能与引起收缩期杂音的其他疾病相混淆，如二尖瓣反流、三尖瓣反流、主动脉瓣狭窄、肺动脉瓣狭窄和肥厚型心肌病。

评估

怀疑有 VSD 的患者都应该接受心电图、胸片和超声心动图检查。

实验室检查

- 实验室检测无特异性
- 全血细胞计数可能表现为红细胞增多症，尤其是艾森门格复合征患者
- 动脉血气结果可能显示低氧血症，吸氧不能纠正

影像学检查

- 心电图表现根据 VSD 的大小和是否存在肺动脉高压而有所不同。左心室容量负荷可能导致左心室肥厚和左心房增大，由

肺动脉高压或肺动脉流出道梗阻引起的右心室压力升高可导致右心室肥厚

- VSD 患者的胸部 X 线表现包括：
  1. 左心室容量超负荷引起的心脏增大，与分流的大小直接相关
  2. 持续肺动脉高压引起的中心肺动脉扩张以及周围肺动脉截断的重新分布
- 超声心动图是诊断 VSD 的首选影像学方法
  1. 二维超声心动图和彩色多普勒显示 VSD 的大小和位置（图 64-2 B）、心腔大小、心室功能、主动脉瓣脱垂或反流、流出道梗阻和三尖瓣反流
  2. 连续波多普勒可粗略估算左、右心室梯度差并估计肺动脉压
  3. 分流的大小可以通过超声心动图计算肺循环-体循环血流比来确定
- 心导管检查主要用于：根据肺血管阻力（pulmonary vascular resistance，PVR）评估 VSD 伴肺动脉高压患者能否手术，无创性检查无法明确的患者，获得更多的信息如分流的量化和肺动脉压的评估
- MRI、CT 或（三维）经食管超声心动图可用于评估肺动脉、肺静脉和主动脉的解剖结构，并用于确认体表超声心动图不能充分显示的罕见 VSD（如流入道或心尖缺损）的解剖结构

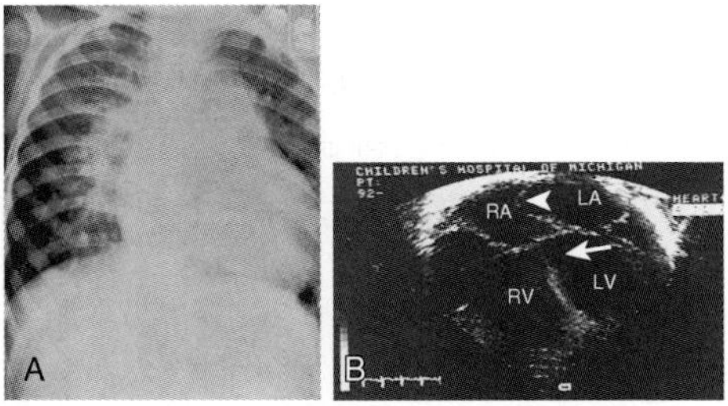

图 64-2 **A.** 伴有大型室间隔缺损、肺血流量多和肺动脉高压，但外周血管阻力仅有轻微升高的儿童胸部 X 线片。表现为左、右心室增大，主肺动脉增大和肺血流量显著增加。**B.** 室间隔缺损心尖四腔超声心动图（大箭头）。小箭头指向房间隔。LA，左心房；LV，左心室；RA，右心房；RV，右心室。（**A**，From Pacifico AD et al：Surgical treatment of ventricular septal defect. In Sabiston DC Jr，Spencer FC［eds］：Surgery of the chest，ed 5，Philadelphia，1990，WB Saunders. **B**，courtesy of Richard Humes，MD，Children's Hospital of Michigan，Detroit.）

Rx 治疗

闭合 VSD 的方式取决于其类型、大小和分流严重程度以及患者的肺血管阻力、心脏功能能力和相关的瓣膜异常。

非药物治疗

- 小型 VSD、左右心室压差大、肺循环–体循环血流比（Qp：Qs）＜ 1.5：1、无肺动脉高压（即限制性缺损），且无感染性心内膜炎或瓣膜反流的患者可以观察随访
- 充血性心力衰竭患者建议使用氧气治疗低氧血症和并采用低盐饮食

急性和慢性期治疗

以下患者需要闭合室间隔缺损：

- 伴有充血性心力衰竭和生长迟滞的婴儿。非限制性 VSD 需要在出生后 2 年内进行手术干预以预防 PAH
- 患有持续性室间隔缺损且 Qp：Qs ≥ 2 的 1 ～ 6 岁儿童
- Qp：Qs ≥ 1.5，有左心室容量超负荷的临床证据，且肺动脉压＜ 2/3 体循环压，肺血管阻力＜ 2/3 体循环血管阻力（Ⅰ类，证据 B 级）的成人
- 室间隔缺损引起的主动脉瓣反流加重（Ⅱa 类，证据 C 级）
- 感染性心内膜炎（IE）病史（Ⅱb 类，证据 C 级）
- VSD 伴有重度不可逆的肺动脉高压和高肺血管阻力（肺动脉收缩压≥ 2/3 体循环压或肺血管阻力≥ 2/3 体循环血管阻力）的患者不适合手术关闭（Ⅲ类，证据 C 级）。在这类人群中，可以考虑使用波生坦（Ⅰ类）或联合磷酸二酯 5 型抑制剂的药物治疗

长期以来，使用 Dacron 或 Gore-Tex 补片进行手术闭合或一期手术闭合一直是治疗的金标准。在有经验的中心，手术死亡率较低（＜ 2%）。然而，手术仍然有发生完全性心脏传导阻滞、心包切开术后综合征、伤口感染和与体外循环相关的神经后遗症的风险。对于合适的患者，经导管封堵室间隔缺损正成为一种越来越被接受的治疗方式。一些研究表明，手术和经皮封堵的成功率相似，而且在经皮封堵后的并发症、住院天数和输血明显较少。对于血管通路困难的患者，采用部分胸骨正中部分切开术的心室周围入路可以进行微

创修复，通常不需要体外循环。

肌型 VSD 可以考虑采用导管封堵术，特别是当 VSD 远离三尖瓣和主动脉时。封堵器适用于在先前外科闭合术后的残余缺损、限制性室间隔缺损伴有明显的左向右分流（Qp：Qs ＞ 1.5：1）或 IE 病史、外伤或外科主动脉瓣置换术后医源性室间隔缺损。

外科手术仍然是以下患者的首选治疗方法：大型缺损、需要手术矫正的先天性畸形以及紧邻主动脉瓣的缺损。肺动脉瓣下 VSD 可能需要手术，因为主动脉瓣脱垂的风险增加。膜周部 VSD 伴有轻度以上的主动脉瓣反流应推荐手术治疗。有效的早期再灌注治疗降低了梗死后室间隔缺损（PIVSD）的发生率。外科手术闭合仍然是急性期或大型（＞ 15 mm）室间隔破裂治疗的金标准。在亚急性期或慢性期，小型或中型 PIVSD（＜ 15 mm）可以通过经皮导管封堵，其死亡率与手术死亡率相当。经皮导管封堵也可以被认为是外科手术前临床稳定患者的暂时性措施。PIVSD 一般在急性期的 3 ～ 5 天内出现，在再灌注治疗后甚至出现得更早。PIVSD 的死亡率通常很高：内科治疗的死亡率约 95%，外科修复的死亡率约 50%。10 天内手术比等待心脏稳定后再手术的效果更好。

预后

- 孤立性 VSD 的自然病程取决于缺损的类型、大小和任何相关的异常
- 75% ～ 80% 的小型 VSD 在患者 10 岁前自发闭合
- 只有 10% ～ 15% 的大型 VSD 会自发闭合
- 未经治疗的大型 VSD 可能导致心律失常、充血性心力衰竭、肺动脉高压和艾森门格复合征
- 艾森门格复合征预后不良，多数患者在 40 岁前死亡
- VSD 未修复或已修复和导管闭合的成人患者需要监测以下几个方面：

  1. 主动脉瓣反流的进展
  2. 评估相关的冠状动脉疾病
  3. 三尖瓣反流的进展
  4. 评估左向右分流的程度（未修复或修复后残留的 VSD）
  5. 心室功能不全
  6. 评估肺动脉压
  7. 肺动脉瓣下狭窄的进展（通常是肌束肥大导致右心室中腔

梗阻，也称为双腔右心室）

8. 分散性主动脉瓣下狭窄的进展
9. 心律失常或心脏传导阻滞的进展
10. 血栓栓塞并发症
11. 感染性心内膜炎

- 闭合后，心功能正常时晚期存活率很高，PAH 可以改善、进展或保持不变。三尖瓣或主动脉瓣反流可能需要延迟手术

转诊

所有被诊断为室间隔缺损的婴儿和儿童都应该咨询儿科心脏病专家。患有室间隔缺损的成年人应该咨询成人心脏病专家。如果需要手术，应咨询有先天性心脏病手术经验的心胸外科医生。

随访

- 无残留的 VSD、无相关病变且肺动脉压正常的成人不需要在成人先天性心脏病（adult congenital heart disease，ACHD）区域中心持续随访
- VSD 合并残余心力衰竭、分流、PAH、AR 或右心室流出道（RVOT）或左心室流出道（LVOT）梗阻的成人应至少每年到 ACHD 区域中心就诊（Ⅰ类，证据 C 级）
- 有小的残留 VSD 且无其他病变的成人应每隔 3 ～ 5 年在 ACHD 区域中心检查一次（Ⅰ类，证据 C 级）
- 使用 VSD 封堵器的成人应该根据 VSD 的位置和其他因素，每隔 1 ～ 2 年在 ACHD 中心随访一次（Ⅰ类，证据 C 级）
- VSD 封堵术后出现双分支传导阻滞或一过性三分支传导阻滞的患者，在未来几年有发生完全性心脏传导阻滞的风险，应每年进行病史和心电图随访，并定期进行动态监测和（或）运动试验

重点和注意事项

专家点评

- 响亮的杂音并不意味着大的 VSD。小的、血流动力学上无意义的 VSD 会引起响亮的杂音
- 艾森门格复合征的患者中，听到的杂音与通过 VSD 的右向左

分流通常无关

- 应在静脉输液管道上使用空气过滤器，以防止发绀患者从右向左分流时出现空气栓塞
- 未修复的 VSD 患者发生感染性心内膜炎的风险为 4%。如果存在主动脉瓣关闭不全，风险会更高
- 对于心内膜炎患者，除下列情况外，对于孤立性 VSD，牙科或外科手术不需要常规抗生素预防：
  1. 复杂的先天性心脏病合并发绀
  2. 外科闭合术后存在残留 VSD
  3. 外科补片或经皮导管封堵后的前 6 个月内
- 任何在心肌梗死后新出现杂音或血流动力学障碍的患者都应评估是否存在 VSD
- 小型 VSD 不伴有肺动脉高压或相关病变的妇女对妊娠合并 VSD 的耐受性一般较好。伴有较严重分流的女性可能会出现心律失常、心室功能障碍和肺动脉高压的进展
- 患有 VSD 伴重度肺动脉高压或艾森门格综合征的妇女应避免怀孕，因为相关的孕产妇和胎儿的死亡率都很高

相关内容

室间隔缺损（VSD）(患者信息)

推荐阅读

Bhatt A et al: Congenital heart disease in the older adult: a scientific statement from the American Heart Association, *Circulation* 131(21):1884-1931, 2015.

Penny DJ et al: Ventricular septal defect, *Lancet* 9771(377):1103-1112, 2011.

Stout KK et al: 2018 AHA/ACC guideline for the management Of adults with congenital heart disease: executive summary: a report of the American College of Cardiology/American Heart Association Task Force on Clinical Practice Guidelines, *J Am Coll Cardiol* 73(12):1494-1563, 2019.

第 65 章　法洛四联症
Tetralogy of Fallot

Johannes Steiner，Trace Barrett

杨小艳　译　王楠　张骅　审校

基本信息

定义

法洛四联症（tetralogy of Fallot，TOF）是一种先天性心脏畸形，由以下四个特征组成（图 65-1）：

1. 排列不齐的室间隔缺损（VSD）
2. 漏斗部狭窄和（或）肺动脉瓣狭窄导致右心室流出道梗阻（较少见的亚型包括肺动脉瓣闭锁和肺动脉瓣缺失）
3. 主动脉骑跨小于室间隔缺损直径的 50%，并向右圆锥偏斜
4. 右心室向心性肥大（右心室流出道梗阻所致）

同义词

TOF

ICD-10CM 编码

Q21.3　法洛四联症

流行病学和人口统计学

患病率：

- TOF 是最常见的发绀型先天性心脏病
- TOF 占所有先天性心脏病病例的 3% ～ 5%
- 在美国，大约每 1000 名活产儿中就有 0.28 名发生
- 这是最常见的发绀型畸形，成年后无法手术修复

好发性别：男性发病率略高于女性

遗传学：可能受到基因影响（22q11 缺失）

体格检查和临床表现

- 在 TOF 的四个主要特征中，漏斗部和肺动脉狭窄导致右心室

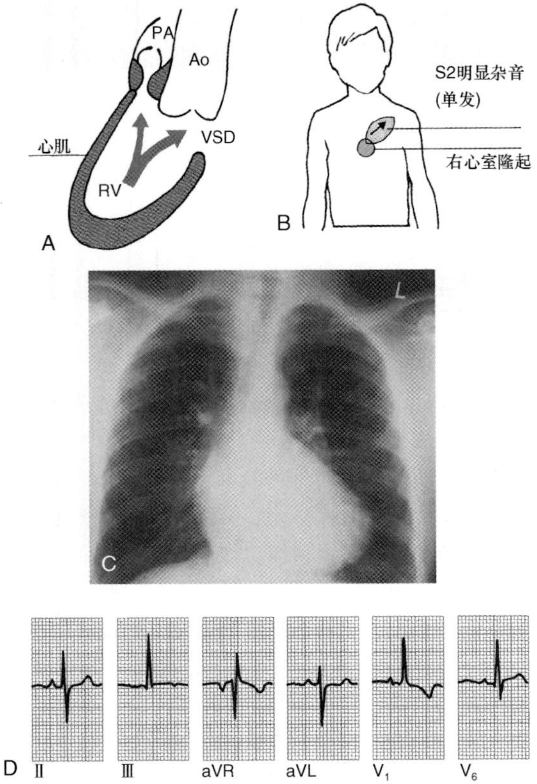

图 65-1　法洛四联症的特点。**A.** 异常示意图。**B.** 体征。**C.** 胸部 X 线片显示右心室肥大，典型的“靴型心”。**D.** 心电图显示右房、右心室肥厚和电轴右偏。Ao，主动脉；ECG，心电图；PA，肺动脉；RV，右心室；VSD，室间隔缺损。（From Souhami RL，Moxham J：Textbook of medicine，ed 4，London，2002，Churchill Livingstone.）

流出道梗阻和室间隔缺损是导致心内循环异常并导致临床表现的缺陷：

1. 右向左分流与低氧血症
2. 肺血流量减少
3. 右心室血流动力学改变

- 上述病理生理学因素导致 TOF 的常见表现，包括：
  1. 出生体重和生长速率低
  2. 劳力性呼吸困难

3. 体格检查发现：
   a：甲床和唇的发绀
   b：杵状指（趾）(由于早期手术矫正而不太常见）
   c：可触摸到的右心室脉冲
   d：胸骨左缘收缩期震颤
   e：仅由主动脉成分构成的单秒心音
   f：胸骨左侧中上缘可听到 3 ～ 5 级渐强 / 渐减的收缩期杂音，并伴有后方放射（肺动脉狭窄）
4. 在伴有肺动脉闭锁的 TOF 中，杂音减弱 / 消失，患者呈深度发绀
5. 重度发绀（TET）发作时会导致氧合突然降低，右心室流出道梗阻加重 / 肺血管阻力增加，或全身血管阻力降低导致室间隔缺损从右向左分流增加。重度发绀发作的特点是发绀加重，呼吸急促而深沉。诱发性事件包括哭泣、排便和运动。全身血管收缩增加（即下蹲）缓解。长时间发作会导致晕厥
6. 右心室流出道梗阻的程度决定了患者的发病年龄和症状。在严重梗阻的新生儿中，肺血流不足可能会导致严重的发绀。轻度至中度梗阻且肺血流充足的病例（“粉红色 TET”）可在患者接受杂音或心力衰竭评估时诊断
7. 修复后，患者肺动脉瓣区可能出现低调舒张期杂音，这与肺动脉瓣反流相符，有时伴有与室间隔缺损修补渗漏相一致的全收缩期杂音。如果患者只有姑息性分流，分流术一侧的胸部可能会听到持续的杂音
8. 图 65-2 显示了低氧（TET）的病理生理机制

病因学

TOF 是由胚胎圆锥主干的异常分隔引起的，并与一些遗传疾病有关，但导致该缺陷的确切分子机制尚不清楚。

Dx 诊断

- 任何新生儿、婴儿或儿童如果出现发绀和心脏杂音，都可能被诊断为 TOF（参见“体格检查和临床表现”）
- TOF 与其他心脏缺陷相关：

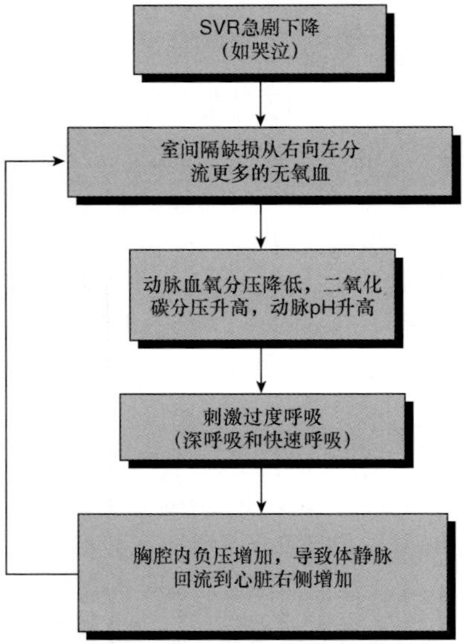

图 65-2　低氧（TET）发作的病理生理机制。SVR，全身血管阻力。（From Marx et al：Rosen's emergency medicine：concepts and clinical practice，7 ed，2010，Elsevier.）

1. 永存卵圆孔 / 房间隔缺损
2. 肺动脉畸形
3. 右主动脉弓（25%）
4. 左上腔静脉至冠状窦（永存左上腔静脉）
5. 其他室间隔缺损
6. 冠状动脉畸形（右冠状动脉起源的左前降支）
7. 主动脉瓣反流

- 相关的异常和症状包括：
  1. 迪格奥尔格（DiGeorge）综合征 / 无胸腺症
  2. 德朗热（De Lange）综合征
  3. 戈尔登哈尔（Goldenhar）综合征 / 眼-耳-椎骨畸形综合征
  4. 克利佩尔-费尔（Klippel-Feil）综合征 / 先天性短颈综合征
  5. VACTERL［椎体异常、肛门闭锁、心脏异常、气管食管瘘和（或）食管闭锁、肾发育不全和发育不良以及肢体缺损（相关）］
  6. CHARGE［大肠癌、心脏病、闭锁性胸膜炎、生长迟缓和

（或）发育迟缓和（或）中枢神经系统异常、生殖器发育不全、耳朵异常和（或）耳聋（综合征）]

7. 皮埃尔 · 罗班（Pierre Robin）综合征
8. 21、13 和 18 三体综合征
9. 胎儿酒精综合征
10. 先天性肝内胆管发育不良征 / 阿拉日耶综合征
11. MTHFR 多态性 / 多态性 5,10- 亚甲基四氢叶酸还原酶

鉴别诊断

- 哮喘
- 孤立性室间隔缺损
- 肺动脉闭锁
- 动脉导管未闭
- 主动脉瓣狭窄
- 气胸

评估

- 详细的病史和体检，包括脉搏血氧饱和度
- 超声心动图、胸片、12 导联心电图和常规实验室检查

实验室检查

- 脉搏血氧仪测定氧合
- 全血细胞计数（CBC）显示长期低氧血症导致的红细胞增多症
- 动脉血气水平显示低氧血症、正常 pH 和 pCO_2（二氧化碳水平）

影像学检查

- 心电图通常表现为电轴右偏、右心室肥厚和右心房增大
- 运动试验可能有助于评估功能能力和劳力性心律失常
- 胸部 X 线片显示心脏呈现出靴状，通常称为靴型心；右心室突出，肺血管减少；心脏大小通常正常。然而，在主−肺侧支血流量增加或合并大动脉导管未闭的患者中，心脏大小随着肺血管的增多而增大
- 超声心动图显示室间隔缺损、右心室流出道梗阻的解剖结构和严重程度，以及主动脉弓解剖结构
- 心导管术和血管造影术有助于确定血流动力学、右向左分流的严重程度、室间隔缺损的定位、冠状动脉解剖、右心室流

出道梗阻、肺动脉狭窄以及主-肺侧支的评估。插管应该由有成年先天性心脏病（ACHD）专家的中心进行，并且应该在右心室流出道梗阻介入治疗之前进行，以便通过冠状动脉压迫试验（Ⅰ类，证据B级）来描绘冠状动脉的轮廓，因为左冠状动脉前降支可能是由于右冠状动脉穿过右心室流出道而引起的

- 心脏MRI（CMR）可用于定位手术后残留的室间隔缺损，是评估右心室流出道进行系列解剖学、评估右心室容量和功能、量化肺动脉瓣反流程度和检测右心室心肌纤维化的金标准。磁共振血管成像（MRA）可以作为心导管检查的无创性替代法，用于评估肺血管解剖和升主动脉。三维超声心动图可作为评估肺动脉瓣置换术需求的辅助工具
- 多层螺旋CT偶尔可以用于诊断，当解剖结构不寻常或复杂时，在修复过程的计划中可能会有所帮助。它在儿童中的使用可能会受到与辐射暴露相关风险的限制。它还可以用来对无法接受MRI的患者（如安装永久起搏器的患者）进行类似于MRI通常所做的评估

Rx 治疗

非药物疗法

- 氧疗
- 出生时使用前列腺素以保持导管通畅并维持流向肺部
- 低氧期的膝胸位有助于减少静脉回流，增加全身血管阻力，从而减少从右向左的分流

急性期治疗

- 对任何患有发绀型呼吸窘迫的婴儿或儿童的急性治疗的目的是增加全身血管阻力，减少右向左分流［例如，静脉注射去氧肾上腺素0.1～0.5 μg/（kg·min），以增加全身血管阻力，以及使用氧疗和吗啡以降低肺血管阻力］
- 静脉注射碳酸氢钠治疗代谢性酸中毒，如果需要更多，则需要呼吸支持、气管插管和镇静，以控制发绀期的呼吸窘迫
- 静脉注射β受体阻滞剂（普萘洛尔）可降低右心室流出道收缩力

- 如果先前所有治疗均失败，则需要紧急完成手术修复或锁骨下动脉至肺动脉分流术（Blalock-Taussig 分流术）

慢性期治疗

- 姑息性手术包括增加肺血流量的手术，从而改善血氧饱和度，并使得肺动脉生长。姑息性手术的例子包括改良的 Blalock-Taussig 分流术，其中使用 Gore-Tex 管（膨体聚四氟乙烯人造血管）在锁骨下动脉和肺动脉之间建立连接；Waterston 分流术将升主动脉连接到右肺动脉；Potts 分流术将降主动脉连接到左肺动脉（后两种手术不再进行，因为它们往往会导致不可预测的肺血流状况）。姑息性手术通常在由于早产、肺动脉发育不全和（或）并存的心脏异常，而无法行完全手术修复的患者中进行
- 完全手术修复获得了良好的效果，包括用涤纶补片封闭室间隔缺损，并通过漏斗部狭窄切除术、右心室流出道补片扩大术或放置跨环补片来解除右心室流出道梗阻。在可行的情况下如果手术被允许推迟到 3 ～ 6 个月的月龄，手术结果会更好。手术修复后，大多数患者的症状有了显著改善，一般都能过上相对正常的生活
- 术后问题包括以下几个方面：
  1. 残存肺动脉瓣反流
  2. 肺动脉瓣反流引起的进行性右心室扩张和功能障碍导致需要进行肺动脉瓣置换术
  3. 残存的右心室流出道梗阻
  4. 肺动脉分支狭窄或发育不良
  5. 持续性室性心动过速
  6. 心脏性猝死
  7. 房室传导阻滞、房扑和房颤
  8. 进行性主动脉瓣关闭不全
  9. 综合征症候群

预后

- 在当今时代，几乎所有的 TOF 患者在成年前都会接受姑息性或完全手术修复
- 不到 3% 的 TOF 患者无需手术即可存活 40 年

- TOF 完全手术修复成功后的存活率非常高（修复后 TOF 患者的 35 年存活率为 85%）
- 在儿童时期接受姑息性手术的成年人可能会出现发绀和杵状指、红细胞增多症以及肺血流过多引起的肺动脉高压
- 肺动脉瓣反流（PR）、残存的肺动脉瓣狭窄和三尖瓣反流是儿童时期接受修复的成年人最常见的长期后遗症
- 目前的指南和研究支持，如果有中度到重度 PR 伴心血管症状（Ⅰ类，证据 B 级），或者中度到重度 PR 无症状患者有心室扩大 / 功能障碍的证据（Ⅱa 类，证据 B 级），则支持使用生物瓣膜进行肺动脉瓣置换术。如果至少存在以下两种情况，则肺动脉瓣置换术也是合理的：心脏 MRI 显示右心室舒张期容积＞ 160 ml/m^2 或右心室收缩期容积＞ 80 ml/m^2，轻度或重度右心室或左心室功能障碍，右心室舒张末期容积大于左心室舒张末期功能的 2 倍，右心室收缩压为体循环压力的 2/3 或更高，运动能力降低。肺动脉瓣置换术既可以通过外科手术进行，也可以通过经皮途径进行
- MRI 或右心室超声心动图整体纵向应变评估是定量评估 TOF 术后右心室重构的有效方法，并可指导治疗
- 主动脉根部扩张和主动脉瓣反流是不太常见的长期问题。主动脉夹层在 TOF 患者中极为罕见
- 室性心律失常可导致心脏性猝死（SCD），且风险随手术修复后时间的推移而增加，尤其是在生命的第三四十年（发病率约为每十年 2%）。单形性室性心动过速很可能是由手术修复后留下的瘢痕造成的右心室流出道峡部的折返回路引起的。与其他扩张型心肌病类似，由于进行性右心室 / 左心室扩张，患者也易患多形性室速 / 室颤。ICD 适用于 SCD 的二级预防。一级预防 ICD 适用于符合标准（即 LVEF ＜ 35%，NYHA Ⅱ级或Ⅲ级症状）的患者，也可考虑用于 SCD 的其他危险因素，如非持续性室性心动过速、QRS 持续时间＞ 180 ms、左心室功能不全和 CMR 上广泛的右心室纤维化。对于有中度 SCD 风险的患者，程序化的心室刺激可以帮助进行风险分层（Ⅱa 类，证据 B 级）
- 房性快速性心律失常比室性心律失常更为常见。易患此病的原因可能是先前手术入路部位的瘢痕或心房扩张
- 术前心电图 QRS 波延长预示着术后室上性或室性心律失常的

风险增加。QRS 波延长超过 180 ms 可识别术后室性心动过速风险增加的患者

- 有心律失常体征或症状的患者可能需要接受有创性电生理测试，并可能需要标测和（或）消融心律失常、抗心律失常药物或放置埋藏式心脏复律除颤器
- 运动能力降低通常是慢性肺动脉瓣反流或残存的右心室流出道梗阻的结果
- 左心功能不全的患者可以使用血管紧张素转化酶抑制剂、β 受体阻滞剂和利尿剂
- TOF 修复后的女性在考虑怀孕之前应该由心脏病专家评估，以确定是否首先需要进行肺动脉瓣置换，因为尽管许多人可以很好地耐受怀孕和分娩，严重的肺动脉瓣反流和右心室功能障碍与妊娠期间的心脏事件相关。怀孕前应咨询遗传学家（Ⅰ类，证据 B 级）
- 右心室压力和功能正常、无残余分流、无房性或室性快速性心律失常的患者有资格参加竞技运动

转诊

- 患有发绀型心脏病的婴儿和儿童应该转诊给儿科心脏病专家进行进一步的诊断评估。诊断为 TOF 后，应将患者转至具有姑息性和完全手术修复经验的中心
- TOF 修复后的成人患者应与专门治疗成人先天性心脏病的心脏病专家合作。常规随访以症状负担和心功能不全为基础，但患者应至少每年就诊一次

重点和注意事项

- 1888 年，法国内科医生 Etienne Fallot 首次描述了 TOF
- 1945 年，约翰霍普金斯大学的 Alfred Blalock 博士对 TOF 进行了第一次姑息性手术（即 Blalock Taussig 分流术）
- 1954 年，明尼苏达大学的 C. Walton Lillehei 博士对 TOF 进行了第一次手术修复

专家点评

- 右心室流出道梗阻的严重程度是决定临床症状和预后的主要因素

- TOF 患者的孩子，患先天性心脏病的风险增加了 3%
- 未进行 TOF 修复的患者需要在任何牙科手术或非无菌外科手术（如肠道或膀胱手术）之前进行亚急性细菌性心内膜炎预防
- 患有 TOF 的儿童在达到学龄时有神经发育迟缓的风险

相关内容

法洛四联症（患者信息）

推荐阅读

Al-Habib HF et al: Contemporary patterns of management of tetralogy of Fallot: data from the Society of Thoracic Surgeons database, *Ann Thorac Surg* 90(3):813-819, 2010; discussion 819-820.

Loomba RS et al: Complete repair of tetralogy of Fallot in the neonatal versus non-neonatal period: a meta-analysis, *Pediatr Cardiol* 38:893-901, 2017.

Stout KK et al: 2018 AHA/ACC guideline for the management of adults with congenital heart disease: executive summary: a report of the American College of Cardiology/American Heart Association task force on clinical practice guidelines, *J Am Coll Cardiol* 73(12):1494-1563, 2019.

第 66 章　静脉溃疡
Venous Ulcers

Frank G. Fort

白亚虎　译　刘娅妮　审校

基本信息

定义

静脉溃疡被定义为皮肤的慢性缺陷，不能自发愈合，持续时间超过 4 周。静脉溃疡约占所有下肢溃疡的 70%。它们通常位于“足靴”区，并可伴有静脉曲张、水肿、色素沉着和脂性硬皮病。静脉溃疡是由持续的静脉高压引起的。

同义词

瘀血性溃疡

> **ICD-10CM 编码**
>
> I87.2　静脉功能不全（慢性）（外周）
>
> L97.909　非压力性慢性溃疡，未明确的小腿部分，未明确的严重程度

流行病学和人口统计学

在工业化国家，多达 1.5% 的人口患有静脉溃疡。在 65 岁以上的患者中，发病率增加到 4%。在美国，超过 50 万人患有淤血性溃疡。

危险因素

- 肥胖
- 高龄
- 慢性静脉功能不全家族史
- 深静脉血栓病史

体格检查和临床表现

静脉溃疡最常见的部位是小腿的脚踝上方（足靴区）。伤口厚度不均，形状不规则，边界清晰，溃疡底部有肉芽组织和纤维蛋白存

在（图 66-1）。静脉溃疡相对无痛，周围是棕色的皮肤和（或）干燥、瘙痒和发红的皮肤。大约有 50% 的患者，在疼痛、肿胀的腿部可见明显的静脉曲张。

病因学

静脉高压在静脉溃疡病因中作用的确切机制尚不清楚。诸如静脉高压，循环停滞和剪切应力条件改变的血流动力学因素似乎在伴随白细胞活化的炎症反应中起重要作用，所述炎症反应在临床上可导致皮肤的纤维化重塑，进而导致溃疡。

Dx 诊断

鉴别诊断

- 动脉性溃疡
- 神经营养性溃疡（主要位于足部）
- 血管炎
- 坏疽性脓皮病
- 溃疡性皮肤肿瘤，如基底细胞癌或鳞状细胞癌（Marjolin 溃疡）
- 类风湿关节炎

评估

- 腿部溃疡的病史、临床体征和症状往往具有误导性，不能将静脉溃疡与其他腿部溃疡区分开来；约 30% 的腿部溃疡不是静脉源性溃疡

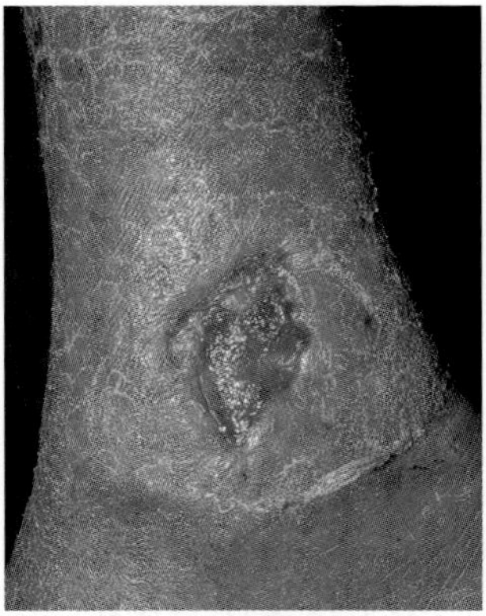

图 66-1 （扫二维码看彩图）淤血性溃疡。此部位的溃疡伴周围水肿、发红和结痂，是典型的瘀血性溃疡。（From White GM, Cox NH［eds］：Diseases of the skin，a color atlas and text，ed 2，St Louis，2006，Mosby.）

扫二维码看彩图

- 踝肱指数（ABI）的测量对于排除周围动脉疾病（PAD）是至关重要的，20% 的患者可能存在周围动脉疾病，在开始加压治疗前需要测量 ABI。ABI ＜ 0.9 提示动脉供血不足
- 患有下肢溃疡的患者还应该评估是否患有糖尿病
- 40% 的腿部溃疡患者存在凝血缺陷。这一发现表明，许多腿部溃疡患者有已知或怀疑的深静脉血栓形成的病史，需检查是否有血栓形成的倾向
- 如果怀疑血管炎，溃疡边缘的活检可以确诊
- 任何在治疗 4 周后仍不能改善的伤口都应进行活检以排除恶性肿瘤

影像学检查

- 对下肢静脉性溃疡患者的评估应包括多普勒超声检查，以确定浅静脉、深静脉和交通静脉的反流以及深静脉的可能阻塞
- 如果溃疡出现感染，可考虑组织培养、普通 X 线片、骨扫描评估是否有骨髓炎

Rx 治疗

非药物治疗

- 图 66-2 描述了一种治疗静脉溃疡的流程
- 手术清创可清除所有坏死组织，可在诊室环境下局部使用利多卡因凝胶完成。清创可释放生长因子，促进健康肉芽组织的发育和愈合过程的启动
- 溃疡的一线治疗包括膝下弹力袜，以改善心脏的静脉回流，从而减少水肿、炎症和组织缺血（仅当 ABI 在 0.6 和 0.85 之间时使用，因为压迫会导致肢体缺血）
- 有 A 级证据表明，单独使用逐级加压弹力袜可以促使静脉溃疡愈合。弹力袜应该白天穿，晚上脱掉
- 建议每天定期快走 30 min，每周 5 次
- 把腿抬高到心脏以上，用 3 英寸（1 英寸＝ 2.54 cm）的垫块抬高床脚，以减少水肿
- 手术的作用：在一项随机对照试验中，静脉导管内消融术治疗浅表性反流没有改善溃疡的治愈率，但在 12 个月时溃疡复发率从 28% 降低到 12%

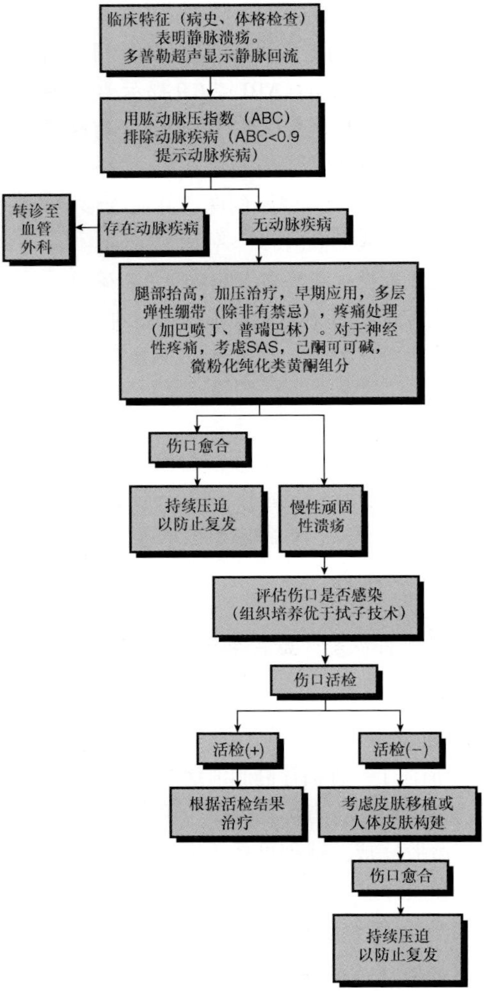

图 66-2　治疗下肢静脉溃疡患者的流程

常规治疗

- 在弹力袜下使用敷料，以提供一个干净，湿润的环境来促进愈合
- 现代的、更复杂的敷料已经开发出来，包括封闭和半封闭敷料，根据其物理成分和控制伤口引流的能力进行分类
- 半封闭敷料具有不同的吸收伤口引流的能力。这种类型的敷

料有水胶体（DuoDerm）、水凝胶（DuoDerm hydrogel）、泡沫敷料（Allevyn）和藻酸盐

- 生物伤口敷料（Apligraf）和组织工程产品（Oasis）已经开发出来，它们既可以直接提供生长因子，也可以间接刺激溃疡床的生长因子
- 9 个临床试验的 Meta 分析报告显示，己酮可可碱（800 mg 每日 3 次）已被证明是一种有效的辅助压缩治疗
- 对于大面积或难治性溃疡，只要伤口干净且有健康的肉芽组织，就应考虑植皮
- 已发表的关于不同类型敷料在腿部溃疡治疗中的价值的随机临床试验并未显示出其对溃疡愈合的影响。尽管缺乏支持其使用的证据，现代敷料仍然是标准护理的一部分。是否使用这些敷料应根据当地敷料的成本和医生的临床经验来决定
- 每周使用低剂量高频超声治疗难以治愈的下肢静脉溃疡的试验不支持将超声治疗添加到腿部静脉溃疡的标准护理中

预后

本病的总体预后较差；愈合率取决于溃疡的初始大小。虽然 65% ～ 70% 的静脉溃疡可在 6 个月内愈合，但愈合后的静脉溃疡 5 年复发率可高达 40%。建议终身维持加压治疗。

转诊

在治疗的第一个月内，所有患者都应每周评估一次。几乎没有改善的不愈合溃疡也应该转诊至伤口护理诊所。

推荐阅读

Collins L, Seraj S: Diagnosis and treatment of venous ulcers, *Am Fam Physician* 81(8):989-996, 2010.

Singer AJ et al: Evaluation and management of lower-extremity ulcers, *N Engl J Med* 377:1559-1567, 2017.

Vivas A et al: In the clinic: venous leg ulcers, *Ann Intern Med* 165(3):ITC17-ITC32, 2016.

Watson JM et al: Use of weekly, low-dose, high-frequency ultrasound for hard to heal venous ulcers: the VenUS III randomized controlled trial, *BMJ* 342:d1092, 2011.